U0195782

临床神经外科疾病诊疗精要

主编　马金邦　王国清　丁韶山　王永生
　　　王利峰　周　涛　冯　旭

上海科学技术文献出版社

Shanghai Scientific and Technological Literature Press

图书在版编目（CIP）数据

临床神经外科疾病诊疗精要／马金邦等主编 .-- 上
海：上海科学技术文献出版社,2023
ISBN 978-7-5439-8948-1

Ⅰ.①临… Ⅱ.①马… Ⅲ.①神经外科学－疾病－诊
疗 Ⅳ.① R651

中国国家版本馆CIP数据核字（2023）第205339号

组稿编辑： 张　树
责任编辑： 王　珺
封面设计： 宗　宁

临床神经外科疾病诊疗精要

LINCHUANG SHENJING WAIKE JIBING ZHENLIAO JINGYAO

主　　编：马金邦　王国清　丁韶山　王永生　王利峰　周　涛　冯　旭
出版发行：上海科学技术文献出版社
地　　址：上海市长乐路746号
邮政编码：200040
经　　销：全国新华书店
印　　刷：山东麦德森文化传媒有限公司
开　　本：787mm×1092mm　1/16
印　　张：21.75
字　　数：554千字
版　　次：2023年8月第1版　2023年8月第1次印刷
书　　号：ISBN 978-7-5439-8948-1
定　　价：198.00元

编 委 会

◎ **主 编**

马金邦　王国清　丁韶山　王永生

王利峰　周 涛　冯 旭

◎ **副主编**

刘忠礼　杨 乐　晁 鑫　李志明

王海峰　李 强

◎ **编 委**（按姓氏笔画排序）

丁韶山（宁津县人民医院）

马金邦（聊城市第二人民医院）

王 亮（滕州市中心人民医院）

王永生（曹县人民医院）

王利峰（济宁市第二人民医院）

王国清（泗水县人民医院）

王海峰（郧西县中医医院）

冯 旭（锦州医科大学附属第一医院）

刘忠礼（无棣县人民医院）

李 强（四川省成都市第三人民医院）

李志明（日照市莒县中医医院）

杨 乐（新疆维吾尔自治区人民医院）

周 涛（潍坊市人民医院）

晁 鑫（新泰市第二人民医院）

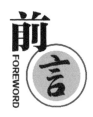

前言 FOREWORD

神经外科是一个朝气蓬勃的、发展迅猛的医学学科，在我国已有近一个世纪的发展历史。过去，由于科学技术比较落后，对神经外科疾病做出明确的诊断、制订合理有效的治疗方案一直是临床上的难题。20 世纪后期，生命科学的发展日新月异，神经外科学在此基础上取得了令人瞩目的成就。基础医学领域中出现的分子生物学理论与微检测技术，加之形态学上电子显微镜的应用，犹如给神经外科学增添了一双明亮的"眼睛"，改变了医务人员对过去许多问题的认识。因此，为了普及神经外科领域的新进展，提高广大医师的临床诊疗水平，我们特邀请该领域的专家，他们在参考国内外相关文献资料的基础上，结合临床实践经验，精心编写了《临床神经外科疾病诊疗精要》一书。

本书详细总结了近年来神经外科领域发展的新成果。首先介绍了神经系统基本结构与功能、神经系统疾病的临床表现及神经系统疾病的定位诊断；然后全面系统地阐述了颅内肿瘤、颅脑损伤、脑血管疾病、先天性疾病、感染性疾病、功能性疾病等常见病。在内容方面，本书结合了国际神经外科历年来的诊疗进展，从临床的一般性问题到专科性疾病，从病因、病理到实验室检查、诊断等方面，层次分明地论述了各种神经外科疾病。本书语言精练、结构合理、逻辑清晰，重点讲解了与临床工作紧密联系的诊断方法、鉴别诊断及治疗策略，强化了临床实用性，具有较高的学术价值，适合各级医院神经外科医师和医学院校师生参考使用。

由于近年来医学发展迅速，知识更新较快，加之编者编写经验有限，且编写时间较为仓促，书中存在的疏漏或不足之处，望广大读者不吝指正，我们将不胜感激。

《临床神经外科疾病诊疗精要》编委会

2023 年 4 月

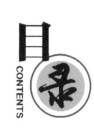

第一章　神经系统基本结构与功能

第一节　神经系统的基本结构

一、神经系统的组成及分类

(一)组成

神经系统是机体的主导系统,由中枢神经系统和周围神经系统组成。中枢神经系统包括位于颅腔内的脑和位于脊柱椎管内的脊髓。周围神经系统由联络于中枢神经系统与周围器官之间的神经和神经节组成。其中与脑相连的部分称脑神经,共 12 对;与脊髓相连的部分称脊神经,共 31 对。

(二)分类

根据所支配的周围器官的性质不同,周围神经系统又分为躯体神经系统和内脏神经系统。躯体神经分布于体表、骨、关节和骨骼肌,包含躯体感觉和躯体运动纤维;内脏神经分布于内脏各器官,含有内脏感觉纤维和支配内脏、心血管平滑肌(在心脏为心肌)和腺体的内脏运动纤维。

二、中枢神经系统的结构

(一)脑

脑位于颅腔内,由末脑(延髓)、后脑(脑桥和小脑)、中脑、间脑和端脑 5 个部分构成。其中,延髓和后脑合称为菱脑,端脑和间脑合称为前脑。一般,又将延髓、脑桥和中脑合称为脑干。端脑、间脑和菱脑的内部中央管扩大,分别形成一对侧脑室和第三脑室、第四脑室。

1.脑干

脑干尾端续于脊髓,吻端连于间脑,是前脑、小脑和脊髓之间联系的干道。由脑干发出第Ⅲ～Ⅻ等 10 对脑神经。脑干内含许多重要的生命中枢,如心血管运动中枢、呼吸中枢等。

2.小脑

小脑位于颅后窝内,其前面与脑干背面共同围成第四脑室,两侧借 3 对小脑脚与脑干相连。小脑的功能与运动的调节有关。

3.间脑

间脑居于中脑和端脑之间,其组成如下。

(1)背侧丘脑:即一般所说的丘脑,位于间脑的背侧部,下丘脑的后上方,它是皮质下感觉传入的最后中继站,也是大脑皮质与小脑、纹状体和中脑黑质之间相互联系的枢纽。

(2)后丘脑:位于丘脑后外下方,包括内侧膝状体和外侧膝状体,分别是听觉、视觉传导通路的最后中继站。

(3)上丘脑:位于丘脑的背内侧,有松果体、后连合和缰三角等结构,其中缰三角内的缰核是边缘系与中脑联系的中继站。

(4)底丘脑:又称腹侧丘脑,其背侧邻接丘脑,所含有的底丘脑核是锥体外系的重要结构。

(5)下丘脑:又称丘脑下部,位于丘脑的前下方,它与边缘系皮质、丘脑、脑干、脊髓和垂体存在广泛的联系,是调节内脏活动和内分泌功能的高层次皮质下中枢。

4.端脑

端脑又称大脑,由两侧大脑半球借胼胝体连接形成,是脑的最高级部位。其表面的大脑皮质是机体各种生命活动的最高级中枢。大脑皮质深面的白质称为大脑髓质,主要由联系于皮质各部及皮质与皮质下结构之间的神经纤维组成。在半球底部中央的白质中存在较大的灰质核团称基底核,是重要的皮质下运动整合中枢之一;半球内部的空腔为侧脑室。大脑皮质由神经元胞体层状聚集的灰质构成,所以也称大脑皮层。皮质表面并不光滑,而是存在许多以一定模式分布的沟或裂。沟裂有深有浅,沟裂之间的皮质称为脑回。皮质表面区域分成额叶、颞叶、枕叶、顶叶,以及埋于外侧沟底部的岛叶。

(二)脊髓

脊髓长条形,位于椎管内。其上端在枕骨大孔处与脑的延髓相连续,下端在成人平齐第1腰椎下缘。在脊髓的前、后面纵行正中线上分别有前正中裂和后正中沟,使脊髓的结构两侧对称。此外,还有两对纵行的外侧沟,即前外侧沟和后外侧沟,脊神经前根和后根的根丝分别经这些沟出入脊髓。每一脊髓节段的根丝向外方集合成束,形成脊神经的前根和后根。前根和后根在椎间孔处合成脊神经。每一对脊神经前、后根的根丝附于脊髓的范围为脊髓的一个节段。因此,脊髓可分为31节,即颈髓8节、胸髓12节、腰髓5节、骶髓5节及尾髓1节。

从脊髓的横断面观察,可见脊髓有神经元胞体聚集的灰质、神经纤维聚集的白质和中央管。中央管位于脊髓的中心部,其头端与脑的第四脑室相通,其周围是横断面呈"H"形的灰质柱。在脊髓的横断面上,灰质柱向前方突出的部分为前角,向后突出的部分为后角。在脊髓的 $T_1 \sim L_3$ 节段,灰质柱向侧方突出的部分称侧角。后角神经元与躯体感觉有关;前角含有躯体运动神经元;侧角则是内脏神经的低级中枢。白质位于灰质的周围,主要由上、下行的神经纤维束构成。

三、神经系统的细微结构

神经系统由神经组织构成。神经组织由神经元和神经胶质细胞组成,它们都是有突起的细胞。神经元是执行神经系统功能的结构单位,数量庞大,在人脑约有1千亿个。神经胶质细胞数量比神经元还多,是其10倍,其功能越来越引起人们的重视。在中枢神经系统,胶质细胞有3种:星形胶质细胞对神经元起着支持、营养等功能;少突胶质细胞参与有髓神经纤维髓鞘的形成;小胶质细胞具有神经保护作用。

神经系统的结构与功能十分复杂,但并非杂乱无章。事实表明,大脑是由相对简单的成分或元件即神经元,高度有序地设计组成的。神经系统的任何功能活动,从最简单的单突触反射活动到复杂的思维活动,都是由或多或少的相关神经元,组成或简单或复杂的功能环路来完成的。因此,对神经系统的功能活动,从细胞水平研究其基本构件,以揭示其机制,常常是一条重要的思路。

神经元在一般结构上与其他种类的细胞并无不同,其形态特点是有突起。神经元由胞体和突起两部分构成。突起又分树突和轴突。树突多呈树枝状分支,多少、疏密不一;轴突呈细索状,长短不等,粗细均匀,一般一个神经元仅有一条,大部分无分支,邻近终末处分支呈直角发出。神经元是功能十分活跃的细胞,胞质内含丰富的粗面内质网和游离核糖体。神经元内含有丰富的神经原纤维,以支撑、保持其多突起的形态。神经元之间以突触相连接,以完成神经环路内细胞之间的信号转导。突触是一种特殊的细胞连接,由突触前成分、突触间隙和突触后成分组成,突触前成分的特征是含有突触小泡。突触多数为化学性突触,其信号传递过程中的重要事件是前成分内的突触小泡释放化学物质(即神经递质),该递质与突触后膜上的特异性受体相结合,结果或导致膜通道通透性的改变,影响膜电位,或进一步通过胞内第二信使系统,完成复杂的级联信号转导,影响细胞的代谢活动及功能。

四、神经元的分子组成特点

神经元所含有的有机物质与人体内其他细胞一样,也由脂类、糖类、蛋白质和核酸组成。体内其他种类细胞所含有的大多数有机分子,神经元同样含有,但是神经元也含有一些独特的分子,特别表现在膜蛋白的种类上,如各种离子通道蛋白、各种受体蛋白。神经元独特的分子包括信号分子、信号转导分子、识别分子、黏附分子及与神经生长分化有关的分子,如各种神经营养因子、神经抑制因子和导向因子等。

神经元信号分子有神经递质、神经调质、神经递质转运蛋白、神经激素和受体。神经调质是指神经元产生的另一类化学物质,它能调节信息传递的效率,增强或削弱递质的效应。它不直接触发所支配细胞的功能效应,只是起到调制经典神经递质的作用。神经递质转运蛋白在控制神经系统递质浓度和分布,决定突触传递的时程和强弱方面起重要作用。

4类基本有机物质在神经元内各有特点。脂肪酸是神经纤维髓鞘所含髓磷脂的重要成分;多糖是胞膜上识别分子的重要成分,可构成糖脂、糖蛋白,参与细胞识别;某些氨基酸和小分子肽可作为神经递质或神经调质,而某些大分子肽和蛋白质可作为受体;在核酸方面,脑比其他器官所含的基因种类要多一些,其中3万个基因仅在脑内表达,许多与神经元功能活动相关的蛋白质要靠多基因表达。

(马金邦)

第二节 神经系统的基本功能

一、神经元的功能特点

神经元既是神经系统结构的基本构件,又是神经系统功能的基本单位。首先了解神经元的功能特点,将有助于理解整个神经系统的功能特点。

神经元的基本功能是接受刺激、产生和传导神经冲动。神经元的这个特性也称为兴奋性,即感受刺激产生兴奋的能力。引起生物体及组织细胞出现反应的各种环境条件变化统称为刺激；受刺激后产生生物电反应的过程及其表现称为兴奋。神经元产生和传导的神经冲动也称为动作电位，其产生的基础在于神经元存在静息电位。静息电位是指细胞未受刺激时，存在于细胞膜内外两侧的电位差。由于这一电位差存在于安静细胞膜的两侧，故亦称跨膜静息电位，简称静息电位或膜电位。哺乳动物神经细胞的静息电位为 $-70\ mV$（即膜内比膜外电位低 $70\ mV$）。静息电位的产生与细胞膜内外离子的分布和运动有关，是一种主要因 K^+ 向胞膜外扩散而形成的 K^+ 平衡电位。而动作电位是在细胞受到刺激时，在静息电位的基础上发生的一次快速的、可扩布的、具有"全或无"特点的电位变化，称为动作电位。每个动作电位波形包括一个上升支和一个下降支。上升支是膜电位去极化过程，膜内电位由 $-70\ mV$ 迅速上升至 $+30\ mV$；下降支是膜电位的复极化过程，膜电位由 $+30\ mV$ 迅速下降至 $-70\ mV$。整个动作电位历时短暂，不超过 2 毫秒，波形尖锐，故也称之为峰电位。动作电位主要由膜 Na^+ 通道开放，Na^+ 快速内流引起。动作电位是神经元兴奋的标志。

神经元除了本身可以产生和传导神经冲动之外，还可以通过突触传递给多个神经元，且本身也可接受多个神经元传递的信息。当神经冲动沿轴突传导至末端，则突触前成分释放神经递质，并与突触后膜的特异受体结合，使离子通道通透性发生改变，进而导致下一个神经元的膜电位发生改变，产生兴奋性或抑制性突触后电位，使信号得以传递过突触。这样通过突触联系，有关的神经元组成功能性环路，进行信息处理和整合，以完成神经系统的特殊功能，这在神经系统内是一种普遍现象。

有的神经元具有内分泌功能，这种细胞称为神经内分泌细胞，如下丘脑室旁核、视上核的神经元。

有些神经元能产生神经营养因子，在神经发育或修复过程中具有促进神经元分化、存活和成熟的作用。支配靶组织（如肌组织）的神经元，通过末梢释放的神经营养因子，持续地调整所支配组织内在的代谢活动，影响其持久的形态结构和生理生化活动。这一作用与神经冲动无关，称为神经元的营养作用。

成年人脑的部分区域，神经元仍具有一定的增殖、分化能力。

二、神经系统的功能特点

神经系统是人体最主要的功能调节系统，控制和调节体内其他各系统的活动，使人体适应不断变化着的内外环境。

神经系统具有感觉功能、中枢处理整合功能和运动功能。与之相对应，按功能将神经元分成 3 种：感觉神经元或传入神经元，感受刺激，将神经冲动传向中枢；运动神经元或传出神经元，将神经冲动传向所支配的肌或腺体，控制其舒缩或分泌；中间神经元，位于前两种神经元之间，参与信息处理与整合。神经系统感觉功能包括躯体感觉、内脏感觉、视觉、听觉、平衡觉、嗅觉和味觉等。痛觉属于躯体感觉中的伤害性感觉。神经系统的运动功能包括躯体运动和内脏运动。

神经系统最主要的调节形式是反射。反射是指在中枢神经系统参与下机体对内外环境刺激的规律性应答反应。反射分非条件反射和条件反射，反射的结构基础是反射弧。反射弧包括5 个部分，即感受器、传入神经、神经中枢、传出神经和效应器。在自然条件下，反射活动一般都需经过完整的反射弧来实现。如果反射弧中任何一个环节中断，反射就不能发生。神经中枢的活动在某些情况下也可通过体液的途径作用于效应器：传出神经→内分泌腺→释放激素→效应器。

以上为神经系统的调节功能,除此之外,还有一些对个体生存具有重要意义的功能,如学习与记忆、感知、注意、语言和思维等认知功能,生物节律、睡眠与觉醒、情绪等行为控制功能,以及意识、精神、逻辑、智能和人格等高级功能。神经系统对内分泌系统、免疫系统的调节作用也常常归入神经系统的高级功能。实际上,这都是神经系统的一些极为复杂的高级整合功能。

脑的高级功能的特点是,在时间上可以持续几天、几个月,甚至许多年;在结构上,涉及脑区多而散在,无明确特殊的神经通路,不同功能系统所涉及的脑区或环路可相互重叠,难以定位。对脑的这些高级功能活动,可以进行观察或分类,而要研究其神经基础却比较困难,充满挑战。

随着分子生物学的进展,基因转移、基因敲除和正电子发射体层摄影(PET)等技术的出现,对脑高级功能的研究近十多年来已取得一些初步的成果。

(马金邦)

第二章 神经系统疾病的临床表现

第一节 抽 搐

抽搐是指全身或局部骨骼肌的不自主收缩。伴有意识丧失的抽搐则称为惊厥。

一、发生机制

抽搐的发生机制极其复杂,依据引起肌肉异常收缩的电兴奋信号的来源不同,基本上可分为两种情况。

(一)大脑功能障碍性抽搐

这是脑内神经元过度同步化放电的结果,当异常的电兴奋信号传至肌肉时,则引起广泛肌群的强烈收缩而形成抽搐。在正常情况下,脑内对神经元的过度放电及由此形成过度同步化,均有一定控制作用,即构成所谓抽搐阈。许多脑部病变或全身性疾病可通过破坏脑的控制作用,使抽搐阈下降,导致抽搐的发生。

1.神经元的兴奋阈下降(即兴奋性增高)

神经元的膜电位取决于膜内外离子的极性分布(细胞内高钾、细胞外高钠)。颅内外许多疾病,可直接引起膜电位降低(如低钠血症、高钾血症),使神经元更易去极化产生动作电位(兴奋阈下降);间接通过影响能量代谢(如缺血、缺氧、低血糖、低血镁、洋地黄中毒)或能量缺乏(高热使葡萄糖、三磷酸腺苷等的过度消耗),导致膜电位下降;神经元膜的通透性增高(各种脑部感染或颅外感染的毒素直接损伤神经元膜,血钙离子降低使细胞对钠离子通透性增高),使细胞外钠流入细胞内,使细胞内钾外流,而使膜电位及兴奋阈降低。

2.神经介质的改变

中枢神经系统有多种传递介质,某些神经元的轴突于突触点释放抑制性介质,对神经元的过度放电及同步化起控制作用。当兴奋性神经介质过多,如有机磷中毒时,抑制胆碱酯酶的活性,使兴奋性递质的乙酰胆碱积聚过多,即可发生抽搐。抑制性神经递质过少,如维生素 B_6 缺乏时,由于谷氨酸脱羧酶辅酶的缺乏,使谷氨酸转化成抑制性介质的 γ-氨基丁酸减少;或肝性脑病早期,因脑组织对氨的解毒需要谷氨酸,致使以由谷氨酸生成的 γ-氨基丁酸减少,也可导致抽搐。

3.抑制系统通路受阻

脑内有些神经组成广泛抑制系统,有控制神经元过度放电的作用。脑部病变(如出血、肿瘤、挫伤或各种原因所致局部胶质增生和瘢痕形成),除了直接损害神经元膜或影响脑血液供应外,也可能阻断抑制系统,使神经元容易过度兴奋。

4.网状结构的促去同步化系统功能降低

脑干神经元放电同步化系统与网状结构的促去同化系统之间的平衡,对控制神经元的过度放电及同步化起相当重要的作用。一旦网状结构的促去同化系统功能降低,脑干神经元放电同步化系统就相对亢进,可使较多的神经元同时放电而发生抽搐。

(二)非大脑功能障碍性抽搐

有些引起肌肉异常收缩的电兴奋信号,不是源于大脑,而是源于下运动神经元,主要是脊髓前角的运动神经元。如破伤风杆菌外毒素选择性作用于中枢神经系统(主要是脊髓、脑干的下运动神经元)的突触,使其肿胀而发生功能障碍。士的宁中毒系引起脊髓前角细胞过度兴奋,发生类似破伤风的抽搐。各种原因(缺钙、维生素D缺乏、碱中毒、甲状旁腺功能低下)引起的低钙血症,除了使神经元膜通透性增高外,也常由于下运动神经元的轴突(周围神经)和肌膜对钠离子的通透性增加而兴奋性升高,引起手足搐搦。

二、诊断

抽搐并不是一种疾病,它常常是疾病严重的临床表现,或是某些疾病(如癫痫、低钙血症)的主要征象。在诊断过程中,应综合分析各方面资料,才能明确其发生的原因。

(一)诊断方法

1.病史

不同疾病所致的抽搐,其临床表现不尽相同,详细收集病史非常重要。

(1)抽搐的类型:由于病因的不同,抽搐的形式也可不一样。临床常见有下列几种。①全身性抽搐:最常见为癫痫大发作,典型者先是全身骨骼肌持续性强直收缩,随即转为阵挛性收缩,每次阵挛后都有一短暂间歇;破伤风则是持续性强直性痉挛,伴肌肉剧烈的疼痛。②局限性抽搐:为躯体某一局部的连续性抽动,大多见于口角、眼睑、手、足等,有时自一处开始,按大脑皮质运动区的排列形式逐渐扩展,如以一侧拇指,渐延及腕、臂、肩部,多见于局灶性癫痫;手足搐搦症则呈间歇性双侧强直性肌痉挛,以上肢手部最显著,典型的呈"助产手";面肌痉挛为局限于一侧面肌的间歇性抽动。

(2)抽搐的伴随症状:临床上可引起抽搐的疾病颇多,临床表现各有特点,发病规律也并非一致,所伴发的不同症状,对诊断具有相当意义。例如,癫痫大发作常伴意识障碍和大小便失禁;破伤风有角弓反张、苦笑面容、牙关紧闭;急性中毒所致抽搐,有一系列中毒症状;大脑病变常有意识障碍、精神症状、颅内高压症等;心血管、肾脏病变、内分泌及代谢紊乱等均有相应的临床征象。

(3)过去史:既往的病史对诊断有重要参考价值,反复发作常提示癫痫,而外伤、感染,以及内脏器官的疾病情况,有助于寻找引起抽搐的原发病。

2.体征

由于导致抽搐的病因众多,常涉及临床各科,因此详细的体格检查十分重要,通常包括内科和神经系统检查。

(1)内科检查:几乎体内各重要内脏器官的疾病均可引起抽搐,在抽搐发作时必须按系统进行检查。例如,心源性抽搐可有心音及脉搏消失,血压下降或测不到,或心律失常;肾性抽搐则存在尿毒症的临床征象;低钙血症的常见体征有 Chvostek 征(即面神经征,以指尖或叩诊锤叩击耳颞下方的面神经,同侧上唇及眼睑肌肉迅速收缩)和 Trousseau 征(即手搐搦征,以血压计袖带包扎上臂,加压使桡动脉搏动暂停2~3分钟后出现手搐搦征)阳性。

(2)神经系统检查:神经系统许多不同性质的病变均可引起抽搐,通过仔细的神经系统检查,有助于判断引起抽搐的病变部位。当存在局灶体征,如偏瘫、偏盲、失语等时,对脑损害的定位更有价值。精神状态的检查,对功能性抽搐的确定有参考作用。

3.实验室检查

根据病史、体格检查所提供的线索,来选择实验室检查项目。

(1)内科方面:当临床上提示抽搐是全身性疾病引发的,应根据提供的线索,选择相应的检查。除了血尿常规外,还有心电图、血液生化(血糖、肝功能、肾功能、电解质等)、血气分析、内分泌检查及毒物分析等。

(2)神经系统方面:一旦怀疑神经系统病变,根据临床提示的病变部位及性质,进行相应的辅助检查,如脑电图、头颅 X 线片、CT 或磁共振成像、脑脊液(CSF)、肌电图、神经传导速度等,对神经系统损害的部位、性质及可能的原因具有较大的参考价值。

在临床上,面对一个抽搐发作的患者,必须将病史、体格检查及必要的辅助检查资料进行综合分析。首先要鉴别抽搐是大脑功能障碍抑或非大脑功能障碍所致;其次若确定为大脑功能障碍引起的抽搐,则应分清是原发于脑内的疾病,或是继发于颅外的全身性疾病,对前者必须判断抽搐发作是器质性还是功能性(癔症性抽搐);最后才能进一步寻找分析引起抽搐的可能病因。

(二)鉴别诊断

临床常见的抽搐常由不同疾病所致,其临床表现不尽相同,因而认识常见疾病的抽搐特点,有助于鉴别诊断。

1.癫痫

原发性癫痫在儿童期起病,多为全身性发作,脑电图有相应的改变,从病史、体检及辅助检查中均未发现病因。继发性癫痫常见的病因有颅内感染、颅脑外伤、急性脑血管病等,抽搐仅仅是其临床表现之一;同时具有脑部局灶或弥散损害的证据,如头痛、呕吐、精神异常、偏瘫、失语、昏迷,大多数抽搐发作同病变的严重程度平行。随着脑部病变的加剧抽搐可增多,甚至发展为癫痫持续状态,脑电图、脑脊液及神经影像学检查有明显的异常发现。

2.手足搐搦症

手足搐搦症表现为间歇性双侧强直性肌痉挛,上肢重于下肢,尤其是在手部肌肉,最典型的呈"助产士手",即指间关节伸直,拇指对掌内收,掌指关节和腕部屈曲;常有肘伸直和外旋。下肢受累时,呈现足趾和踝部屈曲,膝伸直。严重时可有口和眼轮匝肌的痉挛。发作时意识清楚,Chvostek 征和 Trousseau 征阳性。

3.全身型破伤风

全身型破伤风呈间歇性骨骼肌强直性痉挛,在抽搐间隙,肌肉也难以放松,外界轻微刺激即可诱发,每次历时数秒,伴有剧烈疼痛,常造成角弓反张和苦笑面容,但意识清楚,脑电图无痫性放电,病前有外伤史。

4.晕厥

晕厥是一种暂时性脑缺血,原因很多,一般以血管运动失调性为多见,发作时有头晕、眼花、恶心、呕吐、出汗、面色苍白、脉率加快,血压短暂下降,平卧后即改善,意识可清醒或短暂丧失,无抽搐。

5.热性惊厥

发病多在 6 个月至 6 岁,以 1～2 岁为多见。最常见于上呼吸道感染、扁桃腺炎,少数见于消化道感染或出疹性疾病,约一半患儿有同样发作的家族史,提示与遗传因素有关。惊厥的发生多在体温迅速上升达 39 ℃以上(多在 24 小时内),发作形式为全身性强直、阵挛性发作,持续时间在 30 秒以内,一般不超过10 分钟,脑电图常有节律变慢或枕区高幅慢波,在退热后 1 周内消失。多为单次发作,也可能数次同样发作,及时降温可以预防。但若无脑损害征象,并不导致癫痫。

6.中毒性抽搐

最常见于急性中毒。其发生抽搐的主要机制如下。

(1)直接作用于脑或脊髓、使神经元的兴奋性增高而发生抽搐,大多是药物的过量,如贝美格(美解眠)、戊四氮、二甲弗林(回苏灵)、咖啡因、肾上腺素、肾上腺皮质激素等。

(2)中毒后缺氧或毒物作用,引起脑代谢及血液循环障碍,形成脑水肿,见于各种重金属、有机化合物、某些药物和食物的急性重度中毒,临床多呈全身性肌强直阵挛性发作,少数也可呈局限性抽搐,有的可发展为癫痫持续状态。中毒所导致的抽搐常合并其他中毒症状,如一氧化碳中毒的面色潮红,口唇樱桃红色,多汗、心率快、呼吸促、血压下降等;有机磷中毒的呼吸及呕吐物呈蒜味,尚有毒蕈碱样及烟碱样症状;铅中毒先有神经衰弱综合征、牙龈铅线、腹痛、贫血等;各种严重中毒,抽搐同时有昏迷及颅内高压症等表现。

7.阿-斯综合征

阿-斯综合征是指各种原因引起心排血量锐减或心脏停搏,使脑供血短期内急剧下降所致的突然意识丧失及抽搐。常见于严重心律失常、心排血受阻的心脏病或某些先天性心脏病、心肌缺血、颈动脉窦过敏、直立性低血压等。其抽搐时间更短,一般仅数秒,最多数十秒,先有强直,躯体后仰,双手握拳,随即双上肢至面部阵挛性痉挛,伴有意识丧失、瞳孔散大、流涎,偶有大小便失禁。发作时心音及脉搏消失,血压明显下降或测不到。脑电图在抽搐时呈电位低平,其后为慢波,随意识恢复后逐渐正常。

8.代谢、内分泌异常所致的抽搐

一些代谢、内分泌疾病,除了代谢、内分泌异常的临床表现外,还常因能量供应障碍,水、电解质和酸碱平衡紊乱等,干扰了神经细胞膜的稳定性而出现抽搐。

(1)低钙血症常可引起手足搐搦症,严重时可使神经元细胞膜通透性增高,导致膜电位下降,而出现癫痫样发作。

(2)低钠血症、低镁血症、碱中毒也可影响神经元膜的通透性,改变膜内外离子分布,引起抽搐发作。

(3)低血糖常表现为心慌、无力、饥饿感、出冷汗、脉速,甚至昏迷,当血糖降低至 2.8 mmol/L 以下,即可发生抽搐;常见于糖尿病患者使用降糖药物期间未按时进餐,也可见于胰岛 β 细胞病变(腺瘤、腺癌或增生)、产生类胰岛素物质的胰外肿瘤、垂体前叶或肾上腺皮质功能减退或胰岛素过量等。

(4)在高渗性非酮症性糖尿病昏迷,常先有多饮、多尿,之后逐渐出现意识蒙眬、幻觉、定向障碍等,即进入谵妄状态,可伴有抽搐发作。

(5)尿毒症的毒素可能损害细胞膜通透性,阻滞钠离子自细胞内向外释放,使细胞内高钠;同时电解质和酸碱平衡失调也可促使脑病发生,出现尿毒症性抽搐。

(6)甲状腺功能减退(黏液性水肿)、甲状旁腺功能过低、肾上腺危象、子痫、急性卟啉病、肝衰竭等,均可在疾病严重时伴发抽搐。

9.癔症性抽搐

大多在精神刺激下发作,表现为突然倒下,全身僵直、双目紧闭(检查者拨开其眼睑时有违拗现象,可见眼球转动、瞳孔无改变),双手握拳或不规则的手足舞动,常伴有面色潮红、捶胸顿足、哭笑叫骂等情感反应,发作持续数分钟至数小时,有人围观时持续时间更长。肌收缩不符合强直与阵挛的规律,发作时无意识丧失(事后对发作过程可回忆),无舌咬伤、尿失禁及摔伤,暗示或强刺激可以中断其发作。

10.严重呼吸屏息发作

好发在婴幼儿,常在情绪影响下,剧哭后突然呼吸屏息,继而出现青紫、肢体抽动、角弓反张,脑电图正常。

(马金邦)

第二节 瘫 痪

一、诊断思路

(一)病史

除详细询问现病史外,尚须收集生育史、生活史及职业等。尤其要注意起病的形式,有无先兆与诱因,伴随症状,以及瘫痪的部位和进展过程等。如血管性及急性炎症性病变,大多数为急骤发病,在短时间内达高峰;而占位性或压迫性、退行性病变,则呈缓慢出现,进行性加重。伴有肌痛者见于肌炎、重症肌无力呈晨轻暮重现象。全身性疾病如高血压、动脉粥样硬化、心脏病、糖尿病、内分泌病、血液病、风湿性疾病等,对神经系统疾病,尤其是脑血管病尤其重要。过去史尤其是治疗史应询问清楚,如长期用激素所致的肌病,鞘内注射的脊髓蛛网膜炎,放射治疗后的脑脊髓病等。出生时产伤史、窒息史、黄疸史等对大脑性瘫痪有重要意义。

(二)体检

1.一般体检

应注意观察一些具有特征性的异常体征,如疱疹病毒性脑炎的单纯或带状疱疹;面部的血管瘤或血管痣;脑囊虫病有皮下结节,神经纤维瘤的咖啡斑或皮下结节;平底颅、颈椎融合畸形的短颈;脊柱裂的臀部皮肤呈涡状凹陷或覆有毛发,或囊性膨出。

2.神经系统检查

应注意意识和精神状态的改变。颅脑神经受损的征象,运动、感觉、反射系统及自主功能的变化,必须反复对比观察,才能发现轻度异常。临床上,准确判断瘫痪的程度,将肌力评定分为6级。0级:无肌肉收缩。Ⅰ级:能触及或见到肌肉收缩,但无关节运动。Ⅱ级:肢体能在床面移动,但不能克服重力,做抬举动作。Ⅲ级:肢体可克服重力,做抬举动作,但不能克服抵抗力。Ⅳ级:肢体能抗一般阻力,但较正常为差。Ⅴ级:正常肌力。

有时为了判明肢体有无瘫痪而做肢体轻瘫试验。上肢：双上肢向前平举，瘫肢旋前，缓慢下落，低于健侧。下肢：患者仰卧，双侧髋、膝关节屈曲并抬起小腿，瘫侧小腿缓慢下落，低于健侧；俯卧时，双小腿抬举约 45° 角并保持该姿势，瘫侧小腿缓慢下落，低于健侧。在轻微的运动麻痹中，尤其是上运动神经元损害所致者，应仔细观察面部肌力减弱的一侧眼裂变大，鼻唇沟变浅，闭目缓慢和不紧，睫毛征（用力闭眼，短时间后，瘫侧睫毛慢慢显露出来）。

（三）辅助检查

各种辅助检查有助于病变的部位性质和病因的判断，应依据临床的不同情况选择相应的特异方法。如 CT、MRI 检查对中枢神经系统的病变具有极高的诊断价值；脑脊液的常规、生化及细胞学检查，对出血性、炎症性疾病，有较大价值，对寄生虫病、肿瘤等的判断也有帮助；肌电图主要用于肌病、神经肌肉传递障碍、周围神经病、运动神经元病等；肌肉活检、组织化学分析，则对肌病有特殊意义。

二、病因分类

从发出随意运动冲动的大脑皮质运动区到骨骼肌的整个运动神经传导通路上，任何部位的病变都可导致瘫痪。根据瘫痪的程度，分为完全性瘫痪和不完全性瘫痪，前者为肌力完全丧失，又称全瘫；后者则呈某种程度的肌力减弱。根据肢体瘫痪的表达式，可分为偏瘫——呈一侧上下的瘫痪；交叉性瘫痪——因一侧脑神经周围性损害，对侧偏瘫；四肢瘫——双侧上下肢的瘫痪，或称双侧偏瘫；截瘫——双下肢的瘫痪；单瘫——为一个肢体或肢体的某一部分瘫痪。按瘫痪肌张力的高低，分为弛缓性瘫痪和痉挛性瘫痪，前者呈肌张力明显低下，被动运动时阻力小，腱反射减弱或消失；后者为肌张力显著增高，被动运动时阻力大，并有僵硬感，腱反射亢进。

依据瘫痪的病变部位和性质，可分为以下两大类。

（一）神经源性瘫痪

神经源性瘫痪是由于运动神经传导通路受损所致。其中，上运动神经元损害出现的瘫痪，称为上运动神经元瘫痪或中枢性瘫痪；下运动神经元损害出现的瘫痪，称为下运动神经元瘫痪或周围性瘫痪。

（二）非神经源性瘫痪

非神经源性瘫痪包括神经肌肉接头处及骨骼肌本身的病变两方面，前者名为神经肌肉接头处瘫痪或神经肌肉传递障碍性瘫痪；后者名为肌肉源性瘫痪。

1.神经肌肉接头处瘫痪

主要是突触间传递功能障碍，典型疾病为重症肌无力。其特征为：①骨骼肌易于疲劳，不按神经分布范围。②肌肉无萎缩或疼痛。③休息后或给予药物（抗胆碱酯酶药）有一定程度的恢复。④症状可缓解，复发。⑤血清中有抗乙酰胆碱受体抗体。⑥肌电图呈现肌疲劳现象，即在一定时间的强力收缩后，逐渐出现振幅降低现象。

2.肌肉源性瘫痪

由肌肉本身损害所致，常见有进行性肌营养不良和多发性肌炎，特征为：①肌无力或强直。②肌肉萎缩或有可能假性肥大。③肌肉可有疼痛。④无力、萎缩、疼痛均不按神经分布范围，多以近端损害较严重，常呈对称性。⑤肌张力和腱反射较正常降低，不伴感觉障碍。⑥血清肌酸磷酸酶、天冬氨基转移酶、乳酸脱氢酶、醛缩酶等在疾病进展期明显增高。⑦肌电图呈低电位、多相运动单位。⑧肌肉活检有肌纤维横纹的溶解、肌浆中空泡形成，间质中大量脂肪沉积等。

三、临床特征与急诊处理

(一)上运动神经元瘫痪的定位诊断

1.皮质型

大脑皮质运动区的范围较广,故病变仅损及其中的一部分,引起对侧中枢性单瘫。由于人体在运动区的功能位置是以倒置形状排列,病变在运动区的上部引起对侧下肢瘫痪,病变在下部则引起对侧上肢及面部瘫痪。若病变为刺激性时则出现局限性癫痫,像从大拇指、示指、口角或踇趾之一开始的单肢痉挛发作。如癫痫的兴奋波逐渐扩散,可由某一肢体的局限性癫痫发展为半身或全身性癫痫发作,称杰克逊癫痫。

2.皮质下型(放射冠)

通过放射冠的锥体束纤维向内囊聚集,病损时则出现对侧不完全性偏瘫;如果丘脑皮质束受损害,可伴有对侧半身感觉障碍;若视放射损害,可伴有对侧同向性偏盲。

3.内囊型

内囊区域狭窄,锥体束、丘脑皮质束和视放射的纤维聚集紧凑,病损时出现对侧完全性偏瘫,如同时损害内囊后肢后部的丘脑皮质束及视放射时,可伴有对侧半身感觉障碍和对侧同向性偏盲,称为三偏综合征。

4.脑干型

一侧脑干病变,由于损害同侧颅脑神经核及尚未交叉的皮质脑干束和皮质脊髓束,引起病灶同侧周围性脑神经瘫痪和对侧中枢性瘫痪,称为交叉性瘫痪,是脑干病变的一个特征。

(1)延髓损害:一侧延髓损害主要是引起病灶同侧的舌咽、迷走、副、舌下神经及部分三叉神经受损的征象,对侧肢体的中枢性偏瘫和感觉障碍。

(2)脑桥损害:一侧脑桥下部腹侧损害时,可产生病灶侧面神经、展神经瘫痪及对侧中枢性偏瘫和感觉障碍,称为 Millard-Gubler 综合征。

(3)中脑损害:一侧中脑的大脑脚损害时,可产生病灶侧动眼神经瘫痪,对侧面部、舌及上、下肢中枢性瘫痪和感觉障碍,称为 Weber 综合征。

5.脊髓型

当脊髓半侧病损时,则出现脊髓半切综合征,即病变以下深感觉障碍及中枢性瘫痪,对侧痛觉、温觉障碍;若脊髓横贯性病损时,则出现病变以下感觉障碍、瘫痪(中枢性或周围性)及括约肌功能障碍。

(二)下运动神经元瘫痪的定位诊断

下运动神经元瘫痪的特点是腱反射减弱或消失、肌张力减低及肌萎缩等。各个部位病变的特点如下。

1.前角损害

该部位病变出现节段性、弛缓性瘫痪,肌张力低、肌萎缩、腱反射减弱或消失,可有肌纤维震颤,无感觉障碍。前角细胞对肌肉的支配呈节段性分布,即一定节段的前角细胞有其支配的肌群。前角大部分细胞聚合成分界清楚的细胞群,每群各支配某些功能相关的肌肉,故前角病变产生的弛缓性瘫痪呈节段性。

2.前根损害

前根损害与前角损害相似,但常与后根同时受损害出现根性疼痛和感觉障碍。当前根受刺激时,常出现纤维束性震颤。

3.神经丛损害

神经丛由多条神经干组成,损害时具有多条神经干受损的征象,表现为多组肌群有弛缓性瘫痪、多片(常融合为大片以至一个肢体)感觉障碍及自主神经障碍。

4.周围神经损害

大多数周围神经为混合神经,病变时出现弛缓性瘫痪、疼痛、感觉障碍及自主神经功能障碍,与周围神经的支配区是一致的。多数周围神经末梢受损时,出现对称性四肢远端肌无力、肌肉萎缩,伴有末梢型感觉障碍。

(三)处理原则

1.病因治疗

既要针对病变的不同性质(如血管性、炎性、占位性、退行性变)采取针对性强的相应的措施,更要依据病因进行有效的处理,如细菌、病毒、寄生虫等抗病原的药物治疗,以及血管疾病的改善循环、代谢等治疗。

2.防治并发症

瘫痪加上常伴有感觉和自主神经(大小便)障碍,容易有并发症。因此,加强护理,防治并发症是极其重要的。防治内容包括预防压疮、防治肺炎、泌尿系统感染等。

3.对症支持治疗

加强对症支持治疗,维持水、电解质平衡,应用抗生素防治感染,给予大剂量维生素及细胞代谢活化剂,如辅酶 A(CoA)、ATP 等。

4.加强瘫痪肢体的功能锻炼

早期注意保持瘫痪肢全位于功能位,适当进行被动活动;恢复期更应强调主动和被动的功能锻炼,配合针灸、理疗等,以防止关节僵硬、肢体挛缩,促进功能早日恢复。

(马金邦)

第三节　肌 肉 萎 缩

肌肉萎缩是由于肌肉营养不良导致骨骼肌体积的缩小,肌纤维变细或数目减少,是许多神经肌肉疾病的重要症状和体征。两侧肢体相同部位周长相差 1 cm 以上,在排除皮肤和皮下脂肪影响后,可怀疑肌肉萎缩。

一、临床分类及特点

目前肌肉萎缩尚无统一分类,结合病因分类如下。

(一)神经源性肌萎缩

神经源性肌萎缩主要由脊髓和下运动神经元病变引起。前角细胞及脑干运动神经核损害时肌萎缩呈节段性分布,以肢体远端多见,可对称或不对称,伴肌力减低、腱反射减弱和肌束颤动,不伴感觉障碍,肌力和腱反射程度与损害程度有关。延髓运动核病变则可引起延髓麻痹、舌肌萎缩与束颤。肌电图见肌纤维震颤位或高波幅运动单位电位。活检见肌肉萎缩变薄。镜下呈束性萎缩改变。神经根、神经丛、神经干及周围神经病变时,肌萎缩常伴有支配区腱反射消失、感觉障碍;肌电图和神经传导速度出现相应的改变。

(二)肌源性肌萎缩

萎缩不按神经分布,常为近端型骨盆带及肩胛带对称性肌萎缩,少数为远端型。伴肌力减退,无肌纤维震颤和感觉障碍。血清肌酸磷酸激酶、乳酸脱氢酶、天冬氨酸氨基转移酶、磷酸葡萄糖变位酶、醛缩酶等均不同程度升高,肌醛磷酸激酶最为敏感。肌电图特征性改变为出现短时限多相电位。

(三)失用性肌萎缩

上运动神经元病变系由肌肉长期不运动引起,且多为可逆性。其特点为远端明显,上肢突出。全身消耗性疾病如甲状腺功能亢进、恶性肿瘤、自身免疫性疾病等。

(四)其他原因肌萎缩

如恶病质性肌萎缩、交感性肌营养不良等。

二、肌肉萎缩的定位诊断

(一)周围神经病变

周围神经病变时,该神经支配的肌肉出现肌萎缩,但无肌纤维颤动,早期腱反射可以亢进。若肌萎缩历时较久后,肌腱反射可减低或消失。在肌肉萎缩的相应分布区可伴有感觉障碍及其他营养障碍等。见于多发性肌炎、中毒、外伤、肿瘤压迫等病变。

(二)脊髓病变

其特点主要有以下几点。

(1)常在肢体远端产生肌萎缩,近端较轻,可呈对称性或非对称性分布。

(2)有肌纤维颤动,当脊髓前角有病变时可见肌纤维颤动。

(3)肌固有反射与腱反射,脊髓病变时,肌固有反射亢进,肌萎缩严重时则减低或消失。腱反射的改变,主要根据锥体束损害的情况而定,如果以下运动神经元损害为主时,则腱反射减低或消失。脊髓病变可见于急性脊髓前角灰质炎、外伤或脊髓软化等。

(三)脑部病变引起的肌萎缩

一般伴反射亢进或病理反射。可见于脑血管病引起的偏瘫,经长时间偏瘫可出现失用性肌萎缩,顶叶病变时其所支配的部位出现肌萎缩,多呈半身性。见于脑血管病变、肿瘤等。

(四)肌肉本身病变

肌源性肌萎缩一般多分布在四肢近端,肌病引起的肌萎缩无肌纤维颤动,肌固有反射减低或消失,与肌萎缩的程度平行。可见于肌营养不良症、多发性肌炎等。

三、临床意义

(一)急性脊髓前角灰质炎

儿童患病率高,一侧上肢或下肢受累多见。起病时有发热,肌肉瘫痪为阶段性,无感觉障碍,脑脊液蛋白质及细胞均增多。出现肌肉萎缩较快,由于患病者以儿童多见,多伴有骨骼肌发育异常。一般发病后几小时至几日可出现受累肌肉的瘫痪,几日至几周出现肌肉萎缩,萎缩肌肉远端较明显。

（二）肌营养不良症

肌营养不良症是一组由遗传因素所致的肌肉变性疾病。表现为不同程度分布和进行性的骨骼肌无力和萎缩。

1.Duchenne 型

最主要特点为好发于男性，婴幼儿起病，3～6 岁症状明显，逐渐加重，表现为躯干四肢近端无力、跑步、上楼困难、行走鸭步步态，有肌肉萎缩和假性肥大、肌力低下，早期肌肉萎缩明显，假性肥大不明显，数年后才出现假性肥大，以腓肠肌明显，骨盆带肌、椎旁肌和腹肌无力、萎缩明显，行走时骨盆不能固定，双侧摇摆，脊柱前凸，形似鸭步。自仰卧位立起时，必须先转向俯卧位，然后双手支撑着足背依次向上攀扶，才能立起，称 Gowers 征现象。病情逐渐发展上肢肌无力和萎缩，使举臂无力。前锯肌和斜方肌无力和萎缩不能固定肩胛内缘，使两肩胛骨竖起呈翼状肩胛。多数患者腓肠肌有假性肥大，假性肥大也可见于臀肌、股四头肌、冈下肌、三角肌等。假性肥大使肌肉体积肥大而肌力减退，随着病情的发展，病情更加严重，多数在 15～20 岁不能行走，肢体挛缩畸形，呼吸肌受累时出现呼吸困难，脑神经支配的肌肉一般不受影响，部分患者可累及心肌。常因呼吸衰竭、肺炎、心肌损害而死亡。

2.Becker 型

多在 5～25 岁发病，早期开始出现骨盆带肌和下肢肌的无力和萎缩，走路缓慢，跑步困难，进展缓慢，逐渐累及肩胛带肌和上肢肌群，使上肢活动无力和肌肉萎缩。常在病后 15～20 年不能行走，肢体挛缩和畸形。也常有腓肠肌的肥大。

3.肢带型

各年龄均可发病，以 10～30 岁多见，早期骨盆带肌或肩胛带肌的无力和萎缩，下肢或上肢的活动障碍，双侧常不对称，进展较慢，常至中年才发展到严重程度，少数患者有假性肥大。

4.面-肩-股型

发病年龄儿童至中年不等，青年期多见，面肌无力与萎缩，患者闭眼无力，吹气困难，明显者表现肌病面容，上睑稍下垂，额纹和鼻唇沟消失，表情运动困难。常有口轮匝肌的假性肥大。肩胛带肌、上肢肌的无力与萎缩，出现上肢活动障碍，严重者呈翼状肩胛。胸大肌的无力与萎缩，使胸前平坦，锁骨和第 1 肋骨显得突出。病情发展非常缓慢，常经过很长的时间影响骨盆带肌和下肢肌，多不引起严重的活动障碍，部分患者呈顿挫型，病情并不发展。偶见腓肠肌和三角肌的假性肥大。

（三）运动神经元病

临床表现为中年后起病，男性多于女性，起病缓慢。主要表现为肌萎缩、肌无力、肌束颤动或锥体束受累的表现，而感觉系统正常。引起肌肉萎缩的疾病，有以下 3 种类型。

1.进行性肌萎缩症

主要病理表现为脊髓前角细胞发生变性，临床上首先出现双手小肌肉萎缩无力，以后累及前臂及肩胛部伴有肌束颤动、肌无力及腱反射减低、锥体束征阴性等下位运动神经元受损的特征。

2.肌萎缩侧索硬化

病变侵及脊髓前角及皮质脊髓束，表现为上、下运动神经元同时受损，出现肌萎缩、肌无力、肌束颤动、腱反射亢进、病理征阳性。

3.进行性延髓性麻痹（球麻痹）

发病年龄较晚、病变侵及脑桥与延髓运动神经核。表现为构音不清、饮水发呛、吞咽困难、咀嚼无力、舌肌萎缩伴肌束颤动,唇肌及咽喉肌萎缩,咽反射消失。本病多见于中年后发病,进行性加重,病变限于运动神经元,无感觉障碍等,不难做出诊断。本病应与颈椎病、椎管狭窄、颈髓肿瘤和脊髓空洞症鉴别。

(四)多发性肌炎

该病是一组以骨骼肌弥漫性炎症为特征的疾病,临床主要表现为四肢近端、颈部、咽部的肌肉无力和压痛,随着时间的推移逐渐出现肌肉萎缩,伴有皮肤炎症者称皮肌炎。伴有红斑狼疮、硬皮病、类风湿关节炎等其他免疫性疾病者称多发性肌炎重叠综合征;有的合并恶性肿瘤,如鼻咽癌、支气管肺癌、肝癌、乳腺癌等。主要表现为骨骼肌的疼痛、无力和萎缩。近端受累较重而且较早,如骨盆带肌肉受累,出现起蹲困难,上楼费力;肩胛带受累,两臂上举困难。病变发展可累及全身肌肉,颈部肌肉受累出现抬头费力,咽部肌肉受累出现吞咽困难和构音障碍。少数患者可出现呼吸困难。急性期受累肌肉常有疼痛,晚期常有肌肉萎缩。有的患者可有心律失常和心脏传导阻滞。

(五)低钾性周期性麻痹

20~40岁男性多见,常在饱餐、激动、剧烈运动后、夜间醒后或清晨起床时等情况下发病。出现四肢和躯干肌的无力或瘫痪,一般不影响脑神经支配的肌肉。开始常表现为腰背部和双下肢的近端无力,再向下肢的远端发展,少数可累及上肢。一般1~2小时,少数1~2天内达到高峰。检查可见肌张力降低,腱反射减弱或消失,没有感觉障碍,但可有肌肉的疼痛。严重者可有呼吸肌麻痹,或有心律失常,如心动过速、室性期前收缩(早搏)等。发作初期可有多汗、口干少尿、便秘等。每次发作持续的时间为数小时、数天,长则1周左右。发作次数,多者几乎每晚发病,少数一生发作一次。常在20多岁发病,40岁以后逐渐减少。一般不引起肌肉萎缩,发作频繁者,在晚期可有肢体力弱,甚至轻度萎缩。

(六)吉兰-巴雷综合征

病前1~4周有感染史,急性或亚急性起病,四肢对称性弛缓性瘫痪,脑神经损害,脑脊液蛋白-细胞分离现象。一般3~4周后部分患者可逐渐出现不同程度肌肉萎缩。

（马金邦）

第四节　不自主运动

不自主运动是指患者在意识清醒的状态下骨骼肌出现不能自行控制的收缩,导致身体某些部位姿势和运动的异常。一般睡眠时停止,情绪激动时增强,临床上可见多种表现形式。

一、发生机制

以往认为不自主运动与锥体外系病变有关,而锥体外系涉及锥体系以外所有与运动调节有关的结构和下行通路,它包括基底节、小脑及脑干中诸多核团。但传统上仅将与基底节病变有关的姿势、运动异常称为锥体外系症状。基底节中与运动功能有关的主要结构为纹状体,其组成及病变综合征,如图2-1所示。

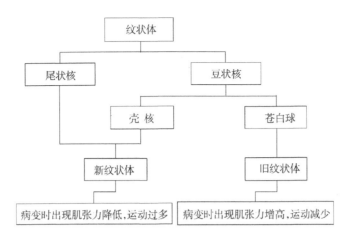

图 2-1 纹状体的结构与功能

纹状体与大脑皮质及其他脑区之间通过不同的神经递质(如谷氨酸、γ-氨基丁酸和多巴胺等)实现相互联系与功能平衡。其纤维联系相当复杂,其中与运动皮质之间的联系环路是基底节实现其运动调节功能的主要结构基础,包括:①皮质-新纹状体-苍白球(内)-丘脑-皮质回路。②皮质-新纹状体-苍白球(外)-丘脑底核-苍白球(内)-丘脑-皮质回路。③皮质-新纹状体-黑质-丘脑-皮质回路。

二、临床表现

(一)静止性震颤

静止性震颤是由主动肌与拮抗肌交替收缩引起的一种节律性颤动,常见于四肢远端、下颌和颈部,手指的震颤状如搓丸,频率 4～6 Hz。震颤静止时出现,睡眠时消失,紧张时加重,随意运动时减轻,可在意识控制下短暂减弱,放松后可出现更加明显的震颤。这是帕金森病的特征性体征之一。

(二)舞蹈症

舞蹈症是身体迅速、粗大、无节律的不能随便控制的动作。上肢较重,表现为耸肩、上臂甩动、手指抓握等动作;下肢可见步态不稳且不规则,重时可出现从一侧向另一侧快速粗大的跳跃动作(舞蹈样步态);头颈部可有转颈、扮鬼脸动作。随意运动或情绪激动时加重,安静时减轻,睡眠时消失。肢体肌张力低。此症状见于小舞蹈症、Huntington 舞蹈症及药物(如左旋多巴和吩噻嗪类、氟哌啶醇等神经安定剂)诱发的舞蹈症。局限于身体一侧的舞蹈症称为偏侧舞蹈症,常见于累及基底神经节的脑卒中(中风)、肿瘤等。

(三)手足徐动症

手足徐动症指肢体远端游走性的肌张力增高或减低的动作,如先有腕部过屈、手指过伸,之后手指缓慢逐个相继屈曲,继而上肢表现为缓慢的如蚯蚓爬行样的扭转样蠕动。由于过多的自发动作使受累部位不能维持在某一姿势或位置,随意运动严重扭曲,出现奇怪的姿势和动作,可伴有异常舌运动的怪相、发音含糊等。可见于多种神经系统变性疾病,常见为 Huntington 舞蹈症、肝豆状核变性等,也可见于肝性脑病、某些神经安定剂的不良反应;偏侧手足徐动症多见于中风患者。

（四）偏身投掷运动

偏身投掷运动以大幅度的无规律的跨越和投掷样运动为特点,肢体近端受累为主。偏身投掷运动是由对侧丘脑底核及与其联系的苍白球外侧部急性病损,如梗死或小量出血所致。

（五）肌张力障碍

肌张力障碍是肌肉异常收缩引起的缓慢扭转样不自主运动或姿势异常。扭转痉挛又称为扭转性肌张力障碍,是因身体某一部位主动肌和拮抗肌同时收缩造成的特殊姿势,主要表现为以躯干为轴的扭转,可伴手过伸或过屈、足内翻、头侧屈后伸、眼睛紧闭及固定的怪异表情,导致患者难以站立和行走。急性发病者常见于一些神经安定剂加量过快导致的不良反应,也见于原发性遗传性疾病,如早期 Huntington 舞蹈症、肝豆状核变性、Hallervorden-Spatz 病等,或继发于产伤、胆红素脑病（核黄疸）、脑炎等;最严重的一种类型是少见的遗传性变形性肌张力障碍。痉挛性斜颈被认为是扭转性肌张力障碍变异型,或称为局限性肌张力障碍,表现颈部肌肉痉挛性收缩,使头部缓慢的不自主地转动。

（王海峰）

第五节　听觉障碍

一、临床分类与特点

（一）耳聋

耳聋指听力的减退或丧失,是由蜗神经的周围部分和听力的感音器官病变引起。

1.传导性耳聋

由外耳道病变引起,表现为听力明显减退或丧失,但高音调听力正常或减弱轻微,因此对低音调的声音听不到,而尖锐的声音却能听到。传导性耳聋不伴前庭功能障碍。

2.神经性耳聋

由蜗神经损害引起,其症状的共同特点是听力减退以高音调为主,对低音调声波感受影响很轻微。由于从蜗神经核向上传导是双侧的,故神经性耳聋主要来自周围神经的病变,而脑干和皮质病变一般不出现听力障碍,或仅出现轻微的听力下降或暂时性听力障碍。

（二）耳鸣

耳鸣指外界并无任何音响的刺激,而患者却听到音响的感觉而言,常与耳聋伴随存在。声音为单调的噪音,分为低音调和高音调。低音调耳鸣表现为嗡嗡之声,与神经系统疾病关系不大;高音调耳鸣表现为吹口哨音或蝉鸣音,多见于神经系统疾病早期,常为单侧,进一步发展则成为耳聋。

二、临床意义

（一）中枢性耳聋

由大脑或脑干病变引起,因蜗神经为双侧投射,故单侧病变一般不出现听力障碍,或仅出现轻微的听力减退,双侧病变引起双侧耳聋,但临床很少见。双侧颞横回病变,引起皮质性耳聋,中岛盖的血管闭塞性病变出现岛盖综合征,表现为皮质性耳聋和假性延髓性麻痹。

(二)听神经瘤

多见于成年人,15岁以下儿童很少见,男性多于女性,病程长,可达数月至十余年,首发症状几乎都是听神经本身的症状,包括耳鸣、耳聋和眩晕,累及绳状体出现同侧的共济失调,可有颅内压高的表现,如头痛、呕吐、视神经盘水肿,诊断以进行性单侧神经耳聋为主要症状,X线片可见内听道扩大,岩尖有骨质破坏和吸收,CT或MRI检查可明确诊断。

(三)中毒

某些药物或有害物质引起的耳聋,如链霉素、卡那霉素、庆大霉素、新霉素、水杨酸盐、奎宁、乙醇等均可损害蜗神经,产生耳聋。

(四)循环障碍

内耳有内听动脉供血,该动脉细而长,易发生痉挛与梗死,使内耳供血不足而产生听力障碍。老年人因动脉粥样硬化,血压过高或过低,均可影响内耳功能出现耳鸣、耳聋。

(五)颈性耳鸣

在颈动脉疾病或颈部疾病压迫颈动脉时,可以出现同侧的耳鸣,此种耳鸣的特点是与心脏搏动一致的似纺车叫的持续性耳鸣,多为低音调,随体位变动耳鸣程度可有变化。给患者带来极大烦恼,难以忍受,有时在颞部可听到血管杂音。

(六)其他

如颅内占位性变、感染等。

(杨 乐)

第六节 意 识 障 碍

意识障碍是高级神经功能的活动处于抑制状态的一种临床表现,高度抑制即昏迷。意识清醒状态的维持需要正常的大脑皮质及脑干网状结构不断地将各种内外感觉冲动经丘脑广泛地投射到大脑皮质。一旦疾病致弥漫性大脑或脑干网状结构的损害及功能抑制均可造成意识障碍。意识活动包括两方面:①觉醒状态,在病理情况下表现为意识障碍。②意识内容,在病理情况下意识内容减少,表现为记忆减退,失语及痴呆。

一、诊断要点

(一)意识觉醒障碍的临床表现

1.嗜睡

能被各种刺激唤醒,并能勉强配合检查及回答问题,停止刺激后又入睡。

2.昏睡

在持续强烈刺激下能唤醒,可作简单而模糊的回答,但持续时间短,很快又进入昏睡状态。

3.浅昏迷

对疼痛刺激有躲避反应及痛苦表情,但不能被唤醒,各种生理反射均存在,生命体征均无变化。

4.深昏迷

对外界任何刺激均无反应,生理反射(角膜、瞳孔、吞咽、咳嗽及腱反射)均消失,病理反射继续存在或消失,生命体征常有改变。

(二)意识内容障碍常见的临床表现

1.意识混浊

表现为注意力涣散,感觉迟钝,对刺激反应不及时,不确切,定向力不全。

2.精神错乱

思维、理解、判断力及认识自己的能力均减退,言语不连贯并错乱,定向力减退,常有胡言乱语、兴奋躁动。

3.谵妄状态

精神错乱伴有幻觉、错觉和妄想。

二、鉴别诊断

(一)脑膜刺激征(＋),局限性体征(－)

1.突发剧烈头痛

突发剧烈头痛见于蛛网膜下腔出血。

2.急性起病,发热在前

急性起病,发热在前见于化脓性脑膜炎、病毒性脑膜炎及其他急性脑膜炎等感染性疾病。

3.亚急性或慢性发病

亚急性或慢性发病常见于结核性、真菌性、癌性脑膜炎。

(二)脑膜刺激征(－),局限性体征(＋)

1.突然起病

突然起病常见于脑出血、脑血栓形成、脑栓塞等。

2.与外伤有关

硬膜外血肿、硬膜下血肿、脑挫裂伤、脑实质内血肿。

3.以发热为前驱症状

脑脓肿、血栓性静脉炎、各种脑炎、急性播散性脑脊髓炎、急性出血性白质脑炎。

4.缓慢起病

常见脑肿瘤、慢性硬膜下血肿、脑寄生虫等。

(三)脑膜刺激征(－),局限性体征(－)

1.尿异常

尿异常常见于尿毒症、糖尿病、急性尿卟啉病等。

2.有中毒原因

乙醇、安眠药、一氧化碳、有机磷等中毒。

3.休克

大出血、低血糖、心肌梗死、肺梗死等。

4.黄疸

肝性昏迷。

5.发绀

肺性昏迷。

6.高热

重度感染、中暑、甲亢危象等。

7.体温过低

休克、黏液性水肿、冻伤。

8.短暂昏迷

癫痫、晕厥、脑震荡。

三、治疗

昏迷患者起病急骤,病情危重,应尽快找出引起昏迷的原因,针对病因采取及时果断的措施是治疗昏迷患者的关键。及时处理并发症。病情稳定后,应用适当的中枢苏醒剂等,对改善大脑功能和减少由于昏迷所引起的后遗症至关重要。

(一)病因治疗

针对病因治疗是抢救成功的关键。对病因明确者,应迅速给予有效的病因处理,如颅脑损伤与颅内占位性病变,其根本治疗措施是尽可能早期手术处理;急性中毒者,应争取及早有效清除毒物和采取特殊解毒措施等;低血糖昏迷者,应立即静脉注射50%葡萄糖80～100 mL等。

(二)对症处理

1.防止呼吸衰竭

昏迷患者易出现吸入性肺炎,可伴有呼吸衰竭。由各种原因引起的中枢性呼吸衰竭,均有呼吸功能障碍,严重者呼吸停止。应使患者处于侧卧位,防止痰、分泌物及呕吐物阻塞气管出现窒息,应充分给氧。出现感染时应及时应用抗生素,痰多或咳嗽反射减弱者及时做气管切开。对呼吸衰竭者可应用人工呼吸机,对急性呼吸衰竭(PCO_2过高)的昏迷患者,可给呼吸兴奋剂等。

2.维持循环功能及水、电解质和酸碱平衡

使血压维持在13.3 kPa左右,一般每天静脉补液量为1 500～2 000 mL,其中5%葡萄糖盐水500 mL左右,同时注意纠正电解质紊乱,如低血钾、高血钾及酸碱平衡失调。

3.控制脑水肿、降低颅内压

除采取保持呼吸道通畅、合理地维持血压、适量的补液及防止高碳酸血症等措施外,尚需要脱水剂,常用20%甘露醇250 mL静脉快速滴注(30分钟)6～8小时1次(必要时4小时1次),呋塞米20～40 mg以50%葡萄糖40～100 mL稀释静脉注射,每4～12小时1次;地塞米松每天10～20 mg静脉滴注。上述药物常联合或交替使用。

4.抗癫痫治疗

昏迷患者可能有癫痫发作或呈癫痫持续状态,如不及时控制癫痫发作,可加重脑水肿,使昏迷加深。因此,一旦有癫痫发作必须抗癫痫治疗。

5.保护大脑,降低脑代谢,减少脑耗氧量

昏迷的急性期,病势凶猛,有严重的脑水肿和脑缺氧,此时应采取措施,以帮助大脑渡过危急阶段,维持生命和减少后遗症。

(1)头部物理降温:用小冰袋放在头周围(眉及枕后粗隆以上部位),为防止冻伤,应内衬毛巾,有冰帽冰毯降温则更佳。

(2)对高热患者可应用人工冬眠:氯丙嗪 50 mg、异丙嗪 50 mg、哌替啶 100 mg 混合后每次用总量的1/4～1/3,肌内注射,此后 4～6 小时 1 次。呼吸功能障碍者,不用哌替啶,而改为双氢麦角碱 0.6～0.9 mg,血压低于 12.0/8.0 kPa 者,不用氯丙嗪改用乙酰丙嗪 20 mg。在人工冬眠期间必须严格观察体温(维持在33～37 ℃)、脉搏、呼吸和血压。根据病情决定疗程,一般是 1～2 周后渐减量,原则上不超过 3 周。人工冬眠的注意事项:①对原发病的诊断必须明确。②可致排痰困难,需注意呼吸道护理及并发症。③患者若出现寒战反应提示冬眠药物剂量不足,应适当加大剂量。

6.促进脑代谢的治疗

只有改善脑代谢紊乱,才能促进脑功能的恢复,防止或减少脑损害的后遗症。

(1)脑活素:多种氨基酸及肽类,促进脑细胞蛋白质合成。每次 10～30 mL 以氯化钠溶液 250 mL 稀释静脉滴注,1 次/天,10～20 天为 1 个疗程。

(2)胞磷胆碱:通过促进卵磷脂的合成而改善脑功能,又有增强上行网状结构激活系统的功能,增强脑血流,促进大脑物质代谢。用法:0.5～1 g 用 5％～10％葡萄糖 500 mL 稀释静脉滴注,10～14 天为 1 个疗程。与 ATP 合用可提高疗效。

(3)能量合剂:ATP 20 mg,辅酶 A 50～100 U,细胞色素 C 30 mg用 5％～10％葡萄糖 250～500 mL稀释静脉滴注,亦可同时加胰岛素 4～8 U。

(4)醋谷胺:能帮助恢复智能和记忆力,每次 500～750 mg 以 5％～10％ 葡萄糖 250～500 mL稀释静脉滴注,1 次/天,连用 10～20 天;γ-氨酪酸及神经生长因子等药物也可应用。

7.苏醒治疗

乙胺硫脲每次 1 g,先用 5～10 mL 等渗液溶解,然后以 5％～10％葡萄糖 500 mL 稀释缓慢静脉滴注,连用 7～10 天,可出现皮疹、静脉炎,冠心病忌用;醒脑静脉注射射液每次4～8 mL,以25％～50％葡萄糖40 mL稀释后静脉注射,1～2 次/天,或每次 2～4 mL 肌内注射,2 次/天。也可应用纳洛酮、甲氯芬酯等。

8.改善微循环,增加脑灌注量

对无出血倾向、由于脑缺氧或缺血性脑血管病引起的昏迷,可用降血黏度和扩张脑血管的药物,以改善微循环和增加脑灌注量,帮助脑功能的恢复。

(1)低分子右旋糖苷:500 mL,静脉滴注1～2 次/天,7～10 天为 1 个疗程。

(2)曲克芦丁:抑制血小板聚集,防止血栓形成,同时对抗 5-羟色胺、缓激肽等对血管的损伤作用。

增加毛细血管的抵抗力,降低毛细血管通透性,故还可防止血管通透性增加所致的脑水肿。用法:400～600 mg用低分子右旋糖苷或 5％葡萄糖 500 mL 稀释静脉滴注,1 次/天,10～14 天为 1 个疗程,口服200 mg,3 次/天;中药:扩张血管,增加脑血流,降低血黏稠度等,丹参注射液 8～16 mL或川芎嗪80～120 mg用葡萄糖液或低分子右旋糖苷 500 mL 稀释静脉滴注,7～14 天为 1 个疗程。

9.高压氧疗法

能显著提高脑组织与脑脊液的氧分压,纠正脑缺氧,减外脑水肿,促进意识的恢复,有条件者应尽早使用。

(王国清)

第三章　神经系统疾病的定位诊断

第一节　大脑皮层病变

一、额叶病变的定位诊断

额叶控制机体的随意运动、语言、情感和智能,并与自主神经功能的调节和共济运动的控制有关,额叶前部与精神智能有关,额叶后部与运动有关。额叶损害的主要表现有以下几点。

(一)运动障碍

中央前回皮质运动中枢(4 区)受损,早期出现典型的运动障碍。毁坏性病变表现为以对侧上肢、下肢或颜面部为主的局限性的不全或完全性瘫痪(单瘫)。当双侧旁中央小叶受损时,可引起双下肢的上运动神经元性瘫痪,并伴有小便障碍。刺激性病变表现为以对侧上肢、下肢或颜面部损害为主的局限性癫痫发作,肌肉抽搐由身体某部位开始,逐渐向邻近或全身的肌群扩散,引起全身痉挛性大发作(Jackson 癫痫),继之出现 Todd 麻痹。

运动前区(6 区),位于中央前回前方,为锥体外系和部分自主神经的高级中枢。此区受损时出现对侧肢体共济运动障碍、肌张力增高、自主神经功能紊乱、强握反射及摸索现象等释放症状。额中回后部为额叶的同向侧视(凝视)中枢,此区受刺激时,出现眼和头向病灶对侧的痉挛性抽动或同向痉挛性斜视;如为毁坏性病变,则出现两眼向患侧偏斜和对侧凝视麻痹。优势半球的额中回后部为书写中枢,受损时出现书写不能(失写症)。

(二)语言障碍

优势半球的额下回后部(44 区,亦称 Broca 区)为语言运动中枢,受损时产生运动性失语,完全丧失讲话能力。部分运动性失语者,具有一定语言功能,但词汇贫乏,言语迟缓而困难。

(三)精神障碍

额叶前部的额叶联合区(9、10、11、12 区)为精神和智能的功能区,与精神状态,记忆力,判断力和理解力等有密切的关系。当双侧额叶受损时,出现明显的额叶性精神障碍,表现为淡漠迟钝,记忆力和注意力减退,定向力不全,性格行为异常。情绪不稳定,常自夸、滑稽、幼稚、欣快、不洁、易冲动,尿便失禁,随地大小便,对自己所处状态缺乏认识,对疾病的严重性估计不足,出现智力衰退等。

二、顶叶病变的定位诊断

顶叶位于中央沟和顶枕裂之间,其下界为外侧裂,包括中央后回(3、2、1区)、顶上小叶(5、7区)、缘上回(40区)、角回(39区),与躯体感觉功能、自身位置觉的认识及语言功能有关,顶叶损害的主要表现如下。

(一)感觉障碍

中央后回的刺激性病变引起对侧身体发作性的感觉异常(感觉性Jackson癫痫),出现蚁走感、麻木感或串电感。破坏性病灶引起对侧身体的位置觉、震颤觉、压觉、实体觉、两点分辨觉严重障碍,而痛、温、触觉障碍较轻。

(二)失读症

优势半球顶叶角回为阅读中枢,受损后出现阅读能力的丧失,同时伴有书写能力障碍,并可出现词、字、句法和语法上的错误。

(三)失用症

优势半球顶叶缘上回为运用中枢,受损后出现双侧肢体失用,患者虽无瘫痪,但不能完成复杂而有目的的动作,自己不能穿衣,扣纽扣,对日常工具的使用亦发生障碍。

(四)Gerstman综合征

见于优势半球顶叶后下部的角回、缘上回及邻近枕叶的病损,出现手指认识不能、左右认识不能、计算力障碍和书写不能等症状。

三、颞叶病变的定位诊断

颞叶功能区是听觉、嗅觉中枢,亦是语言、声音和记忆的储存中枢,颞叶损害时可出现下列症状。

(一)感觉性失语

优势半球的颞上回后部(42区)为感觉性语言分析中枢,此区受损后患者具有能听到声音和自动说话的能力,但丧失了语言理解的能力,听不懂别人的话语,也听不出自己话语中的错误(错语症)。

(二)命名性失语

优势半球颞叶后部和顶叶下部(37区)损害时,患者对熟悉的物品只能说出其用途,而道不出其名称,丧失了对物品的命名能力。

(三)颞叶刺激征

颞叶各中枢受刺激后可出现幻听、幻嗅、幻味、幻视等现象,常为癫痫发作的先兆。钩回发作为海马沟回受刺激出现一过性嗅幻觉,如其邻近的味觉中枢受到刺激,可伴有幻味,幻视为视放射受损之症状,幻听为听觉中枢病损所致。

(四)精神运动性发作

颞前内侧部损害时常出现发作性的精神障碍,表现为一种特殊的意识混乱状态,出现狂躁、兴奋,甚至攻击行为,部分患者表现为自动症、睡梦或幻觉状态。

(五)视野缺损

颞后深部病变,累及视放射,出现病灶对侧的同向偏盲(半侧性或象限性偏盲),或对物体大小的错误认识。

(李　强)

第二节　脑 干 病 变

一、脑干的解剖生理

脑干位于小脑幕下的后颅凹内,上端与间脑相连,下端与脊髓相接,背侧为第四脑室和小脑。除第Ⅰ、Ⅱ对脑神经外,其余脑神经核均位于脑干内。

脑干由三部分组成:延髓、脑桥和中脑。延髓在最下端于枕大孔水平与脊髓相连,脑桥居中间,中脑位于脑干顶端与间脑相邻。

(一)脑干的外形

如图 3-1、图 3-2 所示。

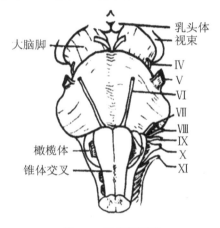

图 3-1　脑干腹面观

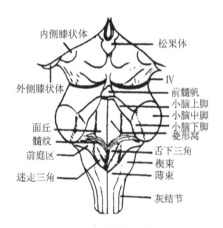

图 3-2　脑干背面观

1.延髓

延髓为脊髓的延续,为锥形,在枕大孔水平,以第 1 脊神经分界,全长 2.8～3.0 cm。最下端宽0.9～1.2 cm,最上端横径可达 2.4 cm。其外形特征与脊髓外形十分相似,亦有前正中裂、后正中沟、前外侧沟、后外侧沟及中间沟,尾端也有脊髓中央管的延续。至延髓中部开始,中央管的背侧板向两侧延伸,至脑桥时则扩展成三角形的隐窝,构成第四脑室底的延髓部,后者表面覆盖有室管膜上皮与有丰富血管的软膜相融合。双侧外隐窝向下延伸到脑室下角相连处称为闩。由前后裂和沟使延髓分成左右对称的两半,在其尾端可见斜行交叉的纤维束,称为锥体交叉。在锥体的外侧为橄榄体(其内为下橄榄体),在前外侧沟有舌下神经出脑。在舌下神经的背外侧可见舌咽神经、迷走神经和副神经发出。在后正中沟与后外侧沟之间为后索,即薄束与楔束,其首端成棒状体及楔形结节,其内有薄束核及楔束核。此部再向上外延伸与小脑下脚(绳状体)相连接。

2.脑桥

脑桥位于延髓上方,形如一条宽带,长为 2～3 cm,宽为 3.0～3.6 cm,在两侧成粗索状为小脑中脚(脑桥臂),以桥上,下沟与延髓和中脑的大脑脚之间构成明显分界。腹侧面为宽阔的横行隆起称为基底部,背侧为延髓的延续称为背盖部,且与延髓共同成为菱形窝构成第四脑室底,在其上可见由外侧至中线的髓纹,亦为脑桥和延髓在背侧的分界线,底面中线为中央沟,其外侧有与之平行的外界沟。在腹侧之基底部下缘与延髓分界之沟内,自中线向外依次可见外展神经、面神经和听神经发出,三叉神经经小脑中脚出脑。

3.中脑

中脑位于脑桥上方,全长1.5～2.0 cm,其末端为脑桥的上部所遮盖,背部为顶盖,腹侧面变粗大为一对大脑脚,内有锥体束走行,两大脑脚之间为脚间窝亦称脚间池,动眼神经由大脑脚内侧的动眼神经沟出脑。背部有四叠体,为一对上丘和一对下丘。松果体卧于其中间。上丘为皮质下视觉反射中枢,下丘为皮质下听觉反射中枢。滑车神经在下丘下方出脑。在中脑顶盖部中央有大脑导水管连接第三脑室和第四脑室。

(二)脑干的内部结构

1.脑神经核团

(1)延髓的脑神经核团(图3-3)。①舌下神经核:位于第四脑室底近中线旁,发出纤维组成舌下神经走向腹侧,在锥体外侧出延髓。②迷走运动运动背核:位于舌下神经核之背外侧,参与组成舌咽神经、迷走神经,在延髓背外侧出脑。③疑核:位于延髓背外侧,由此发出运动纤维参与组成舌咽神经、迷走神经和副神经。④三叉神经脊束核:位于延髓背外侧区内,接受来自迷走神经的感觉纤维及三叉神经的感觉支。⑤孤束核:位于迷走神经运动背核之前外侧,其纤维组成舌咽神经和迷走神经的感觉支。⑥下涎核:位于延髓上部中心附近,组成舌咽神经的一部分。⑦耳蜗神经核:位于延髓上部绳状体的外侧,耳蜗神经终止于此核,从此核发出的纤维由同侧及对侧上行组成外侧丘系。⑧前庭神经核:位于第四脑室底前庭区的深部,占据延髓、脑桥两部分,由4个亚核组成,即前庭神经上核、下核、内侧核和外侧核。由它们发出的纤维主要参与内侧纵束,并与小脑、脊髓及脑神经核发生联系。

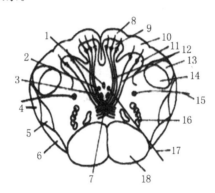

1.中央管;2.舌下神经核;3.内侧纵束;4.脊髓小脑后束;5.外侧脊髓丘脑束;6.脊髓小脑前束;
7.内侧丘系交叉;8薄束;9.薄束核;10.楔束;11.楔束核;12.内侧弓状纤维 13.三叉神经脊髓束;14.三叉神经脊髓核;15.副神经脊髓根;16.下橄榄核;17.舌下神经;18.锥体

图3-3　延髓横断面

(2)脑桥的脑神经核团(图3-4)。①面神经核:位于三叉神经脊束核及脊束之内侧,发出纤维组成面神经,经背侧向上行,并绕过外展神经核,再外侧行出脑,支配面部表情肌。②孤束核(上部):位于迷走神经背核外侧,组成面神经味觉支,专司舌前2/3的味觉。③上涎核:位于网状结构的外侧部,其下端在延髓为下涎核组成舌咽神经一部分,而此核之纤维参与组成面神经,支配泪腺、颌下腺和舌下腺,司泪液和唾液之分泌。④三叉神经运动核:位于脑桥中部背盖部外侧三叉神经感觉主核的内侧,其纤维组成三叉神经下颌支的运动支,支配咀嚼肌、颞肌和翼内外肌。⑤三叉神经感觉主核及三叉神经脊髓束核:在运动核之外侧组成三叉神经眼支、上颌支和下颌支,接受头面部皮肤黏膜、牙齿等部位的痛、温度觉和触觉。⑥外展神经核:位于脑桥中下部内侧隆起的外侧部,发出纤维组成外展神经,支配外直肌,司眼球外展。⑦前庭核:位于绳状体背侧,组成听神经的前庭纤维,接受内耳前庭及半规管的平衡功能。⑧耳蜗核:位于绳状体的外侧,分为耳蜗背核和耳蜗前核,组成听神经的耳蜗纤维,接受内耳螺旋器的听觉。⑨旁正中桥网状质:位于外侧神经核腹内侧,和眼快速扫视运动有关。

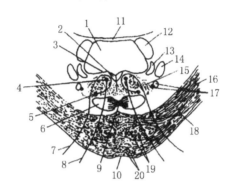

1.第四脑室;2.内侧纵束;3.面神经丘;4.外展神经核;5.面神经运动核;6.内侧丘系;7.面神经;8.外展神经;9.斜方体;10.基底动脉沟;11.上髓帆;12.小脑上脚;13.前庭核;14.小脑下脚;15.网状质;16.小脑中脚;17.三叉神经脊髓束核;18.脑桥横行纤维;19.皮质脊髓束和皮质延髓束;20.脑桥核

图 3-4 脑桥横断面

(3)中脑的脑神经核团(图3-5)。①动眼神经核:位于中脑上丘平面,大脑导水管腹侧,中央灰质中线旁;其纤维组成动眼神经之大部分,支配上睑提肌、上直肌、内直肌、下直肌和下斜肌。②缩瞳核:亦称 Edinger-Westphal 核(EW核)。位于中央灰质前方,其纤维组成动眼神经的一部分,支配瞳孔括约肌,专司瞳孔的缩小与扩大。③玻利亚核(perlia核):位于中央灰质腹侧正中的单一核,发出纤维至两眼的内直肌,司双眼聚凑运动。④滑车神经核:位于中脑下丘平面中央灰质的前部,内侧纵束的背面,发出纤维组成滑车神经,支配上斜肌,专司眼球向下外方向注视。⑤黑质和红核:黑质为一色素层,位于大脑脚背侧,再背侧为红核。

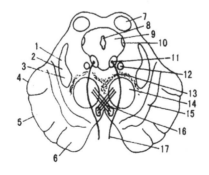

1.三叉丘系;2.脊髓丘系;3.内侧丘系;4.颞叶脑桥纤维;5.皮质脊髓束和皮质延髓束;6.额叶脑桥纤维;7.上丘;8.大脑导水管;9.中央灰质;10.三叉神经中脑核;11.动眼神经核;12.内侧纵束;13.网状质;14.红核;15.黑质;16.红核脊髓束交叉;17.动眼神经

图 3-5 中脑横断面

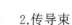

2.传导束

(1)延髓的传导束(图3-3)。①锥体束：为起于额叶中央前回经放射冠专司运动的下行性传导束，至延髓则位于腹侧面之锥体。锥体束行于脑干时分成皮质脑干束和皮质脊髓束两部分。皮质脑干束在下行之中分别依次止于双侧各个脑神经之运动核团，但在延髓的舌下神经核只接收对侧单侧之皮质脑干束支配。皮质脊髓束下行至延髓锥体交叉处大部分神经纤维交叉至对侧脊髓侧索，形成皮质脊髓侧束下行，终止于脊髓前角。小部分神经纤维在锥体交叉处不交叉，直接在脊髓前索下行，形成皮质脊髓前束，在各平面上陆续交叉终止于对侧脊髓前角。还有少数神经纤维始终不交叉，在脊髓侧索中下行陆续止于同侧脊髓前角。②脊髓丘系：位于三叉神经脊髓束的腹侧，传导痛、温觉和部分触觉，系来自脊髓侧索中的脊髓丘脑束，和脊髓顶盖束组成脊髓丘系，途经脑干继续上行，止于感觉中枢中央后回。③内侧丘系：在锥体束背侧中线旁，传导深感觉，接受来自脊髓后索之薄束和楔束的上行纤维，止于延髓背部之薄束核和楔束核，再发出纤维在中央灰质腹侧交叉至对侧锥体束背侧中线旁，称内侧丘系，再继续上行至丘脑和感觉中枢中央后回。④其他延髓内纤维束：内侧束，位于延髓背内侧。此处尚有腹侧和背侧脊髓小脑束，内侧和外侧红核脊髓束，内和外侧前庭脊髓束和下行的交感神经通路。

(2)脑桥的传导束(图3-4)。①锥体束：位于脑桥腹侧面，纤维束由集中改成散在分布。皮质脑干束在下行至脑桥时依次分别止于双侧相应脑神经运动核团，但面神经核的下半部(其发出纤维支配下半部面部表情肌)只接受对侧的皮质脑干束支配。皮质脊髓束下行至延髓经过锥体交叉后大部分在脊髓侧索中继续下行。②脊髓丘系：为上行性纤维束，在脑干均位于周边部分，上行经丘脑腹后外侧核至感觉中枢中央后回，传导痛、温觉和部分触觉。③内侧丘系：亦为上行性传导束。起自延髓之薄束核及楔束核，发出纤维向腹侧形成弓状纤维在中线处交叉到对侧，在锥体束背侧上行，至脑桥则位于中线旁，上行经丘脑腹后外侧核至感觉中枢中央后回，传导深感觉。④三叉丘系：位于脑桥背外侧之三叉神经感觉主核及三叉神经脊髓束核发出纤维越过对侧组成三叉丘系，伴随脊髓丘脑束上行，经丘脑腹后内侧核再上行，至感觉中枢中央后回，传导面部(包括角膜、鼻腔黏膜、牙齿、口腔黏膜等)痛、温觉和触觉。⑤外侧丘系：起自绳状体外侧之耳蜗神经核(包括前核和背核)，所发出纤维大部分通过斜方体交叉到对侧上行，小部分在同侧上行称外侧丘系，经内侧膝状体至颞横回，司听觉传导。⑥其他脑桥内纤维束：内侧束，位于背内侧。其他有：腹侧脊髓小脑束，外侧顶盖脊髓束、红核脊髓束和皮质-脑桥-小脑束。

(3)中脑的传导束(图3-5)。①锥体束：在大脑脚运动纤维的排列为：额桥束在最内侧的1/3，顶桥、颞桥、枕桥束位于外侧1/3，皮质脊髓束占中间的1/3～2/5，且支配面部的纤维在内侧，支配下肢的纤维在外侧。②脊髓丘系：实际是脊髓丘脑束通过脑干的部分。在中脑则位于红核之背外侧继续上行。③内侧丘系：在中脑位于脊髓丘系邻近。④外侧丘系：在中脑靠近周边，于内侧丘系之背侧再上行。⑤中脑束：包括齿状核-红核-丘脑束、内侧顶盖束、后联合等。

3.脑干网状结构

脑干内有广泛的网状结构，主要位于脑干的中部，在解剖上的联系非常广泛，生理功能也十分重要。其含有大小不等的细胞，密集或分散排列，纤维交织成网，故称为网状结构。

(1)网状结构的核分为内侧部分和外侧部分。①内侧部：位于脑干被盖部中央偏腹内侧的部分，主要由大、中型细胞组成。包括腹侧网状核(在延髓下部)、巨细胞网状核(在延髓上部)、脑桥尾侧网状核(在脑桥下部)、脑桥嘴侧网状核(在脑桥前部)和中脑被盖核。②外侧部：位于脑干被盖部中央偏背外侧部，包括背侧网状核(在延髓下部)、小细胞网状核(在延髓上部和脑桥下部)、楔状核(在中脑顶盖腹外侧)等。

(2)网状结构主要的纤维联系:包括上行、下行和中间3部分。①上行部分:是网状结构向上与大脑皮质相联系的纤维。包括网状丘脑束、顶盖丘脑束和由脊髓上升的感觉束侧支与网状结构的联系(图3-6)。②中间部分:是网状结构与锥体外系核、脑神经核和上行感觉束等结构的纤维联系。为网状结构的小细胞,其联系很广泛,几乎所有通过脑干的传导束均以侧支与其联系。它与邻近的第Ⅴ～Ⅻ对脑神经核也有联系,参与各种反射,因此网状结构又成为许多反射路的中转站。③下行部分:是由网状结构向下传导到脊髓的纤维。网状结构内的大细胞接受来自红核和纹状体的纤维,于此更换神经元,发出的纤维为网状脊髓束,沿脊髓的侧索和前索下行,属于锥体外系的一部分。功能上与肌张力的调节有关,使肌肉保持一定的张力。

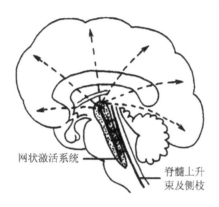

图 3-6 网状结构上行部分

在脑干网状结构的前内侧部有纵行的条状区,称为抑制区。当其受刺激时可抑制或减弱脊髓反射,大脑皮质下行纤维的活动也可被此区的兴奋所抑制。

(3)网状结构的生理功能:①生命中枢(图3-7),脑干网状结构,特别是延髓的网状结构,有一些内脏的基本调节中枢,即生命中枢,包括心跳加速和血管收缩中枢、心跳减慢和血管舒张中枢、吸气中枢、呼气中枢、长吸中枢及呼吸调节中枢等。这些中枢的反射性调节活动,对维持机体的正常生命活动是十分重要的。如果延髓受损,破坏了这些生命中枢的生理活动,就可引起心跳、血压、呼吸的严重障碍,可导致死亡。②调节躯体运动(图3-8),脑干网状结构调节躯体运动功能主要是通过网状脊髓束对脊髓的反射活动调节来完成的。包括对躯体肌张力的易化和抑制两种作用,易化作用是通过间脑、中脑、脑桥和延髓的易化冲动来实现的。起自间脑和中脑易化冲动是通过多触突经络实现。起自脑桥和延髓的易化冲动,是通过网状脊髓束下行到脊髓来完成的。抑制作用有大脑皮质的抑制作用和小脑对肌张力的抑制作用,也都通过脑干网状结构抑制区来实现的。

维持觉醒状态:脑干网状结构接受各种感觉的特异冲动,并将其转为非特异冲动,上达大脑皮质的广泛区域,以维持觉醒状态;这种特殊作用称为上行激活作用,其传导系统称为上行激活系统。

(三)脑干的血液供应

脑干主要接受椎基底动脉系统的血液供应(图3-9)。

两侧椎动脉直径为 0.92～4.09 mm,在脑桥沟处结合成基底动脉,走行在脑桥腹侧面基底动脉沟内。随年龄增长基底动脉常变得迂曲和延长而偏离中线,垂直行走者仅占 25%,双侧椎动脉管径常不一致,左侧多大一些,有时发现一侧椎动脉细如丝状,甚至可闭锁,这时基底动脉血流主要来自对侧椎动脉;还可有一侧椎动脉至小脑后下动脉而终止,另一侧椎动脉延续为基底动脉。

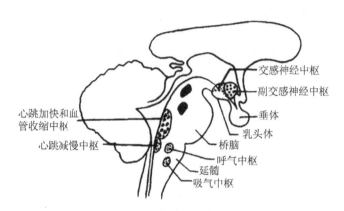

图 3-7　生命中枢

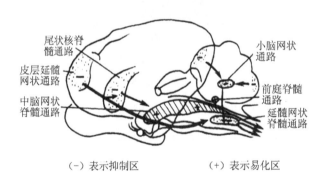

(－)表示抑制区　　　　(＋)表示易化区

图 3-8　网状结构对骨骼肌活动的作用途径(猫脑)

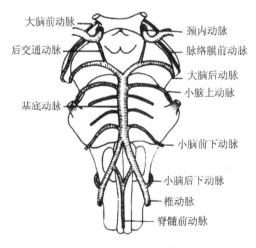

图 3-9　脑干的动脉

1.延髓的血液供应

延髓的血液供应主要来自两侧椎动脉及其分支(图3-10)。

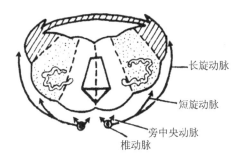

图 3-10　延髓的动脉供应

(1)脊髓前动脉:在两侧椎动脉结合成基底动脉处,同时向下发出脊髓前动脉,可下行至颈部脊髓。供应延髓内侧部的结构有锥体、锥体交叉、内侧纵束、顶盖脊髓束、舌下神经核、孤束、孤束核、迷走神经背核等。

(2)脊髓后动脉:多自小脑后下动脉发出,如此动脉缺如,则由小脑后下动脉直接供应,供应延髓的结构有薄束、楔束及其核团,绳状体的尾侧及背侧部。

(3)小脑后下动脉:为椎动脉的最大分支,位于延髓外侧与小脑二腹叶之间,并发出细小分支到延髓外侧及后外侧。约有4%的人小脑后下动脉缺如,此时血液直接由椎动脉供应。其供应的延髓结构有脊髓丘系、三叉神经脊髓束核、三叉丘系、疑核、绳状体、前庭外侧核等。

2.脑桥的血液供应

脑桥血液供应来自基底动脉桥支(图3-11)。

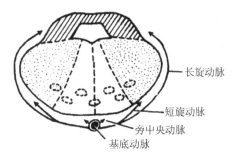

图 3-11　脑桥的动脉供应

(1)旁中央动脉:供应脑桥中线旁结构,包括皮质脊髓束、内侧丘系、脑桥小脑束、内侧纵束及外展神经核等。

(2)短旋动脉:供应脑桥前外侧面的一个楔形区,包括面神经核、听神经核、三叉神经核及其纤维、前庭神经核、耳蜗神经核及脊髓丘脑束等。

(3)长旋动脉:发自基底动脉。与小脑上动脉及小脑前下动脉一起供应背盖部和脑桥臂大部分,包括三叉神经核、外展神经核、面神经核、内侧丘系、脊髓丘系、绳状体、小脑中脚和网状结构等。

3.中脑的血液供应

中脑的血液供应与脑桥相似(图3-12)。

31

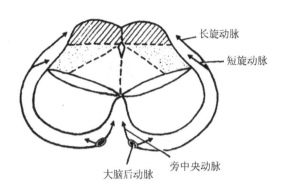

图 3-12　中脑的动脉供应

（1）旁中央动脉：来自后交通动脉，也来自基底动脉上端分叉处和大脑后动脉的近端，在脚间窝形成广泛的血管丛，进入后穿质，供应脚间窝底，包括动眼神经核、滑车神经核、内侧纵束的缝隙区域、红核及脚底的最内侧部。前脉络膜动脉的分支也发出类似的血管供应脚间窝的最上部和视束的内侧。

（2）短旋动脉：一部分来自脚间丛，一部分来自大脑后动脉及小脑上动脉的近端部分，供应大脑脚底的中部和外侧部、黑质及被盖的外侧部。

（3）长旋动脉主要来自大脑后动脉，最重要的为四叠体动脉，主要供应上丘和下丘。还有来自下脉络丛动脉和小脑上动脉的长支参与顶部的血流供应。

二、脑干病变的定位诊断原则

脑干的结构比较复杂，再加以病变的部位、水平及病变范围大小不同等因素，故定位有时较为困难。必须结合脑干的解剖、生理特点作为病变定位诊断的指导。脑干病变的定位诊断基本原则有下列几点。

（一）确定病变是否位于脑干

由于第Ⅲ至Ⅻ对脑神经核都位于脑干内，都由脑干发出纤维，而且脑神经核彼此又相当接近，因而在脑干损害时，至少有一个或一个以上的脑神经核及其根丝受累。脑神经核或其根丝受损均在病灶的同侧，在另一侧有一个或几个传导束功能障碍，即所谓的"交叉性"病变。即病变同侧的脑神经麻痹，病变对侧传导束型感觉障碍或偏瘫，这是脑干病变特有的体征。具备"交叉"性的特点就提示为脑干的病变。

（二）确定脑干病变的水平

受损的脑神经核或脑神经足以提示这种病变在脑干中的部位。例如，一侧动眼神经麻痹，另一侧偏瘫（包括中枢性面、舌瘫），则提示病变位于动眼神经麻痹侧的中脑大脑脚水平。一侧周围性面神经麻痹及外展神经麻痹，对侧偏瘫（包中枢性舌瘫），提示病变位于面神经、外展神经麻痹侧的脑桥腹侧尾端。

（三）确定病变在脑干内或是在脑干外

鉴别病变在脑干内或是在脑干外的要点如下。

（1）脑干内病变交叉征明显，而脑干外病变交叉征不明显，有时或不存在。

（2）脑干内病变脑神经麻痹与肢体瘫痪发生时间相近，而脑干外病变脑神经麻痹发生早而多,对侧肢体如有偏瘫也往往出现较晚,程度也较轻。

(3)鉴别脑神经麻痹是核性或是核下性有助于确定脑干内或是脑干外病变。例如,动眼神经核组成复杂,故脑干内动眼神经核病变,表现动眼神经麻痹常属不完全性,而脑干外核下病变多为完全性,故可帮助鉴别。

(4)注意有无纯属脑干内结构损害的征象,如内侧纵束损害时出现眼球同向运动障碍等。

(5)脑干内病变病程较短,进展快,而脑干外病变病程较长、进展缓慢。

(6)脑干内病变常为双侧性脑神经受损,而脑干外病变常先是一侧单发性,渐为多发性脑神经损害。

(7)脑神经刺激性症状多见于脑干外颅底的病变,如面部神经痛为三叉神经干病变,耳鸣常常是耳蜗神经的刺激性征象。

三、脑干综合征及定位诊断

(一)延髓综合征及定位诊断

1.延髓前部综合征(Déjérine 综合征)

延髓前部综合征常因脊髓前动脉或椎动脉阻塞,造成同侧锥体束、内侧丘系、舌下神经及其核的缺血性损害,产生下列症状。

(1)病灶侧舌下神经麻痹,引起同侧舌肌瘫痪,伸舌偏向病灶侧,舌肌萎缩和肌纤维震颤。

(2)病灶侧锥体束受损,引起对侧肢体偏瘫。

(3)病灶侧内侧丘系受损,引起对侧半身深感觉障碍,但痛、温度觉保留。若无此症状,即称Jakson 综合征。

2.延体外侧综合征

延髓外侧综合征常因小脑后下动脉或椎动脉阻塞,造成延髓外侧和下小脑损害,产生下列症状。

(1)病灶侧三叉神经脊束核及束、脊髓丘脑束受损,引起病灶侧面部痛、温度觉减退(呈核性分布),对侧躯干和肢体痛、温度觉减退。

(2)病灶侧疑核受损,引起同侧软腭咽和声带麻痹,伴吞咽困难和声音嘶哑。

(3)病灶侧下行的交感神经受损,引起同侧的霍纳综合征。

(4)病灶侧前庭神经核受损,出现眩晕,恶心及呕吐,眼球震颤。

(5)病灶侧小脑下脚和小脑受损,出现同侧小脑症状和体征。

(二)脑桥综合征及定位诊断

1.脑桥腹侧综合征

(1)Millard-Gubler 综合征(图 3-13):为脑桥腹外侧单侧病损所致,累及脑桥基底部和外展神经、面神经两对脑神经,表现为以下几点。①由于病灶侧锥体束损害,引起对侧肢体偏瘫和中枢性舌瘫。②病灶侧外展神经麻痹,引起同侧外直肌麻痹,眼球不能外展,处于内收位,注视病灶侧可出现复视。③病灶侧面神经麻痹,引起同侧周围性面瘫。

(2)Raymond 综合征:脑桥腹侧单侧病损,累及同侧外展神经束和锥体束,但面神经幸免,表现为"交叉性外展偏瘫"。①病灶侧外展神经束受损,出现同侧外直肌麻痹。②病灶侧锥体束受损,出现对侧肢体偏瘫和中枢性舌瘫。

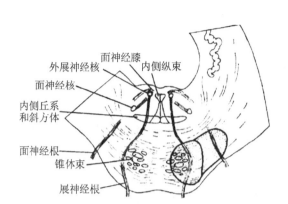

图 3-13　Millard-Gubler **综合征**

（3）闭锁综合征（Locked-in Syndrome）：双侧脑桥腹侧病变（梗死、肿瘤、出血、外伤等）引起，表现为以下几点。①由于双侧皮质脊髓束受损，出现四肢瘫。②由于支配后组脑神经的皮质脑干束受损，出现发音不能，吞咽困难（假性延髓性麻痹）。③由于中脑网状质和面神经正常，神志清醒，垂直眼球运动和眨眼正常。

2.脑桥背侧综合征

常见的是 Foville 综合征（图 3-14），为脑桥尾端 1/3 背部的顶盖病损所致，表现为以下几点。

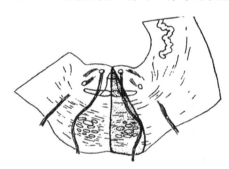

图 3-14　Foville **综合征**

（1）由于皮质脊髓束和皮质延髓束受损，出现对侧肢体偏瘫和中枢性舌瘫。

（2）由于病灶侧面神经核和束受损，出现同侧周围神经面瘫。

（3）由于旁正中脑桥网状质和外展神经核受损，出现同侧外展神经麻痹，两眼向病灶侧的水平协同运动麻痹。

（三）中脑综合征及定位诊断

一侧中脑局限病变产生典型综合征如下。

1.中脑腹侧综合征

一侧大脑脚中局限性病变引起动眼神经束和锥体束损害，产生病灶侧动眼神经麻痹和对侧中枢性偏瘫（包括中枢性面瘫和中枢性舌瘫），也称为大脑脚综合征或 Weber 综合征（图3-15）。

2.中脑被盖综合征

中脑被盖病变损害被盖中的动眼神经核或动眼神经束、红核、内侧纵束和内侧丘系，产生病灶同侧动眼神经麻痹和对侧肢体的不自主运动（震颤、舞蹈、手足徐动症等）及偏身共济失调。

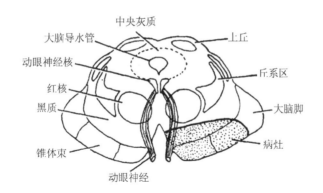

图 3-15　大脑脚底综合征(Weber 综合征)

由于临床表现的差异,而有不同的命名,若主要表现为病灶侧动眼神经麻痹和对侧偏身共济失调,称为 Nothnagel 综合征。若主要表现为病灶侧动眼神经麻痹,对侧偏身共济失调及对侧不自主运动,称为 Claude 综合征。若主要表现为病灶侧动眼神经麻痹和对侧不自主运动及轻偏瘫,称为 Benedikt 综合征。

3.中脑顶盖综合征

病变损及上丘或下丘,引起眼球垂直联合运动障碍。但病变可损害其他结构,合并出现中脑损害的其他征象而构成不同的综合征。

若病变在上丘水平,产生 Parinaud 综合征,表现为眼球向上和/或向下联合运动瘫痪。也可伴中脑的其他症状。

若病变在下丘,产生病灶同侧共济失调,霍纳征,对侧痛、温度觉或各种感觉障碍,听觉障碍。

若病变在大脑导水管,产生大脑导水管综合征,表现为垂直性注视麻痹,回缩性眼球震颤(眼球各方向注视时出现向后收缩性跳动)或垂直性眼球震颤,聚合运动障碍,瞳孔异常(双眼近点视时会聚不能,眼球分离,伴瞳孔扩大),眼外肌麻痹等。

(王国清)

第三节　小　脑　病　变

小脑位于颅后窝内,约为大脑重量的 1/8,在脑干的脑桥、延髓之上,构成第四脑室顶壁,主要是运动协调器官,病变时主要表现为共济失调及肌张力低下。

一、小脑的解剖生理

(一)大体观察

上面:较平坦,紧位于小脑幕之下,中间凸起,称为上蚓。自前向后,上蚓又分五部分,最前端是小脑小舌,其次为中央叶,最高处称山顶,下降处为山坡,最后为蚓叶。在此上蚓部的后 1/3 有伸向外前方,略呈弓形的深沟,称原裂。原裂之前两侧为小脑前叶,中间为山顶。原裂之后的两侧为小脑半球的两侧部。

下面:两侧呈球形,为小脑两半球,中间凹陷如谷,谷底有下蚓部。下蚓部自后向前分四部分,蚓结节、蚓锥、蚓垂和小结。蚓垂两侧为小脑扁桃体。小结是下蚓的最前部,它的两侧以后髓帆与绒球相连,共称绒球小结叶。在绒球之内前方,紧邻桥臂。双侧桥臂之间,稍向前有结合臂及前髓帆。综观上、下两面,中间为蚓部,两侧为半球。从进化上看,蚓部为旧小脑而半球为新小脑,前面介于上、下两面之间的桥臂稍后之绒球小结叶为古小脑。

(二)内部结构

小脑皮层结构各处基本一致,镜下分为三层由外向内:①分子层。细胞较少,表浅部含小星形神经细胞,较深层为较大的"篮"状细胞("basket"cell)。它们的轴突均与蒲肯野(Purkinje)细胞接触,其纤维为切线形走行。某些纤维负责联系小脑两半球。②浦肯野细胞层。主要由这层细胞执行小脑功能。这个层次很明显,细胞很大。其粗树突走向分子层,呈切线位,像鹿角的形象向上广泛伸延;其轴突穿过颗粒层,走向小脑核群。蒲肯耶细胞接受桥脑与前庭来的冲动。③颗粒层。为大片深染的球形小神经细胞,本层接受脊髓和橄榄体来的冲动。

在小脑髓质内有四个核,均成对。在额切面上用肉眼即可看到,由外向内:①齿状核。呈"马蹄形",细胞群呈迂曲条带状,向内后方开口,称核门。此核接受新小脑的纤维,将冲动经结合臂及红核,并经丘脑传至大脑皮层。②栓状核。形状像一个塞子,位于齿状核"门"之前,它接受新小脑与古小脑的纤维之后,也发出纤维到对侧红核。③球状核,接受古小脑的纤维,之后也发出纤维到对侧红核。④顶核:接受蚓部与古小脑来的冲动,发出纤维到前庭核与网状结构。

(三)小脑的联系通路

小脑与脑干有三个连结臂或称脚,在横切面上很易辨认,从下向上说,这三个臂是:①绳状体,称小脑下脚,连系小脑与延髓。②桥臂,称小脑中脚,连系脑桥与小脑。③结合臂,称小脑上脚,连系外脑与中脑。小脑的这三个臂(或脚)是向小脑与离小脑的纤维。

在绳状体内有:①背侧脊髓小脑束(Flechsig束)。起于脊髓的后柱核;不经交叉,终止于蚓部的前端;传递本体感觉冲动。②橄榄小脑束。起于延髓橄榄体。经交叉,终于小脑皮层。橄榄体之冲动可能来自苍白球。③弓状小脑束。由同侧楔核的外弓状纤维形成,其中还有三叉脊髓感觉核来的纤维。④网状小脑束。起自盖部网状核。此束含有起自小脑的小脑网状束。⑤前庭小脑束。在绳状体内侧部行走,一部终止于顶核,一部止于绒球小结叶。也有顶核与前庭核联系的小脑前庭束。

在桥臂内几乎全部为脑桥小脑纤维。脑桥纤维为水平方向行走,起自桥核细胞。后者是额桥小脑束与颞桥小脑束的中转站。桥小脑纤维大部分终止于对侧小脑半球。

结合臂有离小脑的纤维。小脑红核丘脑束起自齿状核与栓核,有交叉(Wernekink交叉);部分止于对侧红核(从红核再起红核脊髓束),部分直接到达对侧丘脑的腹外侧部。在结合臂内也有走向小脑的束。腹侧脊髓小脑束与背侧脊髓小脑束一样也起自脊髓后柱核,不交叉,终止于小脑蚓部。

可将小脑的主要联络概括如下:①小脑接受脑桥的纤维(大部分到达小脑半球),通过桥核细胞接受大脑皮层的冲动;接受脊髓的纤维(到达蚓部),从脊髓接受本体感受刺激,接受前庭核的纤维,向绒球小结叶传递前庭冲动,接受下橄榄体的纤维,到达小脑的整个皮层,这组纤维可能传递来自纹状体的冲动。纹状体经丘脑与下橄榄体联系。这个通路称为丘脑橄榄束。最后,小脑还广泛地接受网状结构的纤维,以保证运动的协调。②小脑的离心纤维有到前庭核的,到红核的和到脊髓的。还有经过丘脑到大脑两半球皮层和纹状体的传导通路。③凡小脑发出纤维所要到达的部位,均有纤维再向心地走向小脑。

(四)小脑的功能区分

(1)基底部第四脑室顶壁的下部,包括蚓结节、蚓垂、蚓锥、绒球及顶核。功能是维持平衡,为小脑的前庭代表区。

(2)中部两半球上面的中间部,中线稍向两侧、原裂前方,前叶之后部区域。此区主要是通过内侧膝状体和外侧膝状体与听和视功能有联系。病变时发生何种症状尚不清楚。

(3)前部为小脑上面的前上区域,主要是前叶,在中部以前。此部主要是控制姿势反射和行走的协同动作。

(4)外侧部小脑上下面的后外侧两半球,主要功能是控制同侧肢体的技巧性随意动作。

由此可见,小脑的功能定位,如 Bolk 曾指出的,身体不分两侧的部分(躯干)由小脑不分两侧的部分(蚓部)支配,蚓部前端支配头部肌肉,后部支配颈部和躯干的肌肉。肢体的肌群则由同侧小脑半球支配,前肢在上面,后肢在下面。这个定位原则虽较简单,但目前临床上还只能大体如此定位。小脑的某些部位如蚓部外侧与半球之间的某些部位,病变时无定位体征,仅在病程发展到一定阶段时发生颅内压增高,应予以注意。

二、小脑病变的临床表现

(一)小脑功能丧失症状

1.共济失调

由于小脑调节作用缺失,患者站立不稳、摇晃,步态不稳,为醉汉步态,行走时两腿远分,左右摇摆,双上肢屈曲前伸如将跌倒之状。

患者并足直立困难,一般不能用一足站立,但睁眼或闭眼对站立的稳定性影响不大。

检查共济失调的方法主要是指鼻试验与跟膝胫试验。做这种动作时常发现患者不能缓慢而稳定地进行,而是断续性冲撞动作。

笔迹异常亦是臂、手共济失调的一种表现,字迹不规则,笔画震颤。小脑共济失调一般写字过大,而帕金森病多为写字过小。

2.暴发性语言

暴发性语言为小脑语言障碍的特点。表现为言语缓慢,发音冲撞、单调,鼻音。有些类似"延髓病变的语言",但后者更加奇特而粗笨,且客观检查常有声带或软腭麻痹,而小脑性言语为共济运动障碍,并无麻痹。

3.辨距不良或尺度障碍

令患者以两指拾取针线等细小物品,患者两指张展奇阔,与欲取之物品体积极不相称。此征也称辨距过远。如令患者双手伸展前伸手心向上迅速旋掌向下,小脑病变一侧则有旋转过度。

4.轮替动作障碍

轮替动作障碍指上肢旋前旋后动作不能转换自如,或腕部伸屈动作不能转换自如,检查轮替动作障碍,当然要在没有麻痹或肌张力过高的情况下,才有小脑病变的诊断意义。

5.协同障碍

如令正常人后仰,其下肢必屈曲,以资调节,免于跌倒。小脑疾病患者,胸部后仰时其下肢伸直,不做协同性屈曲运动,故易于倾倒。又如令患者平卧,两臂紧抱胸前,试行坐起。正常人必挺直下肢,支持臀股才能坐起;但小脑患者缺乏下肢协同伸直动作,试行坐起时,往往下肢上举,呈"两头跷"状态。

6.反击征

令患者用全力屈曲其肘,检查者在前臂给予阻力,尽力向外拉其前臂,然后突然放松之。正常人在外拉力突然放松时,其前臂屈曲即行停止,不致反击到患者自己的胸壁,在小脑病变时,则屈曲不能停止,拉力猛止,则患肢可能反击至患者胸部或面部。因而检查者应置一左手于被检查肢体与患者胸壁之间,加以保护。

7.眼球震颤

许多人认为它并非小脑体征,而是小脑肿瘤或脓肿时压迫脑干所致。可能是小脑前庭核间的联系受累所致。

(二)肌张力变化

小脑病变时肌张力变化较难估计。张力调节在人类有很大变异,而且还因病变部位与病变时期而有所不同。但有如下临床事实可供参考。

(1)一侧小脑病变(外伤、肿瘤)发生典型的同侧半身肌张力降低。表现为肌肉松弛无力,被动运动时关节运动过度,腱反射减弱。如令患者上肢下垂,医师固定其上臂,在患者完全放松肌肉的情况下,击其下垂之前臂使其被动摇摆,可见患侧摇摆幅度比健侧为大。所谓膝腱摇摆反射也是张力低的表现。

(2)两侧对称性小脑病变者,一般无明显的肌张力改变。

(3)在某些小脑萎缩的病例(皮层与橄榄、脑桥、小脑型)可见渐进性全身肌张力增高,可出现类似帕金森病的情况。但在尸检时,发现病灶限于小脑。许多观察证明,在小脑核(特别是齿状核)和所谓张力中枢(红核和苍白球)之间有密切的功能联系。

(三)小脑体征的定位意义

(1)小脑病变时体征在病变同侧的肢体,表现为共济失调、辨距不良、轮替动作障碍、反击征等,并可能出现同侧肢体肌张力低下、腱反射减弱等。

(2)如病变限于蚓部,症状多为躯干共济失调与言语障碍。肢体异常较少,张力也正常。但目前有一值得注意的事实,即大部分(慢性)弥散性小脑萎缩的病例,蚓部与半球之退行性病变的程度相等,而临床上主要是躯干共济失调与言语障碍,肢体异常较轻。这说明大脑通过大量投射联系对新小脑发生了代偿。如病变呈急性病程,代偿作用则很少发生。

(3)如病变仅限于齿状核(特别是齿状核合并下橄榄),最常见的症状是运动过多,节律性运动失常(肌阵挛)。偶尔也可见肌张力过高。孤立性齿状核病变(或合并一侧结合臂)一般是发生同侧性典型动作震颤(或称意向震颤)。

(4)关于暴发性语言的定位意义:需两侧病变或中间的蚓部病变才导致此类言语障碍,特别是蚓部与两半球前部病变时,有人报告个别局限性小脑萎缩病例仅有蚓部前部及半球的邻近部分病变,临床上即有严重的暴发性语言。

(刘忠礼)

第四节 脊 髓 病 变

一、脊髓的解剖生理

(一)外部结构

脊髓是脑干向下的延伸部分,其上端在枕骨大孔水平与延髓相连,下端形成脊髓圆锥,圆锥尖端伸出终丝,终止于第一尾锥的骨膜。

脊髓呈微扁圆柱形,自上而下共发出 31 对脊神经:颈段 8 对,胸段 12 对,腰段 5 对,骶段 5 对,尾神经 1 对,因此,脊髓也分为 31 个节段,但其表面并没有界限。脊髓有两个膨大,即颈膨大和腰膨大。颈膨大相当于 $C_5 \sim T_2$ 水平,发出支配上肢的神经根;腰膨大相当于 $L_1 \sim S_2$ 水平,发出支配下肢的神经根。

成人脊髓全长 42~45 cm,仅占据椎管上 2/3。因此,脊髓各节段位置比相应脊椎为高,颈髓节段较颈椎高 1 节椎骨,上、中胸髓节段较相应胸椎高 2 节椎骨,下胸髓则高 3 节椎骨,腰髓相当于第 10~12 胸椎水平,骶髓相当于第 12 胸椎和第 1 腰椎,由此可由影像学(X 线、CT、MRI)所示的脊椎位置来推断脊髓的水平(图 3-16)。

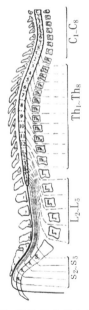

图 3-16 脊髓、脊神经节段与脊柱的关系

脊髓由三层结缔组织的被膜所包围。最外层为硬脊膜,硬脊膜外面与椎骨的骨膜之间的空隙为硬膜外腔,其中有脂肪组织和静脉丛,此静脉丛在脊髓转移性肿瘤及栓塞的发生中具有重要意义;最内层为软脊膜,紧贴于脊髓表面;硬脊膜与软脊膜之间为蛛网膜,蛛网膜与硬脊膜之间为硬膜下腔,其间无特殊结构;蛛网膜与软脊膜之间为蛛网膜下腔,与脑内蛛网膜相通,其中充满脑脊液(图 3-17)。

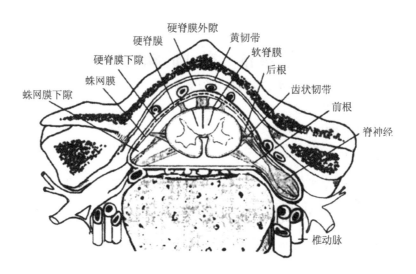

图 3-17　椎管的内外结构脊神经

(二) 内部结构

在脊髓横断面上,中央区为神经核团组成的灰质,呈蝴蝶形或"H"形,其中心有中央管;灰质外面为由上、下行传导束组成的白质。

灰质,其"H"形中间的横杆称为灰质联合,两旁为前角和后角,$C_8\sim L_2$ 及 $S_2\sim S_4$ 尚有侧角。前角含有前角细胞,属下运动神经元,它发出的神经纤维组成前根,支配各有关肌肉;后角内含有后角细胞,为痛、温觉及部分触觉的第二级神经元,接受来自背根神经节发出的后根纤维的神经冲动。$C_8\sim L_2$ 侧角内主要是交感神经细胞,发出的纤维经前根、交感神经径路支配和调节内脏、腺体功能。$C_8\sim T_1$ 侧角发出的交感纤维,一部分沿颈内动脉壁进入颅内,支配同侧瞳孔扩大肌、睑板肌、眼眶肌,另一部分支配同侧面部血管和汗腺。$S_2\sim S_4$ 侧角为脊髓的副交感中枢,发出的纤维支配膀胱、直肠和性腺。

白质,分为前索、侧索和后索三部分。主要由上行(感觉)和下行(运动)传导束组成。如上行传导束主要有脊髓丘脑束、脊髓小脑前后束、薄束、楔束等;下行传导束主要有皮质脊髓束(锥体束)、红核脊髓束、顶盖脊髓束等。脊髓丘脑束传递对侧躯体皮肤的痛、温觉和轻触觉至大脑皮层;脊髓小脑前、后束传递本体感觉至小脑,参与维持同侧躯干与肢体的平衡与协调;薄束传递同侧下半身深感觉与识别性触觉,楔束在 T_4 以上才出现,传递同侧上半身深感觉和识别性触觉;皮质脊髓束传递对侧大脑皮质的运动冲动至同侧前角细胞,支配随意运动(图 3-18)。

二、脊髓损害的临床表现及定位诊断

脊髓是脑和脊神经之间各种运动、感觉、自主神经传导的连接枢纽,也是各种脊髓反射的中枢。脊髓的损害将引起病变水平以下的各种运动、感觉、自主神经的功能障碍可以是全部的,也可以是部分的。在临床诊断应从脊髓横向和纵向两方面去定位,横向定位诊断,必须根据脊髓内各部分灰质细胞的解剖和功能,前根、后根、前索、后索和侧索内的主要传入、传出通路的受损表现来确定;纵向定位诊断,则主要从感觉障碍的节段水平、运动、反射和自主神经节段性支配的功能障碍来推断。

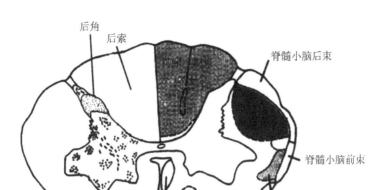

图 3-18　脊髓内部结构($C_7 \sim C_8$ 水平横切面)

(一)灰质节段性损害

1.前角损害

前角细胞发出的轴突组成前根,支配相应的肌节(Myotome)。当前角细胞损害后将出现所支配骨骼肌的下运动神经元性瘫痪,无感觉障碍。慢性进行性病变早期,受累肌肉中可见肌束颤动,这是由于尚未破坏的运动神经元受刺激的结果。单纯前角损害见于脊髓灰质炎、运动神经元病等。

2.后角损害

后角损害后将产生同侧皮肤节段性痛、温觉障碍而深感觉及部分触觉仍保留(分离性感觉障碍),是由于深感觉及部分触觉纤维不经后角而直接进入后索。单纯后角损害见于脊髓空洞症(图 3-19)。

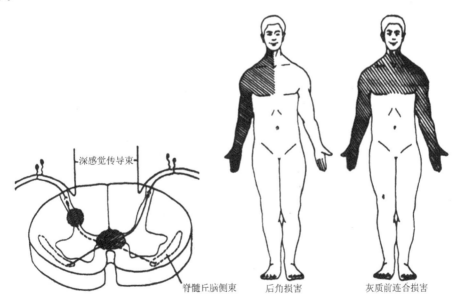

图 3-19　脊髓后角与前连合损害

3.前联合损害

前联合损害后将破坏至两侧脊髓丘脑束的交叉纤维,表现为双侧对称性节段性痛、温觉障碍,而触觉有未交叉的纤维在肝索及前索中直接上升,故无明显障碍,称为感觉分离现象。常见于脊髓空洞症、脊髓内肿瘤、脊髓血肿等(图 3-19)。

4.侧角损害

$C_8 \sim T_1$ 侧角受损时产生同侧霍纳(Horner)征,常见于脊髓空洞症、脊髓内肿瘤等。其他节段的侧角损害,则表现为同侧相应节段的血管运动、发汗、竖毛、皮肤和指甲的营养改变等。

(二)传导束损害

1.后索损害

后索损害时病变水平以下同侧深感觉和识别性触觉减退或缺失,行走犹如踩棉花感,有感觉性共济失调。薄束损害严重者以下肢症状为主,楔束损害严重者则以上肢症状为主。可见于脊髓压迫症、亚急性联合变性、脊髓痨和糖尿病。

2.脊髓丘脑束损害

一侧脊髓丘脑束损害时出现损害平面以下对侧皮肤痛、温觉缺失或减退,触觉及深感觉保留。

3.皮质脊髓束损害

皮质脊髓束损害时损害平面以下出现同侧上运动神经元性瘫痪。见于原发性侧索硬化。

(三)脊髓半侧损害

脊髓半侧损害导致一组临床症状称脊髓半切综合征(Brown-Sequard syndrome),主要表现为损害平面以下同侧上运动神经元性瘫痪,同侧深感觉障碍,对侧痛、温觉缺失,病变同侧相应节段的根性疼痛及感觉过敏。见于髓外肿瘤早期和脊髓外伤(图 3-20)。

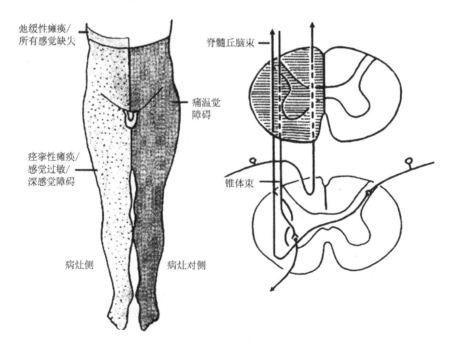

图 3-20　Brown-Sequard 综合征的临床表现

(四)脊髓横贯损害

脊髓横贯损害表现为脊髓的"三大功能障碍":受损节段以下双侧运动、感觉障碍和自主神经功能障碍。当脊髓受到急性严重的横贯性损害时,早期呈脊髓休克(spinal shock),表现为肌张力低,腱反射降低或消失,病理反射阴性等。一般持续2~4周,以后逐步转为肌张力增高,腱反射亢进,病理反射出现及反射性排尿。

脊髓病变纵向定位(受损哪些节段),主要依据根痛或根性分布的感觉障碍、节段性肌萎缩、反射改变、肢体瘫痪、棘突压痛及叩击痛等来判断,尤其是感觉障碍的平面对纵向定位帮助最大。脊髓主要节段横贯性损害的临床表现如下。

1.高颈髓($C_1 \sim C_4$)

高颈髓病变时,病损平面以下各种感觉障碍,四肢呈痉挛性瘫痪,括约肌障碍,四肢躯干多无汗。根痛位于枕及颈后部,常有头部活动受限。$C_3 \sim C_5$受损将出现膈肌瘫痪,腹式呼吸减弱或消失。当三叉神经脊束核(可低达C_3)受损,则出现同侧面部外侧痛、温觉丧失。如副神经核(可降至$C_1 \sim C_5$)受累,则表现为同侧胸锁乳突肌及斜方肌无力和萎缩。此外,如病变由枕骨大孔波及后颅凹,可引起延髓及小脑症状,如吞咽困难、饮水呛咳、共济失调、眩晕及眼球震颤等,甚至累及延髓的心血管呼吸中枢,导致呼吸循环衰竭而死亡。

2.颈膨大($C_5 \sim T_2$)

颈膨大病损时双上肢呈软瘫,双下肢呈硬瘫。病变水平以下各种感觉缺失,括约肌障碍。可有向肩及上肢的神经根痛。$C_8 \sim T_1$侧角受损时产生同侧Horner征。上肢腱反射的改变有助于病变节段的定位:如肱二头肌反射减弱而肱三头肌反射亢进,提示病变在C_5或C_6,肱二头肌反射正常,而肱三头肌反射减弱或消失,提示病变在C_7。

3.胸体($T_3 \sim T_{12}$)

胸段脊髓病损时两上肢正常,两下肢呈痉挛性瘫痪(截瘫),病变水平以下各种感觉缺失,出汗异常,大小便障碍,受累节段常伴有根痛或束带感。胸髓节段较长,感觉障碍水平及腹壁反射消失有助于定位:如T_4相当于男性乳头水平,T_6齐剑突水平,T_8齐肋缘水平,T_{12}在腹股沟水平;上、中、下腹壁反射对应的脊髓反射中枢分别为$T_7 \sim T_8$、$T_9 \sim T_{10}$、$T_{11} \sim T_{12}$。T_4、T_5水平血供较差是最易发病的部位。

4.腰膨大($L_1 \sim S_2$)

腰膨大受损时双下肢出现软瘫,双下肢及会阴部各种感觉缺失,括约肌障碍。神经根疼痛,在腰膨大上段受累时位于腹股沟区或下背部,下段受损时呈坐骨神经痛。损害平面在$L_2 \sim L_4$时膝反射消失,在$S_1 \sim S_2$时踝反射消失,$S_1 \sim S_3$受损出现勃起功能障碍。

5.脊髓圆锥($S_3 \sim S_5$)和尾节

脊髓圆锥和尾节受损时无下肢瘫及锥体束征,肛门周围及会阴皮肤感觉缺失,呈马鞍状分布,髓内病变可见分离性感觉障碍。脊髓圆锥为括约肌功能的副交感中枢,故圆锥病变可有真性尿失禁。

6.马尾神经根

马尾和脊髓圆锥病变的临床表现相似,但马尾损害时症状、体征可为单侧或不对称,根性疼痛和感觉障碍位于会阴部、股部或小腿,下肢可有软瘫,括约肌障碍常不明显。

(五)脊髓髓内与髓外病变的定位诊断

对于脊髓病变特别是脊髓压迫症,在确定了纵向定位(损害的上下水平)后,还应进行横向定位,鉴别病变位于脊髓的髓内或髓外;如位于髓外,应明确系在硬膜内抑或硬膜外,这同样重要,因为这对病变性质和预后的判断、治疗方法的选择等有着密切的关系。髓内、髓外硬膜内及硬膜外病变的鉴别如下。

1.髓内病变

神经根痛少见,症状常双侧性。痛温觉障碍自病变节段开始呈下行性发展(首先损害了脊髓丘脑束排列在内侧的纤维),常为分离性感觉障碍,有马鞍回避;节段性肌肉瘫痪与萎缩明显,括约肌功能障碍出现早且严重。椎管梗阻出现较晚,常不完全,CSF 蛋白含量增加多不明显。脊柱 X 线平片较少阳性发现。慢性髓内病变多为肿瘤或囊肿,急性病变多为脊髓出血,可由脊髓血管畸形或肿瘤出血引起。

2.髓外硬膜内病变

神经根刺激或压迫症状出现早,在较长时间内可为唯一的临床表现。痛、温觉障碍自足开始呈上行性发展。括约肌障碍出现较晚。椎管梗阻较早而完全,CSF 蛋白明显增高。脊柱 X 线可见骨质破坏。髓外硬膜内病变主要为"良性"肿瘤,尤其是脊膜瘤及神经纤维瘤最常见,病程进展缓慢,脊髓损害往往自一侧开始,由某部分、半切逐渐发展为横贯性损害。

3.髓外硬膜外病变

可有神经根刺激症状,但更多见局部脊膜刺激症状。痛温觉障碍亦呈上行性发展。括约肌障碍出现较晚。CSF 蛋白增高不明显。硬膜外病变与脊柱密切相关,故脊柱 X 线片常有阳性发现。髓外硬膜外病变可由肿瘤、脓肿、脊柱外伤(如骨折、脱位、血肿)或结核、椎间盘脱出等所引起,其中的肿瘤多为恶性,因此,病程发展常较髓外硬膜内病变快。

总之,在进行脊髓疾病的定位诊断时,还应酌情结合有关检查:如 CSF、脊柱 X 线摄片、脊髓造影、CT、MRI 等,尤其是 MRI 能清晰显示解剖层次、椎管内软组织病变轮廓,可提供脊髓病变部位、上下缘界限及性质等有价值的信息。

(周　涛)

第四章 颅内肿瘤

第一节 血管网状细胞瘤

血管网状细胞瘤的组织来源,多数认为是血管源性,起自血管母细胞系的干细胞,也有认为起自血管内皮细胞,2000年,WHO分类将其归于组织来源未定的肿瘤。单独发生(57%)和作为von Hippel-Lindau病的一部分发生(43%)。为好发于小脑的成人脑肿瘤,35~45岁为发病高峰。但因为von Hippel-Lindau病是遗传性疾病,多从20岁前后即开始发病,占全脑肿瘤的1.0%~1.5%,每100万人口约有50人发病,在成人颅后窝肿瘤中占7.3%~12.0%,男女比例约2:1。约6%的视网膜血管瘤患者伴发小脑的血管网状细胞瘤,而小脑血管网状细胞瘤患者中约有20%伴发视网膜血管瘤。

一、病理

(一)大体所见

小脑发生的血管网状细胞瘤多以巨大的囊泡和壁在结节的形式出现(70%~80%);小脑表面常有异常扩张的血管;囊液多为黄色,抽出后放置于体外可凝固成胶冻状;肿瘤结节多为粉红色,在囊壁靠近脑膜面生长;脑干、脊髓、大脑半球发生的肿瘤多为实质性,和周围组织界限不清,肿瘤多呈紫红色,血运丰富,质地柔软富有弹性。

(二)镜下所见

由密织网状排列的毛细血管或巨大的海绵状血管组成。肿瘤细胞为含有脂肪的细胞质明亮的多形性细胞,多不含有作为内皮细胞标志的第Ⅷ因子抗原。肿瘤细胞与毛细血管密接,缓慢生长,很少见到核分裂,肿瘤沿毛细血管走行向周围脑组织浸润性生长。

二、临床表现

多数以颅内压增高引起的头痛发病,以小脑症状发病的却很少。平均病程6~12个月,入院时的体征有视盘水肿、小脑症状、眼震等。症状缓慢发生,一部分病例伴有红细胞增多症(红细胞在$5 \times 10^{12}/L$以上),是由于肿瘤细胞产生红细胞生成素所引起,12%~20%的病例有家族遗传倾向。

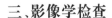

三、影像学检查

(一)头颅 X 线平片

只有部分患者可见颅内压增高征象。常无其他异常征象。

(二)脑血管造影

椎动脉造影可见肿瘤结节的异常血管网或血管染色。

(三)CT 检查

幕下小脑半球的囊性占位病变,少数为实体性肿块,囊性型平扫为较均匀的低密度灶,较脑脊液密度略高。增强扫描可见强化的壁结节,囊壁无强化,有轻度水肿,第四脑室可见受压移位,伴幕上梗阻性脑积水,但很少见到明显的脑积水。实质型呈略高或等密度,分叶状,脑水肿及幕上脑积水更明显。增强扫描瘤体明显强化,少有钙化。

(四)MRI 检查

因不受颅后窝骨伪影的影响,检出率明显高于 CT,且对肿瘤结构显示清晰。囊性肿瘤 T_1WI 囊部为低信号,壁结节为等信号,T_2WI 均为高信号,壁结节不易发现,周围可见迂曲走行的肿瘤血管流空影。MRI 增强后的 T_1 加权像上肿瘤结节明显地被强化,实性肿瘤 T_1WI 为等信号,T_2WI 为高信号,增强扫描明显均匀强化。MRI 对囊性血管网状细胞瘤诊断有特异性,对实质型无特异性。

四、诊断

成人小脑占位病,CT 或 MRI 上呈圆形囊性,囊壁上有均匀一致的强化瘤结节,诊断不难确立。结合家族史、红细胞计数、眼底及其他脏器改变等,有利于诊断和鉴别诊断。

五、治疗

血管网织细胞瘤是一种良性肿瘤,手术切除肿瘤可以治愈。囊性肿瘤经探查穿刺证实后,先切开囊腔吸出囊液,将自囊壁突入囊内的瘤结节沿其周围剥离,全部切除。

(1)对瘤结节无明显突出而隐蔽在囊壁内者,应仔细寻找,发现颜色厚度异常处,探查寻找瘤结节,予以切除;对多发肿瘤结节尤应仔细寻找,一一切除。单纯引流囊液,只能获得一时的症状缓解,常于数年内症状复发。

(2)一般囊性肿瘤,切除瘤结节可以治愈,囊壁不必切除。

(3)实质性血管网织细胞瘤,手术切除有一定的难度,手术的危险性也大。暴露肿瘤切瘤时,首先自瘤周分离,寻找肿瘤供血动脉,电凝离断,再沿肿瘤包膜逐步分离,电凝使其皱缩,再次进行完全控制肿瘤供血后,力争完整切除肿瘤。在未完全控制肿瘤供血时,勿分块切瘤,以免出血,妨碍肿瘤切除。

(晁　鑫)

第二节　脉络丛乳头状瘤

脉络丛乳头状瘤是缓慢生长的良性肿瘤,来源于脑室的脉络丛上皮细胞,本病可发生于任何年龄,但以儿童多见,主要见于 10 岁以前,男性多于女性,本病好发部位因年龄而有所不同,儿童多见于侧脑室,而成年人多于第四脑室,在侧脑室者多位于三角区。

一、诊断

(一)临床表现

(1)脑积水与颅内压增高,大部分患者有脑积水,有梗阻性脑积水和由于脑脊液生成和吸收障碍产生的交通性脑积水两种情况,颅内压增高与脑积水有直接关系。

(2)局限性神经系统损害,生长于侧脑室者,半数有对侧锥体束征,位于后颅窝者,表现为走路不稳,眼球震颤及共济障碍。

(二)辅助检查

1.腰椎穿刺

肿瘤脑脊液中蛋白含量明显增高,有的严重时,其外观为黄色。

2.头颅 X 线平片检查

头颅 X 线平片检查多表现为颅内压增高征象:15%～20%可见病理性钙化。

3.头颅 CT 检查

肿瘤 CT 扫描呈高密度影,增强扫描均匀强化,边缘清楚而规则,可有病理性钙化。

4.头颅 MRI 检查

头颅 MRI 检查多表现为 T_1 加权像中为低信号,较脑实质信号低较脑脊液信号高,T_2 加权像呈高信号,与脑脊液分界清,肿瘤有显著对比增强并合并脑积水表现。

二、治疗

治疗以手术切除为主,尽可能全切,本肿瘤系良性肿瘤,全切除后会获得良好效果。

三、预后

即使是脉络丛乳头状癌的患者,5 年生存率亦可达 50%。

(晁 鑫)

第三节 胚胎细胞肿瘤

胚胎细胞肿瘤是指起源于原始胚胎神经管的原始细胞或基质细胞、并具有类似的组织学表现的一类肿瘤,包括髓上皮瘤、神经母细胞瘤及其亚型神经节母细胞瘤、室管膜母细胞瘤、原始神经外胚层肿瘤(PNET)。胚胎细胞肿瘤可以发生于中枢神经系统的任何部位,但大部分是在幕下,表现为小脑的髓母细胞瘤。这类肿瘤易于在中枢神经系统内播散,偶尔也可向中枢神经系统外转移。

一、病理

(一)幕上胚胎细胞肿瘤

组织学上,胚胎细胞肿瘤由分层排列的未分化细胞组成,细胞核深染,呈卵圆形或不规则形,胞质成分极少。恶性特点表现为细胞密度高、核具多形性、出血与坏死、内皮细胞增生、有丝分裂象多见。

(二)髓母细胞瘤

髓母细胞瘤与幕上胚胎细胞肿瘤相比,尽管预后不同,但组织学有一定相似性,即都由原始的未分化细胞组成。许多髓母细胞瘤和其他神经上皮源性肿瘤一样,有向神经元分化的趋势,常表现出不同阶段神经元分化现象。典型的髓母细胞瘤由许多小细胞组成,其胞质很少,胞核卵圆,有丝分裂常见,常出现Homer-Wright菊形团,瘤细胞存在不同程度的神经元分化,促纤维增生型髓母细胞瘤可见大量的基质成分及网硬蛋白纤维。另外,髓母细胞瘤还有一些少见的病理亚型,如髓母细胞瘤脂肪瘤分化型和侵袭性大细胞型髓母细胞瘤。

二、临床表现

(一)幕上胚胎细胞肿瘤

幕上胚胎细胞肿瘤主要表现为大脑半球肿块,常累及深部的结构。患者就诊时表现有不同的症状和体征,包括偏瘫、癫痫和颅内压增高的表现。

(二)髓母细胞瘤

不论是成年人还是儿童患者,就诊时的主要症状是颅内压增高,临床症状包括头痛、恶心、呕吐、嗜睡、共济失调、眼球震颤,背痛或神经根症状常提示脊髓受累。此外,大约5%的髓母细胞瘤可自发性出血,引发急性表现。

三、影像学检查

(一)幕上胚胎细胞肿瘤

1.CT 检查

CT 检查可见大脑半球内边界清楚的等密度或高密度占位病变,但密度常不均匀,CT 影像的高密度反映了该类型肿瘤的高核浆比。肿瘤可有不同程度的囊变、坏死和钙化,由于血循环丰富,大多数病例可见明显强化。

2.MRI 检查

常见 T_1 加权像为等信号或低信号影,T_2 加权像为高信号影,肿瘤可被强化。因肿瘤易于播散,故术前应进行全脑脊髓影像学检查。当存在中枢神经系统播散时,可见蛛网膜下腔及脑室系统局灶性或弥散性的高强化影像。

(二)髓母细胞瘤

1.CT 检查

CT 检查表现为颅后窝高密度占位,儿童患者常比成年人表现出更均匀的强化,可见囊变及坏死区,钙化不常见。

2.MRI 检查

T_1 加权像见低或等信号影,T_2 加权像为高或等信号影,注射增强剂后可见不同强度的强化;还有助于发现蛛网膜下腔的播散。

四、治疗

(一)幕上胚胎细胞肿瘤

对于幕上胚胎细胞肿瘤应尽可能地全切除肿瘤,以期降低复发率。但肿瘤易于出血,常难以完整手术切除。由于该肿瘤易于播散,术后应进行全脑脊髓放疗。在少儿患者群中,由于脑部放疗可能引起严重的并发症,化疗在治疗中起较大作用,术后应进行影像学随访,尽早发现亚临床复发灶。尽管使用了多种治疗手段,但幕上胚胎细胞肿瘤的预后仍很差,大多数存活为 1～2 年,很少超过 3 年。

(二)髓母细胞瘤

髓母细胞瘤患者的术前评估包括全脑脊髓的影像学检查及脑脊液分析。适于手术的患者,其治疗包括手术切除和术后全脑脊髓的放疗,5 年生存率为 33%～60%,无论成年人或少儿患者,肿瘤能够完整切除者预后较好。

除手术切除和全脑脊髓放疗之外,化疗可延长某些高危患者(已有播散或转移、脑干受累、未能完整切除)的存活期,但化疗可能会加重全脑脊髓放疗所致的儿童发育障碍。

(晃 鑫)

第四节 星形细胞瘤

星形细胞瘤是最常见的脑胶质瘤之一,占全部脑胶质瘤的 17.0%～39.1%。根据病理及临床特点的不同,又可将此类肿瘤分为分化良好型及分化不良型两类,前者较多。在成年人中,星形细胞瘤多见于、顶、颞叶,少见于枕叶;儿童则常发生于小脑半球,也可见于蚓部、脑干、丘脑、视神经、脑室旁等部位。这种肿瘤主要由成熟的星形细胞构成。可浸润性生长,也可边界完整。临床上病程较长。浸润性生长的星形细胞瘤难用手术完全切除,但术后复发较慢。边界完整的星形细胞瘤手术可完全切除,全切除后能获痊愈。

一、病理

根据病理形态,星形细胞瘤可分为 3 种类型,即原浆型、纤维型(又分为弥漫型和局灶型两种)和肥胖细胞型。原浆型和纤维型常混合存在,不易截然分开。

(一)原浆型星形细胞瘤

原浆型星形细胞瘤是最少见的一种类型。属分化良好型星形细胞瘤。多位于颞叶。部位表浅,侵犯大脑皮质,使受累脑回增宽、变平。肉眼观察:肿瘤呈灰红色质软易碎。切面呈半透明均匀胶冻样。深部侵入白质,边界不清。肿瘤内部常因缺血及水肿而发生变性,形成单个或多个囊肿,囊肿的大小和数目不定,其四周是瘤组织也可一大的囊肿壁内有一小的瘤结节。

在镜检下,肿瘤由原浆型星形细胞构成,胞质丰富呈均匀一致的粉红色,可以见到胞质突起。核圆形,大小一致,位于肿瘤细胞中心或偏一侧,有时可以见到核小体,核分裂少见。细胞形态和分布都很均匀,填充于嗜伊红间质中。后者状如蛛网,无胶质纤维。很少见到肿瘤血管增生现象,较纤维型星形细胞瘤生长活跃。

(二)纤维型星形细胞瘤

纤维型星形细胞瘤是常见类型。属于分化良好型星形细胞瘤。见于中枢神经系统的任何部位,以及各种年龄的患者。在儿童和青年中,较多见于小脑、脑干和下丘脑,在成人中多见于大脑半球。肿瘤中有神经胶质纤维,这是与原浆型的主要区别,并使肿瘤质韧且稍具弹性,有橡皮感。

弥漫纤维型星形细胞瘤的切面呈白色,与周围脑白质不易区别,邻近皮质常被肿瘤浸润;色泽变灰变深,与白质的分界模糊。肿瘤中心可有囊肿形成,大小数目不定。局灶纤维型的边界光整,主要见于小脑,常有囊肿形成。有时囊肿巨大,使肿瘤偏于囊肿一侧,成为囊壁上的一个结节。这时囊肿实际不属于肿瘤。手术时只要将瘤结节切除,就已将瘤组织全部去除。有些囊肿位于肿瘤内,囊肿四周是肿瘤组织。

在镜检下,肿瘤细胞分化良好,如正常的星形细胞,形状、大小和分布都不均匀。细胞质很少或看不到,散在分布,细胞核大小相差不大,圆或椭圆形,核膜清楚,核内染色质中等。肿瘤内血管内皮细胞和外膜细胞增生,有时可以见到点状分布的钙化灶。间质中有丰富的神经胶质纤维,交叉分布于瘤细胞之间。

(三)肥胖细胞型星形细胞瘤

这类肿瘤生长较快。属分化不良型星形细胞瘤。比较少见,占脑星形细胞瘤的1/4,多发生在大脑半球。肿瘤呈灰红色,切面均匀,质软。呈浸润性生长,但肉眼能见肿瘤边界。瘤内可有小囊肿形成。

镜检下见典型的肥胖细胞,体积肥大,呈类圆形或多角形,突起短而粗。分布致密,有时排列在血管周围,形成假菊花状。胞质均匀透明,略染伊红。细胞核卵圆形较小往往被挤到细胞的一侧,染色较浓。神经胶质纤维局限于细胞体周围。间质很少。

为便于临床掌握星形细胞瘤分化程度,Kernohan建议将星形细胞瘤按其组织细胞学分化程度分为四级。这种分级方法,尽管有一定的缺点,但有利于病理及临床的联系。

Ⅰ级:分化良好的瘤细胞。排列疏散均匀,细胞大小较一致,有的甚至与正常的组织细胞相似。

Ⅱ级:细胞较多,排列较密,部分细胞大小不等,形状不整,无核分裂象。

Ⅲ~Ⅳ级:明显恶性,细胞密集,分化程度低,核分裂象较多或细胞大小不等,形状不整,呈多形性胶质母细胞瘤的改变,有的可见瘤巨细胞。

二、临床表现

高分化星形细胞瘤恶性度不高,生长缓慢。开始时症状很轻,进展亦缓慢,自出现症状至就诊时间较长,平均两年左右,有的可长达10年,可因囊肿形成而使病情发展加快,病程缩短,个别的可在一个月以内。一般位于幕下者出现颅内压增高较早,病程较短。症状取决于病变部位和肿瘤的病理类型和生物学特性。

各部位星形细胞瘤的症状表现有所不同。

(一)大脑半球星形细胞瘤

1.分类

(1)局灶原纤维型星形细胞瘤:占大脑星形细胞瘤的半数。性别分布相等。住院时平均年龄约35岁,以21~50岁为多见,占全数的70%。病变部位以额叶为多见(40%),其次是颞叶(10%)。病程2~4年。

(2)浸润性纤维型星形细胞瘤:占大脑星形细胞瘤的20%。性别分布相等。以31~40岁为多见(占60%)。病变分布在颞、额、额顶诸叶的各占40%、30%、20%。平均病程3.5年。

(3)肥胖细胞型星形细胞瘤:占大脑星形细胞瘤的25%。男性占60%。住院时年龄大致平均分布于21~50岁(共占全数的75%)。病变在额叶最多(40%),其次是颞叶(20%)。病程平均 2 年。

2.临床症状

(1)癫痫:约 60％有癫痫发作,较生长快的其他神经胶质瘤为多见,肿瘤接近脑表面者易出现癫痫发作,一部分患者以癫痫发作为主要症状,可于数年后才出现颅内压增高症状及局部症状。癫痫发作形式与肿瘤部位有关,额叶肿瘤多为大发作,中央区及顶叶肿瘤多为局限性发作,颞叶肿瘤可出现沟回发作或精神运动性发作。

(2)精神症状:额叶范围较广泛的肿瘤或累及胼胝体侵及对侧者,常有精神症状,表现为淡漠、迟钝、注意力不集中、记忆力减退、性格改变,不知整洁、欣快感等。少数颞叶、顶叶肿瘤亦可有精神症状。

(3)神经系统局灶性症状:依肿瘤所在部位可出现相应的局部症状,在额叶后部前中央回附近者,常有不同程度的对侧偏瘫。在优势半球运动性或感觉性言语区者,可出现运动性或感觉性失语症。在顶叶者可有感觉障碍,特别是皮质感觉障碍。在顶叶下部角回及缘上回者,可有失读、失算、失用及命名障碍等。在颞枕叶累及视传导通路者可有幻视或视野缺损和偏盲。约 1/5 患者无局部症状,大多为肿瘤位于额叶前部颞叶前部"静区"者。

(4)颅内压增高症状:一般出现较晚。位于大脑半球非重要功能区的肿瘤,颅内压增高可为首发症状。少数患者可因肿瘤内囊肿形成或出血而急性发病,且颅内压增高症状较严重。

(5)其他:个别患者因肿瘤出血可表现为蛛网膜下腔出血症状。

(二)丘脑星形细胞瘤

1.丘脑性"三偏"症状

患者常有对侧感觉障碍,深感觉较浅感觉明显;丘脑性自发性疼痛并不常见;累及内囊时常伴有对侧轻偏瘫。丘脑枕部肿瘤可出现病变对侧同向偏盲。

2.共济失调

小脑红核丘脑系统受损者,可出现患侧肢体共济失调。

3.精神症状及癫痫发作

丘脑肿瘤时常出现精神症状(约占 60％),表现为淡漠、注意力不集中、幼稚、欣快、激动或谵妄等,少见强迫性哭笑。约 1/3 的患者可出现癫痫。

4.颅内压增高症状

约 2/3 患者出现,多在早期出现,为肿瘤侵犯第三脑室影响脑脊液循环所致。

5.其他症状

肿瘤向下丘脑发展时内分泌障碍较为突出,如影响到四叠体可出现瞳孔不等大,眼球上视障碍,听力障碍或耳鸣等症状。侵及基底核可有不自主运动。

(三)小脑星形细胞瘤

小脑星形细胞瘤占星形细胞瘤的 1/4。3/5 位于小脑蚓部和第四脑室,2/5 位于小脑半球。儿童或青少年多见,平均年龄 14 岁,男女之比为 2:1。病程取决于病变部位:蚓部和第四脑室者引起脑积水,平均病程 7 个月;小脑半球者平均病程 1.5 年。

1.颅内压增高

颅内压增高为最常见的症状,出现较早,头痛、呕吐、视盘水肿。

2.后颅窝和小脑症状

位于小脑半球者表现患侧肢体共济运动失调,以上肢较明显,并有眼球震颤,肌张力降低、腱反射减弱等,位于蚓部者主要表现身体平衡障碍,走路及站立不稳。小脑肿瘤可有构音障碍及暴发性语言。亦常有颈部抵抗及强迫头位。晚期可出现强直性发作。常因急性严重颅内压增高引起,表现为发作性的去皮质强直,发作时意识短暂丧失,全身肌肉紧张,四肢伸直,呼吸缓慢,面色苍白,冷汗,一般数秒或数十秒即缓解。其发生原因可由于肿瘤直接压迫或刺激脑干,或小脑上蚓部通过小脑幕切迹向幕上疝出,引起脑干暂时性缺氧所致。

(四)脑干星形细胞瘤

脑干星形细胞瘤占星形细胞瘤的2%。70%的患者年龄在20岁以下。男女之比为3∶2。病变多位于脑桥,常侵及两侧脑干。早期出现患侧脑神经麻痹,如位于中脑可有动眼及滑车神经麻痹,在脑桥可有外展及面神经麻痹,在延髓可有面部感觉障碍及后组脑神经麻痹。同时出现对侧肢体运动及感觉障碍。肿瘤发展累及两侧时,则出现双侧体征。颅内压增高症状在中脑肿瘤出现较早,脑桥肿瘤出现较晚且较轻。

(五)视神经星形细胞瘤

视神经星形细胞瘤多见于儿童,亦见于成人。视神经呈梭形肿大,可发生于眶内或颅内,亦可同时受累,肿瘤呈哑铃形。发生于颅内者可累及视交叉,甚至累及对侧视神经及同侧视束。如继续增长可向第三脑室前部或向鞍旁发展。主要表现为患侧眼球突出,大多向外向下,视力减退。一般无眼球运动障碍。发生于颅内者可有不规则的视野缺损及偏盲。多产生原发性视神经萎缩,有的亦可出现视盘水肿。晚期可出现垂体下丘脑功能障碍。

三、辅助检查

(一)腰椎穿刺

多数脑脊液压力增高,白细胞计数多在正常范围,部分病例蛋白定量增高。

(二)头颅X线平片

约80%的患者显示颅内压增高征,15%~20%可见肿瘤钙化。视神经肿瘤可见视神经孔扩大,并可致前床突及鞍结节变形。

(三)脑室造影

幕上肿瘤显示脑室移位或并有充盈缺损。小脑肿瘤表现第三脑室以上对称扩大,导水管下段前曲,第四脑室受压移位。脑干肿瘤表现导水管及第四脑室上部向背侧移位。

(四)脑血管造影

脑血管造影显示血管受压移位,肿瘤病理血管少见。

(五)CT扫描

大多显示为低密度影像,少数为等密度或高密度影像,边缘不规则,如有囊肿形成则瘤内有低密度区,周围常有脑水肿带,但较轻,脑室受压移位,亦多较轻,注射对比剂后肿瘤影像多增强。一般Ⅰ级星形细胞瘤为低密度病灶,与脑组织分界清楚,占位效应常显著;Ⅱ~Ⅲ级星形细胞瘤多表现为略高密度、混杂密度病灶或囊性肿块,可有点状钙化或肿瘤内出血。Ⅳ级星形细胞瘤显示略高或混杂密度病灶,病灶周围水肿相当明显,境界不清。增强扫描,Ⅰ级星形细胞瘤无或轻度强化,Ⅱ~Ⅳ级星形细胞瘤明显强化,呈形态密度不一的不规则或环状强化。

(六)放射性核素扫描

放射性核素扫描可显示肿瘤区放射性核素浓集,但浓度常较低,影像欠清晰。

（七）MRI

MRI 呈长 T_1、长 T_2 信号,信号强度均匀,由于血-脑屏障受损不明显,周围水肿较轻,占位效应相对轻,肿瘤边界不清,不易与周围水肿鉴别。在 T_2 加权像甚至不易区别肿瘤的结构,但对肿瘤出血较 CT 显示为佳,同时由于蛋白渗出有时可见肿瘤在 T_1 加权像呈稍高斑片样信号异常。若做 Gd-DTPA 增强扫描,肿瘤多无对比增强。星形细胞瘤在 T_1 加权像呈混杂信号,以低信号为主,有时呈高信号表现,体现了瘤体内坏死或出血。T_2 加权像表现为高信号,信号强度一般不均匀。

四、治疗及预后

治疗以手术切除为主。幕上者根据肿瘤所在部位及范围,作肿瘤切除术、脑叶切除或减压术。大脑半球表浅部位的星形细胞瘤手术切除范围要适度,以不产生偏瘫、失语、昏迷,而又能达到减压目的为限。大脑半球深部星形细胞瘤可作颞肌下减压术。视神经肿瘤经前额开颅,打开眶顶及视神经管,切除肿瘤。视神经交叉和第三脑室星形细胞瘤作手术切除时,要避免损伤下丘脑。脑干肿瘤小的结节性或囊性者可在显微技术下作切除术。脑干星形细胞瘤引起阻塞性脑积水者,可作脑脊液分流手术,解除颅内压增高。多数学者认为脑干外生性肿瘤或位于延颈髓交界处的肿瘤可行手术治疗。国内王忠诚提出脑干内局限性的星形细胞瘤应争取切除。浸润性的实质性小脑星形细胞瘤的手术原则与大脑半球表浅部肿瘤相似。小脑肿瘤一般作后颅窝中线切口,切除肿瘤。局灶性囊性的小脑星形细胞瘤如有巨大囊腔和偏于一侧的瘤结节,只要将瘤结节切除即可,囊壁不必切除。

多数星形细胞瘤难以做到全部切除,术后可给予化学治疗及放射治疗,以延长生存及复发时间。对大脑半球Ⅰ～Ⅱ级星形细胞瘤是否行术后放疗有争议。Leibel 分析发现对未能全切除的Ⅰ～Ⅱ级星形细胞瘤手术加放疗的 5 年存活率为 46%,而单纯手术者仅 19%。但也有学者认为对Ⅰ～Ⅱ级星形细胞瘤术后放疗不能改善预后。对良性星形细胞瘤主张放疗的人认为可单纯行瘤床放疗,剂量 30～45 Gy,疗程为 6 周。一般不主张预防性脊髓放疗。化疗的作用和治疗方案的选择目前尚处于摸索阶段,应用价值还有争议。

平均复发时间为 2 年半,复发者如一般情况良好,可再次手术。但肿瘤生长常加快,有的肿瘤逐渐发生恶性变,再次复发时间亦缩短。

术后平均生存 3 年左右。5 年生存率为 14%～31%,幕下者较幕上者疗效为好,5 年生存率达 50%～57%。如能完全切除肿瘤,可恢复劳动能力并长期生存,有报告术后生存已达 18 年者。经手术与放射综合治疗的患者,五年生存率为 35%～54%。

影响其预后相关因素包括年龄、肿瘤大小、部位、组织学类型、病史长短及治疗等多个方面,而以肿瘤组织学性质、治疗情况等尤为重要。影响儿童Ⅰ～Ⅱ级半球星形细胞瘤预后的主要因素是年龄,婴幼儿就诊时肿瘤一般较大,患儿的一般情况不好,因而手术耐受性差,手术危险性相对较大龄儿童高,预后也不如大龄儿童。巨大的肿瘤手术难于切除,而且手术损伤较大,预后不能令人满意。Mercuri 随访 29 例儿童星形细胞瘤 5～27 年,发现囊性星形细胞瘤预后最好。此外,病史较长,有癫痫发作及肿瘤有钙化者预后相对较好,因为这类肿瘤生长缓慢,瘤细胞分化较好,复发率较低。手术切除程度和术后是否放疗也是影响预后的主要原因之一。不论良、恶性星形细胞瘤只要能够达到全切除或近全切除,其术后生存期均明显长于部分切除肿瘤者。

（晃　鑫）

第五节　髓母细胞瘤

一、概述

髓母细胞瘤是儿童最常见的一种颅内肿瘤,约占儿童颅内肿瘤的18%,占儿童后颅窝肿瘤的29%,占所有年龄段颅内肿瘤的3%～4%。儿童髓母细胞瘤占髓母细胞瘤总数的94%,成年人只占6%。髓母细胞瘤的发病率约为每年6/100万,按照我国13亿人口计算,我国每年新增儿童髓母细胞瘤约7 300例。成人髓母细胞瘤比较少见,约占成年人颅内肿瘤的1%。

髓母细胞瘤的发病年龄高峰在6～10岁,且有明显的性别优势,男孩发病多于女孩。国外统计了2 456例儿童髓母细胞瘤的资料,5岁以下发病占37%,6～10岁发病占43%,11～15岁发病占20%;男孩发病占60%,女孩发病占40%。有学者统计了174例儿童髓母细胞瘤,男孩占61%,女孩占39%;5岁以下发病占26%(最小年龄9个月),6～10岁发病占45%,11～15岁发病占29%。

二、病理

传统上讲髓母细胞瘤为第四脑室肿瘤,实际上髓母细胞瘤的起源部位在小脑的下蚓部,肿瘤呈膨胀性生长,由于肿瘤后方硬膜和颅骨的抵抗,肿瘤主要向前方的第四脑室生长,这就是我们在影像学上看到肿瘤位于(实为长入)"第四脑室"的缘故。瘤体压迫第四脑室底,约1/3的肿瘤与脑室底有粘连。瘤体向下生长进入枕大池,少数可以长入椎管内,到达S_1水平。绝大多数肿瘤位于后颅窝的中线部位,5%～9%的肿瘤位于小脑半球,极少数位于小脑-脑桥角(CPA)。

髓母细胞瘤是中枢神经系统恶性程度最高的神经上皮性肿瘤之一,属于原始神经外胚层肿瘤(PNET)的一种,在WHO的神经系统肿瘤分级中属于Ⅳ级。显微镜下可见具有多能性分化的细胞成分,包括神经元、星形、室管膜、肌肉和黑色素细胞等。髓母细胞瘤来源于胚胎残余组织,一种可能是起源于胚胎时期小脑的外颗粒细胞层,这些细胞正常约在出生后半年内逐渐消失;另一种可能起源于后髓帆室管膜增殖中心的原始细胞,这些细胞可能在出生后数年仍然存在。

在2007年WHO神经系统肿瘤分类中,髓母细胞瘤有5种组织学类型:经典型、促结缔组织(纤维)增生型、大细胞型、肌母型和黑色素型。

(一)经典型髓母细胞瘤

经典型髓母细胞瘤质地均匀、脆、软,肿瘤外表面无包膜,暗灰色或暗红色,与肿瘤富含毛细血管有关。肿瘤的内部可有小的灶性坏死,可有小的囊变。在显微镜下,肿瘤细胞丰富,少有结缔组织成分。肿瘤由胞质很少、呈裸核状、核深染的小篮细胞组成,细胞密集生长,核圆形或卵圆形,染色质丰富,核分裂多见。典型的成团肿瘤细胞排列成玫瑰花瓣形(Homer-Wright菊形团)的病例约40%。

(二)促结缔组织增生型髓母细胞瘤

促结缔组织(纤维)增生型髓母细胞瘤以中心硬结节为特点,肿瘤的外周质地软、脆,中心的肿瘤结节质地韧、硬,黄灰色,多纤维组织。在显微镜下,有小结节状的孤立岛,为纤维结缔组织成分,肿瘤细胞呈散在分布。由于肿瘤质地脆弱,表面的肿瘤细胞易于脱落造成蛛网膜下腔内播散,播散的肿瘤细胞可在蛛网膜表面、脑沟内和鞍区种植生长。3%～5%的病例有肿瘤出血。

(三)大细胞型髓母细胞瘤

大细胞型髓母细胞瘤大约占4%。显微镜下肿瘤细胞的细胞核巨大,核仁明显,胞质较其他类型髓母细胞瘤丰富,有丝分裂象和坏死明显。此肿瘤预后比经典型髓母细胞瘤差。

(四)肌母型髓母细胞瘤

1930年至今仅有数十例报道,儿童常见。

(1)肉眼观和经典髓母细胞瘤相似:肿瘤呈胶冻状,灰白色,内部见小灶状坏死。

(2)显微镜下。髓母肿瘤细胞小而排列紧密,胞质稀疏,免疫组化显示肿瘤细胞表达突触酶和神经胶质纤维酸性蛋白(GFAP),瘤细胞周围有嗜酸性横纹肌细胞围绕。横纹肌细胞有两种类型:一种体积较大,形态不一,可呈梭形或带状;另一种体积较小,与典型髓母细胞瘤的细胞相似。横纹肌细胞无明显细胞分裂表现,而肿瘤细胞Ki-67/MIB-1指标表达很高,提示预后不佳。

(五)黑色素型髓母细胞瘤

这种类型非常少见,预后很差。肉眼观肿瘤具有同黑色素瘤相似的黑色外观,可沿脑表面播散性转移形成覆盖脑表面的黑色斑点。显微镜下见典型髓母细胞瘤中混杂有黑色素肿瘤细胞,后者构成腺管状样结构的上皮,这种肿瘤细胞可能来源于神经嵴、神经管或视网膜色素层细胞。

三、分子遗传学

通过对髓母细胞瘤分子生物学和基因学的研究发现,40%～50%的病例有等臂染色体17p缺失,另外还发现6q、9q、11p和16q等染色体的等位缺失,代表细胞增殖性的癌基因 *c-myc* 在髓母细胞瘤中的表达非常常见。由于以上变异在其他类型的肿瘤中也有发现,因此有人认为是继发性变异,但多数学者认为是髓母细胞瘤的原发性变异。

四、临床表现

髓母细胞瘤的病程较短,一般4～6个月。患者在肿瘤的早期多没有临床表现,或轻微的头痛没有引起患者家长的注意,当患者出现临床表现时,影像学发现肿瘤已经非常大。80%以上患者的首发表现是高颅压的症状:头痛和呕吐、精神萎靡。高颅压的主要原因是肿瘤阻塞第四脑室和大脑导水管后引起的幕上脑积水。

主要的体征有视盘水肿、躯体性共济失调、步态异常、强迫头位、眼球震颤等,患者可有视物模糊或视力下降。当肿瘤主要侵犯上蚓部,患者多向前倾倒;肿瘤位于下蚓部时,患者向后倾倒。如肿瘤侵犯一侧的小脑半球,患者表现为肢体性共济失调,如手持物不稳、指鼻困难等。患者多有水平性眼球震颤,这是由于眼肌的共济失调所致。复视是由于高颅压引起展神经麻痹所致;当肿瘤侵犯第四脑室底时,由于面丘受侵犯可导致面瘫;长入椎管内的肿瘤侵犯了脊神经,患者可表现为强迫头位。

约22.4%的患者身高明显地超过正常儿童,因此怀疑髓母细胞瘤是分泌型的肿瘤,可能分泌生长激素或生长因子等。

五、影像学

成年人和儿童髓母细胞瘤在影像表现上有明显不同。一般头颅CT和MRI检查对儿童髓母细胞瘤的正确诊断率在 95% 以上,而成年人容易误诊。

(一)儿童影像学表现

头颅 CT 扫描可发现后颅窝中线部位圆形占位,边界比较清楚,瘤体周围可有脑水肿带,平扫为等密度或稍高密度,增强表现比较均匀,瘤体巨大,占据了第四脑室,部分肿瘤有瘤内坏死和小囊变。头颅 CT 的血管造影像(CTA)可显示肿瘤的供血血管。

头颅 MRI 扫描能确定肿瘤的大小和精确的解剖关系。绝大多数肿瘤位于小脑下蚓部,边界清楚,质地均匀,髓母细胞瘤增强扫描后呈比较均匀的信号,提示瘤体质地软,在 T_1 相肿瘤呈低信号,有明显的均匀增强,肿瘤向第四脑室生长,向前方压迫第四脑室底。瘤体在增强后为混杂信号,提示髓母细胞瘤可能为硬纤维型。由于阻塞了第四脑室,大脑导水管扩张,并有幕上脑积水引起的脑室对称性扩大。另外,MRI 扫描可以发现沿蛛网膜下腔散播的转移灶,这有助于确定肿瘤的分期,是制订治疗方案和估计预后的重要依据。

根据影像学肿瘤的变化,并结合脑脊液的细胞学检查,可以将髓母细胞瘤进行分期(表 4-1)。结合手术切除肿瘤的结果,可以对儿童髓母细胞瘤进行病情分级(表 4-2)。在 Choux 的分级中,肿瘤侵犯脑干是一个因素,但在我们的临床实践中发现:髓母细胞瘤极少侵入脑干内部,多数是与第四脑室底粘连。因此,我们认为肿瘤细胞的蛛网膜下腔播散应是一个重要因素。此肿瘤分期和病情分级对于判定患者的预后有一定的帮助,分期越高和高危因素越多,患者的预后越差。

表 4-1　后颅窝髓母细胞瘤的分期

期别	肿瘤及累及范围
T_1	肿瘤直径小于 3 cm;局限于蚓部、第四脑室顶或者部分侵入小脑半球
T_2	肿瘤直径不小于 3 cm;进一步侵犯邻近结构或者部分填塞第四脑室
T_3	肿瘤侵入两个以上邻近结构或者完全填塞第四脑室(延伸至导水管、第四脑室后正中孔或两侧孔)并伴随明显的脑积水
T_4	肿瘤进一步通过导水管延伸至第三脑室或向下延伸至上段颈髓
M_0	无蛛网膜下腔转移的证据
M_1	脑脊液细胞学检查发现肿瘤细胞
M_2	在脑蛛网膜下腔或侧脑室、第三脑室发现结节性转移灶
M_3	在脊髓蛛网膜下腔发现结节性转移灶
M_4	中枢性神经系统外转移

表 4-2　儿童髓母细胞瘤的临床病情分级

高危因素	低危因素
年龄小于 3 岁	年龄大于 3 岁
大部切除肿瘤	全切或近全切除肿瘤
肿瘤侵犯脑干或转移	无脑干侵犯或转移

(二)成人影像学表现

儿童髓母细胞瘤典型表现:常见于小脑蚓部、均质、增强均匀,这些在成人髓母细胞瘤却不常见。

估计仅有一半的成人髓母细胞瘤位于小脑蚓部,其他大部分位于一侧小脑半球。另外有少数可位于桥小脑角区,容易被误诊为听神经瘤或脑膜瘤。也有报道多发的髓母细胞瘤,但极为罕见。

位于小脑蚓部的成人髓母细胞瘤 CT 检查表现为密度均一、均匀增强的肿块;而位于小脑半球部位的常呈非均一的混杂密度肿块,增强表现不均匀。MRI 检查,肿瘤 T_1 加权像为低信号,T_2 加权像为高信号,T_1 增强表现同样不均匀。小的囊变常见,大的囊变罕见。另外要引起注意,有一种少见的黑色素性髓母细胞瘤 MRI 表现很有特点,为 T_1 加权高信号、T_2 加权低信号,与典型病变正好相反,容易和出血相混淆。

六、诊断和鉴别诊断

对于 3～10 岁的儿童,如果短期内(4～6 个月)出现头痛、呕吐、走路不稳、眼球震颤等临床表现时要考虑髓母细胞瘤的可能,以及时行影像学检查可以明确诊断。由于成人髓母细胞瘤影像学表现不像儿童那么典型,临床容易误诊,而术前正确的诊断和分期对制订治疗方案和估计预后有非常重要的意义。因此,对成人后颅窝脑实质内的占位要提高警惕。无论是儿童还是成人怀疑髓母细胞瘤时,要加全脊髓扫描确定有无转移灶。

主要应和以下病变进行鉴别。

(一)室管膜瘤

室管膜瘤为第四脑室内发生的肿瘤,主要见于 20 岁以下的儿童和青年人,特别多见于 5 岁以下儿童。特点是第四脑室底神经核团受压症状明显,小脑症状相对较轻:如耳蜗前庭核受累引起耳鸣、听力减退等症状;展神经核受累引起眼球外展障碍;迷走、舌下神经核受累引起声音嘶哑、吞咽困难、恶心、呕吐等。影像上肿瘤信号不均匀,常见钙化和较大的囊性变。

(二)小脑星形细胞瘤

典型的小脑星形细胞瘤多位于小脑半球,由于肿瘤生长较慢,小脑半球代偿能力较强,因此,患者的病史很长。影像学检查上有显著的囊性变,钙化也较常见。

其他还要和血管网织细胞瘤、脉络丛乳头状瘤、转移瘤等相鉴别。

七、治疗

(一)手术治疗

手术切除肿瘤是治疗髓母细胞瘤的首选方法,在影像学诊断后,应尽早手术治疗。70%～80% 的患者合并有脑积水,现在不主张肿瘤手术前做分流术,可以在手术前 2～3 天做侧脑室持续外引流,待手术切除肿瘤后再去除脑室外引流。如肿瘤手术后 1～2 周头颅 CT 或 MRI 扫描显示脑室没有明显缩小,可以做脑室-腹腔分流术。对于脑室-腹腔分流术是否造成肿瘤的腹腔转移,目前仍有争论。当肿瘤有广泛的蛛网膜下腔转移或种植、不能首先进行肿瘤切除时,可做分流术。

肿瘤的手术全切除是治疗髓母细胞瘤的根本目标。一般讲,几乎所有原位生长的髓母细胞瘤都能做到全切除或近全切除。

做常规后颅窝枕下正中切口:上端在粗隆上 2 cm,下端到 C_3 棘突水平。一般儿童没有明显的枕外隆凸,确定的方法是枕大孔向上 5 cm 处,即枕外隆凸(窦汇)的位置。用铣刀取下骨瓣(术后骨瓣要复位),一般无须咬除 S_1 后弓。硬膜做 H 形切开,用丝线结扎上、下枕窦,此方法避免了Y形切开枕窦引起的大量出血和硬膜不能缝合的缺陷。肿瘤位于小脑蚓部的前方,部分瘤体长入枕大池内。切开小脑下蚓部2～3 cm,前方即可看到暗红色的肿瘤。多数肿瘤质地软、脆,用粗吸引器快速吸除瘤体,肿瘤内有粗细不等的血管,应边吸除肿瘤边电凝血管,不可只强求止血。快速吸除肿瘤是止血的最好方法,当瘤体被大部吸除后,肿瘤出血自然减少或停止。

切除肿瘤的范围:上界到达导水管,两侧到达小脑半球。肿瘤与小脑半球无明确的边界,但有胶质增生层,全切除肿瘤后应看到导水管的开口。多数肿瘤与第四脑室底无粘连,第四脑室底表面光滑。如瘤体与第四脑室底有粘连,可残留粘连的少许瘤体,不可损伤第四脑室底。用止血纱布(如美国强生公司产品)覆盖手术创面止血,止血纱布与有轻微渗血的创面紧密粘连,不用止血海绵片止血,因其易于脱落。关颅时应将硬膜缝合或修补缝合,骨瓣复位、固定。

术后常见的并发症有皮下积液、缄默症、颅内感染等。以往文献报道髓母细胞瘤的手术死亡率约10%,由于现代影像技术和显微手术技术的发展,现在的手术死亡率几乎为零。术后2～3天时应检查切口情况,如发现有皮下积液应及时做抽液后加压包扎,一般每天穿刺抽液并加压包扎2～3次,枕部软组织与颅骨贴合后积液即可消失。如积液不能消失,可做皮下积液持续外引流,并局部加压包扎;如皮下积液仍然不消失,可做皮下积液-腹腔分流术。

缄默症的发生率较低,主要发生在巨大的髓母细胞瘤手术后,Hirsch最早报道后颅窝手术后出现这种现象。患者有两种不同的临床表现类型;多数患者表情呆滞、不说话、不回答问题;有极少数患者表现为哭闹,但无眼泪,在床上翻动,不说话。缄默症发生的时间可在术后即刻出现,也可在术后数天才出现。几乎所有的缄默症都能在半年以内恢复到正常状态;术后即刻出现的缄默症的恢复时间较长,一般要数周到半年;而术后数天才出现的缄默症的恢复较快,数天或数周即可恢复。发生缄默症的确切原因不十分清楚,可能与损伤小脑的齿状核有关系,齿状核的损伤原因可能因手术直接损伤和静脉循环损伤有关。

(二)放射治疗

髓母细胞瘤的恶性程度很高,单纯手术治疗的效果很差,因此术后放射治疗是治疗髓母细胞瘤必不可少的治疗措施,可以明显地延长患儿的生存期。

但是早期实施的手术加局部放射治疗的效果也不理想。1936年,Cutler开始采用全中枢(craniospinal irradiation,CSI)放射治疗,1969年,Bloom报道了71例进行CSI的病例,5年和10年生存率分别为40%和30%。之后,大量的研究证明,无论儿童还是成人髓母细胞瘤,采用手术加CSI均可以显著提高生存期。

髓母细胞瘤对放射治疗很敏感,而且由于患者多为儿童,大剂量放射治疗将增加明显的不良反应,特别是引起患儿的神经系统发育障碍,因此目前已经不主张进行大剂量放射治疗。有较可靠研究显示,采用低剂量全中枢照射加后颅窝局部高剂量照射能够在不降低疗效的情况下减少放射治疗并发症。一般要求全脑＋全脊髓为30～40 Gy,后颅窝总剂量不低于50 Gy,近来的标准剂量为50.0～58.8 Gy,每次的分割剂量为1.75 Gy或1.8 Gy。没有可靠证据显示提高剂量能够提高疗效。术后开始放射治疗的时间越早越好,一般患者要在术后3周内接受放射治疗。对于高危病情的患者,尚需要在放射治疗后进行药物化疗,以提高患者的生存率。

放射治疗不良反应包括短期的和远期的,短期不良反应主要有恶心、呕吐、疲劳、脱发、骨髓抑制和咽喉疼痛等,远期不良反应主要是记忆力、计算力等认知功能下降,特别在儿童比较明显,其他较少见的还有垂体功能低下、引起第二肿瘤等。

(三)化疗

化疗一直是儿童髓母细胞瘤手术及放射治疗后的重要辅助治疗手段。一般不主张在放射治疗前做化疗,应在放射治疗后再化疗。自 1990 年以来,由 Packer 等提出的 CCNU＋顺铂＋长春新碱方案在美国已经作为标准方案用于治疗髓母细胞瘤。这一方案的应用将儿童髓母细胞瘤的平均 5 年生存期从 1973－1989 年的 50％左右提高到 1990－1999 年的 70％左右。化疗的主要不良反应包括外周神经炎、听觉损伤、肾脏损害和骨髓抑制等。

由于放射治疗加化疗将大大增加不良反应,人们开始尝试在化疗辅助下减少放射治疗剂量的方案。初步的研究显示,对儿童髓母细胞瘤患者,这一方案可以在不降低长期生存率的情况下明显降低放射治疗造成的儿童认知功能障碍。但是这一方案在成人髓母细胞瘤治疗中的作用还存在争议,因为:①成年人单纯接受手术加放射治疗的 5 年无病生存率(PFS)可以达到 60％;②放射治疗对成人神经认知功能的影响远没有儿童那么严重;③目前还没有可靠证据证明在手术＋放射治疗后加用化疗可以有效提高成人髓母细胞瘤的疗效;④Packer 方案可能引起的化疗不良反应(如恶心、呕吐、周围神经炎、骨髓抑制、肾脏损害等)在成年人更容易出现。因此,对于成人髓母细胞瘤的治疗方案目前的共识是手术加术后放射治疗,化疗的作用和最佳方案及何时开始化疗等问题还需要进一步的研究。

八、预后

影响髓母细胞瘤的预后因素很多,如肿瘤的基因改变、肿瘤细胞蛛网膜下腔转移程度、肿瘤局部侵犯的范围、患者的年龄、性别、手术切除肿瘤的程度、术后放射治疗剂量、药物化疗的应用等。一般来讲,女孩的预后明显好于男孩,年龄小的患者预后差于年龄大的患者。

由于显微手术技术的提高、放射设备和方法的改进及化疗药物的应用,使得儿童髓母细胞瘤的治疗效果达到了非常理想的水平。个别报道患者 5 年生存率甚至可以达到 95％以上。

所有髓母细胞瘤的患者都应做长期的随访,定期做头颅 CT 或 MRI 扫描是早期发现肿瘤复发的根本措施。多数髓母细胞瘤的复发在手术后 3 年内,因此,在术后的 4 年内,每 6 个月做 1 次头颅 CT 或 MRI 扫描检查,4 年以后,每 1 年做 1 次 CT 或 MRI 扫描。定期做脑脊液的细胞学检查也是随访髓母细胞瘤的重要方法,其发现肿瘤复发可能会在影像学发现复发的肿瘤占位之前。髓母细胞瘤复发后的生存时间很短,有临床症状的患者平均生存 5 个月,有影像学占位而没有临床症状的患者平均生存 20 个月。

肿瘤的复发部位根据手术的切除程度有所不同。肿瘤大部切除的病例几乎都是在原位复发;而全切除或近全切除的髓母细胞瘤很少有原位复发,肿瘤的复发多在前颅窝(如鞍区、额叶纵裂处)和脊髓等部位。可能是这些部位位于放射野的边缘,已经有蛛网膜下腔播散的肿瘤细胞残存在这些部位引起肿瘤的复发。应根据颅内复发肿瘤的大小决定治疗方法,如再次手术、放射治疗或化疗。

髓母细胞瘤在中枢神经系统外的复发(转移)率约 5.6％,主要部位:骨(82％)、淋巴结(28.7％)和内脏器官(23.5％),治疗的方法为化疗和放射治疗,一般不适合手术治疗。

（晁　鑫）

第六节 脑 转 移 瘤

原发肿瘤的来源最多为肺癌(50%),60%~70%为男性,其次为乳腺癌(11.5%)、消化系统肿瘤(10%),有相当一部分转移瘤病例找不到原发病灶。经血流转移为最常见的途径,肿瘤细胞通过体循环进入脑内,如肺癌、乳腺癌、皮肤癌等多经此途径。头皮、颅骨附近发生的肿瘤可直接侵入脑内。

一、病理

转移性肿瘤可以发生在脑的任何部位,约75%长在幕上,25%长在幕下。肿瘤栓子沉积于脑动脉从皮质进入髓质时的分叉部,肿瘤多发生在血管分布最广泛的大脑中动脉供血区域,以额叶部位最多见,其次多发部位依次为顶叶、枕叶、颞叶、小脑。肿瘤多为单发或多发的结节,呈暗红色至灰白色,中心部多伴有坏死。半数以上的肿瘤边界清晰,血运较差,伴有明显的水肿带。分化高的瘤细胞镜下呈原发瘤的特点。

二、临床表现

转移性肿瘤无特征性症状,和其他恶性脑肿瘤有类似的表现:急速发展的局灶性症状,如偏瘫、偏身感觉障碍、失语等。颅内压增高表现,约1/4的患者有视盘水肿。急速发生的精神症状,精神症状在20%~30%的病例发生,是区别于原发恶性脑肿瘤的特征。

三、影像学检查

(一)CT 扫描

平扫CT上可见到单个或多个低密度灶,中线结构移位,脑室受压等。几乎所有的病灶都有增强效应。增强CT的特点:被明显增强的高密度灶,位于脑皮质,伴有明显的脑水肿;被圆形增强的高密度灶,被广泛的脑水肿所包围;多数病例可见环形增强。

(二)MRI 扫描

在显示小的瘤灶、颅后窝病灶、颅底转移及脑膜转移等方面优于CT检查。一般情况下,T_1加权为低信号,T_2加权为高信号,除多发肿瘤以外无特征性。肿瘤可被Gd-GDTA明显强化。另外,转移性腺癌的T_2加权多为低或等信号,常呈长T_1、长T_2信号,伴有出血时,可见短T_1高信号,周围水肿明显。增强扫描很重要,可以发现平扫未发现的小瘤灶,并可确定有无脑膜的转移等。疑有颅底转移时,为突出强化病灶与周围结构的信号对比,增强扫描的同时要加脂肪抑制序列为好。

四、诊断

既往有肿瘤病史的患者,如果出现了头痛、恶心、呕吐等颅内压增高症状和局限性定位体征,应首先想到颅内转移的可能,诊断并不困难。对无癌瘤病史,中年以上的患者,出现颅内压增高和神经系统定位体征,在短期内病情进展迅速,CT扫描如见脑皮髓交界处圆形占位,增强效应显著,周围脑水肿明显,特别是多发病灶者,支持转移瘤的诊断。

五、鉴别诊断

多发转移瘤要和多中心胶质瘤、多发脑脓肿、多发结核球、淋巴瘤、脑猪囊尾蚴病、多发硬化等多种疾病进行鉴别;单发者也要和胶质瘤、淋巴瘤、脑脓肿等鉴别。合并出血时要注意和脑出血鉴别。鉴别诊断时,要密切结合临床病史及其他检查材料,不能仅仅以影论病。单发者常需鉴别的肿瘤要点如下所述。

(一)胶质瘤
(1)胶质瘤很少有多发。
(2)胶质瘤患者无癌瘤病史。
(3)肿瘤周围的水肿不如转移癌明显。
(4)胶质瘤多发生在髓质,而转移癌多在皮髓交界处发生。

(二)脑脓肿
囊性多发的转移癌和脑脓肿在 CT 影像上常常难以区分,但通过详细询问病史,可以鉴别。

六、治疗

由肺癌所致的脑转移,脑常常是唯一的转移器官,所以对多数病例应积极治疗(手术＋放疗)。

(一)手术治疗
与单纯放射治疗相比,转移性脑肿瘤手术切除有几个显著的优点:消除了脑水肿的直接原因,免去了长期应用皮质激素治疗的需要,解除了巨大肿瘤对脑组织的压迫,同时为诊断不清的患者提供了直接的组织学证据。手术切除是根治放射治疗抵抗的转移性脑肿瘤的唯一可靠治疗方法,也是治疗颅内巨大转移瘤的可靠方法,可以不考虑肿瘤细胞类型。手术作为治疗的主要方法,避免了像放射治疗那样对广泛正常脑组织内在的损伤,但具有手术指征的患者不多,目前手术仍局限于明显单发、没有其他部位肿瘤征象的患者,这类患者最多占全部患者的20%,而很少对多发的转移性脑肿瘤患者进行手术。

1.手术选择
尽管无确切的手术选择标准,根据临床经验,以下情况可供参考。
(1)单发且手术可及的转移瘤:手术可及是指手术切除不会给患者带来严重的神经损害症状。如有 1 个以上病灶,应首先考虑切除有可能威胁患者生命的病灶。术后进行放射治疗、化学治疗或两者兼用。
(2)原发灶处理:原发灶是否能手术治疗,应视情况而定。若病情允许可考虑手术切除颅内转移瘤,继之再摘除原发肿瘤。
(3)颅外其他部位转移:无其他部位转移的患者,若全身情况较好,亦可考虑外科治疗。
(4)一般情况:患者应能耐受开颅手术,对浅表转移瘤或小的病灶,可选择在局麻下行立体定向肿瘤切除术。
(5)脑积水分流:由肿瘤或水肿堵塞脑脊液通道引起脑积水者,可行分流手术,以暂时缓解症状;或行分流结合手术切除病灶,分流结合放射治疗和/或化学治疗等。
2.手术方法
根据转移瘤所在的部位,设计皮瓣开颅。

在脑的浅表部位多可发现质硬的肿瘤结节,瘤体多较局限,且因周围脑组织明显水肿、炎性反应或局部软化等发生改变。故瘤体边界较清楚,适合于将瘤结节剥离。手术时可在瘤结节外围约 0.5 cm 处,按脑血管的分布先电凝、切断其主要供应血管,然后切开脑皮质,连同一薄层脑组织将瘤结节剥离并切除。切除肿瘤后,反复用生理盐水冲洗,硬脑膜缝合,不主张采用去骨瓣减压术。如系多发性小的转移性脑肿瘤而无明显瘤结节,可去骨瓣减压,也能缓解症状。术后继续防治脑水肿,同时行抗癌治疗和全身支持疗法。在良好的麻醉、手术技术及有效控制脑水肿条件下,单发转移瘤手术切除后平均生存期为 5～6 个月,1 年生存率为 22％～33％。

3.手术技巧

手术技巧决定于肿瘤的大小、位置和均质性。有数据表明:单发转移性脑肿瘤病灶完全切除后,肿瘤原位复发率很低,仅为 17％。因此,目前所有可见肿瘤的精细手术切除是转移性脑肿瘤患者最好的治疗方法,而不能依赖于术后放射治疗来杀死肿瘤的残留部分。

手术前,常规行头颅 CT 冠状位和轴位扫描,标记定位点,并在头皮上画出,该标记可以帮助我们在没有术中 B 超的情况下准确定位小的皮层下肿瘤,还可以帮助我们设计头皮切口、骨瓣,以保证足够显露出大的肿瘤边界。

对于大的、深部的肿瘤,在邻近肿瘤的头皮位置做标记,假如该标记与皮质功能区边缘重叠,应该在标记点上再作额外标记,为手术提供更为安全及有效的入路。肿瘤定位点最好在皮瓣的中心,画出皮瓣后通过小的头皮切口在颅骨外板上钻个小孔,游离骨瓣后,钻透骨瓣上小孔的两层骨板,再通过这个小孔在硬脑膜上电灼出 1 个小标记点,该点即指向皮质内肿瘤。

除非手术前患者有脑疝,在麻醉诱导后应该腰椎穿刺置管,以便手术过程中可以通过释放脑脊液保证脑压维持在理想水平。置管所使用的系统应该是密闭无菌的,以利于术后释放出的脑脊液能够回输患者,保证巨大肿瘤切除后巨大瘤腔有脑脊液充填。脑脊液样本应该送常规检查、细菌培养、细胞学检查及肿瘤标记物检查,这些检查结果可以用于评估患者术后病变进展及后续随访。

20％～30％的转移性脑肿瘤位于皮层表面,而大约 50％侵犯皮层表面的硬脑膜。手术中留下 1 cm 靠近肿瘤但未受肿瘤侵袭的硬脑膜边缘,彻底电灼镜下可见的肿瘤－皮质交界。肿瘤边缘几毫米的正常皮质的大血管分支或小血管也电灼并切断。接着,显微镜下(4×)用吸引器头对水肿的脑组织进行分离,留下肿瘤壁外非常薄的一层外观正常的组织。假如肿瘤的大小和位置在脑的非功能区,则不管它是位于表面或皮层下均可完整的整个切除。

处在非关键部位或非功能区皮质的深部肿瘤最常采用垂直皮层入路。而位于运动、感觉、视觉或语言皮质下的肿瘤,则通常采用避开功能区的斜形入路。沿着脑回做一跨皮质切口,平行主要的纤维通路达到肿瘤位置。对小转移性脑肿瘤作平行脑叶的深部切口。

对于大小及位置欠佳而不能完整切除的肿瘤,可以通过超声吸引的方法,使肿瘤的中心组织慢慢减少,进而切开的肿瘤周边向内折叠,一并切除。对质地极脆的肿瘤,也是通过超声吸引来进行吸除肿瘤中心及周边组织。为了减少肿瘤向周边播散,常从暴露的肿瘤位点开始吸除一直到肿瘤的最远处,沿着脑的周边使病变慢慢缩小。

切除肿瘤及瘤腔止血后,瘤腔用林格乳酸盐溶液冲洗数次,防止瘤组织播散到邻近的脑组织。除了小脑手术外,缺损的硬膜用骨膜修补,即使脑膜并无受损也可使用脑膜修补物修补脑膜,因为这样可以更为轻松地关闭硬膜。

（二）放射治疗

对多发病灶不能手术的病例应施行放疗，全脑照射剂量为 30～40 Gy；对单发病灶的术后，应加以局部放射，剂量为 20～30 Gy。γ刀对直径在 3 cm 以下的单发转移灶非常有效。对颅内压增高的患者要特别注意，应避免放射造成的颅内压增高、脑疝。

（三）化疗和免疫疗法

除绒癌以外，目前的治疗效果尚未得到确认。

（四）激素疗法

激素本身对肿瘤影响不大，但对减轻肿瘤周围的脑水肿却非常有效，对颅内压增高的病例应常规给予。

（冯　旭）

第五章　颅脑损伤

第一节　颅内压增高与脑疝

一、概述

颅内压增高是神经外科常见临床病理综合征,是颅脑损伤、脑肿瘤、脑出血、脑积水和颅内炎症等所共有征象,由于上述疾病使颅腔内容物体积增加,导致颅内压持续在 2.0 kPa (200 mmH$_2$O)以上,从而引起相应的综合征,称为颅内压增高。了解颅内压的调节和颅内压增高发生机制是学习和掌握神经外科学的重点和关键。

(一)颅内压的形成与正常值

颅腔容纳着脑组织、脑脊液和血液三种内容物,当儿童颅缝闭合后及成人,颅腔的容积是固定不变的,为 1 400～1 500 mL。颅腔内的上述三种内容物,使颅内保持一定的压力,称为颅内压(ICP)。由于颅内的脑脊液介于颅腔壁和脑组织之间,一般以脑脊液的静水压代表颅内压力,通过侧卧位腰椎穿刺或直接脑室穿刺测量来获得该压力数值,成人的正常颅内压为 0.7～2.0 kPa(70～200 mmH$_2$O),儿童的正常颅内压为 0.5～1.0 kPa(50～100 mmH$_2$O)。临床上颅内压还可以通过采用颅内压监护装置,进行持续地动态观察。

(二)颅内压的调节与代偿

颅内压可有小范围的波动,它与血压和呼吸关系密切,收缩期颅内压略有增高,舒张期颅内压稍下降;呼气时压力略增,吸气时压力稍降。颅内压的调节除部分依靠颅内的静脉血被排挤到颅外血液循环外,主要是通过脑脊液分泌和吸收的增减来调节。当颅内压高于正常颅内压范围的时候,脑脊液的分泌逐渐减少,而吸收增加,使颅内脑脊液量减少,以抵消增加的颅内压。相反,当颅内压低于正常范围时,脑脊液的分泌增多而吸收减少,使颅内脑脊液量减少,以维持颅内压不变。另外,当颅内压增高时,有一部分脑脊液被挤入脊髓蛛网膜下腔,也起到一定的调节颅内压的作用。脑脊液的总量占颅腔总容积的 10％,血液则依据血流量的不同占总容积的 2％～11％,所以一般而言允许颅内增加的临界容积约为 5％,超过此范围,颅内压开始增高,当颅腔内容物体积增大或颅腔容量缩减超过颅腔容积的 8％～10％,则会产生严重的颅内压增高。

(三)颅内压增高的原因

引起颅内压增高的原因可分为三大类。

(1)颅腔内容物的体积增大,如脑组织体积增大(脑水肿),脑脊液增多(脑积水),颅内静脉回流受阻或过度灌注,脑血流量增加,使颅内血容量增多。

(2)颅内占位性病变使颅内空间变小,如颅内血肿、脑肿瘤、脑脓肿等。

(3)先天性畸形使颅腔的容积变小,如狭颅症,颅底凹陷症等。

(四)颅内压增高的病理生理

1.影响颅内压增高的因素

(1)年龄:婴幼儿及小儿的颅缝未闭合或尚未牢固融合,颅内压增高可使颅缝裂开而相应地增加颅腔容积,从而缓和或延长了病情的进展。老年人由于脑萎缩使颅内的代偿空间增多,故病程亦较长。

(2)病变的扩张速度:1965年Langlitt在狗的颅内硬脑膜外放置一小球囊,每小时将1 mL体液注入囊内,使之逐渐扩张。开始由于有上述颅内压调节功能的存在,颅内压的变动很小或不明显;随着球囊的继续扩张,调节功能的逐渐耗竭,颅内压增高逐渐明显。当颅内液体在注入4 mL时终于达到一个临界点,这时只要向囊内注入极少量液体,颅内压就会有大幅度的升高,释放少量液体颅内压即显著下降。这种颅腔内容物的体积与颅内压之间的关系可以用曲线来表示,称为体积/压力关系曲线。颅内压力与体积之间的关系不是线性关系而是类似指数关系,这种关系可以说明一些临床现象,如当颅内占位性病变时,随着病变的缓慢增长,可以长期不出现颅内压增高症状,一旦由于颅内压代偿功能失调,则病情将迅速发展,往往在短期内即出现颅内高压危象或脑疝;如原有的颅内压增高已超过临界点,释放少量脑脊液即可使颅内压明显下降,若颅内压增高处于代偿的范围之内(临界点以下),释放少量脑脊液仅仅引起微小的压力下降,这一现象称为体积压力反应(VPR)。

(3)病变部位:在颅脑中线或颅后窝的占位性病变,由于病变容易阻塞脑脊液循环通路而发生梗阻性脑积水,故颅内压增高症状可早期出现而且严重。颅内大静脉窦附近的占位性病变,由于早期即可压迫静脉窦,引起颅内静脉血液的回流或脑脊液的吸收障碍,使颅内压增高症状亦可早期出现。

(4)伴发脑水肿的程度:脑寄生虫病、脑脓肿、脑结核瘤、脑肉芽肿等由于炎症性反应均可伴有较明显的脑水肿,故早期即可出现颅内压增高症状。

(5)全身系统性疾病:尿毒症、肝性脑病、毒血症、肺部感染、酸碱平衡失调等都可引起继发性脑水肿而致颅内压增高。高热往往会加重颅内压增高的程度。

2.颅内压增高的后果

颅内压持续增高,可引起一系列中枢神经系统功能紊乱和病理变化。主要病理改变包括以下六点。

(1)脑血流量的降低,脑缺血甚至脑死亡:正常成人每分钟约有1 200 mL血液进入颅内,通过脑血管的自动调节功能进行调节。

正常的脑灌注压为9.3～12.0 kPa(70～90 mmHg),脑血管阻力为0.2～0.3 kPa(1.2～2.5 mmHg)。此时脑血管的自动调节功能良好。如因颅内压增高而引起的脑灌注压下降,则可通过血管扩张,以降低血管阻力的自动调节反应使上述公式的比值不变,从而保证了脑血流量的稳定。如果颅内压不断增高使脑灌注压低于5.3 kPa(40 mmHg)时,脑血管自动调节功能失效,这时脑血管不能再做相应的进一步扩张以减少血管阻力。公式的比值就变小,脑血流量随之急剧下降,就会造成脑缺血。当颅内压升至接近平均动脉压水平时,颅内血流几乎完全停止,患者就会处于严重的脑缺血状态,甚至出现脑死亡。

（2）脑水肿：颅内压增高可直接影响脑的代谢和血流量从而产生脑水肿,使脑的体积增大,进而加重颅内压增高。脑水肿时液体的积聚可在细胞外间隙,也可在细胞内。前者称为血管源性脑水肿,后者称为细胞中毒性脑水肿。血管源性脑水肿多见于脑损伤、脑肿瘤等病变的初期,主要是由于毛细血管的通透性增加,导致水分在神经细胞和胶质细胞间隙潴留,促使脑体积增加所致。细胞毒性脑水肿可能是由于某些毒素直接作用于脑细胞而产生代谢功能障碍,使钠离子和水分子潴留在神经和胶质细胞内所致,但没有血管通透性的改变,常见于脑缺血、脑缺氧的初期。在颅内压增高时,由于上述两种因素可同时或先后存在,故出现的脑水肿多数为混合性,或先有血管源性脑水肿以后转化为细胞中毒性脑水肿。

（3）Cushing反应：Cushing于1900年曾用等渗盐水灌入狗的蛛网膜下腔以造成颅内压增高,当颅内压增高接近动脉舒张压时,血压升高、脉搏减慢、脉压增大,继之出现潮式呼吸,血压下降,脉搏细弱,最终呼吸停止,心脏停搏而导致死亡。这一实验结果与临床上急性颅脑损伤所见情况十分相似,颅内压急剧增高时,患者出现血压升高(全身血管加压反应)、心跳和脉搏缓慢、呼吸节律紊乱及体温升高等各项生命体征发生变化,这种变化即称为库欣(Cushing)反应。这种危象多见于急性颅内压增高病例,慢性者则不明显。

（4）胃肠功能紊乱及消化道出血：部分颅内压增高的患者可首先出现胃肠道功能的紊乱,出现呕吐、胃及十二指肠出血及溃疡和穿孔等。这与颅内压增高引起下丘脑自主神经中枢缺血而致功能紊乱有关。亦有人认为颅内压增高时,消化道黏膜血管收缩造成缺血,因而产生广泛的消化道溃疡。

（5）神经源性肺水肿：在急性颅内压增高病例中,发生率高达 $5\% \sim 10\%$。这是由于下丘脑、延髓受压导致 α-肾上腺素能神经活性增强,血压反应性增高,左心室负荷过重,左心房及肺静脉压增高,肺毛细血管压力增高,液体外渗,引起肺水肿,患者表现为呼吸急促,痰鸣,并有大量泡沫状血性痰液。

二、颅内压增高

颅内压增高是神经外科临床上最常见的重要问题,尤其是颅内占位性病变的患者,往往会出现颅内压增高症状和体征。颅内压增高会引发脑疝危象,可使患者因呼吸循环衰竭而死亡,因此对颅内压增高及时诊断和正确处理,十分重要。

(一)颅内压增高的类型

根据病因不同,颅压增高可分为两类。①弥散性颅内压增高：由颅腔狭小或脑实质的体积增大而引起,其特点是颅腔内各部位及各分腔之间压力均匀升高,不存在明显的压力差,因此脑组织无明显移位。临床所见的弥散性脑膜脑炎、弥散性脑水肿、交通性脑积水等所引起的颅内压增高均属于这一类型。②局灶性颅内压增高：因颅内有局限的扩张性病变,病变部位压力首先增高,使附近的脑组织受到挤压而发生移位,并把压力传向远处,造成颅内各腔隙间的压力差,这种压力差导致脑室、脑干及中线结构移位。患者对这种颅内压增高的耐受力较低,压力解除后神经功能的恢复较慢且不完全,这可能与脑移位和脑局部受压引起的脑血管自动调节功能损害有关。由于脑局部受压较久,该部位的血管长期处于张力消失状态,管壁肌层失去了正常的舒缩能力,因此血管管腔被动地随颅内压的降低而扩张,管壁的通透性增加并有渗出,甚至发生脑实质内出血性水肿。

根据病变发展的快慢不同,颅内压增高可分为急性、亚急性和慢性三类。①急性颅内压增高:见于急性颅脑损伤引起的颅内血肿、高血压脑出血等。其病情发展快,颅内压增高所引起的症状和体征严重,生命体征(血压、呼吸、脉搏、体温)变化剧烈。②亚急性颅内压增高:病情发展较快,但没有急性颅内压增高那么紧急,颅内压增高的反应较轻或不明显。多见于发展较快的颅内恶性肿瘤、转移瘤及各种颅内炎症等。③慢性颅内压增高:病情发展较慢,可长期无颅内压增高的症状和体征,病情发展时好时坏。多见于生长缓慢的良性肿瘤、慢性硬脑膜下血肿及其他破坏性或浸润性病变。

急性或慢性颅内压增高均可导致脑疝发生。脑疝发生后,移位脑组织被挤进小脑幕裂孔、硬脑膜裂隙或枕骨大孔中,压迫脑干,产生一系列紧急症状。脑疝发生又可加重脑脊液和血液循环障碍,使颅内压力进一步增高,从而使脑疝更加严重。

(二)引起颅内压增高的疾病

能引起颅内压增高的常见中枢神经系统疾病如下。

1.颅脑损伤

由于颅内血管损伤而发生的颅内血肿,脑挫裂伤伴有的脑水肿是外伤性颅内压增高常见原因。外伤性蛛网膜下腔出血,血块沉积在颅底脑池而引起的脑脊液循环障碍,以及红细胞阻塞蛛网膜颗粒所引起的脑脊液吸收障碍等,也是颅内压增高的常见原因。其他如外伤性蛛网膜炎及静脉窦血栓形成或脂肪栓塞亦可致颅内压增高,但较少见。

2.颅内肿瘤

颅内肿瘤出现颅内压增高者占80%以上。一般肿瘤体积愈大,颅内压增高愈明显。但肿瘤大小并非是引起颅内压增高的程度的唯一因素,肿瘤的部位、性质和生长速度也有重要影响。例如,位于脑室或中线部位的肿瘤,虽然体积不大,但由于堵塞室间孔、中脑导水管和第四脑室脑脊液循环通路,易产生梗阻性脑积水,因而颅内压增高症状可早期出现而且显著。位于颅前窝和颅中窝底部或位于大脑半球凸面的肿瘤,有时瘤体较大但颅内压增高症状出现较晚;而一些恶性胶质瘤或脑转移癌,由于肿瘤生长迅速,且肿瘤周围伴有严重的脑水肿,故多在短期内即出现较明显的颅内压增高。

3.颅内感染

脑脓肿患者多数有明显的颅内压增高。化脓性脑膜炎亦多引起颅内压增高,并随着炎症的好转,颅内压力亦逐渐恢复。结核性脑膜炎晚期,因脑底部炎症性物质沉积,使脑脊液循环通路受阻,往往出现严重的脑积水和颅内压增高。

4.脑血管疾病

由多种原因引起的脑出血都可造成明显的颅内压增高。颅内动脉瘤和脑动静脉畸形发生蛛网膜下腔出血后,由于脑脊液循环和吸收障碍形成脑积水,而发生颅内压增高。颈内动脉血栓形成和脑血栓,脑软化区周围水肿,也可引起颅内压增高。如软化灶内出血,则可引起急剧的颅内压增高,甚至可危及患者生命。

5.脑寄生虫病

脑囊虫病引起的颅内压增高其原因有:①脑内多发性囊虫结节可引起弥散性脑水肿。②单个或数个囊虫在脑室系统内阻塞导水管或第四脑室,产生梗阻性脑积水。③葡萄状囊虫体分布在颅底脑池时引起粘连性蛛网膜炎,使脑脊液循环受阻。脑棘球蚴病或脑血吸虫性肉芽肿,均在颅内占有一定体积,由于病变较大,因而产生颅内压增高。

6.颅脑先天性疾病

婴幼儿先天性脑积水多由于导水管的发育畸形,形成梗阻性脑积水;颅底凹陷和先天性小脑扁桃体下疝畸形,脑脊液循环通路在第四脑室正中孔或枕大孔区受阻;狭颅症,由于颅缝过早闭合,颅腔狭小,限制脑的正常发育,引起颅内压增高。

7.良性颅内压增高

良性颅内压增高又称假脑瘤综合征,以脑蛛网膜炎比较多见,其中发生于颅后窝者颅内压增高最为显著。颅内静脉窦(上矢状窦或横窦)血栓形成,由于静脉回流障碍引起颅内压增高。其他代谢性疾病、维生素 A 摄入过多、药物过敏和病毒感染所引起的中毒性脑病等均可引起颅内压增高。但多数颅内压增高症状可随原发疾病好转而逐渐恢复正常。

8.脑缺氧

心搏骤停或昏迷患者呼吸道梗阻,在麻醉过程中出现喉痉挛或呼吸停止等均可发生严重脑缺氧。另外,癫痫持续状态和喘息状态(肺性脑病)亦可导致严重脑缺氧和继发性脑水肿,从而出现颅内压增高。

(三)颅内压增高的临床表现

颅内压增高的主要症状和体征如下。

1.头痛

这是颅内压增高最常见的症状之一,程度不同,以早晨或晚间较重,部位多在额部及两颞,可从颈枕部向前方放射至眼眶。头痛程度随颅内压的增高而进行性加重。当用力、咳嗽、弯腰或低头活动时常使头痛加重。头痛性质以胀痛和撕裂痛为多见。

2.呕吐

当头痛剧烈时,可伴有恶心和呕吐。呕吐呈喷射性,易发生于饭后,有时可导致水、电解质紊乱和体重减轻。

3.视盘水肿

视盘水肿是颅内压增高的重要客观体征之一。表现为视神经盘充血,边缘模糊不清,中央凹陷消失,视盘隆起,静脉怒张,动脉曲张扭曲。若视盘水肿较长期存在,则视盘颜色苍白,视力减退,视野向心缩小,称为视神经继发性萎缩。此时如果颅内压增高得以解除,往往视力的恢复并不理想,甚至继续恶化和失明。

以上三者是颅内压增高的典型表现,称之为颅内压增高"三主征"。颅内压增高的三主征各自出现的时间并不一致,可以其中一项为首发症状。颅内压增高还可引起一侧或双侧外展神经麻痹和复视。

4.意识障碍及生命体征变化

疾病初期意识障碍可出现嗜睡,反应迟钝。严重病例,可出现昏睡、昏迷、伴有瞳孔散大、对光反应消失、发生脑疝,去脑强直。生命体征变化为血压升高,脉搏徐缓,呼吸不规则,体温升高等病危状态甚至呼吸停止,终因呼吸循环衰竭而死亡。

5.其他症状和体征

头晕、猝倒。头皮静脉怒张、血压升高、脉搏徐缓。在小儿患者可有头颅增大、颅缝增宽或分裂、前囟饱满隆起。头颅叩诊时呈破罐声及头皮和额眶部浅静脉扩张。

(四)颅内压增高的诊断

通过全面而详细地询问病史和认真地神经系统检查,可发现许多颅内疾病在引起颅内压增高之前已有一些局灶性症状与体征,由此可做出初步诊断。如小儿的反复呕吐及头围迅速增大,成人的进行性剧烈的头痛、癫痫发作,进行性瘫痪及各种年龄患者的视力进行性减退等,都应考虑到有颅内占位性病变的可能。应注意鉴别神经功能性头痛与颅内压增高所引起的头痛的区别。当发现有视盘水肿及头痛、呕吐三主征时,颅内压增高的诊断大致可以肯定。但由于患者的自觉症状常比视盘水肿出现得早,应及时地做以下辅助检查,以尽早诊断和治疗。

1.CT 扫描

CT 是诊断颅内占位性病变的首选辅助检查措施。它不仅能对绝大多数占位性病变做出定位诊断,而且还有助于定性诊断。CT 具有无创伤性特点,易于被患者接受。

2.MRI

在 CT 不能确诊的情况下,可进一步行 MRI 检查,以利于确诊。

3.脑血管造影

脑血管造影主要用于疑有脑血管畸形或动脉瘤等疾病的病例。数字减影血管造影(DSA)不仅使脑血管造影术的安全性大大提高,而且图像清晰,使疾病的检出率提高。

4.头颅 X 线片

颅内压增高时,可见颅骨骨缝分离,指状压迹增多,鞍背骨质稀疏及蝶鞍扩大等。对于诊断颅骨骨折、垂体瘤所致蝶鞍扩大以及听神经瘤引起内听道孔扩大等,具有重要价值。但单独作为诊断颅内占位性病变的辅助手段现已较少用。

5.腰椎穿刺

腰椎穿刺测压对颅内占位性病变患者有一定的危险性,有时引发脑疝,故应当慎重进行。

(五)治疗原则

1.一般处理

凡有颅内压增高的患者,应留院观察。密切观察神志、瞳孔、血压、呼吸、脉搏及体温的变化,以掌握病情发展的动态。有条件时可做颅内压监护,根据监护中所获得压力信息来指导治疗。频繁呕吐者应暂禁食,以防吸入性肺炎。不能进食的患者应予补液,补液量应以维持出入液量的平衡为度,补液过多可促使颅内压增高恶化。注意补充电解质并调整酸碱平衡。用轻泻剂来疏通大便,不能让患者用力排便,不可做高位灌肠,以免颅内压骤然增高。对意识不清的患者及咳痰困难者要考虑做气管切开术,并保持呼吸道通畅,防止因呼吸不畅而使颅内压更加增高。给予氧气吸入有助于降低颅内压。病情稳定者需尽早查明病因,以明确诊断,尽早进行去除病因的治疗。

2.病因治疗

颅内占位性病变,首先应考虑做病变切除术。位于手术易达到部位的良性病变,应争取做根治性切除;不能根治的病变可做大部切除、部分切除或减压术;有脑积水者可行脑脊液分流术,将脑室内液体通过特制导管分流入蛛网膜下腔、腹腔或心房。颅内压增高已引起急性脑疝时,应分秒必争进行紧急抢救或手术处理。

3.降低颅内压治疗

适用于颅内压增高但暂时尚未查明原因或虽已查明原因但仍需要非手术治疗的病例。高渗利尿剂选择应用的原则是:意识清楚,颅内压增高程度较轻的病例,先选用口服药物。有意识障碍或颅内压增高症状较重的病例,则宜选用静脉或肌内注射药物。

常用口服的药物有:①氢氯噻嗪 25～50 mg,每天 3 次。②乙酰唑胺 250 mg,每天 3 次。

③氨苯蝶啶 50 mg,每天 3 次。④呋塞米 20～40 mg,每天 3 次。⑤50%甘油盐水溶液 60 mL,每天 2～4 次。

常用的可供注射的制剂有:①20%甘露醇 250 mL,快速静脉滴注,每天 2～4 次。②20%尿素转化糖或尿素山梨醇溶液 200 mL,静脉滴注,每天 2～4 次。③呋塞米 20～40 mg,肌内或静脉注射,每天 1～2 次。此外,也可采用浓缩 2 倍的血浆 100～200 mL 静脉注射;20%人血清蛋白 20～40 mL 静脉注射,对减轻脑水肿、降低颅内压有效。

4.激素应用

地塞米松 5～10 mg 静脉或肌内注射,每天 2～3 次;氢化可的松 100 mg 静脉注射,每天 1～2 次;泼尼松 5～10 mg 口服,每天 1～3 次,可减轻脑水肿,有助于缓解颅内压增高。

5.冬眠低温疗法或亚低温疗法

有利于降低脑的新陈代谢率,减少脑组织的氧耗量,防止脑水肿的发生与发展,对降低颅内压亦起一定作用。

6.脑脊液体外引流

有颅内压监护装置的病例,可经脑室缓慢放出脑脊液少许,以缓解颅内压增高。

7.巴比妥治疗

大剂量戊巴比妥钠或硫喷妥钠注射可降低脑的代谢,减少氧耗及增加脑对缺氧的耐受力,使颅内压降低。但需在有经验的专家指导下应用。在给药期间,应做血药物浓度监测。

8.辅助过度换气

目的是使体内 CO_2 排出。当动脉血的 CO_2 分压每下降 0.1 kPa(1 mmHg)时,可使脑血流量递减 2%,从而使颅内压相应下降。

9.抗生素治疗

控制颅内感染及防止感染,可根据致病菌药物敏感试验选用适当的抗生素。预防用药应选择广谱抗霉素,术前和术后应用为宜。

10.对症治疗

对患者的主要症状进行治疗,疼痛者可给予镇痛剂,但应忌用吗啡和哌替啶等类药物,以防止对呼吸中枢的抑制作用,而导致患者死亡。有抽搐发作的病例,应给予抗癫痫药物治疗。烦躁患者给予镇静剂。

三、急性脑疝

(一)概念

颅内某分腔占位性病变或弥散性脑肿胀,使颅内局部或整体压力增高,形成压强差,造成脑组织移位、嵌顿,导致脑组织、血管及脑神经受压,产生一系列危急的临床综合征,称为脑疝。简而言之,脑组织被挤压突入异常部位谓之脑疝。

(二)脑疝的分类及命名

颅内硬脑膜间隙及孔道较多,因而脑疝可以发生的部位也较多,目前尚无统一命名。按照颅脑的解剖部位,临床工作中较多见的脑疝有四类。

1.小脑幕孔疝

(1)小脑幕孔下降疝:最常见,小脑幕上压力高于幕下压力时所引起。多见于幕上占位性病变。但幕下病变引起梗阻性脑积水,导致脑室系统幕上部位(侧脑室及第三脑室)明显扩张时,亦可出现小脑幕上压力高于幕下。靠近幕孔区的幕上结构(海马回、沟回等)随大脑、脑干下移而被挤入小脑幕孔。

由于幕孔区发生疝的部位不同,受累的脑池和突入的脑组织也不同,故此类脑疝又分为三种:①脚间池疝(颞叶沟回疝)。②环池疝(海马回疝)。③四叠体池(大脑大静脉池)疝;以上几种脑疝以脚间池疝较多见。

(2)小脑幕孔上升疝:此病为颅后凹占位性病变引起,并多与枕骨大孔疝同时存在。其症状和预后较沟回疝更为严重。

2.枕骨大孔疝

枕骨大孔疝是由于小脑扁桃体被挤入枕骨大孔及椎管内,故又称为小脑扁桃体疝。

3.大脑镰下疝

大脑镰下疝疝出脑组织为扣带回,它被挤入大脑镰下的间隙,故又称为扣带回疝。

4.蝶骨嵴疝

蝶骨嵴疝是额叶后下部被推挤进入颅中窝,甚至挤入眶上裂、突入眶内。

(三)脑疝形成机制及病理改变

1.小脑幕孔疝

(1)局部解剖学特点:小脑幕是一个横铺于颅腔后部的硬脑膜组织,它将颅腔分为幕上幕下两个空间,其间有幕孔相通。幕孔呈卵圆形,纵径长于横径,其前缘游离。幕孔及邻近结构造成脑疝病变的解剖学基础是:①颞叶内侧的海马沟及海马回正常情况下即位于小脑幕切迹游离缘的上方,其内侧跨过小脑幕孔游离缘。因此当外侧有占位性病变向内下挤压时,海马沟或海马回易于挤入幕孔之内造成脑疝。②脑干中脑部分,动眼神经及血管等重要结构均由幕孔通过。③基底动脉的分支小脑上动脉和大脑后动脉,分别走行于小脑幕切迹下方和上方,两动脉之间有动眼神经向前伴行。④中脑与幕孔之间有脑池,是脑脊液循环由幕下通向幕上的重要通道。此处前方为脚间池,两侧为环池,后方是四叠体池。

(2)脑疝形成机制:小脑幕孔疝多因一侧幕上占位性病变或脑水肿较为严重,从而造成颅内压力不平衡,特别是颞部压力的推动,使病变一侧的脑组织向压力较低的对侧及小脑幕下移位。因颅骨不具有弹性,小脑幕也较坚硬,这时位于小脑幕切迹上内方的海马沟或海马回即被挤入小脑幕孔的间隙内,从而形成了脑疝。脑疝形成后阻塞了脚间池、环池或四叠体池,并且压迫中脑和动眼神经及重要血管。这样就会发展成为如下的恶性循环。

小脑幕孔疝形成后,由于疝出的脑组织挤压中脑及动眼神经、大脑后动脉,并阻塞环池和导水管的脑脊液循环,从而促使颅压不断增高,脑缺氧、缺血严重,如未及时抢救阻止这一恶性循环,即会使局部性的病变引起全局性病变,从而导致整个中枢神经系统的功能衰竭而死亡。

一般说来,广泛性的脑水肿,脑脊液梗阻型脑积水,及颅内两侧对称的占位病变,由于是弥散性颅压增高,脑疝多发生于中线部位,即使形成海马沟或海马回疝,也往往为双侧疝。凡是足以引起脑组织侧移位的占位病变,脑疝常发生在病变同侧的小脑幕切迹处。颅内前方如有占位性病变,脑疝即发生在病变的后方。颅内幕上后方如有占位病变,脑疝即发生在病变前方。

接近小脑幕孔区的占位性病变,如颞叶及内囊部位的病变,最易形成颞叶沟回疝(前位疝)。顶枕部的占位性病变,易于形成海马回疝(后位疝)。幕孔周围质地坚韧的病变,如蝶骨嵴内侧脑膜瘤,由于病变本身的覆盖阻挡了小脑幕孔间隙,所以反而可以妨碍脑疝的形成。

(3)小脑幕孔疝的病理改变:①疝入的脑组织早期常有轻度水肿和淤血,晚期则发生出血、梗死或软化,因此体积膨大,从而对中脑的压迫更加严重。以上改变主要是由于疝入的脑组织嵌顿于小脑幕切迹游离缘与中脑之间,使血管受压,局部发生血液循环障碍所引起的。②中脑本身的变化:脑疝时中脑出现变形、移位、出血和水肿。严重者,脑疝压及中脑,使中脑水肿加剧,甚至引起导水管闭锁。中脑变形和移位随脑疝的发生方向和体积而改变,一般由于脑疝从一侧挤压,致脑干前后径因挤压而拉长,横径因挤压而变短,故同时脑干可有侧移位,而使中脑脚底挤压于小脑幕游离缘上,造成压迹。小脑幕上升疝或下降疝方向不同,脑干可以分别出现向上或向下移位,甚至使之扭曲。脑疝所致中脑出血和水肿是由于中脑局部受压损伤,以及弥散性脑组织缺血缺氧造成的。因为中脑和脑桥旁正中穿通动脉随脑干变形和移位,在脑干内容易被牵拉损伤,可导致脑干出血,出血还常常会向上下两个方向蔓延,向上会影响到大脑中线部位结构如视丘下部,向下则会累及延髓。导水管闭锁是中脑受压、变形、水肿、出血的结果。导水管闭锁绞窄引起脑脊液循环通路梗阻,造成梗阻性脑积水,从而使颅压增高加重。③脑神经的损伤:动眼神经从脚间窝发出到海绵窦的走行过程中,易受损害。受伤机制如下:脑干向下移位时,大脑后动脉也向下移位,从而压迫动眼神经。岩床内侧韧带、小脑幕切迹缘、斜坡嵴等处均为坚韧结缔组织或骨性组织,可在以上部位受累而损伤动眼神经。动眼神经损害者可无病理改变,重者可使受压处发生压痕,局部有点状出血,甚至坏死。滑车神经因位置低,且在幕下,很少受累。但上升疝时则可损伤。④血管的改变:脑疝时血管位置及本身发生的改变。脚间池疝(沟回疝):海马沟可将后交通动脉呈现弓形拉向内侧,大脑后动脉的起始段伴随脑干向下向内移位。环池疝:大脑后动脉后部向下向内移位。由于中脑和脑桥上部向下移位,基底动脉上端也向下移位。基底静脉后部则向后下及内侧移位。四叠体池疝:如脑疝偏重一侧,大脑后动脉的后方及其分支颞枕动脉和枕内动脉常被推向内下方,甚至超过中线。上升性小脑幕切迹疝:大脑后动脉,小脑上动脉,基底静脉及大脑内静脉均向上移位。由于血管移位和血管受损甚至梗死或出血,往往会导致枕叶梗死和脑软化。大脑大静脉的及基底静脉的损伤或阻塞会引起深部脑组织淤血水肿。以上严重的病理改变,就会造成致命的严重后果。脑脊液循环障碍:由于小脑幕孔周围的脑池阻塞及导水管受压闭锁,使脑脊液既不能流向第四脑室,也不能使脑脊液由幕下通过脑池流向幕上蛛网膜下腔。结果形成梗阻性脑积水,使颅内压力增高。

除上述变化外,由于脑干向下移位,使视丘下部被牵拉压迫于后床突及附近韧带上,致垂体柄折叠,加以血管受损,梗阻性脑积水、脑组织缺血缺氧等病理变化,从而导致自主神经功能紊乱、代谢和内分泌障碍等,使病变更加复杂,更加严重。以上病理改变,错综复杂,形成恶性病理循环,局部病变累及为全脑性病变,全脑性病变又加重了局部病理变化,当脑干遭到严重损害,患者往往因生命中枢衰竭而死亡。

2.枕骨大孔疝

(1)解剖特点:枕大孔为卵圆形,其前后径约为 3.5 cm,横径约为 3 cm。其下缘相当于延髓与脊髓相连接处。枕骨大孔的上缘相邻为延髓,下缘为颈髓,后上邻近小脑扁桃体及小脑延髓池。除脑干外还有副神经、椎动脉、脊前和脊后动脉通过此孔。

(2)发生机制:颅后窝容量较小,对颅压增高缓冲力有限。当颅压增高传导至颅后窝占位病变时,由于周围为颅骨,上方为坚实的小脑幕,因此可发生两种脑疝。其一,邻近枕骨大孔后上方的小脑扁桃体被推挤入小脑延髓池,进而推入枕大孔突入椎管内。压迫延髓和上颈髓即形成小脑扁桃体疝。与此同时小脑延髓往往下降移位。其二,幕下压力增高,为求得空间代偿,邻近小脑幕孔区的小脑上蚓部及小脑前叶向上移动,严重者即可发生上升性小脑幕切迹疝。如小脑扁桃体疝急性发生,可由于疝出组织对延髓压迫导致延髓水肿、淤血、出血、软化等病理改变,加以脑脊液循环障碍和血管改变,致迅速出现延髓功能(生命中枢)衰竭。如系颅后窝原发病灶,因病程发展缓慢,颅压缓慢增高,则可出现慢性小脑扁桃体疝。随后是小脑扁桃体缓缓地坠入椎管内,并无明显脑疝症状。但在这种病变基础上,如有用力咳嗽、挣扎、外伤、施行腰椎穿刺并快速大量放出脑脊液等诱因,即可引起脑脊液动力改变,使枕骨大孔疝骤然恶化,出现延髓危象,甚至突然呼吸停止。

综上所述,小脑幕上的病变容易引起小脑幕孔下降疝,小脑幕下病变易引起枕骨大孔疝。但从脑疝发生机制考虑,小脑幕上病变有可能引起以下两类脑疝:即小幕孔下降疝(其中包括种类型与一侧完全疝或双侧疝)及枕骨大孔疝。幕下占位性病变有可能引起以下三类脑疝:即枕骨大孔疝,小脑幕孔上升疝及小脑幕孔下降疝。

颅内占位性病变,有时还可并发其他部位的脑疝,成为多发性脑疝。这种情况多见于晚期脑疝病例。如小脑幕孔疝常合并有大脑镰下疝及蝶骨嵴疝等,往往使病情更加错综复杂。

3.大脑镰下疝(扣带回疝)

当一侧大脑半球有占位病变,除海马沟回小脑幕孔疝入外,病变侧的大脑内侧面扣带回也在大脑镰下前 2/3 部位向对侧疝入,因大脑镰后 1/3 与胼胝体接近,而其前 2/3 则与胼胝体有一段距离。一般扣带回疝不引起特殊症状,但有时由于扣带回疝可使大脑前动脉较窄,使本侧额叶内侧面或旁中央小叶出现血液循环障碍,甚至软化,出现对侧下肢运动和深感觉障碍以及排尿障碍等。但此种并发症并不常见。

(四)脑疝的分期

根据脑疝病程发展规律,在临床上可分为以下三期。

1.脑疝前驱期(初期)

该期指脑疝即将形成前的阶段。主要症状是患者突然发生或逐渐发生意识障碍。剧烈头痛,烦躁不安,频繁呕吐以及轻度呼吸深而快脉搏增快,血压增高,体温上升等。以上症状是由于颅压增高使脑缺氧程度突然加重所致。

2.脑疝代偿期(中期)

该期指脑疝已经形成,脑干受压迫,但机体尚能通过一系列调节作用代偿,勉强维持生命的阶段。此期全脑损害引起症状为昏迷加深,呼吸深而慢,缓脉,血压、体温升高等。另外由于脑干受压,局灶性体征可有一侧瞳孔散大,偏瘫或锥体束征出现等。

3.脑疝衰竭期(晚期)

由于脑疝压迫,脑干衰竭,代偿功能耗尽。主要表现深度昏迷,呼吸不规律,血压急速波动并逐渐下降,瞳孔两侧散大而固定,体温下降,四肢肌张力消失。如不积极抢救,终因脑干衰竭死亡。

脑疝各期持续时间长短和临床表现的特点,取决于导致脑疝的原发病灶性质、部位和脑疝发生类型等因素。例如,急性颅脑损伤后所致脑疝,病程短促,多数一天之内即结束全部病程。而某些诱因(如腰椎穿刺)造成的急性枕骨大孔疝,往往呼吸突然停止而死亡,就无法对病程进行分期。

(五)脑疝的临床表现

1.小脑幕孔疝的临床表现

(1)意识障碍:患者在颅压增高的基础上,突然出现脑疝前驱期症状(即烦躁不安,呕吐,剧烈头痛,呼吸深快,血压升高等),以后意识模糊,逐渐昏迷。但也可昏迷突然出现。昏迷往往逐渐加深,至脑疝衰竭期进入深昏迷。因此颅压增高病变患者突然发生昏迷或昏迷逐渐加重,应当认为是脑疝的危险信号。脑疝出现昏迷的原因,一般认为是由于颅压增高时脑缺氧,加以位于中脑部位的网状结构受脑疝的压迫,尤其中脑背盖部缺氧、出血,使中脑-间脑上升性网状结构受到损害所致。

从解剖关系来看,小脑幕孔疝较早出现意识障碍,是因为易影响网状结构上行激活系统所致。相反,枕骨大孔疝尤其是慢性枕骨大孔疝发生意识障碍往往不明显或出现较晚。

(2)生命体征的改变:①脑疝前驱期:呼吸深快,脉搏频数,血压升高。②脑疝代偿期:呼吸深慢,脉搏缓慢,血压高。③脑疝衰竭期:呼吸抑制,不规则,脉搏细弱,血压急速波动至衰竭。

以上表现是由于脑疝初期因颅压增高,脑血液循环障碍,脑缺氧,血中二氧化碳蓄积,兴奋呼吸中枢,呼吸变深变快。血压升高,从而代偿脑组织对血液和氧气需要量。至脑疝代偿期,颅压增高及脑缺氧严重,使呼吸和心血管中枢再加强其调节作用来克服脑缺氧,血压更加增高,甚至收缩压可超过 26.7 kPa(200 mmHg)以上,同时脉搏缓慢有力。这种缓脉的出现是由于血压骤然升高,通过心跳抑制中枢反射作用使心搏变慢的结果。也有人认为这是由于迷走神经受到刺激所致。脑疝衰竭,因呼吸和心血管中枢受到严重损害,失去调节作用,从而使呼吸变慢,血压下降,脉搏细弱和不规则;甚至呼吸停止,循环衰竭。一般为呼吸首先停止,而心跳和血压仍可维持一段时间。呼吸首先停止的原因,是因为呼吸中枢较心血管中枢敏感,易于衰竭,或因为延髓内呼吸中枢位置低于心血管中枢,枕骨大孔疝时呼吸中枢易先受压,所以呼吸最先停止。呼吸停止而心跳继续维持的原因可能与心脏的自动节律有关,因为此时有试验证明心血管中枢调节作用已经完全丧失。

脑疝时体温升高主要是由于位于视丘下部的体温调节中枢受损害,交感神经麻痹,汗腺停止排汗,小血管麻痹;使体内热量不能发散,加上脑疝时肌肉痉挛和去脑强直产热过多,使体温升高。

(3)眼部症状:脑疝时首先是脑疝侧瞳孔缩小,但时间不长,易被忽略;以后病变侧瞳孔逐渐散大,光反射减弱,而出现两侧瞳孔不等大现象;最后脑疝衰竭期双侧瞳孔全部散大,直接和间接光反应消失。在病变瞳孔出现变化的前后,可出现眼肌麻痹,最后眼球固定。

小脑幕孔下降疝时眼部症状主要是由于同侧动眼神经的损害所致。动眼神经是一种混合神经,其中包含有两种不同作用的神经纤维,一种是副交感神经纤维支配缩瞳肌和睫状肌;另一种是运动神经纤维,支配除上斜肌及外直肌以外的其余眼外肌。沟回疝时,瞳孔首先发生改变的原因有人认为副交感神经纤维分布在动眼神经的上部,当脑干向内向下移位时,使大脑后动脉压迫动眼神经,最初仅仅是副交感神经受到刺激,所以瞳孔缩小(刺激现象),以后因神经麻痹而致瞳孔散大,支配眼外肌的运动神经纤维直径细并且对损伤敏感,所以脑疝发生首先出现瞳孔改变。但以上仍然难以解释临床上各种复杂现象,其原理有待于进一步研究。

(4)对侧肢体瘫痪或锥体束损伤:由于颞叶沟回疝压迫同侧大脑脚,损伤平面在延髓锥体束交叉以上,使支配对侧肢体的锥体束受到损伤。依据压迫程度不同可以出现不同程度对侧肢体偏瘫或轻偏瘫或锥体束征阳性。

少数病例也有出现同侧肢体偏瘫及锥体束征者,这可能是由于海马回及沟回疝入小脑幕孔内将脑干挤向对侧,使对侧大脑脚在小脑幕切迹游离缘上挤压较重所致。极个别情况,属于解剖变异,锥体束纤维可能未行交叉而下降。小脑幕疝时出现的病变同侧动眼神经麻痹及对侧肢体偏瘫,即形成交叉性瘫痪。这是中脑受损的典型定位体征(Weber综合征)。

(5)去大脑强直:脑疝衰竭期,患者表现为双侧肢体瘫痪或间歇性或持续性四肢伸直性强直。往往同时伴有深昏迷,瞳孔两侧极度散大,呼吸不规则,高热等生命体征危重变化。去大脑强直这是由于脑疝挤压,在脑干红核及前庭核之间形成横贯性损伤,破坏了脑干网状结构下行抑制系统的结果。其四肢伸直性强直与去大脑皮质后上肢屈曲,下肢伸直性强直不同,后者的损伤部位是两侧大脑皮质或两侧内囊损害。

去大脑强直是病情危重,预后不良的表现之一。持续时间越长,预后越差。至脑疝晚期肌张力完全丧失,常为临近死亡征兆。

2.枕骨大孔疝的临床症状

(1)枕颈部疼痛及颈肌强直:慢性枕骨大孔疝时,除有颅压增高症状外,常因小脑扁桃体下疝至颈椎管内,上颈脊神经根受到压迫和刺激,引起枕颈部疼痛及颈肌强直以至强迫头位。慢性枕骨大孔疝,有时因某一诱因(如用力咳嗽,腰椎穿刺放出大量脑脊液或过度搬运头部等)而引起脑疝急剧恶化,出现延髓危象甚至死亡。

(2)呼吸受抑制现象:由于小脑扁桃体对延髓呼吸中枢的压迫,表现为呼吸抑制,呼吸缓慢或不规则,患者此时往往神志清楚但烦躁不安。脑疝晚期,呼吸首先停止。

(3)瞳孔:由于枕大孔疝不直接影响动眼神经,所以不出现动眼神经受压症状。但这种脑疝发生时,初期常为对称性瞳孔缩小,继而散大,光反射由迟钝变成消失。这是由于急性脑缺氧损害动眼神经核的结果。

(4)锥体束征:枕骨大孔疝时,由于延髓受压,可以出现双侧锥体束征。一般由于小脑同时受累,故肌张力和深反射一并消失,锥体束征也可以不出现。而常表现为四肢肌张力减低。

(5)生命体征改变及急性颅压增高:表现同小脑幕孔疝。

(六)诊断

1.病史及临床体征

注意询问是否有颅压增高症的病史或由慢性脑疝转为急性脑疝的诱因。颅压增高症患者神志突然昏迷或出现瞳孔不等大,应考虑为脑疝。颅压增高患者呼吸突然停止或腰椎穿刺后出现危象,应考虑可能为枕骨大孔疝。诊断小脑幕孔疝的瞳孔改变应注意下列各种情况。

(1)患者是否应用过散瞳或缩瞳剂,是否有白内障等疾病。

(2)脑疝患者如两侧瞳孔均已散大,不仅检查瞳孔,尚可以检查两眼睑提肌肌张力是否有差异,肌张力降低的一侧,往往提示为动眼神经首先受累的一侧,常为病变侧。当然也可对照检查肢体肌张力,锥体束征及偏瘫情况以确定定位体征。

(3)脑疝患者两侧瞳孔散大,如经脱水剂治疗和改善脑缺氧后,瞳孔改变为一侧缩小,一侧仍散大,则散大侧常为动眼神经受损侧,可提示为病变侧。

(4)脑疝患者,如瞳孔不等大,假使瞳孔较大侧光反应灵敏,眼外肌无麻痹现象,而瞳孔较小侧睑提肌张力低,这种情况往往提示瞳孔较小侧为病侧。这是由于病侧动眼神经的副交感神经纤维受刺激而引起的改变。

体检时如仅凭瞳孔散大一侧定为病变侧,而忽略眼外肌改变及其他有关体征即进行手术检查,则有时会发生定侧错误,因此应当提高警惕。

脑外伤后即刻发生一侧瞳孔散大,应考虑到是原发性动眼神经损伤。应鉴别为眶尖或眼球损伤所致。

2.腰椎穿刺

脑疝患者应禁止腰椎穿刺。即使有时腰椎穿刺所测椎管内压力不高,也并不能代表颅内压力,由于小脑扁桃体疝可以梗阻颅内及椎管内的脑脊液循环。

3.X线检查

颅骨平片(正侧位)。注意观察松果体钙化斑有无侧移位,及压低或抬高征象。

4.头颅超声检查

了解是否有脑中线波移位或侧脑室扩大。以确定幕上占位性病变侧别。个别病例可见肿瘤或血肿之病理波。

5.脑血管造影术

颞叶沟回部时除表现有幕上大脑半球占位性病变的特点之外,还可见大脑后动脉及脉络膜前动脉向内移位。小脑幕孔上升疝时相反。慢性小脑扁桃体疝时,气脑造影往往气体不能进入第四脑室内而积存在椎管中,有时可显示出扁桃体的阴影。

6.CT扫描检查

小脑幕孔疝时可见基底池(鞍上池)、环池、四叠体池变形或消失。下疝时可见中线明显不对称和移位。

7.MRI检查

可观察脑疝时脑池变形、消失情况,清晰度高的MRI可直接观察到脑内结构如钩回、海马回、间脑、脑干及小脑扁桃体。

(七)预防

(1)对于颅压增高症患者应早期诊断,早期治疗,以预防病变突然恶化,引起脑疝发生。

(2)颅压增高症患者补液原则:①每天输液总量要少:一般成人患者总量为1 500~2 000 mL。②输液速度要慢:以预防颅压骤然升高。③静脉输入的液体,宜采用高渗葡萄糖溶液:一般采用10%葡萄糖溶液为主。

(3)运送和搬运患者应尽量防止震动,检查患者时也应注意防止用力过大,如过猛地搬动患者的头颈部等。

(4)体位:颅内压增高症患者宜采用头高位,一般采用头高位5°~15°,以利于颅内静脉血回流。

(5)腰椎穿刺不要快速大量放出脑脊液。颅压增高症患者腰椎穿刺时,应当谨慎,最好采用细针并密闭测量颅压。

(八)治疗

1.急救措施

脑疝发生后患者病情突然恶化,医务人员必须正确、迅速、果断地奋力抢救。其急救措施,首先应当降低颅内压力。

(1)脱水降颅压疗法:由于脑水肿是构成脑疝恶性病理循环的一个重要环节,因此控制脑水肿发生和发展是降低颅压的关键之一。颅内占位性病变所导致的脑疝,也需要首先应用脱水药物降低颅压,为手术治疗争得一定时间,为开颅手术创造有利条件。因此在脑疝紧急情况下,应首先选用强力脱水剂由静脉快速推入或滴入。

脱水药物降低颅内压力其原理可分为两类。一是高渗透性脱水药物,二是全身利尿性药物。高渗透性脱水药物是由于静脉快速大量注射高渗药物溶液,使血液内渗透压增高,由于血-脑屏障作用,该种大分子药物不易进入脑及脑脊液内,在一定时间内,血液与脑组织之间形成渗透压差,从而使脑组织及脑脊液的水分被吸收入血液内,这部分水分再经肾脏排出体外,因而使脑组织脱水。同时因血液渗透压增高及血管反射功能,抑制脉络丛的滤过和分泌功能,脑脊液量减少,使颅内压力降低。此类药物如高渗尿素溶液、甘露醇、高渗葡萄糖溶液等。

利尿性药物的作用是通过增加肾小球的过滤和抑制肾小管的再吸收,尿量排出增加,使全身组织脱水,从而降低颅压。此类药物如依他尼酸钠、呋塞米、乙酰唑胺、氢氯噻嗪等。

脱水降颅压疗法的并发症:长时间应用强力脱水药物,可引起机体水和电解质的紊乱,如低钾和酸中毒等现象。颅脑损伤和颅内血肿患者,脱水降颅压疗法可以使这类患者病情延误或使颅内出血加剧。因此在颅脑损伤患者无紧急病情时,一般伤后 12 小时内不用脱水药物而严密观察。脱水疗法可能导致肾功能损害。心血管功能不全者,可能引起心力衰竭。

应用脱水降颅压疗法的注意事项:①高渗溶液的剂量和注入的速度直接影响脱水降颅压的效果:一般用量越大,颅压下降越明显,持续时间越长;注入速度越快,降颅压效果越好。②高渗溶液内加入氨茶碱 250 mg 或激素(氢化可的松 100~200 mg)可增强降颅压效果。③在严重脑水肿和颅压增高发生脑疝的紧急情况下,应当把 20% 甘露醇作为首选药物,足量快速静脉推入或滴入,为进一步检查和治疗做好准备,但应注意纠正水、电解质的紊乱。

(2)快速细孔钻颅脑室体外持续引流术:颅内占位性病变尤其是颅后窝或中线部位肿瘤,室间孔或导水管梗阻时,即出现脑室扩大。在引起脑疝危象时,可以迅速行快速细孔钻颅,穿刺脑室放液以达到减压抢救目的。应用脱水药未达到治疗效果者行脑室穿刺放液,脑室体外引流常常可以奏效。婴幼儿患者,也可以行前囟穿刺脑室放液。对于幕上大脑半球占位性病变所致小脑幕孔疝时不适宜行脑室引流,这类引流可加重脑移位。

2.去除病因的治疗

对已形成脑疝的病例,及时清除原发病灶是最根本的治疗方法。一般在脑疝代偿期或前驱期,清除原发病灶后,脑疝大多可以自行复位。但在脑疝衰竭期,清除原发病灶外,对某些病例还需要处理脑疝局部病变。处理脑疝局部的方法为以下几种。

(1)小脑幕孔疝:切开小脑幕游离缘,使幕孔扩大,以解除"绞窄",或直接将疝出脑组织还纳复位。有时在清除原发病灶颅压降低情况下,刺激患者的气管,引起咳嗽,以帮助脑疝还纳。

(2)枕骨大孔疝:清除原发病灶外,还应将枕骨大孔后缘,第一颈椎后弓椎板切除,并剪开寰枕筋膜,以充分减压,解除绞窄并使疝下的脑组织易于复位或者直接将疝出的小脑扁桃体予以切除以解除压迫。

由巨大脑脓肿、慢性硬脑膜下血肿引起的脑疝,可以先行体外引流以降低颅压,待患者情况稳定后再考虑开颅手术。

3.减压手术

原发病灶清除后,为了进一步减低颅压,防止术后脑水肿,或者原发病灶无法清除,则常常需要进行减压手术。减压术的目的,是为了减低颅压和减轻脑疝对脑干的压迫。例如,囊虫病、脑肿胀、脑水肿、广泛蛛网膜炎症粘连等疾病,原发病变不可能一举清除,也可行减压术。常做的减压术为颞肌下减压术、枕肌下减压术、内减压术。

前两者减压时,切除之骨窗应够大,硬脑膜切开要充分,以达到减压之目的,后者应切除"哑区"之脑组织。对于颅内压很高的颅脑损伤合并血肿者,还可以考虑大骨片减压或双额叶切除减压等。

4.椎管内加压注射脑疝还纳术

当颅后窝或中线部位占位性病变,突然发生脑疝以致呼吸停止的紧急情况下,一方面行人工呼吸及快速细孔钻颅,脑室体外引流并应用脱水降颅压疗法。一方面注射呼吸兴奋药物,若此时患者呼吸仍不恢复,为使疝出之小脑扁桃体复位还纳至颅内,减少对延髓的压迫和牵拉,在颅压降低的前提下,作腰椎穿刺椎管内快速注射生理盐水50~100 mL,使椎管压力升高,将疝出之小脑扁桃体推回颅内。推入液体同时,可见到脑室体外引流管的液体快速流出,有时可收到一定效果。

5.其他治疗

脑疝形成的患者,无论其原发疾病性质如何,均处于十分紧急危险状态。因此在以上治疗或手术前后均应注意其他各方面的治疗。其中包括支持疗法;氧气吸入及保持呼吸道通畅,如气管切开术;促进中枢神经系统代谢药物治疗,如应用三磷酸腺苷、辅酶A、细胞色素C、核苷酸等以促进细胞代谢消除脑肿胀。其他药物如激素治疗及促进中枢神经系统兴奋和清醒的药物,如甲氯芬酯、乙胺硫脲等亦可应用。

在抢救脑疝过程中,无论是否手术,或手术前后,应注意纠正水、电解质紊乱,合理应用降颅压、抗感染、解除脑缺氧(如吸氧及高压氧舱等)等各项措施,从而对脑疝患者进行积极正确有效的抢救。

(刘忠礼)

第二节 头皮损伤

一、头皮血肿

头皮血肿在临床上较常见,主要发生在顶部,其次为额部、枕部、颞部。新生儿头皮血肿主要由产伤引起,生后1~3天即可发现,多为单纯头皮血肿,较少伴有颅脑损伤。超过80%的头皮血肿在3~4周自然吸收。其他头皮血肿多伴发于颅脑创伤并以颅骨及脑损伤为重,头皮血肿仅为合并伤。

(一)病理与病理生理

头皮是覆盖于颅骨外的软组织,在解剖学上可分为6层。

1.皮层

较厚而致密,含有大量毛囊、皮脂腺和汗腺。有丰富的血管和淋巴管,外伤时出血多,但愈合较快。

2.皮下层

由脂肪和粗大而垂直的短纤维束构成,短纤维紧密连接皮肤层和帽状腱膜层,是构成头皮的关键,并富含血管神经。

3.帽状腱膜层

帽状腱膜层为覆盖于颅顶上部的大片腱膜结构,前连于额肌,两侧连于颞肌,后连于枕肌,坚韧有张力。

4.帽状腱膜下层

由纤细而疏松的结缔组织构成。

5.腱膜下间隙

腱膜下间隙是位于帽状腱膜与颅骨骨膜之间的薄层疏松结缔组织。此间隙范围较广,前置眶上缘,后达上项线。头皮借此层与颅骨骨膜疏松连接,移动性大,腱膜下间隙出血时,血液可沿此间隙蔓延。此间隙内的静脉可经若干导静脉与颅骨的板障静脉及颅内的硬脑膜窦相通。因此该间隙内的感染可经上述途径继发颅骨骨髓炎或向颅内扩散。

6.骨膜层

紧贴颅骨外板,可自颅骨表面剥离。

头部遭受钝性外力损伤后,头皮虽可保持完整,但组织内血管破裂出血,常积聚于皮下组织中、帽状腱膜下间隙或骨膜下形成头皮血肿。

(二)临床表现

1.皮下血肿

头皮的皮下组织层是头皮的血管、神经和淋巴汇集的部位,钝性打击伤后易出血、水肿。皮下层与表皮层和帽状腱膜层在组织结构上连接紧密,受皮下纤维隔限制,使出血受到局限而表现为血肿,位于直接受伤部位,体积较小,张力高,疼痛明显,质地中等偏硬。

2.帽状腱膜下血肿

帽状腱膜下层是疏松的蜂窝组织层,其间有连接头皮静脉、颅骨板障静脉以及颅内静脉窦的导血管。当头部遭受钝性损伤时,切线暴力使头皮发生层间剧烈瞬间的相对滑动,引起帽状腱膜下层的导血管撕裂出血。由于该层组织疏松,出血易扩散导致巨大血肿,其临床特点:血肿范围宽广,急性期血肿张力较高,有波动感,疼痛轻,伴贫血貌。严重时血肿边界与帽状腱膜附着缘一致,可前至眉弓,后至上项线,两侧达颞部,出血量可达数百毫升。婴幼儿巨大帽状腱膜下血肿可引起失血性休克。

3.骨膜下血肿

新生儿骨膜下血肿因产伤(如胎头吸引助产)所致颅骨可复性变形、骨膜剥离出血而形成血肿,可不伴有颅骨骨折。其他情况大多伴有颅骨骨折。出血多源于板障出血或骨膜剥离出血,血液聚积在骨膜与颅骨表面之间,其临床特征是:血肿急性期张力较高,有波动感,血肿边界不超过骨缝。这是因为颅骨发育过程中骨膜紧密连接于骨缝线上,骨膜在此处难以剥离,故少有骨膜下血肿超过骨缝者。

(三)辅助检查

首选头颅 CT 检查,即使患者无神经系统症状也需明确有无颅骨骨折或其他继发性脑损伤存在。头皮血肿骨化则应行头颅 CT 颅骨三维重建。新生儿头皮血肿可先行超声检查,了解有无颅内出血等,必要时再行 CT 检查。

(四)诊断与鉴别诊断

通过病史、头部包块体征,结合超声或 CT 检查可确诊。但需注意鉴别头皮隐匿性病变(无明确临床症状)在外伤后偶然发现头皮包块,如颅骨嗜酸性肉芽肿外伤后病变出血形成的头皮包块,头颅 CT 检查可发现头皮包块部位颅骨骨质破坏、颅骨缺损等表现即可鉴别。

(五)治疗

1.皮下血肿

皮下血肿早期给予冷敷、压迫以减少出血和疼痛。2～3天后血肿尚未吸收可予以局部热敷促进其吸收。

2.帽状腱膜下血肿

创伤早期可采用冷敷止血,穿刺抽吸前忌加压包扎,否则帽状腱膜疏松层进一步剥离加重出血。如出血量不多可自行吸收,血肿较大则应在伤后5～7天无活动性出血、头皮包块张力不高时行穿刺包扎。穿刺前应注意患儿有无贫血及凝血功能障碍等情况,若有则应作相应的处理。穿刺前应做严格皮肤准备和消毒,穿刺抽吸血肿后弹力绷带加压包扎。巨大的血肿需2～3次穿刺包扎方可消除。还可采用头皮小切口清除血肿后置入负压引流管,使帽状腱膜层紧贴骨膜层而达到止血目的。

3.骨膜下血肿

创伤早期以冷敷为宜,穿刺前忌行加压包扎,否则加重骨膜的剥离及出血。建议早期行头颅CT扫描,以发现有无并发的颅脑损伤存在,如合并颅骨骨折、硬膜外血肿。一般在1周左右血肿张力逐渐降低提示无活动性出血后行穿刺包扎,应注意严格备皮和消毒下施行,穿刺后用弹力胶布加压包扎3～5天即可。巨大血肿可重复抽吸、包扎1～2次。对于前额暴露部位的骨膜下血肿,在血肿张力较高时就可能形成凝血块,即使行血肿穿刺后仍会影响外观,此时亦采用发际内头皮小切口清除凝血块后置入负压引流管治疗。新生儿期骨膜下血肿,往往因骨膜下成骨作用较强,20天左右可形成骨性包壳,难以消散。对这种血肿宜在生后2～3周穿刺抽吸包扎。部分新生儿头皮血肿合并黄疸加重者(与血肿吸收相关)可提前至1周左右行头皮血肿穿刺抽吸。既往多数人认为新生儿头皮血肿都不需要处理均可吸收。事实上较大的骨膜下血肿2～3周未吸收或未及时行血肿穿刺抽吸,即开始骨膜下成骨,在血肿表面再形成新生骨,1～2个月后原正常颅骨逐渐被吸收,头颅外观可能形成畸形。

目前对新生儿头皮血肿骨化的治疗方式仍存在争议,有学者认为随着颅骨的生长,骨化的外层新生骨重新塑形生长多不影响头颅外观,且对脑发育无明显影响,故主张保守治疗。多数学者认为较大的骨膜下血肿骨化后难以满意塑形生长,会明显影响头颅外形,且骨化血肿还可能阻碍矢状缝生长而继发舟状颅畸形。因此主张骨膜下血肿骨化后形成硬性包块,应早期切除矫正头颅外形的不对称。建议根据不同情况考虑两种处理方法:对骨化血肿较小、不明显影响头颅外观者随访观察,包块多在6～12个月后逐渐塑形生长消失;对骨化血肿体积大、难以塑形生长、包块消失而影响头颅外形者早期手术治疗。

头皮血肿骨化手术治疗:不同时期的头皮血肿骨化程度不同,个体差异较大。大致可分为3期。

(1)骨化早期(1个月左右):这时血肿未完全骨化,骨膜下形成软蛋壳样的薄层骨片,血肿腔内为暗红色不凝血,这时仍可行血肿穿刺后加压包扎,包块可能消退。若效果不佳再行手术治疗。此期骨膜与新生颅骨附着紧密,术中出血较多,但新生骨壳较薄可以用剪刀快速清除,边缘用锉刀锉平即可。

(2)骨化中期(1～4个月):此期血肿表层成骨增多,骨膜下形成质硬的骨板,此期骨壳需用咬骨钳分块清除,出血较多。

(3)骨化晚期(4个月以上):血肿外形成骨化完全的骨板,血肿内侧原颅骨基本吸收消失,此期不宜行手术,因为原正常颅骨已脱钙吸收,切除新生骨板后将形成颅骨缺损。若包块明显拟行手术,必须行头颅 CT 了解颅骨情况后决定。

一期、二期的头皮血肿骨化存在血肿腔,原正常颅骨板脱钙后外附一层结缔组织,其下存在丰富的血供,手术时尽量不要剥离此层否则因小婴儿颅骨柔软加之丰富的血供,止血较困难。术后骨膜下引流管接负压引流瓶可使疏松的头皮贴附于颅骨利于止血,引流管留置 1～2 天。手术中应注意患儿的失血情况,因为小婴儿体重轻,血容量少,耐受失血的能力差,术中控制出血尤其重要。

二、头皮裂伤

头皮属特化的皮肤,含有大量的毛囊、汗腺和皮脂腺,容易藏污纳垢、细菌滋生,容易招致感染。所幸,头皮血液循环特别丰富,虽然头皮发生裂伤,只要能够及时施行彻底的清创,感染并不多见。在头皮各层中,帽状腱膜是一层坚硬的腱膜,它不仅是维持头皮张力的重要结构,也是防御浅表感染侵入颅内的屏障,当头皮裂伤较浅,未伤及帽状腱膜时,裂口不易张开,血管断端难以退缩止血,出血反而较多。若帽状腱膜断裂,则伤口明显裂开,损伤的血管断端随伤口退缩、自凝,故而较少出血。

(一)头皮单纯裂伤

常因锐器的刺伤或切割伤,裂口较平直,创缘整齐无缺损,伤口的深浅多随致伤因素而异,除少数锐器直接穿戳或劈砍进入颅内,造成开放性颅脑损伤者外,大多数单纯裂伤仅限于头皮,有时可深达骨膜。

如能早期施行清创缝合,即使伤后超过 24 小时,只要没有明显的感染征象,仍可进行彻底清创一期缝合,同时应给予抗菌药物及破伤风抗毒素(TAT)注射。

清创缝合方法:剃光裂口周围至少 8 cm 以内的头皮,在局麻或全麻下,用灭菌清水冲洗伤口,然后用消毒软毛刷蘸肥皂水刷净创部和周围头皮,彻底清除可见的毛发、泥沙及异物等,再用生理盐水至少 500 mL 以上,冲净肥皂泡沫。继而用灭菌干纱布拭干创部,以碘酊、乙醇消毒伤口周围皮肤,对活跃的出血点可用压迫或钳夹的方法暂时控制,待清除时再逐一彻底止血。常规铺巾后由外及里分层清创,创缘修剪不可过多,以免增加缝合时的张力。残存的异物及失去活力的组织均应清除。术毕缝合帽状腱膜和皮肤。若直接缝合有困难时可将帽状腱膜下疏松层向周围潜行分离,施行松解术之后缝合;必要时亦可将裂口做 S 形、三叉形或瓣形延长切口,以利缝合。一般不放皮下引流条。

(二)头皮复杂裂伤

常为钝器损伤或因头部碰撞在外物上所致,裂口多不规则,创缘有挫伤痕迹,创内裂口间尚有纤维相连,没有完全离断,即无"组织挫灭"现象,在法医鉴定中,头皮挫裂伤创口若出现"组织挫灭"现象,常暗示系金属类或有棱角的凶器所致。伤口的形态常反应致伤物的形态和大小。这类创伤往往伴有颅骨骨折或脑损伤,严重时亦可引起粉碎性凹陷骨折或孔洞性骨折穿入颅内,故常有毛发、布屑或泥沙等异物嵌入,易致感染。检查伤口时慎勿移除嵌入颅内异物,以免引起突发出血。处理原则亦应及早施行清创缝合,并常规用抗生素及 TAT。

清创缝合办法:术前准备和创口的冲洗清创方法已如上述。由于头皮挫裂伤清创后常伴有不同程度的头皮残缺,故这里主要介绍头皮小残缺修补方法。

对复杂的头皮裂伤进行清创时,应做好输血的准备。机械性清洁冲洗应在麻醉后进行,以免因剧烈疼痛刺激引起心血管的不良反应。对头皮裂口应按清创需要有计划地适当延长,或作附加切口,以便创口能够一期缝合或经修补后缝合。创缘修剪不可过多,但必须将已失去血供的挫裂皮缘切除,以确保伤口的愈合能力。对残缺的部分,可采取转移皮瓣的方法,将清创创面闭合,供皮区保留骨膜,以中厚断层皮片植皮覆盖之。

(三)头皮撕裂伤

大多为斜向或切线方向的暴力作用在头皮上所致,撕裂的头皮往往是舌状或瓣状,常有一蒂部与头部相连。头皮撕裂伤一般不伴有颅骨或脑损伤,但并不尽然,偶尔亦有颅骨骨折或颅内出血。这类患者失血较多,但较少达到休克的程度。由于撕裂的皮瓣并未完全撕脱,仍能维持一定的血液供应,清创时切勿将相连的蒂部扯下或剪断。有时看来十分窄小的残蒂,难以提供足够的血供,但却出乎意料地使整个皮瓣存活。

清创缝合方法:已如前述,原则上除小心保护残蒂外,应尽量减少缝合时的张力,可采取帽状腱膜下层分离,松解裂口周围头皮,然后予以分层缝合。若张力过大,应首先保证皮瓣基部的缝合,而将皮瓣前端部分另行松弛切口或转移皮瓣加以修补。

三、头皮撕脱伤

头皮撕脱伤是一种严重的头皮损伤,大都是因为不慎将头发卷入转动的机轮所致。由于表皮层、皮下组织及帽状腱膜3层紧密相连在一起,故在强力的牵扯下,往往将头皮自帽状腱膜下间隙全层撕脱,有时连同部分骨膜也被撕脱,使颅骨裸露。头皮撕脱的范围与受到牵扯的发根面积有关,严重时可达整个帽状腱膜的覆盖区,前至上眼睑和鼻根,后至发际,两侧累及耳郭甚至面颊部。

头皮撕脱伤的处理:根据患者就诊时间的早迟、撕脱头皮的存活条件、颅骨是否裸露以及有无感染迹象而采取不同的方法处理。

(一)头皮瓣复位再植

撕脱的头皮经过清创后行血管吻合,原位再植。仅适于伤后2～3小时,最长不超过6小时、头皮瓣完整、无明显污染和血管断端整齐的病例。分组行头部创面和撕脱头皮冲洗、清创,然后将主要头皮血管,颞浅动、静脉或枕动静脉剥离出来,行小血管吻合术,若能将其中一对动、静脉吻合成功,头皮瓣即能成活。由于头皮静脉菲薄,断端不整,常有一定困难。

(二)后自体植皮

头皮撕脱后不超过6～8小时,创面尚无明显感染、骨膜亦较完整的病例。将头皮创面清洗清创后,取患者腹部或腿部中厚断层皮片,进行植皮。亦可将没有严重挫裂和污染的撕脱皮瓣仔细冲洗、清创,剃去头发,剔除皮下组织包括毛囊在内,留下表皮层,作为皮片回植到头部创面上,也常能存活。

(三)期创面植皮

撕脱伤为时过久,头皮创面已有感染存在,则只能行创面清洁及交换敷料,待肉芽组织生长后再行晚期邮票状植皮。若颅骨有裸露区域,还需行外板多数钻孔,间距1 cm左右,使板障血管暴露,以便肉芽生长,覆盖裸露之颅骨后,再行种子式植皮,消灭创面。

(丁韶山)

第三节 颅 骨 骨 折

一、概述

颅骨骨折的发生是因为暴力作用于头颅所产生的反作用力的结果,如果头颅随暴力作用的方向移动,没有形成反作用力,则不至于引起骨折。颅骨具有一定的黏弹性,在准静态下,成人颅骨承受压缩时最大的应力松弛量为12%,最大的应变蠕变量为11.5%左右。同时,颅骨的内、外板拉伸弹性模量、破坏应力和破坏应力对应变率的敏感性亦有一定限度,其抗牵张强度小于抗压缩强度,故当暴力作用于其上时,总是在承受牵张力的部分先破裂。如果打击的强度大、面积小、多以颅骨的局部变形为主,常致凹陷性骨折,伴发的脑损伤也较局限;若着力的面积大而强度较小时则易引起颅骨的整体变形,而发生多数线形骨折或粉碎性骨折,伴发的脑损伤亦较广泛。

(一)颅骨局部变形

颅盖(穹隆部)遭受外力打击时,着力部分即发生局部凹曲变形,而外力作用终止时,颅骨随即弹回原位。若暴力速度快、作用面积小,超过颅骨弹性限度时,着力的中心区即向颅腔内呈锥形陷入,内板受到较大的牵张力而破裂。此时如果暴力未继续作用于颅骨上,外板可以弹回而复位,故可以保持完整,造成所谓的单纯内板骨折,是为后期外伤性头疼或慢性头疼的原因之一。如果暴力继续作用,则外板亦将随之折裂,造成以打击点为中心的凹陷或其外周的环状或线形骨折。若致暴力的作用仍未耗尽或属高速强力之打击,则骨折片亦被陷入颅腔内,而形成粉碎凹陷性骨折或洞形骨折。

(二)颅骨整体变形

头颅的骨质结构和形态,犹如一个具有弹性的半球体,颅盖部呈弧形,颅底部如断面,恰如弓与弦的关系。在半球体的任何一处加压,均可使弓与弦受力而变形。例如,当侧方受压,头颅的左右径即变短而前后径加大;反之若为前后方的暴力常使矢状径缩短而横径相应变长。因此,当暴力为横向作用时骨折线往往垂直于矢状线,折向颞部和颅底,当暴力是前后方向,骨折线常平行于矢状线,向前伸至颅前窝,向后可达枕骨,严重时甚至引起矢状缝分离性骨折。此外,当重物垂直作用于头顶部及臀部或足跟着地的坠落伤,暴力经脊柱传至颅底。这两种情况,无论是自上而下还是自下而上,其作用力与反作用力都遭遇在枕骨大孔区,引起局部变形,轻度造成颅底线性骨折,重者可致危及生命的颅底环形骨折,陷入颅内。

(三)颅骨的拱架结构

颅盖与颅底均有一些骨质增厚的部分,作为颅腔的拱柱和桥架,能在一定程度上对外力的压缩或牵张,起到保护颅脑损伤的作用。颅盖的增强部分有鼻根、额部颧突、乳突及枕外隆凸4个支柱;于其间又有眶上缘、颞嵴、上项线及矢状线4个位居前方、侧方、后方及顶部中央的骨弓,形成坚强的拱柱。颅底的增强部分有中份的枕骨斜坡、两侧有蝶骨嵴和岩锥,形成梁架,有力地支撑颅底、承托颅脑,并与周围的颅盖部支柱相接,结合为有相当韧性和弹性强度的颅腔,完美地保护着神经中枢。当头颅遭受打击时,暴力除了引起局部颅骨凹陷变形之外,同时也将造成不同程度的整体颅骨变形,若暴力的能量在局部全部被吸收,消耗殆尽,则仅引起凹陷性骨折或着力部的损伤；如果暴力的能量并未耗竭，继续作用在头颅上，则由于颅骨的整体变形，骨折线将通过着力点沿颅骨的薄弱部分延伸，也就是在增厚的拱架间区发生折裂。这种规律不仅见于颅骨骨折，尤其多见于颅底骨折，由于颅底厚薄不一，含有许多孔、裂，因而骨折线常经骨质薄弱的部分穿过。

(四)颅骨骨折的规律性

暴力作用的方向、速度和着力面积等致伤因素对颅骨骨折的影响较大，具有一定的规律性，概括如下。

暴力作用的力轴及其主要分力方向多与骨折线的延伸方向一致，但遇有增厚的颅骨拱梁结构时，常折向骨质薄弱部分。若骨折线径直横断拱梁结构，或引起骨缝分离，则说明暴力强度甚大。

暴力作用的面积小而速度快时，由于颅骨局部承受的压强较大时，故具有穿入性，常致洞形骨折，骨片陷入颅腔，若打击面积大而速度较快时，多引起粉碎凹陷骨折；若作用点面积大而速度较缓时，则常引起通过着力点的线状骨折，若作用点的面积大而速度较缓时，可致粉碎骨折或多数线性骨折。

垂直于颅盖的打击易引起局部凹陷或粉碎性骨折；斜行打击多致线性骨折，并向作用力轴的方向延伸，往往折向颅底；枕部着力的损伤常致枕骨骨折或伸延至颞部及颅中窝的骨折。

暴力直接打击在颅底平面上，除较易引起颅底骨折外，其作用力向上时，可将颅骨掀开；暴力作用在颅盖的任何位置，只要引起较大的颅骨整体的变形，即易发生颅底骨折；头顶部受击，骨折线常垂直向下，直接延伸到邻近的颅底；暴力由脊柱上传时，可致枕骨骨折；颅骨遭受挤压时往往造成颅底骨折。

颏部受击时可引起下颌关节凹骨折，但头部因可沿作用力的方向移动而缓冲外力对颅颈交界区的冲撞；上颌骨受击时不仅易致颌骨骨折，尚可通过内侧角突将暴力上传至筛板而发生骨折，鼻根部受击可致额窦及前窝骨折。

按颅骨骨折的部位，可分为颅盖骨折及颅底骨折。根据骨折的形态不同，又可分为线形骨折、凹陷骨折、粉碎性骨折、洞形骨折及穿透性骨折。此外，按骨折的性质，视骨折处是否与外界相通，又分为闭合性骨折及开放性骨折，后者包括颅底骨折伴有硬脑膜破裂而伴发外伤性气颅或脑脊液漏者。

二、颅盖骨折

颅盖骨折即穹隆部骨折，其发生率以顶骨及额骨为多，枕骨及颞骨次之。颅盖骨折有 3 种主要形态，即线形骨折、粉碎性骨折和凹陷骨折。骨折的形态、部位和走向与暴力作用方向、速度和着力点有密切关系，可借以分析损伤机制。不过对闭合性颅盖骨折，若无明显凹陷仅为线形骨折时，单靠临床征象很难确诊，常需行 X 线片或头颅 CT 片检查始得明确。即使对开放性骨折，如欲了解骨折的具体情况，特别是骨折碎片进入颅内的数目和位置，仍有赖于 X 线摄片头颅 CT 扫描检查。

(一)线形骨折

单纯的线形骨折本身无须特殊处理，其重要性在于因骨折而引起的脑损伤或颅内出血，尤其是硬膜外血肿，常因骨折线穿越脑膜中动脉而致出血。因此，凡有骨折线通过上矢状窦、横窦及脑膜血管沟时，均需密切观察、及时做可行的辅助检查，以免贻误颅内血肿的诊断。

线形骨折常伴发局部骨膜下血肿,尤其以儿童较多。当骨折线穿过颞肌或枕肌在颞骨或枕骨上的附着区时,可出现颞肌或枕肌肿胀而隆起,这一体征亦提示该处可能有骨折发生。

儿童生长性骨折:好发于额顶部,为小儿颅盖线形骨折中的特殊类型,婴幼儿多见。一般认为小儿硬脑膜较薄且与颅骨内板贴附较紧,当颅骨发生骨折裂缝较宽时,硬脑膜亦常同时发生撕裂、分离,以致局部脑组织、软脑膜及蛛网膜突向骨折的裂隙。由于脑搏动的长期不断冲击,使骨折裂缝逐渐加宽,以致脑组织继续突出,最终形成局部搏动性囊性脑膨出,患儿常伴发癫痫或局限性神经功能废损。治疗原则以早期手术修补硬脑膜缺损为妥。手术方法应视有无癫痫而定,对伴发癫痫者需连同癫痫源灶一并切除,然后修复硬脑膜。对单纯生长性骨折脑膨出的患儿,则应充分暴露颅骨缺口,经脑膨出之顶部最薄弱处切开,清除局部积液及脑瘢痕组织,尽量保留残存的硬脑膜,以缩小修复的面积。硬脑膜修补材料最好取自患者局部的骨膜、颞肌筋膜、帽状腱膜,亦可切取患者的大腿阔筋膜来修补缺损,必要时则可采用同种硬脑膜或人工脑膜等代用品。颅骨缺损一般都留待后期再行修补,特别是使用人材料修补硬脑膜后,不宜同时再用无生机的材料修补颅骨缺损。若遇有复发性脑膨出需要同时修补硬脑膜及颅骨缺损时,需查明有无引起颅内压增高的因素,予以解除。颅骨修补以采用患者自身肋骨劈开为两片或颅骨劈开内外板,加以修补为佳。

(二)凹陷骨折

凹陷骨折多见于额、顶部,常为接触面较小的钝器打击或头颅碰撞在凸出的物体上所致。着力点头皮往往有擦伤、挫伤或挫裂伤。颅骨大多全层陷入颅内,偶尔仅为内板破裂下凹。一般单纯凹陷骨折,头皮完整,不伴有脑损伤多为闭合性损伤,但粉碎性凹陷骨折则常伴有硬脑膜和脑组织损伤,甚至引起颅内出血。

1.闭合性凹陷骨折

儿童较多,尤其是婴幼儿颅骨弹性较好,钝性的致伤物,可引起颅骨凹陷,但头皮完整无损,类似乒乓球样凹陷,亦无明显的骨折线可见。患儿多无神经功能障碍,无须手术治疗。如果凹陷区较大较深,或有脑受压症状和体征时,可于凹陷旁钻孔,小心经硬膜外放入骨橇,将陷入骨片橇起复位。术后应密切观察以防出血。

成年人单纯凹陷骨折较少,如果面积低于 5 cm 直径,深度不超过 1 cm,未伴有神经缺损症状和体征,亦无手术之必要。若凹陷骨折过大过深,伴有静脉窦或脑受压征象时,则应手术整复或摘除陷入之骨折。术前应常规拍摄 X 线片及 CT 扫描,了解凹陷范围、深度和骨折片位置。手术方法是在全麻下充分暴露凹陷骨折区,做好输血准备,以防突发出血。在凹陷的周边钻孔,然后沿骨折线环形咬开或用铣刀切开,小心摘除陷入之骨片,清除挫伤、碎裂组织及凝血块,认真止血。检查硬脑膜下有无出血,必要时应切开硬脑膜探查。术毕,硬脑膜应完整修复,骨折片带有骨膜的或内、外部完全分离的,可以拼补在缺损区作为修补。若缺损过大,则应用人工材料修补或留待日后择期修补。

2.开放性凹陷骨折

常为强大之打击或高处坠落在有突出棱角的物体上而引起的开放颅脑损伤,往往头皮、颅骨、硬脑膜及脑均可能受累。临床所见开放性凹陷骨折有洞形骨折及粉碎凹陷骨折两种常见类型。

(1)洞形凹陷骨折:多为接触面积较小的重物打击所致,如钉锤、铁钎杆或斧头等凶器,或偶尔因头颅碰撞在坚硬的固体物体上而引起,由于着力面积小,速度大,具有较强的穿透力,故可直接穿破头皮及颅骨而进入颅腔。颅骨洞形骨折的形态往往与致伤物形状相同,是法医学认定凶器的重要依据。这种洞形骨折的骨碎片常被陷入脑组织深部,造成严重的局部脑损伤、出血和异物存留。但由于颅骨整体变形较小,一般都没有广泛的颅骨骨折和脑弥散性损伤,因此,临床表现常以局部神经缺损为主。治疗原则是尽早施行颅脑清创缝合术,变开放伤为闭合伤,防止感染,减少并发症和后遗症。手术前应例行 X 线片检查或 CT 扫描检查,了解骨折情况和陷入脑内的骨碎片位置、数目,作为清创时参考。手术时,头皮清创方法已如前述,延长头皮创口,充分暴露骨折凹陷区,将洞形骨折沿周边稍加扩大,取出骨折片,骨窗大小以能显露出正常硬脑膜为度,按需要切开硬膜裂口,探查硬膜下及脑表面的情况,然后循创道小心清除脑内碎骨片、异物及挫碎的脑组织,并核对 X 线片上的发现,尽量不造成新的创伤。位置深在已累及脑重要结构或血管的骨碎片,不可勉强悉数摘除,以免加重伤情或导致出血。清创完毕,应妥当止血,缝合或修补硬脑膜。骨缺损留待伤口愈合 3 个月之后,再择期修补。

(2)粉碎凹陷骨折:粉碎性骨折伴有着力部骨片凹陷,常为接触区较大的重物致伤,不仅局部颅骨凹曲变形明显,引起陷入,同时,颅骨整体变形亦较大,造成多数以着力点为中心的放射状骨折。硬脑膜常为骨碎片所刺破,偶尔亦有硬脑膜完整者,不过脑损伤均较严重,除局部有冲击伤之外,常有对冲性脑挫裂伤或颅内血肿,治疗方法与洞形骨折相似,术前除 X 线片外,尚应做 CT 扫描检查了解脑组织损伤及出血情况。清创时对尚连有骨膜的骨片不易摘除,仍拼补在骨缺损区,以缩小日后需要修补的面积。

3.凹陷骨折手术适应证与禁忌证

凹陷性骨折,有一定的手术适应证与禁忌证。

(1)适应证:①骨折凹陷深度>1 cm;②骨折片刺破硬脑膜,造成出血和脑损伤;③凹陷骨折压迫脑组织,引起偏瘫、失语和局限性癫痫;④凹陷骨折的压迫,引起颅内压增高;⑤位于额面部影响外观。对静脉窦上的凹陷骨折手术应持慎重态度,有时骨折片已刺入窦壁,但尚未出血,在摘除或撬起骨折片时可造成大出血,故应先做好充分的思想、技术和物质上的准备,然后才施行手术处理。儿童闭合性凹陷骨折,多钻孔将骨折片撬起复位;成人凹陷骨折难以整复时,往往要把相互嵌顿的边缘咬除才能复位;如实在无法复位,可将下陷之颅骨咬除,用颅骨代用品作Ⅰ期颅骨成形术或留待日后择期修补。

(2)禁忌证:①非功能区的轻度凹陷骨折,成年人单纯凹陷骨折,如果直径<5 cm,深度不超过 1 cm,不伴有神经缺损症状和体征者;②无脑受压症状的静脉窦区凹陷骨折;③年龄较小的婴幼儿凹陷骨折,有自行恢复的可能,如无明显局灶症状,可暂不手术。

三、颅底骨折

单纯性颅底骨折很少见,大多为颅底和颅盖的联合骨折。颅底骨折可由颅盖骨延伸而来,或着力部位于颅底水平,头部挤压伤时暴力使颅骨普遍弯曲变形,在少数的情况下,垂直方向打击头顶或坠落时臀部着地也可引起颅底骨折。以线形为主,可仅限于某一颅窝,亦可能穿过两侧颅底或纵行贯穿颅前窝、颅中窝、颅后窝。由于骨折线经常累及鼻窦、岩骨或乳突气房,使颅腔和这些窦腔交通而形成隐性开放性骨折,易致颅内继发感染。

暴力作用的部位和方向与颅底骨折线的走向有一定规律,可作为分析颅骨骨折的参考;额部前方受击,易致颅前窝骨折,骨折线常向后经鞍旁而达枕骨;额部前外侧受击,骨折线可横过中线经筛板或向蝶鞍而至对侧颅前窝或颅中窝;顶前份受击,骨折线常经颞前伸延至颅前窝或颅中窝;顶间区受击,可引起经过颅中窝,穿越蝶鞍和蝶骨小翼而至对侧颅前窝的骨折线;顶后份受击,骨折线可经岩骨向颅中窝内侧延伸;颞部受击,骨折线指向颅中窝底,并向内横过蝶鞍或鞍背到对侧;颞后份平颅中窝底的暴力,可致沿岩骨前缘走向岩尖、卵圆孔、鞍旁、圆孔,再经鞍裂转向外侧,终于翼点的骨折;枕部受击,骨折线可经枕骨指向岩骨后面甚至横断之;或通过枕骨大孔而折向岩尖至颅中窝或经鞍旁至颅前窝。

(一)临床表现及诊断

1.症状与体征

颅底骨折临床表现特殊、典型。颅前窝、颅中窝、颅后窝骨折表现又各不相同(表 5-1)。总的来说,临床上有三大体征:①迟发性瘀斑、淤血;②脑脊液鼻、耳漏;③脑神经损伤。也是诊断颅底骨折的主要依据。

表 5-1 颅底骨折临床表现区别

区别项目	颅前窝	颅中窝	颅后窝
受累骨	额、眶、筛骨	蝶骨、岩骨前部	岩骨后部、枕骨
淤血	眼眶、结膜下淤血	颞肌下淤血压痛	枕颈部压痛、乳突皮下淤血 Battle 征
CSF 漏	鼻	耳、鼻	乳突(耳、鼻)
脑神经损伤	I、II	II-VI、VI、VII	IX、X、XI
可能的脑伤	额极	颞极	小脑及脑干
并发症	气脑	CCF、ICA 破裂	气道梗阻

颅前窝底即为眼眶顶板,十分薄弱,易破,两侧眶顶的中间是筛板,为鼻腔之顶部,其上有多数小孔,容嗅神经纤维和筛前动脉通过。颅前窝发生骨折后,血液可向下浸入眼眶,引起球结膜下出血,及迟发性眼睑皮下淤血,多在伤后数小时始渐出现,呈紫蓝色,俗称"熊猫眼",对诊断有重要意义。但有时与眼眶局部擦挫伤互相混淆,后者呈紫红色并常伴有皮肤擦伤及结膜内出血,可资鉴别。颅前窝骨折累及筛窝或筛板时,可撕破该处硬脑膜及鼻腔顶黏膜,而致脑脊液鼻漏和/或气颅,使颅腔与外界交通,故有感染之虞,应视为开放性损伤。脑脊液鼻漏早期多呈血性,需与鼻出血区别,将漏出液中红细胞计数与周围血液相比,或以尿糖试纸测定是否含糖,即不难确诊。此外,颅前窝骨折还伴有单侧或双侧嗅觉障碍,眶内出血可致眼球突出,若视神经受波及或视神经管骨折,尚可出现不同程度的视力障碍。

颅中窝底为颞骨岩部,前方有蝶骨翼,后份是岩骨上缘和鞍背,侧面是颞骨鳞部,中央是蝶鞍即垂体所在。颅中窝骨折往往累及岩骨而损伤内耳结构或中耳腔,故患者常有听力障碍和面神经周围性瘫痪。由于中耳腔受损脑脊液即可由此经耳咽管流向咽部或经破裂的鼓膜进入外耳道形成脑脊液耳漏。若骨折伤及海绵窦则可致动眼、滑车、三叉或展神经麻痹,并引起颈骨动脉假性动脉瘤或海绵窦动静脉瘘的可能,甚至导致大量鼻出血。若骨折累及蝶鞍,可造成蝶窦破裂,血液和脑脊液可经窦腔至鼻咽部,引起脑脊液鼻漏或咽后壁淤血肿胀。少数患者并发尿崩症,则与鞍区骨折波及下丘脑或垂体柄有关。颅中窝骨折的诊断主要依靠临床征象如脑脊液耳漏,耳后迟发性瘀斑(Battle 征)及伴随的脑神经损伤。如果并发海绵窦动静脉瘘或假性动脉瘤时,患者常有颅内血管鸣及患侧眼球突出、结膜淤血、水肿等特征性表现,不难诊断。

颅后窝的前方为岩锥的后面,有内耳孔通过面神经及听神经,其后下方为颈静脉孔,有舌咽神经、迷走神经、副神经及乙状窦通过,两侧为枕骨鳞部,底部中央是枕骨大孔,其前外侧有舌下神经经其孔出颅。颅后窝骨折时虽有可能损伤上述各对脑神经,但临床上并不多见,其主要表现多为颈部肌肉肿胀,乳突区皮下迟发性瘀斑及咽后壁黏膜淤血水肿等征象。

2.影像学检查

对颅底骨折本身的诊断意义并不太大。

(1)由于颅底骨质结构复杂,凹凸不平,又有许多裂孔,故 X 线检查难以显示骨折线,但有时患者咽后壁软组织肿胀得以显示,亦可作为颅底骨折的间接影像;拍摄 X 线汤氏位照片,即向头端倾斜 30°的前后位像,常能显示枕骨骨折,若骨折线穿越横窦沟时,则有伴发幕上下骑跨式硬膜外血肿或横窦沟微型血肿的可能,应予注意。此外,枕骨大孔环形骨折或颅颈交界处关节脱位和/或骨折,也可以采用 X 线片检查做出诊断。

(2)CT 检查扫描可利用窗宽和窗距调节,清楚显示骨折的部位,有一定价值。

(3)MRI 扫描检查对颅后窝骨折尤其是对颅颈交界区的损伤有价值。

(二)治疗

颅底骨折本身无须特殊处理,治疗主要是针对由骨折引起的并发症和后遗症。原则:不堵流,头高患侧卧,防感染,忌腰椎穿刺。早期应以预防感染为主,可在使用能透过血-脑屏障的抗菌药物的同时,做好五官清洁与护理,避免用力擤鼻及放置鼻饲胃管。采半坐卧位,鼻漏任其自然流出或吞咽下,颅压下降后脑组织沉落在颅底漏孔处,促其愈合,切忌填塞鼻腔。通过上述处理,鼻漏多可在 2 周内自行封闭愈合,对经久不愈长期漏液达 4 周以上,或反复引发脑膜炎以及有大量溢液的患者,则应在内镜下或开颅施行硬脑膜修补手术。

视神经损伤:闭合性颅脑损伤伴视神经损伤的发生率为 0.5%～0.4%,且大多为单侧受损,常因额部或额颞部的损伤所引起,特别是眶外上缘的直接暴力,往往伴有颅前窝和/或颅中窝骨折。视神经损伤的部位,可以在眶内或视神经管段,亦可在颅内段或视交叉部。视神经损伤后,患者立即表现出视力障碍,如失明、视敏度下降、瞳孔直接对光反射消失等。视神经损伤的治疗较困难,对已经断离的视神经尚无良策。若是部分性损伤或属继发性损害,应在有效解除颅内高压的基础上,给予神经营养性药物及血管扩张剂,必要时可行血液稀释疗法,静脉滴注低分子右旋糖酐及丹参注射液,改善末梢循环,亦有学者采用溶栓疗法。视神经管减压手术,仅适用于伤后早期(<12 小时)视力进行性障碍,并伴有视神经管骨折变形、狭窄或有骨刺的患者,对于伤后视力立即丧失且有恢复趋势的伤员,手术应视为禁忌。

四、颅骨生长性骨折

颅骨生长性骨折(GSF)是颅脑损伤中少见的一种特殊类型的骨折,即骨折后骨折缝不愈合,反而逐渐扩大造成永久性的颅骨缺损,同时伴有脑组织的膨出,并可产生一系列的并发症。好发于顶部,其次为额部、枕部,偶发在颅底,表现为头部搏动性包块、颅骨缺损和神经功能障碍。颅骨生长性骨折的发病率很低,文献报道颅骨生长性骨折在婴幼儿颅脑外伤中占 0.05%～1.00%,50% 发生在 1 岁以内,90% 发生在 3 岁以内。

(一)病理生理

小儿硬脑膜较薄且与颅骨内板贴附紧密,颅骨发生分离骨折时,下面的硬脑膜同时发生撕裂,此时如硬脑膜、蛛网膜、软脑膜及脑组织突入骨折裂隙之间,即存在向外部生长的"力量"促成生长性骨折的发生。如蛛网膜突入后可能形成某种程度的活瓣样作用,使脑脊液流出而不易返回,形成局部的液体潴留;同时骨折裂缝长期受脑搏动的冲击,使骨折缝进一步分离及骨折缝缘脱钙吸收,形成颅骨缺损逐渐加宽,导致脑组织膨出继续加重。婴幼儿期颅脑生长发育较快也是促使脑膨出加重和颅骨缺损增大的重要因素。局部脑组织的挫裂伤及膨出脑组织在骨窗缘受压迫导致血供障碍,使局部脑组织萎缩、坏死、吸收,是膨出脑组织发生囊性变形成囊肿的主要原因。若同侧脑软化严重,膨出的脑囊肿可以和脑室相通形成脑穿通畸形,加重神经功能障碍。囊肿的形成和扩大可以使颅骨缺损增大。部分病例没有明显的脑膨出,局部以胶质瘢痕增生为主要病理表现。

(二)临床表现

颅骨生长性骨折的最常见症状为颅脑外伤后数周至数月颅盖部出现进行性增大的软组织包块,可呈搏动性。多伴发偏瘫、失语等局限性神经功能障碍,其次是局灶性癫痫发作,部分患者抽搐可以是首发症状。发生于颅盖部的颅骨生长性骨折患者,病程中期、后期均可触及颅骨缺损。发生于颅底的颅骨生长性骨折不出现包块,神经系统功能障碍为主要表现,其他少数病例表现为眼部症状、脑膜炎等。

(三)诊断与鉴别诊断

降低严重颅骨生长性骨折的发生主要是做到早期诊断。多数学者认为颅骨线性骨折在 X 线片显示骨折缝宽度在 4 mm 以上是颅骨生长性骨折的确诊标准。但是一组 63 例骨折缝宽度超过 3 mm 的婴幼儿分离性颅骨骨折病例报告中提示,83%(52 例)存在明确硬脑膜破裂并手术治疗;17%(11 例)无明确硬脑膜破裂。随访 6 个月至 3 年均无生长性骨折发生。在此组病例中 14 例骨折缝宽度<4 mm 存在硬脑膜破裂、脑组织疝出,6 例骨折缝宽度>4 mm 而未发现硬脑膜破裂或脑组织疝出。提示骨折缝宽度>4 mm 不能作为颅骨生长性骨折的唯一诊断标准。有学者手术发现一例骨折缝低于 1 mm 却存在硬脑膜破裂,可能原因是幼儿颅骨较软,外伤即刻颅骨骨折明显变形移位造成硬脑膜撕裂,外力消失后移位骨板回弹复位,在颅骨影像学上骨折呈线性,无明显分离。在临床工作中需避免此类情况的漏诊。

颅骨生长性骨折局部包块需与单纯头皮血肿鉴别。颅盖部骨折后如出现逐渐增大的局部搏动性肿块,基底部触及颅骨缺损,则高度提示颅骨生长性骨折。典型的颅骨生长性骨折诊断并不困难,表现为外伤后合并颅骨骨折并逐渐出现骨折缝增宽颅骨缺损,局部搏动性包块。但颅骨生长性骨折早期诊断尤其重要,早期硬脑膜修补可避免颅骨缺损及继发性脑损伤的发生。准确判断颅骨骨折是否伴有硬脑膜破裂非常关键,因为颅骨骨折伴硬脑膜破裂是发生颅骨生长性骨折的病理基础。应根据颅骨骨折、脑损伤、合并头皮血肿等情况并辅助影像学检查,仔细判断是否有硬脑膜破裂。

发生颅骨生长性骨折的病例往往有如下特征:①骨折部位位于颅盖部;②骨折相应部位脑组织有明显挫裂伤;③骨折缝有分离,一般超过 3 mm;④局部头皮肿胀与单纯头皮血肿(此时多为骨膜下血肿)有所不同:单纯头皮血肿有明显波动感,早期张力较高,数天后张力明显降低;合并硬脑膜破裂者头皮肿胀波动感稍差,几天后有明显沿骨折走形的头皮下软组织感(皮下碎烂坏死脑组织);或者因为脑脊液漏出,较单纯头皮血肿有更明显的皮下水样波动感;⑤头皮下穿刺可见碎裂脑组织或淡血性脑脊液,此方法简便易行,安全可靠;⑥头颅 CT 检查可见皮下积液密度较头皮血肿低,结合三维 CT 及 MRI 判断硬脑膜完整性,典型病例可见脑组织疝出。一般情况下细致的体检结合头皮穿刺可以明确判断。一些难以明确诊断的病例,需充分告知家长密切门诊随访,一旦提示有生长性骨折的征象应及时复诊。

(四)治疗

颅骨生长性骨折重在早发现、早处理,因为早期诊断及治疗是控制整个病情发展的关键环节。颅骨生长性骨折只能采用手术治疗,其主要目的是修补硬脑膜及颅骨缺损,对伴发癫痫者可同时行癫痫灶切除。在病情早期手术较容易,修补硬脑膜后颅骨骨瓣原位复位,即使存在缝隙较宽一般也不会影响颅骨的生长重建。病情进展后颅骨缺损范围增大,撕裂的硬脑膜常回缩至颅骨缺损区之外,开颅时为了显露出硬脑膜边缘,应在颅骨缺损缘1~3 cm外钻孔以探查骨孔下方是否存在硬脑膜。若存在硬脑膜即以此为界掀开骨瓣,若没有硬脑膜则需适当再扩大范围。术前还需了解有无硬膜下积液、脑积水等引起颅内压增高的并发症,若有则应作相应处理。硬脑膜修补材料可取自患者局部的颅骨骨膜、颞肌筋膜、帽状腱膜,现在使用人工材料神经补片修补硬脑膜也是较好的选择。颅骨修补材料以往多采用患者自身的肋骨或劈开的颅骨内外板,目前修补材料主要采用塑形钛网。修补颅骨缺损时需注意,因长时间脑搏动冲击,颅骨缺损边缘成唇样外翻,直接用钛网覆盖成形差,需去除变形的颅骨缺损边缘或打磨平整后再行钛网覆盖。手术皮瓣设计时需考虑到手术范围存在的可变因素,充分估计皮瓣大小。术前的塑形钛网准备可以根据头颅三维CT显示的颅骨缺损形状及术中颅骨缺损缘修整范围来设计钛网大小及形状,以达到满意的修复效果。

(刘忠礼)

第四节　原发性颅脑损伤

一、脑震荡

脑震荡是指头颅遭受暴力作用后,大脑功能发生一过性功能障碍,出现的以短暂性意识障碍、近事遗忘为特征的临床综合征。脑震荡是脑损伤中最常见、最轻型的原发性脑损伤。

(一)损伤机制与病理

脑震荡致伤机制目前尚不明确,现有的各种学说都不能全面解释所有与脑震荡有关的问题。对脑震荡所表现的伤后短暂性意识障碍有多种不同的解释,可能与暴力所致的脑血液循环障碍、脑室系统内脑脊液冲击、脑中间神经元受损及脑细胞生理代谢紊乱所致的异常放电等因素有关。近年来,认为脑干网状结构上行激活系统受损才是引起意识丧失的关键因素,其依据:①以上诸因素皆可引起脑干的直接与间接受损;②脑震荡动物实验中发现延髓有线粒体、尼氏体、染色体改变,有的伴溶酶体膜破裂;③生物化学研究中,脑震荡患者的脑脊液化验中,乙酰胆碱、钾离子浓度升高,此两种物质浓度升高使神经元突触发生传导阻滞,从而使脑干网状结构不能维持人的觉醒状态,出现意识障碍;④临床发现,轻型脑震荡患者行脑干听觉诱发电位检查,有一半病例有器质性损害;⑤近年来认为脑震荡、原发性脑干损伤、弥漫性轴索损伤的致伤机制相似,只是损伤程度不同,是病理程度不同的连续体,有人将脑震荡归于弥漫性轴索损伤的最轻类型,只不过病变局限、损害更趋于功能性而易于自行修复,因此意识障碍呈一过性。

过去曾认为脑震荡仅是脑的生理功能一时性紊乱,在组织学上并无器质性改变。但近年来的临床及实验研究表明,暴力作用于头部,可以造成冲击点、对冲部位、延髓及高颈髓的组织学改变。实验观察到,伤后瞬间脑血流增加,但数分钟后脑血流量反而显著减少(约为正常的1/2),半小时后脑血流始恢复正常,颅内压在着力后的瞬间立即升高,数分钟后颅内压即趋下降。脑的大体标本上看不到明显变化。光镜下仅能见到轻度变化,如毛细血管充血,神经元胞体肿大和脑水肿等变化。电镜下观察,在着力部位,脑皮质、延髓和上部颈髓见到神经元的线粒体明显肿胀,轴突肿胀,白质部位有细胞外水肿的改变,提示血-脑屏障通透性增加。这些改变在伤后半小时可出现,1小时后最明显,并多在24小时内自然消失。这种病理变化可解释伤后的短暂性脑干症状。

(二)临床表现

1.短暂性脑干症状

外伤作用于头部后立即发生意识障碍,表现为神志不清或完全昏迷,持续数秒、数分钟或十几分钟,但一般不超过半小时。患者可同时伴有面色苍白、出汗、血压下降、心动徐缓、呼吸浅慢、肌张力降低、各种生理反射迟钝或消失等表现。但随意识恢复可很快趋于正常。

2.逆行性遗忘(近事遗忘)

患者清醒后不能回忆受伤当时乃至伤前一段时间内的情况,但对往事(远记忆)能够忆起。这可能与海马回受损有关。

3.其他症状

有头痛、头昏、乏力、恶心、呕吐、畏光、耳鸣、失眠、心悸、烦躁、思维和记忆力减退等。一般持续数月、数周症状多可消失,有的症状持续数月或数年,即称为脑震荡后综合征或脑外伤后综合征。

4.神经系统查体

无阳性体征发现。

(三)辅助检查

1.颅骨X线检查

无骨折发现。

2.颅脑CT扫描

颅骨及颅内无明显异常改变。

3.脑电图检查

伤后数月脑电图多属正常。

4.脑血流检查

伤后早期可有脑血流量减少。

5.腰椎穿刺

颅内压正常,部分患者可出现颅内压降低。脑脊液无色透明,不含血,白细胞数正常。生化检查亦多在正常范围,有的可查出乙酰胆碱含量大增,胆碱酯酶活性降低,钾离子浓度升高。

(四)救治原则与措施

(1)病情观察:伤后可在急症室观察24小时,注意意识、瞳孔、肢体活动和生命体征的变化。对回家患者,应嘱家属在24小时密切注意头痛、恶心、呕吐和意识情况,如症状加重即应来院检查。

(2)对症治疗:头痛较重时,嘱其卧床休息,减少外界刺激,可给予罗痛定或其他止痛剂。对于烦躁、忧虑、失眠者给予地西泮、氯氮䓬等;另可给予改善自主神经功能药物、神经营养药物及钙离子拮抗剂尼莫地平等。

（3）伤后即应向患者做好病情解释，说明本病不会影响日常工作和生活，解除患者的顾虑。

二、脑挫裂伤

脑挫裂伤是指头颅受到暴力打击而致脑组织发生的器质性损伤，脑组织挫伤或结构断裂，是一种常见的原发性脑损伤。

（一）损伤机制与病理

暴力作用于头部，在冲击点和对冲部位均可引起脑挫裂伤。脑挫裂伤多发生在脑表面的皮质，呈点片状出血，如脑皮质和软脑膜仍保持完整，即为脑挫伤，如脑实质破损、断裂，软脑膜亦撕裂，即为脑挫裂伤。严重时合并脑深部结构的损伤。

脑挫裂伤灶周围常伴局限性脑水肿，包括细胞毒性水肿和血管源性水肿，前者神经元胞体增大，主要发生在灰质，伤后多立即出现，后者为血-脑屏障的破坏，血管通透性增加，细胞外液增加，主要发生在白质，伤后2～3天最明显。

在重型脑损伤，尤其合并硬膜下血肿时，常发生弥漫性脑肿胀，以小儿和青年外伤多见。一般多在伤后24小时内发生，短者伤后20～30分钟即出现。其病理形态变化可分三期。①早期：伤后数天，显微镜下以脑实质内点状出血，水肿和坏死为主要变化，脑皮质分层结构不清或消失，灰质和白质分界不清，神经细胞大片消失或缺血变性，神经轴索肿胀、断裂、崩解。星形细胞变性，少突胶质细胞肿胀，血管充血水肿，血管周围间隙扩大。②中期：大致在损伤数天至数周，损伤部位出现修复性病理改变。皮层内出现大小不等的出血，损伤区皮层结构消失，病灶逐渐出现小胶质细胞增生，形成格子细胞，吞噬崩解的髓鞘及细胞碎片，星形细胞及少突胶质细胞增生肥大，白细胞浸润，从而进入修复过程。③晚期：挫伤后数月或数年，病变为胶质瘢痕所代替，陈旧病灶区脑膜与脑实质瘢痕粘连，神经细胞消失或减少。

（二）临床表现

（1）意识障碍：脑挫裂伤患者多伤后立即昏迷，一般意识障碍的时间较长，短者半小时、数小时或数天，长者数周、数月，有的为持续性昏迷或植物生存，甚至昏迷数年至死亡。有些患者原发昏迷清醒后，因脑水肿或弥漫性脑肿胀，可再次昏迷，出现中间清醒期，容易误诊为合并颅内血肿。

（2）生命体征改变：患者伤后除立即出现意识障碍外，可先出现迷走神经兴奋症状，表现为面色苍白、冷汗、血压下降、脉搏缓慢、呼吸深慢。以后转为交感神经兴奋症状。在入院后一般生命体征无多大改变，体温波动在38 ℃上下，脉搏和呼吸可稍增快，血压正常或偏高。如出现血压下降或休克，应注意是否合并胸腹脏器或肢体骨盆骨折等。如脉搏徐缓有力（尤其是慢于60次/分），血压升高，且伴意识障碍加深，常表示继发性脑受压存在。

（3）患者清醒后，有头痛、头昏、恶心、呕吐、记忆力减退和定向障碍，严重时智力减退。

（4）癫痫：早期性癫痫多见于儿童，表现形式为癫痫大发作和局限性发作，发生率5％～6％。

（5）神经系统体征：体征有偏瘫、失语、偏侧感觉障碍、同向偏盲和局灶性癫痫。若伤后早期没有局灶性神经系统体征，而在观察治疗过程中出现新的定位体征时，应行进一步检查，以除外或证实脑继发性损害。昏迷患者可出现不同程度的脑干反应障碍。脑干反应障碍的平面越低，提示病情愈严重。

（6）外伤性脑蛛网膜下腔出血可引起脑膜刺激征象，可表现为头痛呕吐，闭目畏光，皮肤痛觉过敏,颈项强直,Kernig 征,Brudzinski 征阳性。

(三)辅助检查

1.颅骨 X 线片

多数患者可发现颅骨骨折。颅内生理性钙化斑(如松果体)可出现移位。

2.CT 扫描

脑挫裂伤区可见点片状高密度区,或高密度与低密度互相混杂。同时脑室可因脑水肿受压变形。弥漫性脑肿胀可见于一侧或两侧大脑半球,侧脑室受压缩小或消失,中线结构向对侧移位。并发蛛网膜下腔出血时,纵裂池呈纵行宽带状高密度影。脑挫裂伤区脑组织坏死液化后,表现为 CT 值近脑脊液的低密度区,可长期存在。

3.MRI

一般极少用于急性脑挫裂伤患者诊断,因为其成像较慢且急救设备不能带入机房,但 MRI 对小的出血灶、早期脑水肿、脑神经及颅后窝结构显示较清楚,有其独具优势。

4.脑血管造影

在缺乏 CT 的条件下,病情需要可行脑血管造影排除颅内血肿。

(四)诊断与鉴别诊断

根据病史和临床表现及 CT 扫描,一般病例诊断无困难。脑挫裂伤可以和脑干损伤、视丘下部损伤、脑神经损伤、颅内血肿合并存在,也可以和躯体合并损伤同时发生,因此要进行细致、全面检查,以明确诊断,及时处理。

1.脑挫裂伤与颅内血肿鉴别

颅内血肿患者多有中间清醒期,颅内压增高症状明显,神经局灶体征逐渐出现,如需进一步明确则可行 CT 扫描。

2.轻度挫裂伤与脑震荡

轻度脑挫伤早期最灵敏的诊断方法是 CT 扫描,它可显示皮层的挫裂伤及蛛网膜下腔出血。如超过 48 小时则主要依靠脑脊液光度测量判定有无外伤后蛛网膜下腔出血。

(五)救治原则与措施

1.非手术治疗

同颅脑损伤的一般处理。

(1)严密观察病情变化:伤后 72 小时以内每 1～2 小时观察一次生命体征、意识、瞳孔改变。重症患者应送到 ICU 观察,监测包括颅内压在内的各项指标。对颅内压增高、生命体征改变者及时复查 CT,排除颅内继发性改变。轻症患者通过急性期观察后,治疗与脑震荡相同。

(2)保持呼吸道通畅:及时清理呼吸道内的分泌物。昏迷时间长,合并颌面骨折,胸部外伤、呼吸不畅者,应尽早行气管切开,必要时行辅助呼吸,防治缺氧。

(3)对症处理高热、躁动、癫痫发作,尿潴留等,防治肺部、泌尿系统感染、治疗上消化道溃疡等。

(4)防治脑水肿及降低颅内压:方法详见脑水肿、颅内压增高部分。

(5)改善微循环:严重脑挫裂伤后,患者微循环有明显变化,表现血液黏度增加,红细胞血小板易聚积,因此引起微循环淤滞、微血栓形成,导致脑缺血缺氧,加重脑损害程度。可采取血液稀释疗法,低分子右旋糖酐静脉滴注。

(6)外伤性 SAH 患者,伤后数天内脑膜刺激症状明显者,可反复腰椎穿刺,将有助于改善脑脊液循环,促进脑脊液吸收,减轻症状,另可应用尼莫地平,防治脑血管痉挛,改善微循环,减轻脑组织缺血、缺氧程度,从而减轻继发性脑损害。

2.手术治疗

原发性脑挫裂伤多无须手术,但继发性脑损害引起颅内压增高乃至脑疝时需手术治疗。重度脑挫裂伤合并脑水肿患者当出现:①在脱水等降颅内压措施治疗过程中,患者意识障碍仍逐渐加深,保守疗法无效;②一侧瞳孔散大,有脑疝征象者;③CT示成片的脑挫裂伤混合密度影,周围广泛脑水肿,脑室受压明显,中线结构明显移位;④合并颅内血肿,骨折片插入脑内,开放性颅脑损伤患者常需手术治疗。手术采取骨瓣开颅,清除失活脑组织,若脑压仍高,可行颞极和/或额极切除的内减压手术,若局部无肿胀,可考虑缝合硬膜,但常常需敞开硬脑膜行去骨瓣减压术。广泛脑挫裂伤、脑水肿严重时可考虑两侧去骨瓣减压。脑挫裂伤后期并发脑积水者可行脑室引流、分流术。术后颅骨缺损者3个月后行颅骨修补。

3.康复治疗

可行理疗、针灸、高压氧疗法。另可给予促神经功能恢复药物如胞磷胆碱、脑生素等。

三、脑干损伤

脑干损伤是一种特殊类型的脑损伤,是指中脑、脑桥和延髓损伤而言。原发性脑干损伤占颅脑损伤的2％～5％,因造成原发性脑干损伤的暴力常较重,脑干损伤常与脑挫裂伤同时存在,其伤情也较一般脑挫裂伤严重。

(一)损伤机制

1.直接外力作用所致脑干损伤

(1)加速或减速伤时,脑干与小脑幕游离缘、斜坡和枕骨大孔缘相撞击而致伤,其中以脑干被盖部损伤多见。

(2)暴力作用时,颅内压增高,压力向椎管内传递时,形成对脑干的冲击伤。

(3)颅骨骨折的直接损伤。

2.间接外力作用所致脑干损伤

主要见于坠落伤和挥鞭样损伤。

3.继发性脑干损伤

颞叶沟回疝、脑干受挤压导致脑干缺血。

(二)病理

1.脑干震荡

临床有脑干损伤的症状和体征,光镜和电镜特点同脑震荡。

2.脑干挫裂伤

表现为脑干表面的挫裂及内部的点片状出血。继发性脑干损伤时,脑干常扭曲变形,内部有出血和软化。

(三)临床表现

1.意识障碍

原发性脑干损伤患者,伤后常立即发生昏迷,昏迷为持续性,时间多较长,很少出现中间清醒或中间好转期,如有,应想到合并颅内血肿或其他原因导致的继发性脑干损伤。

2.瞳孔和眼运动改变

瞳孔和眼运动改变与脑干损伤的平面有关。中脑损伤时,初期两侧瞳孔不等大,伤侧瞳孔散大,对光反应消失,眼球向下外倾斜;两侧损伤时,两侧瞳孔散大,眼球固定。脑桥损伤时,可出现两瞳孔极度缩小,两侧眼球内斜,同向偏斜或两侧眼球分离等征象。

3.去脑强直

去脑强直是中脑损伤的表现,头部后仰,两上肢过伸和内旋,两下肢过伸,躯体呈角弓反张状态。开始可为间断性发作,轻微刺激即可诱发,以后逐渐转为持续状态。

4.锥体束征

锥体束征是脑干损伤的重要体征之一。包括肢体瘫痪、肌张力增高,腱反射亢进和病理反射出现等。在脑干损伤早期,由于多种因素的影响,锥体束征的出现常不恒定。但基底部损伤时,体征常较恒定。如脑干一侧性损伤则表现为交叉性瘫痪。

5.生命体征变化

(1)呼吸功能紊乱:脑干损伤常在伤后立即出现呼吸功能紊乱。当中脑下端和脑桥上端的呼吸调节中枢受损时,出现呼吸节律的紊乱,如陈-施呼吸;当脑桥中下部的长吸中枢受损时,可出现抽泣样呼吸;当延髓的吸气和呼气中枢受损时,则发生呼吸停止。在脑干继发性损害的初期,如小脑幕切迹疝的形成时,先出现呼吸节律紊乱,陈-施氏呼吸,在脑疝的晚期颅内压继续升高,小脑扁桃体疝出现,压迫延髓,呼吸即先停止。

(2)心血管功能紊乱:当延髓损伤严重时,表现为呼吸心跳迅速停止,患者死亡。较高位的脑干损伤时出现的呼吸循环紊乱常先有一兴奋期,此时脉搏缓慢有力,血压升高,呼吸深快或呈喘息样呼吸,以后转入衰竭,脉搏频速,血压下降,呼吸呈潮式,终于心跳呼吸停止。一般呼吸停止在先,在人工呼吸和药物维持血压的条件下,心跳仍可维持数天或数月,最后往往因心力衰竭而死亡。

(3)体温变化:脑干损伤后有时可出现高热,这多由于交感神经功能受损,出汗的功能障碍,影响体热的发散所致。当脑干功能衰竭时,体温则可降至正常以下。

6.内脏症状

(1)上消化道出血:为脑干损伤应激引起的急性胃黏膜病变所致。

(2)顽固性呃逆。

(3)神经源性肺水肿:是由于交感神经兴奋,引起体循环及肺循环阻力增加所致。

(四)辅助检查

1.腰椎穿刺

脑脊液压力正常或轻度增高,多呈血性。

2.颅骨 X 线平片

颅骨骨折发生率高,也可根据骨折的部位,结合受伤机制推测脑干损伤的情况。

3.颅脑 CT、MRI 扫描

原发性脑干损伤表现为脑干肿大,有点片状密度增高区,脚间池、桥池,四叠体池及第四脑室受压或闭塞。继发性脑疝的脑干损伤除显示继发性病变的征象外,还可见脑干受压扭曲向对侧移位。MRI 可显示脑干内小出血灶与挫裂伤,由于不受骨性伪影影响,显示较 CT 清楚。

4.颅内压监测

有助于鉴别原发性或继发性脑干损伤,继发者可有颅内压明显升高,原发者升高不明显。脑干听觉诱发电位(BAEP),可以反映脑干损伤的平面与程度。

(五)诊断与鉴别诊断

原发性脑干损伤伤后即出现持续性昏迷状态并伴脑干损伤的其他症状、体征,而不伴有颅内压增高,可借CT,甚至MRI检查以明确脑干损伤并排除脑挫裂伤、颅内血肿,以此也可与继发性脑干损伤相鉴别。脑干损伤平面的判断除依据脑干听觉诱发电位外,还可以借助各项脑干反射加以判断。随脑干损伤部位的不同,可出现相应平面生理反射的消失与病理反射的引出。

1.生理反射

(1)睫脊反射:刺激锁骨上区引起同侧瞳孔扩大。

(2)额眼轮匝肌反射:用手指牵拉患者眉梢外侧皮肤并固定之,然后用叩诊锤叩击手指,引起同侧眼轮匝肌收缩闭目。

(3)垂直性眼前庭反射或头眼垂直反射:患者头俯仰时双眼球与头的动作呈反方向上下垂直移动。

(4)瞳孔对光反射:光刺激引起瞳孔缩小。

(5)角膜反射:轻触角膜引起双眼轮匝肌收缩闭目。

(6)嚼肌反射:叩击颏部引起咬合动作。

(7)头眼水平反射或水平眼前庭反射:头左右转动时双眼球呈反方向水平移动。

(8)眼心反射:压迫眼球引起心率减慢。

2.病理反射

(1)掌颏反射:轻划手掌大鱼际肌处皮肤引起同侧颏肌收缩。

(2)角膜下颌反射:轻触角膜引起闭目,并反射性引起翼外肌收缩使下颌向对侧移动。

(六)救治原则与措施

原发性脑干损伤病情危重,死亡率高,损伤较轻的小儿及青年可以恢复良好,一般治疗措施同重型颅脑损伤。尽早气管切开,亚低温疗法,防治并发症。原发性脑干损伤一般不采用手术,继发性脑干损伤,着重于及时解除颅内血肿、脑水肿等引起急性脑受压的因素,包括手术及减轻脑水肿的综合治疗。

四、下丘脑损伤

下丘脑损伤是指颅脑损伤过程中,由于颅底骨折或头颅受暴力打击,直接伤及下丘脑,而出现的特殊的临床综合征。

(一)损伤机制与病理

下丘脑深藏于颅底蝶鞍上方,因此暴力作用方向直接或间接经过下丘脑者,皆可能导致局部损伤。此外,小脑幕切迹下疝时亦可累及此区域。

下丘脑损伤时,常出现点、灶状出血,局部水肿软化以及神经细胞的坏死,亦有表现为缺血性变化,常可累及垂体柄及垂体,构成严重神经内分泌紊乱的病理基础。

(二)临床表现

1.意识及睡眠障碍

下丘脑后外侧区与中脑被盖部均属上行网状激动系统,维持人生理觉醒状态,因而急性下丘脑损伤时,患者多呈嗜睡、浅昏迷或深昏迷状态。

2.体温调节障碍

下丘脑具有体温调节功能,当下丘脑前部损害时,机体散热功能障碍,可出现中枢性高热;其后部损伤出现产热和保温作用失灵而引起体温过低,如合并结节部损伤,可出现机体代谢障碍,体温将更进一步降低,如下丘脑广泛损伤,则体温随环境温度而相应升降。

3.内分泌代谢功能紊乱

(1)下丘脑视上核、室旁核受损或垂体柄视上核垂体束受累:致抗利尿激素合成释放障碍,引起中枢性尿崩。

(2)下丘脑-垂体-靶腺轴的功能失调:可出现糖、脂肪代谢的失调,尤其是糖代谢的紊乱,表现为高血糖,常与水代谢紊乱并存,可出现高渗高糖非酮性昏迷,患者极易死亡。

4.自主神经功能紊乱

下丘脑的自主神经中枢受损,可出现血压波动,或高或低,以低血压多见。血压不升伴低体温常是预后不良征兆。呼吸功能紊乱表现为呼吸浅快或减慢。视前区损害可发生急性神经源性肺水肿。消化系统主要表现为急性胃黏膜病变,引起上消化道出血,重者可出现胃十二指肠穿孔。

5.局部神经体征

主要是鞍区附近的脑神经受累体征,包括视神经、视束、滑车神经等。

(三)辅助检查

1.颅骨 X 线平片

多伴颅底骨折,骨折线常经过蝶骨翼、筛窦、蝶鞍等部位。

2.颅脑 CT 扫描

可显示下丘脑不规则的低密度、低信号的病变区,鞍上池消失或有蛛网膜下腔出血,三脑室前部受压消失。另外还可见颅底骨折及额颞底面脑挫裂伤征象。

(四)诊断与鉴别诊断

孤立而局限的下丘脑原发损伤极为少见,在头颅遭受外伤的过程中,常出现多个部位的损伤,因此下丘脑损伤的诊断常受到其他部位脑损伤引起的症状的干扰,在临床上只要具有一种或两种下丘脑损伤的表现,就应想到有下丘脑损伤的可能性。特别是鞍区及其附近有颅底骨折时,更应提高警惕。

(五)救治原则与措施

急性下丘脑原发性损伤是严重的脑损伤之一,治疗上按重型颅脑损伤的治疗原则进行。早期应注意采用强有力的措施控制高热和脑水肿。控制自主神经症状的发生、发展也是十分重要的。中枢性尿崩可采用替代疗法。

(丁韶山)

第五节　开放性颅脑损伤

开放性颅脑损伤是颅脑各层组织开放伤的总称,它包括头皮裂伤、开放性颅骨骨折及开放性脑损伤,而不是开放性脑损伤的同义词。硬脑膜是保护脑组织的一层坚韧纤维膜屏障,此层破裂与否,是区分脑损伤为闭合性或开放性的分界线。

开放性颅脑损伤的原因很多,大致划为两大类,即非火器伤与火器伤。

一、非火器性颅脑损伤

各种造成闭合性颅脑损伤的原因都可造成头皮、颅骨及硬脑膜的破裂,造成开放性颅脑损伤,在和平时期的颅脑损伤中,以闭合伤居多,开放性伤约占16.8%,而后者中又以非火器颅脑损伤较多。

(一)临床表现

1.创伤的局部表现

开放性颅脑伤的伤因、暴力大小不一,产生损伤的程度与范围差别极大。创伤多位于前额、额眶部,亦可发生于其他部位,可为单发或多发,伤口整齐或参差不齐,有时沾有头发、泥沙及其他污物,有时骨折片外露,也有时致伤物如钉、锥、铁杆嵌顿于骨折处或颅内。头皮血运丰富,出血较多,当大量出血时,需考虑是否存在静脉窦破裂。

2.脑损伤症状

患者常有不同程度的意识障碍与脑损害表现,脑部症状取决于损伤的部位、范围与程度。其临床表现同闭合性颅脑损伤部分。

3.颅内压改变

开放性脑损伤时,因颅骨缺损、血液、脑脊液及破碎液化坏死的脑组织可经伤口流出,或为脑膨出,颅内压力在一定程度上可得到缓冲。如伴脑脊液大量流失,可出现低颅压状态。创口小时可与闭合性脑损伤一样,出现脑受压征象。

4.全身症状

开放性颅脑损伤时出现休克的机会较多,不仅因外出血造成失血性休克,还可由于颅腔呈开放性,脑脊液与积血外溢,使颅内压增高得到缓解,颅内压引起的代偿性血压升高效应减弱。同时伴有的脊柱、四肢及胸腹伤可有相应的症状及体征。

(二)辅助检查

1.X线片

颅骨的X线片检查有助于骨折的范围、骨碎片与异物在颅内的存留情况的了解。

2.颅脑CT扫描

可显示颅骨、脑组织的损伤情况,能够对碎骨片及异物定位,发现颅内或脑内血肿等继发性改变。CT较X线片更能清楚地显示X线吸收系数低的非金属异物。

(三)诊断

开放性颅脑损伤一般易于诊断,根据病史、检查伤口内有无脑脊液或脑组织,即可确定开放性损伤的情况。X线片及CT扫描更有利于伤情的诊断。少数情况下,硬脑膜裂口很小,可无脑脊液漏,初诊时难以确定是否为开放性脑损伤,而往往手术探查时才能明确。

(四)救治原则与措施

1.治疗措施

首先做创口止血、包扎、纠正休克,患者入院后有外出血时,应采取临时性止血措施,同时检查患者的周身情况,有无其他部位严重合并伤,是否存在休克或处于潜在休克。当患者出现休克或处于休克前期时,最重要的是先采取恢复血压的有力措施,加快输液、输血,不必顾虑因此加重脑水肿的问题,当生命体征趋于平稳时,才适于进行脑部清创。

2.手术原则

(1)早期清创:按一般创伤处理的要求,尽早在伤后6小时内进行手术。在目前有力的抗生素防治感染的条件下,可延长时限至伤后48小时。

(2)彻底清创手术的要求:早期彻底清除术,应一期缝合脑膜,将开放性脑损伤转为闭合性,经清创手术,脑水肿仍严重者,则不宜缝合硬脑膜,而需进行减压术,避免发生脑疝。

(3)并存脏器伤时,应在输血保证下,迅速处理内脏伤,第二步行脑清创术。这时如有颅内血肿,脑受压危险,伤情特别急,需有良好的麻醉处理,输血、输液稳定血压,迅速应用简捷的方法,制止内出血,解除脑受压。

(4)颅骨缺损一般在伤口愈合后3~4个月进行修补为宜,感染伤口修补颅骨至少在愈合半年后进行。

3.手术方法

应注意的是,术中如发现硬脑膜颜色发蓝、颅内压增高,疑有硬膜下血肿,应切开硬脑膜探查处理。脑搏动正常时,表明脑内无严重伤情,无必要切开探查,以免将感染带入脑部。开放性脑损伤的清创应在直视下进行,逐层由外及里冲净伤口,去除污物、血块,摘除碎骨片与异物,仔细止血,吸去糜烂失活的脑组织,同时要珍惜脑组织,不做过多的切除。保留一切可以保留的脑血管,避免因不必要的电凝或夹闭脑的主要供血动脉及回流静脉引起或加重脑水肿、脑坏死及颅内压增高。脑挫裂伤较严重,颅内压增高,虽经脱水仍无缓解,可容许做内减压术。清创完毕,所见脑组织已趋回缩、颅内压已降低的情况下,缝合硬脑膜及头皮。

钢钎、钉、锥等较粗大锐器刺入颅内,有时伤器为颅骨骨折处所嵌顿。如伤者一般情况好,无明显颅内出血症状者,不宜立即拔出,特别是位于动脉干与静脉窦所在处和鞍区的创伤。应摄头颅X线片了解颅内伤器的大小、形态和方位,如异物靠近大血管时,应进一步行脑血管造影,查明异物与血管等邻近结构的关系,据此制定出手术方案,术前做好充分的输血准备。行开颅手术时,先切除金属异物四周的颅骨进行探查,若未伤及静脉,扩大硬脑膜破口,在直视下,徐徐将异物退出,随时观察伤道深处有无大出血,然后冲洗伤道、止血,放置引流管,缝合修补硬脑膜,闭合伤口,术后24~36小时拔除引流管。

颅面伤所致开放性脑损伤,常涉及颌面、鼻窦,眼部及脑组织。

清创术的要求:①做好脑部清创与脑脊液漏的修补处理;②清除可能引起的创伤感染因素;③兼顾功能与整容的目的。手术时要先扩大额部伤口或采用冠状切口,翻开额部皮瓣,完成脑部清创与硬膜修补术,然后对鼻窦作根治性处理。最后处理眼部及颌面伤。

脑挫裂伤、脑水肿及感染的综合治疗同闭合性颅脑外伤。

二、火器性颅脑损伤

火器性颅脑损伤是神经外科的一个重要课题。战争时期,火器性颅脑损伤是一种严重战伤,尤其是火器性颅脑穿通伤,处理复杂,死亡率高。在和平时期也仍然是棘手的问题。创伤医学及急救医学的发展,虽使火器性颅脑损伤的病理生理过程得到进一步阐明,火器性颅脑损伤的抢救速度、诊疗条件也有了很大的提高,但是其死亡率仍高。

(一)分类

目前按硬脑膜是否破裂将火器性颅脑损伤简化分为非穿通伤和穿通伤两类。

1.非穿通伤

　　常有局部软组织或伴颅骨损伤,但硬脑膜尚完整,创伤局部与对冲部位可能有脑挫裂伤,或形成血肿。此类多为轻、中型伤,少数可为重型。

　　2.穿通伤

　　穿通伤即开放性脑损伤。颅内多有碎骨片、弹片或枪弹存留,伤区脑组织有不同程度的破坏,并发弹道血肿的机会多,属重型伤,通常将穿通伤又分为以下几种。①非贯通伤:只有入口而无出口,在颅内入口附近常有碎骨片与异物,金属异物存留在颅内,多位于伤道的最远端,局部脑挫裂伤较严重。②贯通伤:有入口和出口,入口小,出口大。颅内入口及颅外皮下出口附近有碎骨片,脑挫裂伤严重,若伤及生命中枢,伤者多在短时间内死亡。③切线伤:头皮、颅骨和脑呈沟槽状损伤或缺损,碎骨片多在颅内或颅外。④反跳伤:弹片穿入颅内,受到入口对侧颅骨的抵抗,变换方向反弹停留在脑组织内,构成复杂伤道。

　　此外按投射物的种类又可分为弹片伤、枪弹伤,也可按照损伤部位来分类,以补充上述的分类法。

　　(二)损伤机制与病理

　　火器性颅脑损伤的病理改变与非火器伤有所不同,伤道脑的病理改变分为3个区域。

　　1.原发伤道区

　　原发伤道区是反映伤道的中心部位,内含毁损液化的脑组织,与出血和血块交融,杂有颅骨碎片、头发、布片、泥沙以及弹片或枪弹等。伤道的近侧可由于碎骨片造成支道,间接增加脑组织损伤范围,远侧则形成贯通伤、盲管或反跳伤。脑膜与脑的出血容易在伤道内聚积形成硬膜外、硬膜下、脑内或脑室内血肿。伤道内的血肿可位于近端、中段与远端。

　　2.挫裂伤区

　　在原发伤道的周围,脑组织呈点状出血和脑水肿,神经细胞、少枝胶质细胞及星形细胞肿胀或崩解。致伤机制是由于高速投射物穿入密闭颅腔后的瞬间,在脑内形成暂时性空腔,产生超压现象,冲击波向周围脑组织传递,使脑组织顿时承受高压及相继的负压作用而引起脑挫裂伤。

　　3.震荡区

　　位于脑挫裂区周围,是空腔作用之间接损害,伤后数小时逐渐出现血液循环障碍、充血、淤血、外渗及水肿等,但尚为可逆性。

　　另外,脑部可能伴有冲击伤,乃因爆炸引起的高压冲击波所致,脑部可发生点状出血、脑挫裂伤和脑水肿。

　　脑部的病理变化可随创伤类型、伤后时间、初期外科处理以及后期治疗情况而有所不同。脑组织的血液循环与脑脊液循环障碍,颅内继发性出血与血肿形成,急性脑水肿,并发感染等,皆可使病理改变复杂化。

　　(三)临床表现

　　1.意识障碍

　　伤后意识水平是判断火器性颅脑损伤轻重的最重要指标,是手术指征和预后估计的主要依据。但颅脑穿通伤有时局部有较重的脑损伤,可不出现昏迷。应强调连续观察神志变化过程,如伤者在伤后出现中间清醒期或好转期,或受伤当时无昏迷随后转入昏迷,或意识障碍呈进行性加重,都反映伤者存在急性脑受压征象。在急性期,应警惕创道或创道邻近的血肿,慢性期的变化可能为脓肿。

2.生命体征的变化

重型颅脑伤者,伤后多数立即出现呼吸、脉搏、血压的变化。伤及脑干部位重要生命中枢者,可早期发生呼吸紧迫,缓慢或间歇性呼吸,脉搏转为徐缓或细远,脉律不整与血压下降等中枢性衰竭征象。呼吸深而慢,脉搏慢而有力,血压升高的进行变化是颅内压增高、脑受压和脑疝的危象,常指示颅内血肿。开放伤引起外出血,大量脑脊液流失,可引起休克和衰竭。出现休克时应注意查明有无胸、腹伤、大的骨折等严重合并伤。

3.脑损伤症状

伤者可因脑挫裂伤、血肿、脑膨出而出现相应的症状和体征。蛛网膜下腔出血可引起脑膜刺激征。下丘脑损伤可引起中枢性高热。

4.颅内压增高

火器伤急性期并发颅内血肿的机会较多,但弥漫性脑水肿更使人担忧,主要表现为头痛、恶心、呕吐及脑膨出。慢性期常是由于颅内感染、脑水肿,表现为脑突出,意识转坏和视盘水肿,到一定阶段,反映到生命体征变化,并最终出现脑疝体征。

5.颅内感染

穿通伤的初期处理不彻底或过迟,易引起颅内感染。主要表现为高热、颈强直、脑膜刺激征。

6.颅脑创口的检查

这在颅脑火器伤是一项特别重要的检查。出入口的部位、数目、形态、出血、污染情况均很重要,出入口的连线有助于判断穿通伤是否横过重要结构。

(四)辅助检查

1.颅骨 X 线片

对颅脑火器伤应争取在清除表面污染后常规拍摄颅片。拍片不仅可以明确是非贯通伤还是贯通伤,颅内是否留有异物,并了解确切位置,对指导清创手术有重要作用。

2.脑超声波检查

观察中线波有无移位作为参考。二维及三维超声有助于颅内血肿、脓肿,脑水肿等继发性改变的判断。

3.脑血管造影

在无 CT 设备的情况下,脑血管造影有很大价值,可以提供血肿的部位和大小的信息。脑血管造影还有助于外伤性颅内动脉瘤的诊断。

4.CT 扫描

颅脑 CT 扫描对颅骨碎片、弹片、创道、颅内积气、颅内血肿、弥漫性脑水肿和脑室扩大等情况的诊断,既正确又迅速,对内科疗效的监护也有特殊价值。

(五)诊断

作战时,因伤者多,检查要求简捷扼要,迅速明确颅脑损伤性质和有无其他部位合并伤。早期强调头颅 X 线平片检查,对明确诊断及指导手术有重要意义。晚期存在的并发症、后遗症可根据具体情况选择诊断检查方法:包括脑超声波、脑血管造影及 CT 扫描等。在和平时期,火器性颅脑损伤伤者如能及时被送往有条件的医院,早期进行包括 CT 扫描在内的各种检查,可使诊断确切,以利早期治疗。

(六)救治原则与措施

1.急救

(1)保持呼吸道通畅:简单的方法是把下颌向前推拉,侧卧,吸除呼吸道分泌物和呕吐物,也可插管过度换气。

(2)抢救休克:早期足量的输血、输液和保持呼吸道通畅是战争与和平时期枪伤治疗的两大原则。

(3)严重脑受压的急救:伤者在较短时间内出现单侧瞳孔散大或很快双瞳变化,呼吸转慢,估计不能转送至手术医院时,则应迅速扩大穿通伤入口,创道浅层血肿常可涌出而使部分伤者获救,然后再考虑转送。

(4)创伤包扎:现场抢救只做伤口简单包扎,以减少出血,有脑膨出时,用敷料绕其周围,保护脑组织以免污染和增加损伤。强调直接送专科处理,但已出现休克或已有中枢衰竭征象者,应就地急救,不宜转送。尽早开始大剂量抗生素治疗,应用TAT。

2.优先手术次序

大量伤者到达时,伤者手术的顺序大致如下。

(1)有颅内血肿等脑受压征象者,或伤道有活动性出血者,优先手术。

(2)颅脑穿通伤优先于非穿通伤手术,其中脑室伤有大量脑脊液漏及颅后窝伤也应尽早处理。

(3)同类型伤,先到达者,先作处理。

(4)危及生命的胸、腹伤优先处理,然后再处理颅脑伤;如同时已有脑疝征象,伤情极重,在良好的麻醉与输血保证下,两方面手术可同时进行。

3.创伤的分期处理

(1)早期处理(伤后72小时以内):早期彻底清创应于24小时以内完成,但由于近代有效抗生素的发展,对于转送较迟,垂危或其他合并伤需要紧急处理时,脑部的清创可以推迟至72小时。一般认为伤后3～8小时最易形成创道血肿,故最好在此期或更早期清创。

(2)延期处理(伤后3～6天):伤口如尚未感染,也可以清创,术后缝合伤口,置橡皮引流,或两端部分缝合或不缝依具体情况而定。伤口若已感染,则可扩大伤口和骨孔,使脓液引流通畅,此时不宜脑内清创,以免感染扩散,待感染局限后晚期清创。

(3)晚期处理(伤后7天以上):未经处理的晚期伤口感染较重,应先药物控制感染,若创道浅部有碎骨片,妨碍脓液引流,也可以扩大伤口,去除异物,待后择期进一步手术。

(4)二期处理(再次清创术):颅脑火器伤可由于碎骨片、金属异物的遗留、脑脊液漏及术后血肿等情况进行二次手术。

(七)清创术原则与方法

麻醉、术前准备、一般清创原则基本上与平时开放性颅脑损伤的处理相同,在战时,为了减轻术后观察和护理任务,宜多采用局麻或只有短暂的全身麻醉。开颅可用骨窗法和骨瓣法,彻底的颅脑清创术要求修整严重污染或已失活的头皮、肌肉及硬脑膜,摘尽碎骨片,确实止血。对过深难以达到的金属异物不强求在一期清创中摘除。清创术后,颅内压下降,脑组织下塌,脑搏动良好,冲净伤口,缝合修补硬脑膜,缝合头皮,硬脑膜外可置引流1～2天。

对于脑室伤,要求将脑室中的血块及异物彻底清创,充分止血,术毕用含抗生素的生理盐水冲净伤口,对预防感染有一定作用,同时可做脑室引流。摘出的碎骨片数目要与X线平片之数目核对,避免残留骨片形成颅内感染的隐患。新鲜伤道中深藏的磁性金属异物和弹片,可应用磁性导针伸入伤道吸出。颅脑贯通伤出口常较大,出口的皮肤血管也易于损伤,故清创常先从出口区进行。若入口处有脑膨出或血块涌出,则入口清创优先进行。

下列情况需行减压术,硬脑膜可不予缝合修补:①清创不彻底;②脑挫裂伤严重,清创后脑组织仍肿胀或膨出;③已化脓之创伤,清创后仍需伤道引流;④止血不彻底。

(八)术后处理

脑穿通伤清创术后,需定时观察生命体征、意识、瞳孔的变化,观察有无颅内继发出血、脑脊液漏等。加强抗脑水肿、抗感染、抗休克治疗。保持呼吸道通畅,吸氧。躁动、癫痫高热时,酌情使用镇静药,冬眠药和采用物理方法降温,昏迷瘫痪伤者,定时翻身,预防肺炎,压疮和泌尿系统感染。

(九)颅内异物存留

开放性颅脑损伤,特别是火器伤常有金属弹片及碎骨片、草木、泥沙、头发等异物进入颅内。当早期清创不彻底或因异物所处部位较深,难以取出时,异物则存留于颅内。异物存留有可能导致颅内感染,其中碎骨片易伴发脑脓肿,而且可促使局部脑组织退行性变,极少数金属异物尚可有位置的变动,从而加重脑损伤,从而需手术取出异物。摘除金属异物的手术指征为:①直径大于 1 cm 的金属异物因易诱发颅内感染而需手术;②位于非功能区、易于取出且手术创伤及危险性小;③出现颅内感染征象或顽固性癫痫及其他较严重的临床症状者;④合并有外伤性动脉瘤者;⑤脑室穿通伤,异物进入脑室时,由于极易引起脑室内出血及感染,且异物在脑室内移动可以损伤脑室壁,常需手术清除异物。手术方法可分为骨窗或骨瓣开颅直接手术取除异物及采用立体定向技术用磁性导针或异物钳取除异物。前者有造成附加脑损伤而加重症状的危险,手术宜沿原伤道口进入,避开重要功能区,可应用于表浅部位及脑室内异物取除。近年来,由于立体定向技术的发展,在 X 线颅骨正侧位片及头部 CT 扫描准确定位及监控下,颅骨钻孔后,精确地将磁导针插入脑内而吸出弹片;或利用异物钳夹出颅内存留的异物。此种方法具有手术简便,易于接受,附加损伤少等优点,但当吸出或钳夹异物有困难时,需谨慎操作,以免损伤异物附近的血管而并发出血。手术前后需应用抗生素预防感染,并需重复注射 TAT。

(丁韶山)

第六节 硬脑膜外血肿

硬脑膜外血肿(EDH)是外伤后血肿积聚于颅骨与硬脑膜间,占闭合性颅脑损伤的 2%～3%,占颅内血肿的 25%～30%,仅次于硬脑膜下血肿。急性硬脑膜外血肿通常伤后 3 天内出现脑受压症状,占 86.2%,亚急性血肿占 10.3%,慢性血肿占 3.5%;颞叶最常见,亦见于额叶、顶叶、枕叶及颅后窝等,多为单发,有时与硬膜下或脑内血肿并存。

一、病因及致伤机制

多因头部遭受外力打击,颅骨骨折或局部变形,伤及血管形成血肿,积聚于颅骨与硬脑膜间,硬脑膜与颅骨分离时撕裂小血管,使血肿增大。颅盖部硬脑膜与颅骨附着较松,易分离;颅底部附着较紧,分离困难,故硬脑膜外血肿多见于颅盖部。出血常来源于脑膜血管、静脉窦及板障静脉,脑膜中动脉最常见。出血引起颅内压增高因出血速度、原发性脑损伤而不同,成人血肿幕上 20 mL,幕下 10 mL 即可引起急性脑疝。

成人脑膜中动脉主干及分支走行于骨沟中或被骨管包围，颅骨骨折易损伤，主干或主要分支损伤出血凶猛，短时间形成巨大血肿，多在颞部；前支出血在额顶部，后支出血在颞部或颞顶部。脑膜前动脉、脑膜中静脉、上矢状窦、横窦和乙状窦亦可出血，静脉壁无平滑肌层，无收缩力，出血猛烈。颅骨骨折引起板障静脉出血，不形成巨大血肿，常为颅后窝硬脑膜外血肿来源。少数病例损伤使颅骨与硬脑膜分离，但无骨折，硬脑膜表面小血管破裂形成 EDH。

二、临床表现

（1）头部直接暴力外伤史，15～30 岁多见，婴幼儿颅内血管沟较浅，骨折不易损伤脑膜中动脉。发病急骤，临床表现取决于血肿的量、部位、形成速度、是否合并脑干伤或脑挫裂伤等。

（2）根据是否伴原发性脑损伤及损伤程度，出现 3 种意识改变：①伤后无昏迷，出现进行性意识障碍。②伤后短期昏迷后意识逐渐转清（中间清醒期），后来再度昏迷，是典型表现。③伤后持续性昏迷进行性加重。急性硬脑膜外血肿常见前两种意识障碍，第三种常见于硬脑膜下血肿和脑内血肿。

（3）硬脑膜外血肿压迫、脑水肿及颅内压升高，清醒患者常诉剧烈头痛，伴呕吐，昏迷患者呕吐频繁。早期出现 Cushing 反应，血压升高，收缩压明显升高，脉搏缓慢，呼吸变慢不规则。硬脑膜外血肿压迫脑功能区出现相应体征，如运动区可见中枢性面瘫、轻偏瘫、运动性失语等，矢状窦旁出现下肢单瘫，颅后窝出现眼震、共济失调及肌张力减低等。

（4）小脑天幕上硬脑膜外血肿引起脑移位导致小脑幕切迹疝，意识障碍进行性加重、患侧瞳孔散大、光反射消失和对侧病理征等。少数出血速度快，血肿量大，可造成脑干急性移位扭曲，使对侧大脑脚嵌压在小脑幕切迹缘，引起同侧肢体瘫和对侧瞳孔散大，脑疝急剧发展，短时间可出现双瞳孔散大，病理性呼吸及去大脑强直发作等导致死亡。小脑幕切迹疝晚期或颅后窝硬脑膜外血肿使颅后窝压力增高，推移小脑扁桃体疝至枕骨大孔下椎管内，形成枕骨大孔疝，出现呼吸功能抑制、心率慢、血压下降、呼吸及心跳停止等；颅后窝硬脑膜外血肿引起枕骨大孔疝，一旦意识障碍，瞳孔变化与呼吸骤停几乎同时发生。

（5）头颅 X 线片，如病情允许可常规拍摄颅骨正侧位片，枕部着力加摄额枕（汤氏）位，凹陷性骨折应作切线位，注意骨折线与正常压迹、颅缝、变异缝区别。95% 的患者有颅骨骨折，线性骨折居多，多在着力部位，常横过脑膜血管沟或静脉窦。CT 检查是本病诊断之首选，能清晰显示脑组织受压，中线结构移位，脑室和脑池形态、位置及血肿量等，典型为颅骨下方凸透镜样高密度影（图 5-1）。

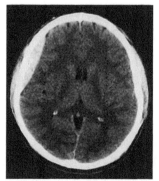

图 5-1 头颅 CT
显示急性硬脑膜外血肿，在右侧颅骨下方的凸透镜样高密度影

DSA 可显示血肿部位典型双凸形无血管区及中线移位,矢状窦旁或跨矢状窦硬膜外血肿在静脉和静脉窦期可见该段矢状窦和静脉注入段受压下移。高度怀疑颅内血肿,无条件做 CT 检查时,颅内钻孔探查术简单有效。

三、诊断及鉴别诊断

应在脑疝形成前早期诊断,临床密切观察颇重要,清醒患者出现淡漠、嗜睡或躁动,双侧眼底视盘水肿,血压升高,脉压>4.7 kPa(35 mmHg),出现新的神经体征进行性加重,应高度怀疑颅内血肿,及时行 CT 检查明确诊断。须注意与急性硬脑膜下血肿、脑内血肿和脑水肿鉴别(表 5-2)。

表 5-2　硬膜外血肿与硬膜下血肿、脑内血肿和脑水肿的鉴别

鉴别要点	硬膜外血肿	硬膜下血肿、脑内血肿	脑水肿
意识改变	常有中间清醒期	多为进行性意识障碍	相对稳定,脱水治疗好转
原发性损伤	无或很轻	一般较重	重或脑损伤
脑受压症状	多出现于伤后 24 小时内	24～28 小时内(特急型例外)	伤后 2～3 天脑水肿高峰期
病变定位	多在着力点或骨折线附近	多在对冲部位	着力部较轻,对冲部位重
颅骨骨折	多为线性骨折,约 90%	50% 有骨折	较少
脑血管造影	凸透镜样无血管区	月牙形无血管区或脑内"抱球征"	血管移位不明显
CT 检查	紧靠内板双凸透镜高密度影	硬膜下或脑内不规则高密度影	病变区呈低密度影
MRI 检查	T_2WI 可见内板下透镜状高信号影,强度变化与血肿期龄有关	T_2WI 可见急性期称低信号或等信号,亚急性及慢性为高信号	脑室、脑池变小,T_2WI 可见白灰质交界处损伤灶,伴高信号水肿区

四、治疗

(一)手术治疗

1.手术指征

(1)临床症状:体征呈进行性加重。

(2)无明显症状,但血肿厚度>1 cm。

(3)CT 检查:幕上血肿量>30 mL,颞部>20 mL,幕下>10 mL,中线移位>1 cm,有急性颅内压增高和占位效应。硬脑膜外血肿不易吸收,手术指征可适当放宽。

2.手术方法

手术方法包括骨窗开颅硬脑膜外血肿清除术,适于病情危急已出现脑疝,来不及 CT 检查,直接送手术室抢救患者,钻孔探查和扩大骨窗清除血肿,在瞳孔散大侧翼点附近钻孔可发现 60%～70% 的硬脑膜外血肿,其次是骨折线附近或着力部位,额极、顶结节或枕部钻孔,骨孔直径为 3 cm,以防遗漏;若血肿清除后硬脑膜张力仍高或呈蓝色,应切开探查,以免遗漏硬脑膜下或脑内血肿;术毕硬脑膜外置胶管引流,分层缝合头皮,颅骨缺失待 2～3 个月后择期修补。

骨瓣开颅硬脑膜外血肿清除术适于血肿定位明确,根据 CT 检查成形骨瓣开颅;钻孔穿刺清除硬脑膜外血肿适于紧急抢救,锥孔或钻孔排出部分液态血肿,暂时缓解颅高压,赢得时间;小脑幕游离缘切开基底池外引流术适于硬脑膜外血肿发生脑疝的严重病例。

术后患者进入 ICU 观察意识、瞳孔、颅内压及生命体征,监测液体出入量、电解质、血糖、血

气和肝、肾功能等,术后 24～48 小时拔出引流;保持呼吸道通畅,昏迷患者及早气管切开,以防低氧血症;适量使用脱水利尿剂,维持水、电解质及酸碱平衡;预防感染,防止肺炎、尿路感染及压疮等;以及其他对症治疗。

(二)非手术治疗

非手术治疗的指征如下。

(1)意识清楚,无进行性意识障碍或 GCS≥14 分。

(2)无脑受压症状体征和视盘水肿。

(3)CT 检查幕上血肿量<30 mL,幕下血肿量<10 mL,中线移位<0.5 cm,无明显占位效应者。

(4)非颞部或颅后窝血肿。严密观察病情变化,合理应用降颅压药,CT 监测血肿吸收情况,若病情恶化可立即手术。

脑原发性损伤较轻,无严重并发症者预后良好,死亡率 10%～25%,死因为脑疝引起继发性脑干损害。

(刘忠礼)

第七节 硬脑膜下血肿

硬脑膜下血肿(SDH)是外伤性血肿积聚于硬膜与蛛网膜之间。发生率占闭合性颅脑损伤的 5%～6%,占颅内血肿的 50%～60%,是最常见的颅内血肿。

根据症状出现时间分为急性、亚急性和慢性硬膜下血肿。根据伴脑挫裂伤可分为复合型、单纯型硬膜下血肿,前者因脑挫裂伤、脑皮质动静脉出血,血液积聚在硬脑膜与脑皮质之间,可急性或亚急性起病,预后较差;后者为桥静脉断裂,出血较慢,血液积聚在硬脑膜与蛛网膜之间,呈慢性病程,脑部原发损伤较轻,预后较好。

一、急性硬脑膜下血肿

急性硬脑膜下血肿(ASDH)在伤后 3 天内出现症状,占硬脑膜下血肿68.6%。多伴较重的脑挫裂伤和脑皮质小动脉出血,伤后病情急剧变化,手术处理较复杂,弥散性活动性出血较难制止,术中及术后脑肿胀、脑水肿较重,治疗困难,死亡率、致残率高。

(一)病因及致伤机制

ASDH 多发生在减速性损伤,出血来源于脑皮质挫裂伤病灶中静脉和动脉,血肿常发生在着力部位脑凸面及对冲部位,如额叶底部、颞极和颞叶底部,常与脑挫裂伤并存,较小血肿也可出现症状。另一来源是脑表面桥静脉,多见于大脑上静脉注入上矢状窦,大脑中静脉和颞极静脉注入蝶顶窦,颞后下吻合静脉(Labbe 静脉)注入横窦等处,多不伴脑挫裂伤,称单纯型血肿,较广泛。

血肿发生部位与头部着力点和着力方式密切相关。①加速性损伤所致脑挫裂伤:血肿多在同侧。②减速性损伤所致脑挫裂伤:血肿多在对侧或着力侧,如一侧枕部着地减速性损伤,血肿多在对侧颞底、额极、颞极和额底部;脑挫裂伤区血肿较大,周围血肿较小,深部可有脑内血肿;枕部着力侧可发生颅后窝硬脑膜外血肿或硬脑膜下血肿。③头侧方受击的减速性损伤:多有同侧复合型硬脑膜下血肿,对侧多为单纯型硬脑膜下血肿,有时着力侧也有硬脑膜外和脑内血肿。④一侧前额着力减速性损伤:硬脑膜下血肿可发生在同侧额底、额极和颞极、颞底部,但同侧枕极和颅后窝几乎无血肿。⑤一侧前额部加速性损伤:多见着力部血肿。⑥枕部或前额部着力愈邻近中线,愈多发双侧硬脑膜下血肿。

(二)临床表现

1.意识障碍严重

脑挫裂伤及继发性脑水肿多同时存在,脑挫裂伤较重、血肿形成速度较快,脑挫裂伤昏迷与血肿导致脑疝昏迷重叠,意识障碍进行性加深,无中间清醒期或意识好转期。

2.颅内压增高明显

急性硬脑膜下血肿多为复合型损伤,可见头痛、喷射性呕吐、躁动,脉率慢、呼吸慢及血压升高等。病情常急剧恶化,一侧瞳孔散大后不久,对侧瞳孔也散大,出现去大脑强直和病理性呼吸,患者迅速处于濒危状态。局灶症状多见脑挫裂伤和血肿压迫可引起中枢性面瘫和偏瘫,局灶性癫痫发作,神经损害体征进行性加重等。

3.CT 检查

CT 是首选检查,可见脑表面新月形高密度影,内缘可不整齐,相对脑皮质内有点片状出血灶,脑水肿明显,脑室受压变形,向对侧移位(图 5-2)。

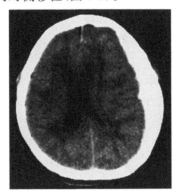

图 5-2 急性硬脑膜下血肿的 CT

诊断额底、颞底和两侧性血肿可减少遗漏。颅骨 X 线片可见合并颅骨骨折发生率 50%,较硬脑膜外血肿发生率低,故无颅骨骨折时硬脑膜下血肿可能性大,骨折线与血肿位置常不一致。DSA 可见一侧硬脑膜下血肿典型表现同侧大脑前动脉向对侧移位,同侧脑表面新月形无血管区;如两侧硬脑膜下血肿可见双侧脑表面新月形无血管区,大脑前动脉仅轻微移位或无移位;额叶或颞叶底部硬脑膜下血肿 DSA 可无明显变化。

(三)诊断及鉴别诊断

诊断根据颅脑外伤史;伤后原发昏迷时间长或原发昏迷与继发性意识障碍重叠,昏迷不断加深,脑受压及颅内高压症,伴局灶性体征,CT 显示脑表面新月形高密度影,相对脑皮质点片状出血灶,同侧脑室受压变形,向对侧移位。急性硬脑膜下血肿应注意与急性硬脑膜外血肿鉴别(表 5-3)。

表 5-3 急性硬脑膜外血肿与急性硬脑膜下血肿的临床特点

临床特点	急性硬脑膜外血肿	急性硬脑膜下血肿
着力点	在着力点同侧	在着力点对侧多,在着力点同侧少
脑挫裂伤	轻,在冲击部位多	重,在对冲部位多
颅骨骨折	绝大多数均有(95％)	半数(50％)
血肿与骨折关系	大多数在同侧	半数在同侧
原发意识障碍	多较轻	多较重
中间意识好转期	较多见,常能完全清醒	较少见,不易完全清醒
蛛网膜下腔出血	较少见,轻	范围较广泛

(四)治疗

1.手术指征

急性硬脑膜下血肿病情发展迅速,一经诊断应尽早手术治疗。

2.手术治疗

(1)钻孔冲洗引流术:钻孔冲洗引流术适于病情稳定,脑损伤较轻,CT 确诊大脑凸面单纯型硬脑膜下液态血肿,一般在运动前区、后区和颞部钻 2～3 个孔,切开硬膜,生理盐水反复冲洗,引出积血,低位留置引流管,持续引流 24～48 小时,分层缝合头皮。

(2)骨窗或骨瓣开颅血肿清除术:骨窗或骨瓣开颅血肿清除术适于血肿定位明确,钻孔血肿呈凝血块,难以冲洗排出,钻孔冲洗,清除血肿后脑组织迅速膨起,颅内压升高;原则是充分清除血肿及挫碎糜烂脑组织,妥善止血。

(3)颞肌下减压术或去骨瓣减压术:颞肌下减压术或去骨瓣减压术,适于急性硬脑膜下血肿伴严重挫裂伤、脑水肿和脑疝形成患者,若无其他血肿,颅内压仍高可行颞肌下或去骨瓣减压术。

3.非手术治疗指征

患者神志清楚,生命体征正常,病情稳定,逐渐减轻,无局灶性神经功能受损表现,CT 检查脑室、脑池无显著受压,血肿量 40 mL 以下,中线移位不超过 1 cm,颅内压监测压力 3.3～4.0 kPa(25～30 mmHg)。

急性硬脑膜下血肿病情危重,死亡率高达 50％～90％(Phuenpathom,1993),入院 GCS 评分和 CT 表现是判断预后的主要指标。老年人对冲性急性硬脑膜下血肿,血肿量小,病情可很重,预后极差。

二、亚急性硬脑膜下血肿

亚急性硬脑膜下血肿在伤后 3 天至 3 周出现症状,占硬脑膜下血肿 5％。致病原因及病理变化与急性硬脑膜下血肿相似,原发性脑损伤较轻,出血速度稍缓,血肿形成及脑受压较缓慢,颅内容积可代偿,常有中间清醒期,神志恢复不及硬膜外血肿明显。

亚急性硬脑膜下血肿如能及时确诊,尽早手术清除血肿,预后较好。

三、慢性硬脑膜下血肿

慢性硬脑膜下血肿(CSDH)在伤后 3 周以上出现症状,占颅内血肿9.39％,占硬脑膜下血肿15.6％,双侧发生率高达 14.8％,年发生率(1～2)/10 万,老年人约 16.5/10 万。

(一)病因及致伤机制

CSDH 病因尚未完全明确,65%～75%的病例有颅脑外伤史,34%有乙醇成瘾史,以及抗凝药治疗史等。目前有两种学说:外伤学说认为硬脑膜下腔桥静脉撕裂出血,主要位于矢状窦旁、颅底颞叶前端及小脑幕附近,如致伤作用方向与矢状窦平行,易撕裂桥静脉,作用方向与矢状窦垂直,因有大脑镰抵抗,不易撕裂。静脉出血速度与撕裂程度及颅压有关。炎症学说认为血肿继发于出血性硬脑膜内层炎性产物,其他原因可能为慢性乙醇中毒、B 族维生素、维生素 C、维生素 K 缺乏及凝血功能障碍等。CSDH 不断增大可能与患者脑萎缩、颅压低、静脉张力增高及凝血机制障碍等因素有关。小儿常见双侧慢性硬脑膜下血肿,为产伤引起,出生 6 个月内发生率最高;也见于营养不良、坏血症、颅内外炎症和出血素质儿童,多为桥静脉破裂所致。CSDH 可引起颅腔内占位、局部压迫和供血障碍,导致脑组织萎缩与变性,癫痫发生率高达 40%。

(二)病理

CSDH 黄褐色或灰色结缔组织包膜多在发病后 5～7 天出现,2～3 周基本形成。靠近蛛网膜侧包膜较薄,血管很少,与蛛网膜轻微粘连,易剥开;靠近硬脑膜侧包膜较厚,与硬脑膜紧密粘连,剥除后可见新生毛细血管渗血。

(三)临床表现

(1)常见于老年人和 6 个月内婴儿,常有头部轻微外伤史,老年人轻度头部外伤史本人或家人易忽略或忘记,起病隐袭,受伤至发病时间为 1～3 个月,个别报告 3～4 年。

(2)临床表现:①慢性颅内压增高症状,头痛、恶心、呕吐、复视及视盘水肿等,头痛突出。②神经功能缺失症状,如病变对侧轻偏瘫、锥体束征、失语和癫痫发作,患侧瞳孔散大等。③精神障碍:轻症病例表现注意力不集中、记忆力减退、烦躁易怒等,重者出现痴呆、寡欲,甚至木僵。婴幼儿表现前囟膨隆、头颅增大、骨缝分离、眼球下转(落日征)和头皮静脉怒张等,前囟穿刺可吸出硬脑膜下积血。

(3)CT 检查可见:血肿密度直接征象,脑室、脑沟、脑池受压变形间接征象,病程愈短,血肿密度愈高,可能与血肿内血红蛋白破坏吸收有关。等密度血肿诊断困难,可借助脑室、脑池、脑干等受压间接征象判断,增强 CT 显示血肿内侧边缘弧形线状高密度影。MRI 显示等密度慢性硬脑膜下血肿,早期血肿 T_1WI 和 T_2WI 均为高信号;后期 T_1WI 低信号高于脑脊液,T_2WI 为高信号。

(四)诊断及鉴别诊断

1.诊断

根据头部外伤史,老年人轻度头外伤史,起病缓慢,颅内压增高症状为主,可伴精神症状和局灶性神经损害症状,结合 CT 及 MRI 特征性表现。

2.鉴别诊断

(1)慢性硬脑膜下积液(硬脑膜下水瘤):多与外伤有关,颇似 CSDH。前者囊内为清水样或黄变液体,后者为积血。鉴别主要靠 CT 或 MRI(见硬脑膜下积液)。

(2)半球占位病变:如脑膜瘤、胶质瘤、脑脓肿及肉芽肿等,进展缓慢,无头外伤史,局灶性神经功能缺失体征明显,CT、MRI 或 DSA 等可确诊。

(五)治疗

1.手术治疗

(1)患者有症状应尽早手术治疗:①钻孔或锥孔冲洗引流术为首选方法,安全简单,无严重并发症,疗效满意,治愈率达95%;根据血肿部位及大小选择前后两孔(一高一低)或在血肿中心钻一孔,抽出积血后留置引流或持续负压引流,引流时间根据引流量多少及颜色,一般术后3～5天拔除,适于血肿包膜未形成钙化的多数成人患者,术后血肿复发率5%～33%。②骨瓣开颅慢性硬脑膜下血肿清除术:额、颞顶部开颅术彻底清除血肿,尽量切除血肿囊,利于术后脑膨起;适用血肿晚期已机化或钙化、少数钻孔引流术失败患者。③前囟侧角硬脑膜下穿刺术适于早期血肿及囟门未闭婴儿。④脑室内镜术适于分隔型慢性硬脑膜下血肿,内镜直视下显微手术切除血肿内多囊性包膜,利于彻底冲洗引流血肿。

(2)术后并发症包括:①颅内压过低、脑膨起不全引起头晕呕吐,可静脉输注低渗溶液等。②术后血肿腔顽固性积液,多因清除血肿后脑萎缩不能复张,必要时去骨瓣缩小颅腔,消灭血肿腔。③血肿复发常见于老年脑萎缩患者。

2.非手术治疗

适于无临床症状或症状轻微,颅内压2.0 kPa(200 mmH$_2$O)以下,CT无中线移位、呈低密度影像者,合并凝血功能障碍及出血倾向的CSDH患者,如白血病、肝硬化和恶性肿瘤,病情允许可首选非手术治疗。可卧床休息、应用维生素类及止血类药,脑水肿可适当脱水。

慢性硬脑膜下血肿治疗及时,多数预后良好。

四、外伤性硬脑膜下积液

外伤性硬脑膜下积液是颅脑损伤后大量脑脊液积聚在硬脑膜下间隙,又称外伤性硬膜下水瘤(SDG)。好发于颞部,占颅脑损伤1.16%,占外伤性颅内血肿10%左右,占硬脑膜下血肿15.8%。

(一)病因及致伤机制

颅脑损伤时脑组织在颅腔内强烈移动,脑表面、视交叉池及外侧裂池等处蛛网膜撕裂,裂口处蛛网膜恰似单向活瓣,脑脊液随患者挣扎屏气或咳嗽等用力动作不断流出,不能返回蛛网膜下腔,导致硬脑膜下水瘤样积液、局部脑受压及进行性颅内压增高。硬脑膜下积液一般50～60 mL,多者可达150 mL。急性型是伤后数小时或数天内出现压迫症状,积液多为粉红色或血性,亚急性为黄色液体,慢性多为草黄色或无色透明液体。硬脑膜下积液蛋白含量较正常脑脊液高,低于血性液体。

(二)临床表现

(1)病程多为亚急性或慢性,偶呈急性过程。急性型患者有颅内压增高症状,半数可出现偏瘫、失语或局灶性癫痫,个别出现嗜睡、意识蒙眬、定向力差及精神失常等。病情严重可发生单侧瞳孔散大、脑疝、昏迷和去大脑强直等。

(2)CT显示脑表面新月形低密度影,有别于硬脑膜下血肿。MRI图像显示积液信号与脑脊液相近,硬脑膜下出现T$_1$WI低信号、T$_2$WI高信号新月形影像。

(三)诊断及鉴别诊断

头部外伤史,渐进性颅内压增高,局灶性神经体征,以及CT、MRI典型表现是确诊的依据。外伤性硬脑膜下积液主要应与慢性硬脑膜下血肿鉴别,血肿T$_1$WI、T$_2$WI均呈高信号。

(四)治疗

硬脑膜下积液出现临床症状需手术治疗,包括以下两种。

1.钻孔引流术

钻孔引流术是多数病例的首选,在积液腔低处放置引流管,外接封闭式引流瓶,术后48～72小时积液腔明显缩小,脑水肿尚未消退前拔除引流管,以免复发;慢性积液为使脑组织膨起,闭合积液腔,术后不用或少用脱水剂,取平卧位或头低向患侧卧位,促进脑组织复位,必要时腰椎穿刺缓慢注入生理盐水20～40 mL使残腔闭合。

2.骨瓣或骨窗开颅清除积液术

骨瓣或骨窗开颅清除积液术适用少数久治不愈复发病例,广泛切开增厚囊壁,使与蛛网膜下腔交通,或置管使囊腔与脑基底部脑池相通,必要时弃去骨瓣使头皮塌陷,缩小残腔。

硬脑膜下积液原发性脑损伤一般较轻,处理及时合理,效果较好;原发性脑损伤严重和/或伴颅内血肿者,预后较差,死亡率达9.7%～12.5%。

(刘忠礼)

第八节　外伤性颅内血肿

一、概述

外伤性颅内血肿(traumatic hematomas)在闭合性颅脑损伤中占10%左右,在重型颅脑损伤中占40%～50%。

(一)颅内血肿的分类

1.按血肿症状出现的时间分类

(1)特急性血肿:3小时以内出现血肿症状者。

(2)急性血肿:伤后3天内出现症状者。

(3)亚急性血肿:伤后3天至3周出现症状者。

(4)慢性血肿:伤后3周以上出现症状者。

2.按血肿在颅腔内部位不同分类

(1)硬脑膜外血肿:血肿位于颅骨和硬脑膜之间。

(2)硬脑膜下血肿:血肿位于硬脑膜和蛛网膜之间。

(3)脑内血肿:血肿位于脑实质内。

(4)特殊部位血肿:脑室内出血,出血在脑室系统内;颅后窝血肿,血肿位于颅后窝;脑干血肿,血肿位于脑干。

3.按血肿数目多少分类

(1)单发性血肿:颅内出现单一血肿。

(2)多发性血肿:两个以上同部位不同类型的血肿或不同部位的血肿。

4.按血肿是否伴脑挫裂伤分类

(1)单纯性血肿:不伴有脑挫裂伤的血肿。

(2)复合性血肿:血肿部位伴脑挫裂伤。

此外,CT扫描的出现又引出以下两种概念。①迟发性颅内血肿:即伤后首次CT扫描未发现血肿,当病情变化再次 CT 检查发现了血肿。②隐匿性颅内血肿:伤后病情稳定,无明显症状,经 CT 扫描发现了颅内血肿。

(二)病理生理

正常时,颅腔的容积是脑的体积、颅内血容量和颅内脑脊液量三者之和。外伤后颅内形成血肿,为维持正常颅内压,血肿形成早期,机体借颅内血管的反射性收缩使血容量减少,并将一部分脑脊液挤压到椎管内,以及脑脊液分泌减少,吸收速度增加代偿。但这种代偿有一定限度。脑脊液可代偿的容量约占颅腔总量的 5% 左右,即相当于 70 mL,血容量可供代偿容量约 25 mL。但颅内血肿大多都伴有脑挫裂伤及脑水肿,因此,血肿即便小于 70 mL,也可产生急性脑受压及失代偿的表现。一般认为,幕上急性血肿超过 20～30 mL,幕下急性血肿超过 10 mL,即可产生症状而需手术处理。机体失代偿后可经以下环节形成恶性循环。

1.脑血液循环障碍

颅内压增高,脑静脉回流受阻,脑血流淤滞,引起脑缺氧和毛细血管通透性增强,产生脑水肿和颅内压增高。

2.脑脊液循环障碍

脑血循环的淤滞,导致脑脊液分泌量增加和吸收量减少,脑水肿加重,闭塞了脑池和蛛网膜下腔特别是环池和枕大池。以及当脑疝形成时,中脑导水管受压,脑脊液循环障碍,致使颅内压更加增高。

3.脑疝形成

当血肿体积不断增大,压迫同侧大脑半球,导致颞叶沟回疝,压迫中脑致使导水管处脑脊液循环障碍。幕上颅内压急剧增高,压力向下传达到颅后窝,促使小脑扁桃体经枕骨大孔下疝,延髓受压,生命中枢衰竭,导致患者死亡。

(三)临床表现

1.颅内压增高症状

(1)头痛、恶心、呕吐:为头外伤的早期常见症状,如在急性期或亚急性期并发血肿者,头痛加剧,恶心、呕吐频繁。对慢性血肿则不明显。

(2)生命体征改变:急性颅内血肿引起的颅内压增高,可导致库欣征,表现为血压升高,脉压增大,脉搏和呼吸减慢。

(3)意识障碍:颅内血肿患者的意识障碍变化多有"中间清醒期"或"中间好转期",即患者伤后出现原发性昏迷,当患者神志转清或意识障碍有好转时,由于颅内出血的存在,血肿不断增大,颅内压增高或脑疝形成,再次出现昏迷。某些颅内血肿伴严重脑挫裂伤,如原发昏迷程度加重,应考虑到有脑水肿或多发颅内血肿的可能。

(4)躁动:为颅内压急剧增高或脑疝发生前的临床表现。

(5)视盘水肿:亚急性或慢性血肿,以及少数急性血肿均可出现视盘水肿。

2.局灶症状

颅内血肿的局灶体征是伤后逐渐出现的,这与脑挫裂伤后立即出现的局灶症状有所不同。

3.脑疝症状

幕上血肿造成小脑幕切迹疝,表现为意识丧失,血肿同侧瞳孔散大,对光反射消失和对侧偏瘫等。少数患者由于脑干被推向对侧,致使对侧的大脑脚与小脑幕游离缘相挤压,出现颠倒症状,这在血肿定位时应予以注意。

脑疝晚期则可出现双侧瞳孔散大,固定和去脑强直,进一步发生枕骨大孔疝,出现病理性呼吸,最终导致呼吸停止。

（四）辅助检查

1.颅骨 X 线平片

了解有无颅骨骨折,骨折线的走行和其与硬脑膜外血肿的关系,对判断头部着力部位、出血来源和血肿的位置、类型有帮助。钙化松果体的移位,对判断幕上血肿的定位有帮助。

2.超声波探查

简单易行,便于动态观察。单侧的血肿可出现中线波移位;发展中的血肿,初次检查时中线波可无明显移位,但随着血肿增大,复查中将发现中线波明显移位,但额底、颞底和两侧性血肿,中线波常不出现移位。

3.脑血管造影

在无 CT 扫描的条件下,脑血管造影仍然是较好的诊断方法,但对已出现脑疝症状者切忌做此项检查,防止因造影延迟手术时间,造成不良后果。

4.CT 扫描

在外伤性颅内血肿的检查中,CT 扫描是目前最为理想的方法。它可以准确地判断血肿的类型、大小、位置和数目,以及同时伴有的颅骨、脑组织损伤的情况,便于同时处理。

（五）诊断与鉴别诊断

根据患者的头外伤史,进行性颅内压增高的症状、体征以及局灶体征,及时行 CT 扫描,将有利于颅内血肿的早期诊断。当伤情发展到脑疝形成时,应抓紧时间直接进行钻孔探查。在临床上,外伤性颅内血肿应与以下疾病进行鉴别。

1.脑挫裂伤

局灶神经体征伤后立即出现,颅内压增高症状多不明显。鉴别手段主要靠 CT 扫描。

2.脑血管意外

发病时患者突然感到剧烈头痛、头昏,然后意识丧失而昏倒。因病种不同可有不同的病史和临床特点,有时合并轻度头外伤时,在临床上难以鉴别。经 CT 扫描了解血肿的部位和类型将有助于鉴别诊断。

3.脂肪栓塞

常伴有四肢长骨骨折,伤后患者情况良好,但数小时或数月后,出现头痛、躁动、癫痫发作和意识障碍,全身皮肤可有散在小出血点。

（六）救治原则与措施

患者伤后无意识障碍及颅内压增高,CT 示血肿量小、中线结构移位不明显、脑室系统无明显受压,无局灶性神经系统体征可行保守疗法,余者多需手术治疗,清除血肿。手术指征:①意识障碍逐渐加重。②颅内压增高,颅内压监测 ICP>12.7 kPa,并呈进行性升高。③有局灶性神经系统体征。④CT 示幕上血肿量大于 30 mL,幕下大于 10 mL,中线结构移位大于 1 cm,脑池、脑室受压明显。⑤在脱水、利尿保守治疗中病情恶化者。⑥硬脑膜外血肿不易吸收,指征须放宽。⑦颞叶、颅后窝血肿易致脑疝,需密切观察病情变化,在脑疝出现前及早手术。

二、硬膜外血肿

硬膜外血肿(epidural hematomas)位于颅骨内板与硬脑膜之间,占外伤性颅内血肿的 30%

左右,在闭合性颅脑损伤中其发生率 2%～3%。临床统计资料显示外伤性硬膜外血肿以急性多见,约占 86.2%,亚急性血肿占 10.3%,慢性者少见,占 3.5%;在我国 1978 年全国神经精神科学会上将伤后 3 小时内出现典型颅内血肿症状及体征者定为特急性血肿,以加强此类患者的救治工作,硬膜外血肿呈特急性表现者在各类外伤性血肿中较为多见。硬膜外血肿多为单发,多发者少见,但可合并其他类型血肿,构成复合型血肿,其中以外伤着力点硬膜外血肿合并对冲部位硬膜下血肿较为常见,脑内血肿少见。硬膜外血肿可见于任何年龄患者,以 15～40 岁青壮年较为多见。儿童因颅内血管沟较浅且颅骨与脑膜粘连紧密,损伤脑膜动脉及脑膜剥离机会少,硬膜外血肿少见。

(一)急性硬膜外血肿

1.病因与病理

急性硬膜外血肿(acute epi dural hematomas)的常见原因是颅骨骨折致脑膜中动脉或其分支撕裂出血,于颅骨内板和硬膜之间形成血肿,以额颞部及颞顶部最为常见。脑膜中动脉经颅中窝底的棘孔进入颅内,沿脑膜中动脉沟走行,在翼点处分为前后两支,翼点处颅骨较薄,发生骨折时脑膜中动脉及其分支均可被撕裂,其主干出血形成血肿以额部为主,前支出血形成血肿多位于额部或额顶部,后支出血血肿多位于颞顶或颞部。脑膜中动脉出血凶猛,血肿可迅速增大,数小时内产生脑疝,特急性硬膜外血肿多见于此处出血者。前额部外伤或颅前窝骨折,可损伤筛前动脉及其分支(脑膜前动脉),于额极部或额底部形成硬膜外血肿,此处血肿形成较慢且临床少见,易于漏诊。有时骨折损伤与脑膜中动脉伴行的脑膜中静脉,因出血缓慢,血肿多为亚急性或慢性,临床少见。矢状窦、横窦可因相应部位骨折使其撕裂出血造成矢状窦旁血肿、颅后窝血肿或骑跨静脉窦的硬膜外血肿。板障静脉或穿通颅骨的导血管因骨折引起出血,可于硬膜外间隙形成血肿,临床可以遇见,但较静脉窦出血所致血肿形成更为缓慢。有时头部外伤后,并无骨折,但外力可使硬膜与颅骨分离,致微小血管撕裂形成硬膜外血肿,多位于外伤着力点处,形成缓慢且血肿较小。

血肿的大小、出血速度是影响患者病情的两大因素,出血速度快血肿迅速形成者,即使血肿量较小,因颅内压增高来不及代偿,早期即出现脑受压及颅内压增高症状。大脑半球凸面急性血肿,向下向内挤压脑组织,形成颞叶沟回疝,产生临床危象。亚急性与慢性血肿可因颅内血液与脑脊液的减少,以代偿颅内压的缓慢增高,即使血肿较大,仍可无脑疝形成。若血肿量继续增加(大于 100 mL),颅内压代偿失调,可出现危象。若救治不及时,则可致生命危险。

2.临床表现

(1)意识障碍:急性硬膜外血肿多数伤后昏迷时间较短,少数甚至无原发昏迷,说明大多数脑原发损伤比较轻。有原发昏迷者伤后短时间内清醒,后血肿形成并逐渐增大,颅内压增高及脑疝形成,出现再昏迷,两次昏迷之间的清醒过程称为"中间清醒期"。各种颅内血肿中,急性硬膜外血肿患者"中间清醒期"最为常见;部分无原发昏迷者伤后 3 天内出现继发昏迷,早期检查不细致容易漏诊;原发脑损伤严重,伤后持续昏迷或仅表现意识好转后进行性加重,无典型中间清醒期,颅内血肿征象被原发脑干损伤或脑挫裂伤掩盖,易漏治。

(2)颅内压增高:在昏迷或再昏迷之前,因颅内压增高,患者表现剧烈头痛、恶心、呕吐、躁动不安,血压升高、脉压增大、心跳及呼吸缓慢等表现。

(3)神经系统体征:幕上硬膜外血肿压迫运动区、语言中枢、感觉区,可出现中枢性面瘫、偏瘫、运动性失语、感觉性失语、混合性失语、肢体麻木等,矢状窦旁血肿可单纯表现下肢瘫。小脑幕切迹疝形成后,出现昏迷,血肿侧瞳孔散大,对光反应消失,对侧肢体瘫痪,肌张力增高,腱反射亢进,病理反射阳性等 Weber 综合征表现。脑疝形成后可短期内进入脑疝晚期,出现双瞳孔散大、病理性呼吸、去大脑强直等。若不迅速手术清除血肿减压,将因严重脑干继发损害,致生命中枢衰竭死亡。偶见血肿迅速形成,致脑干向对侧移位嵌压于对侧小脑幕上,首先表现对侧瞳孔散大,同侧肢体瘫痪等不典型体征,需要立即辅助检查确诊。幕下血肿出现共济失调、眼球震颤、颈项强直等,因颅后窝体积狭小,其下内侧为延髓和枕骨大孔,血肿继续增大或救治不及时,可因枕骨大孔疝形成突然出现呼吸、心跳停止而死亡。

3.辅助检查

(1)颅骨 X 线平片:颅骨骨折发生率较高,约 95％显示颅骨骨折。

(2)脑血管造影:血肿部位显示典型的双凸镜形无血管区,伤后数小时内造影者,有时可见对比剂外渗;矢状窦旁或跨矢状窦的硬脑膜外血肿,造影的静脉及静脉窦期,可见该段的矢状窦和注入静脉段受压下移。

(3)CT 扫描:表现为呈双凸镜形密度增高影,边界锐利,骨窗位可显示血肿部位颅骨骨折。同侧脑室系统受压,中线结构向对侧移位。

(4)MRI:多不用于急性期检查,形态与 CT 表现相似,呈梭形,边界锐利,T_1 加权像为等信号,其内缘可见低信号的硬脑膜,T_2 加权像为低信号。

4.诊断

依据头部外伤史,着力部位及受伤性质,伤后临床表现,早期 X 线颅骨平片等,可对急性硬膜外血肿做初步诊断。出现剧烈头痛、呕吐、躁动、血压增高、脉压加大等颅内压严重增高,或偏瘫、失语、肢体麻木等体征时,应高度怀疑颅内血肿,尽快行 CT 检查协助诊断。

5.鉴别诊断

急性硬膜外血肿应与硬膜下血肿、脑内血肿、局限性脑水肿及弥散性脑肿胀等进行鉴别诊断。

(1)硬膜下血肿及脑内血肿:与硬膜外血肿比较,受伤暴力较重,顶枕及颞后部着力对冲性损伤多见,中间清醒期少见,意识障碍进行性加重多见,颅骨骨折较少见(约 50％),CT 显示硬膜下及脑内不规则高密度影,脑血管造影为硬膜下无血管区及脑内血管抱球征。

(2)局限性脑水肿及弥散性脑肿胀:与各种血肿比较,受伤暴力更重,亦多见于对冲性损伤,原发损伤重,原发脑干损伤多见,伤后昏迷时间长,意识相对稳定,部分患者可有中间清醒期,水肿及肿胀以一侧为主者,临床表现与血肿相似。脑血管造影可见血管拉直,部分显示中线移位;CT 见病变区脑组织呈低密度影及散在点片状高密度出血灶,脑室、脑池变小。多数患者对脱水、激素治疗有效,重症者 24～48 小时内严重恶化,脱水、激素治疗及手术效果均不理想,预后差。

6.救治原则与措施

急性硬膜外血肿原则上确诊后应尽快手术治疗。早期诊断,尽量在脑疝形成前手术清除血肿并充分减压,是降低死亡率、致残率的关键。CT 可清晰显示血肿的大小、部位、脑损伤的程度等,使穿刺治疗部分急性硬膜外血肿成为可能,且可连续扫描动态观察血肿的变化,部分小血肿可保守治疗。

(1)手术治疗。①骨瓣或骨窗开颅硬膜外血肿清除术:适用于典型的急性硬膜外血肿。脑膜中动脉或其分支近端撕裂、静脉窦撕裂等出血凶猛,短时间形成较大血肿,已经出现严重颅压高症状和体征或早期颞叶沟回疝表现,应立即行骨瓣开颅清除血肿,充分减压并彻底止血,术后骨瓣复位,避免二次颅骨修补手术;若患者已处于双侧瞳孔散大、病理性呼吸等晚期脑疝表现,为了迅速减压,可先行血肿穿刺放出血肿的液体部分,达到部分减压的目的,再进行其他术前准备及麻醉,麻醉完毕后采用骨窗开颅咬开骨窗应足够大,同时行颞肌下减压。骨瓣打开或骨窗形成后,即已达到减压的目的,血肿清除应自血肿周边逐渐剥离,遇有破裂的动静脉即电凝或缝扎止血;脑膜中动脉破裂出血可电凝、缝扎及悬吊止血,必要时填塞棘孔,血肿清除后仔细悬吊硬膜,反复应用生理盐水冲洗创面,对所有出血点进行仔细止血,防止术后再出血。硬膜外血肿清除后,若硬膜张力高或硬膜下发蓝,疑有硬膜下血肿时,应切开硬膜探查,避免遗漏血肿。清除血肿后硬膜外置橡皮条引流24~48小时。②穿刺抽吸液化引流治疗急性硬膜外血肿:部分急性硬膜外血肿位于颞后及顶枕部,因板障出血或脑膜动静脉分支远端撕裂出血所致,出血相对较慢,血肿形成后出现脑疝亦较慢,若血肿量大于 30 mL,在出现意识障碍及典型小脑幕切迹疝之前,依据 CT 摄片简易定位,应用一次性穿刺针穿刺血肿最厚处,抽出血肿的液体部分后注入尿激酶液化血肿,每天 1~3 次,血肿可于2~5 天内完全清除。穿刺治疗急性硬膜外血肿应密切观察病情变化,及时复查 CT,若经抽吸及初次液化后血肿减少低于 1/3 或症状无明显缓解,应及时改用骨瓣开颅清除血肿。

(2)非手术治疗:急性硬膜外血肿量低于 30 mL,可表现头痛、头晕、恶心等颅内压增高症状,但一般无神经系统体征,没有 CT 扫描时难以确定血肿的存在,经 CT 扫描确诊后,应用脱水、激素、止血、活血化瘀等治疗,血肿可于 15~45 天吸收。保守治疗期间动态 CT 监测,血肿量超过 30 mL 可行穿刺治疗,在亚急性及慢性期内穿刺治疗,血肿多已部分或完全液化,抽出大部分血肿,应用液化剂液化 1~2 次即可完全清除血肿。

(二)亚急性硬膜外血肿

外伤第 4 天至 3 周内出现临床症状及体征的硬膜外血肿为亚急性硬膜外血肿(subacute epidural hematomas),CT 应用以后亚急性硬膜外血肿的发现率明显增加,约占硬膜外血肿的 10.5%,但应与迟发性硬膜外血肿的概念结合起来进行诊断。

1.病因与病理

亚急性硬膜外血肿外伤暴力多较轻,着力点处轻微线形骨折,致局部轻微渗血,逐渐形成血肿;亦可无骨折,在受伤的瞬间颅骨轻微变形,后靠其弹性迅速复原,但已造成颅骨与硬膜剥离,致颅骨内面与硬膜表面微小血管损伤出血,形成血肿并逐渐增大。存在颅底骨折脑脊液漏者,因颅内压明显低于正常,亦是血肿变大的因素之一。脑膜中动脉及其分支因外伤产生假性动脉瘤破裂也是亚急性硬膜外血肿形成的可能原因之一。因血肿形成缓慢,颅内压可通过降低脑脊液分泌量、减少颅内血液循环总量进行代偿,出现临床症状较慢且相对较轻。亚急性硬膜外血肿早期为一血凝块,一般在第 6~9 天即出现机化,逐渐在硬膜面形成一层肉芽组织,血肿出现钙化现象是慢性血肿的标志,较大的血肿 CT 可显示其包膜及其中心液化。

2.临床表现

本病多见于青壮年男性,因其从事生产劳动及其他户外活动多,且其硬脑膜与颅骨连接没有妇女、儿童及老人紧密,好发于额、顶、颞后及枕部。因颅内压增高缓慢,可长时间处于颅内压慢性增高状态,头痛、头晕、恶心、呕吐等逐渐加重,延误诊治者可出现意识障碍、偏瘫、失语等。

3.辅助检查

(1)CT 扫描:表现为稍高、等或低密度区呈梭形,增强 CT 扫描可有血肿内缘的包膜强化,有助于等密度血肿的诊断。

(2)MRI:硬膜外血肿在亚急性期与慢性期 T_1、T_2 加权图像均为高信号。

(3)脑血管造影:可见颅骨内板下梭形无血管区。

4.诊断及鉴别诊断

明确的外伤史,X 线平片见到骨折,结合临床表现可做出初步诊断,个别外伤史不明确者要与慢性硬膜下血肿及其他颅内占位性病变进行鉴别。及时的 CT、MRI 或脑血管造影可以确诊。

5.治疗及预后

对已经出现意识障碍的患者,应及时手术治疗,CT 显示血肿壁厚,有增强及钙化者,行骨瓣开颅清除血肿,内侧壁应周边缓慢剥离,仔细止血,血肿清除后硬膜悬吊,外置橡皮条引流,骨瓣完整保留:部分亚急性期血肿液化良好,可行穿刺血肿抽吸液化引流治疗。个别症状轻微、意识清除、血肿量低于 30 mL 患者,可应用非手术治疗,期间密切观察病情,并动态 CT 监测,多数 30~45 天可完全吸收。此类患者处理及时得当,多预后良好且无后遗症。

(三)慢性硬膜外血肿

1.发生率

由于诊断慢性硬膜外血肿的时间文献中报道不一,因此,其发生率悬殊也就很大。慢性硬膜外血肿占硬膜外血肿的比率在 3.9%~30%。

2.发生机制

慢性硬膜外血肿的发生机制目前尚不明确,但与慢性硬膜下血肿发生机制不同。多数人用出血速度来解释血肿形成过程。Gallagher(1968 年)提出"静脉出血"观点,他认为脑膜中静脉的解剖位置比脑膜中动脉更易受损。但 Ford 认为静脉出血不能造成硬膜剥离,故他不同意"静脉出血"的观点。Clavel(1982 年)认为用"出血源"来解释慢性硬膜外血肿的发生是不全面的,因为在相当部分慢性硬膜外血肿患者术中未发现有明确的出血源。Mclaurin 及 Duffner(1993 年)认为血肿的部位、血肿大小、颅腔容积的代偿作用、颅骨骨折及个体耐受差异是慢性硬膜外血肿形成的主要因素,而出血源则是次要的。因为 52%~67% 的慢性硬膜外血肿位于额顶部,此部位的出血源多为静脉窦,板障静脉出血,缓慢出血过程所致的颅内压增高可因脑脊液的排出而代偿,此处膜粘连紧密,不易迅速形成血肿。另外,硬膜外出血可通过颅骨骨折缝透入骨膜下或帽状腱膜下而减少或吸收。颅骨骨折发生同时造成硬膜剥离而发生的渗血,形成慢性硬膜外血肿可解释部分病例术中找不到出血源的原因。另外,有人提出外伤性假性脑膜中动脉瘤破裂也是发生慢性硬膜外血肿的原因之一。

3.临床表现

慢性硬膜外血肿可以无症状或中间清醒期长达数月、数年,甚至数十年。幕上慢性硬膜外血肿常表现为进行性头痛、恶心呕吐,轻度嗜睡,动眼、滑车神经麻痹、视盘水肿以及偏瘫,行为障碍等。幕下者则以颈部疼痛和后组脑神经、小脑受累为主要表现。

4.诊断标准

多数人认为以头外伤 12~14 天以上诊断为慢性硬膜外血肿最为合理,因为此时显微镜下才能发现有血肿机化或钙化,而在亚急性硬膜外血肿(伤后 48 小时至 13 天)中则没有血肿机化这种组织学改变。

5.辅助检查

(1)CT:慢性硬膜外血肿几乎均发生在幕上,且主要发生在额、顶部。多数慢性硬膜外血肿在 CT 平扫中呈双凸透镜形低密度区的脑外病变表现,亦可呈等密度或高密度影。强化 CT 扫描可减少漏诊率。强化 CT 中慢性硬膜外血肿呈周边高密度影,周边强化除血肿部位硬膜本身强化外,还与硬膜外层表面形成富含血管的肉芽组织有关。血肿亦可有钙化或骨化。绝大多数患者合并有颅骨骨折,其发生率要比急性硬膜外血肿更高。文献中报道合并颅骨骨折的发生率在 75%～100%,平均为 93%。

(2)MRI:对小而薄的慢性硬膜外血肿,MRI 发现率比 CT 要高。典型病例均表现为 T_1 及 T_2 加权像上硬膜外高信号。

6.治疗与手术病理所见

慢性硬膜外血肿可以自行机化、吸收。因此,对于症状轻微、意识清醒、血肿小于 3 cm×1.5 cm 的病例可在 CT 动态观察下保守治疗。但是,保守治疗病例中偶有数月、数年后病情恶化或发生迟发性癫痫或再出血者。对已液化的慢性硬膜外血肿可行钻孔引流术,但多数情况下,为了清除机化的血凝块或寻找出血源应行开颅清除血肿。术中可见机化的血凝块或发生液化形成血肿。一般认为慢性硬膜外血肿液化形成包膜的时间在 5 周左右。部分病例血肿亦可发生骨化,血肿处硬膜上,亦可见有一薄层炎性肉芽组织,富含不成熟的小血管,这是慢性血肿刺激产生的,尤其多见于青年患者。

7.预后

慢性硬膜外血肿的预后与诊断和治疗是否延误及恰当密切有关。绝大多数患者预后良好。综合文献报告 83 例患者,1 例死亡,死亡率 1.2%,有 2 例患者遗有永久性神经功能缺陷。

三、硬膜下血肿

硬膜下血肿为颅内出血积聚于硬脑膜下腔,占外伤性颅内血肿的 40% 左右,是最常见的继发性颅脑损伤。临床上多分为复合型硬膜下血肿和单纯型硬膜下血肿,前者与脑挫裂伤、脑内血肿或硬膜外血肿合并存在,脑皮质动静脉出血,血液积聚在硬脑膜和脑皮质之间,这类硬膜下血肿多因减速性损伤所致,即头部在运动中损伤,尤其是对冲性损伤所致的硬膜下血肿,一般原发性脑损伤较重,病情恶化迅速,伤后多持续昏迷,并且昏迷程度逐渐加深,部分有中间清醒期或中间好转期,早期缺乏特异性症状,易与硬膜外血肿混淆。当血肿增大到一定程度时,可出现脑疝形成瞳孔散大,并迅速恶化,预后不良,死亡率较高;单纯型硬膜下血肿系桥静脉损伤所致,受伤暴力轻,合并轻微脑损伤或无原发脑损伤,血液积聚于硬脑膜和蛛网膜之间,出血缓慢,多呈亚急性或慢性表现。临床上根据血肿出现症状的时间将硬膜下血肿分为急性、亚急性和慢性 3 种类型。

(一)急性硬膜下血肿

1.病因与病理

减速性损伤所引起的对冲性脑挫裂伤,血肿常在受伤的对侧,为临床最常见者;加速性损伤所致的脑挫裂伤,血肿多在同侧。一侧枕部着力,因大脑在颅腔内相对运动,凸凹不平的前、中颅窝底可致对侧额颞部脑挫裂伤及血管撕裂发生复合性硬膜下血肿;枕部中线着力易致双侧额叶、颞极部血肿;头部侧方着力时,同侧多为复合性硬膜下血肿或硬膜外血肿,对侧可致复合性或单纯性硬膜下血肿;前额部的损伤,青年人受伤暴力大可形成复合性血肿,单纯性硬膜下血肿少见,因枕叶靠近光滑的小脑幕,极少出现对冲性损伤及对冲部位的硬膜下血肿,而老年人因存在一定程度脑萎缩且血管脆性增加,额部着力外伤易发生硬膜下血肿。

2.临床表现

急性硬膜下血肿多合并较重脑挫伤,临床分类大多数为重型颅脑损伤,伤后原发昏迷多较深,复合性硬膜下血肿中间清醒期少见,多表现意识障碍进行性加重,部分有中间意识好转期,少部分出现中间清醒期。在脑挫伤的基础上随着血肿形成出现脑疝进入深昏迷。颅内压增高症状如呕吐、躁动比较常见;生命体征变化如血压升高、脉压增大、呼吸及脉搏缓慢、体温升高等明显;伤后早期可因脑功能区的损伤和血肿的压迫产生相应的神经系统体征,如中枢性面舌瘫及偏瘫、失语、癫痫等;出现小脑幕切迹疝时出现同侧瞳孔散大、眼球固定,对侧肢体瘫痪,治疗不及时或无效可迅速恶化出现双侧瞳孔散大、去大脑强直及病理性呼吸,进入濒危状态。特急性颅内血肿常见于减速性对冲性损伤所致硬膜下血肿。单纯性急性硬膜下血肿多有中间清醒期,病情进展相对较慢,局部损伤体征少见,颅内压增高表现及出现小脑幕切迹疝后表现与复合性硬膜下血肿相似。

3.辅助检查

(1)颅骨 X 线片:颅骨骨折的发生率较硬膜外血肿低,约为 50%。血肿的位置与骨折线常不一致。

(2)脑血管造影:一侧脑表面的硬脑膜下血肿表现为同侧脑表现新月形无血管区,同侧大脑前动脉向对侧移位;两侧性硬脑膜下血肿的一侧脑血管造影显示为同侧脑表面的新月形无血管区,而大脑前动脉仅轻度移位或无移位。额底和颞底的硬膜下血肿,脑血管造影可无明显变化。

(3)CT 扫描:表现为脑表面的新月形高密度影,内侧皮层内可见点片状出血灶,脑水肿明显,同侧侧脑室受压变形,中线向对侧移位,是目前颅脑损伤、颅内血肿首选且最常用的确诊依据。

(4)MRI:可清晰显示血肿及合并损伤的范围和程度,但费时较长,有意识障碍者不能配合检查,多不应用于急性期颅脑损伤患者。

4.诊断

依据头部外伤史,受伤原因及受伤机制,原发昏迷时间较长或意识障碍不断加深,并出现颅内压增高的征象,特别是早期出现神经系统局灶体征者,应高度怀疑有急性硬膜下血肿的可能,应及时行 CT 检查确诊。

5.鉴别诊断

(1)急性硬膜外血肿:典型的硬膜外血肿的特点是原发性脑损伤较轻,有短暂的意识障碍,中间清醒期比较明显,继发性昏迷出现时间的早晚与血管损伤的程度和损伤血管的直径有关。病情发展过程中出现剧烈的头痛、呕吐、躁动不安等;并有血压升高、脉搏和呼吸缓慢等颅内压增高的表现。CT 扫描原发脑伤少见,颅骨内板下表现为双凸形高密度区。

(2)脑内血肿:急性硬膜下血肿与脑内血肿受伤机制、临床表现均极为相似,脑内血肿相对少见,病情进展较缓慢,脑血管造影、CT、MRI 均可对两者鉴别、确诊。

(3)弥散性脑肿胀:伤后短暂昏迷,数小时后再昏迷并迅速加重,且多见于顶枕部着力减速性对冲伤,单纯依据受伤机制和临床表现难以进行鉴别,CT 扫描显示一个或多个脑叶水肿肿胀、散在点片状出血灶,发展迅速或治疗不及时预后均极差。

6.治疗及预后

急性硬膜下血肿患者,病情发展迅速,确诊后应尽快手术治疗,迅速解除脑受压和减轻脑缺氧,是提高手术成功率和患者生存质量的关键。

(1)手术治疗。①骨窗或骨瓣开颅血肿清除术:是治疗急性硬膜下血肿最常用的手术方式,适应于病情发展快,血肿定位明确,血肿以血凝块为主,钻孔探查难以排出或钻孔冲洗引流过程中新鲜血液不断流出者,手术应暴露充分,清除血肿及挫碎、坏死的脑组织,仔细止血;清除血肿后脑肿胀明显应脑内穿刺,发现脑内血肿同时清除,血肿蔓延致颅底者,应仔细冲洗基底池;术中出现颅内压增高及脑膨出,有存在颅内多发血肿或开颅过程中继发远隔部位血肿的可能,应结合受伤机制对额、颞及脑深部进行探查,或行术中B超协助诊断,发现其他血肿随之予以清除;未发现合并血肿行颞肌下减压或去骨瓣减压,减压充分者硬膜缝合下置橡皮条或橡皮管引流24～48小时,脑肿胀较重者硬膜减张缝合。合并脑室内出血者同时行脑室穿刺引流,术后脑疝无缓解可行小脑幕切开术。②内减压术:适用于严重的复合性硬膜下血肿,术前已经形成脑疝者。急性硬膜下血肿伴有严重的脑挫裂伤和脑水肿或脑肿胀时,颅内压增高,经彻底清除血肿及破碎的脑组织,颅内压不能缓解常需切除颞极及额极,作为内减压措施。③颞肌下减压术:将颞肌自颅骨表面充分剥离后,咬除颞骨鳞部及部分额骨及顶骨,骨窗可达8～10 cm,然后放射状剪开硬膜达骨窗边缘,清除硬膜下血肿,反复冲洗蛛网膜下腔的积血,止血后间断缝合颞肌,颞肌筋膜不予缝合,以充分减压。一般多行单侧减压,必要时可行双侧颞肌下减压。④去骨瓣减压术:即去除骨瓣,敞开硬脑膜,仅将头皮缝合,以便减压,通常根据手术情况,决定是否行去骨瓣减压,并将骨窗加大,向下达颧弓向前达额骨眶突,使颞叶和部分额叶向外凸出减轻对脑干及侧裂血管的压迫。大骨瓣去除后,由于脑膨出导致的脑移位、变形和脑脊液流向紊乱,早期可致局部水肿加重,脑结构变形,增加神经缺损,晚期可导致脑软化、积液、穿通畸形及癫痫等并发症,应严格掌握指征。大骨瓣减压的指征为:特重型颅脑损伤,急性硬膜下血肿,伴有严重的脑挫裂伤、脑水肿肿胀,清除血肿后颅内压仍很高;急性硬膜下血肿时间较长,术前已形成脑疝,清除血肿后减压不满意者;弥散性脑损伤,严重的脑水肿,脑疝形成,CT扫描硬膜下薄层血肿或无血肿;术前双侧瞳孔散大,对光反应消失,去大脑强直。

(2)非手术治疗:急性硬膜下血肿就诊后应立即给予止血、脱水、吸氧、保持呼吸道通畅等抢救治疗。下列情况可在密切观察病情变化、动态CT监测下采用非手术治疗:①意识清楚,病情稳定,无局限性脑受压致神经功能受损,生命体征平稳。②CT扫描血肿40 mL以下,中线移位小于1 cm,脑室、脑池无显著受压。③颅内压监护压力在3.33～3.99 kPa(25～30 mmHg)以下。④高龄、严重的心肺功能障碍、脑疝晚期双侧瞳孔散大自主呼吸已停者。

(二)亚急性硬膜下血肿

亚急性硬膜下血肿(subacute subdural hemato mas)为伤后第四天到三周之内出现症状者,在硬膜下血肿中约占5%。出血来源与急性硬膜下血肿相似,所不同的是损伤的血管较小,多为静脉性出血,原发性脑损伤也较轻,伤后很快清醒,主诉头痛,伴有恶心、呕吐,第4天后上述症状加重,可出现偏瘫、失语等局灶性神经受损的症状体征,眼底检查可见视盘水肿。若病情发展较缓,曾有中间意识好转期,3天后出现症状加重,并出现眼底水肿及颅内压增高症状,应考虑伴有亚急性硬膜下血肿,颅脑CT扫描显示脑表面的月牙形高密度影或等密度区,需注意脑室系统的变形、移位,磁共振成像(MRI)能直接显示血肿的大小、有无合并损伤及其范围和程度,尤其是对CT等密度期的血肿,由于红细胞溶解后高铁血红蛋白释放,T_1、T_2均显示高信号,有特殊意义。脑超声波检查或脑血管造影检查亦有定位的价值。

亚急性硬膜下血肿的治疗可采用手术治疗和非手术治疗:①骨窗或骨瓣开颅术,同急性硬膜下血肿。②穿刺血肿抽吸液化引流术,亚急性硬膜下血肿多液化较完全,不以血凝块为主,大部分适合微创穿刺治疗,应用特制穿刺针于血肿中心处穿刺,抽出部分血肿,后注入尿激酶1万~2万U,每天1~2次,将凝固血肿液化后排出,亚急性硬膜下血肿病情较缓,脑损伤较轻,多预后良好。

(三)慢性硬膜下血肿

慢性硬膜下血肿(chronic subdural hematomas)头部外伤三周以后出现血肿症状者,位于硬脑膜与蛛网膜之间,具有包膜。常见于老年人及小儿,以老年男性多见。发病率较高,约占各种颅内血肿的10%,在硬膜下血肿中占25%,双侧血肿发生率10%左右。多数头部外伤轻微,部分外伤史缺乏,起病缓慢,无特征性临床表现,临床表现早期症状轻微,血肿达到一定量后症状迅速加重,临床上在经影像检查确诊之前,易误诊为颅内肿瘤、缺血或出血性急性脑血管病。

1.病因与病理

慢性硬膜下血肿的出血来源,许多学者认为,绝大多数都有轻微的头部外伤史,老年人由于脑萎缩,脑组织在颅腔内的移动度较大,容易撕破汇入上矢状窦的桥静脉,导致慢性硬膜下血肿,血肿大部分位于额颞顶部的表面,位于硬脑膜与蛛网膜之间,血肿的包膜多在发病后5~7天开始出现,到2~3周基本形成,为黄褐色或灰色的结缔组织包膜。电镜观察,血肿内侧膜为胶原纤维,没有血管,外侧膜含有大量毛细血管网,其内皮血管的裂隙较大,基膜结构不清,通透性增强,内皮细胞间隙可见红细胞碎片、血浆蛋白、血小板,提示有渗血现象,导致血肿不断扩大。研究发现,血肿外膜中有大量嗜酸性粒细胞浸润,并在细胞分裂时有脱颗粒现象,这些颗粒基底内含有纤维蛋白溶解酶原,激活纤维蛋白溶解酶而促进纤维蛋白溶解,抑制血小板凝集,诱发慢性出血。

小儿慢性硬膜下血肿较为常见,多因产伤引起,其次为摔伤,小儿出生时头部变形,导致大脑表面汇入矢状窦的桥静脉破裂;小儿平衡功能发育不完善,头部摔伤常见。小儿以双侧慢性硬膜下血肿居多,6个月以内的小儿发生率高,之后逐渐减少。除外伤以外,出血性疾病、营养不良、颅内炎症、脑积水分流术后等亦是产生小儿硬膜下血肿的原因。

2.临床表现

(1)慢性颅内压增高的症状:如头痛、恶心呕吐、复视等,查体眼底视盘水肿。

(2)智力障碍及精神症状:记忆力减退,理解力差,反应迟钝,失眠多梦,易疲劳,烦躁不安,精神失常等。

(3)神经系统局灶性体征:偏瘫、失语、同向偏盲,偏侧肢体麻木,局灶性癫痫等。

(4)幼儿常有嗜睡、头颅增大,囟门突出,抽搐、视网膜出血等。

(5)病情发展到晚期出现嗜睡或昏迷,四肢瘫痪,去大脑强直发作,癫痫大发作,查体一侧或双侧Babinski征阳性。

3.辅助检查

(1)颅骨平片:可显示脑回压迹,蝶鞍扩大和骨质吸收,局部骨板变薄甚至外突。患病多年的患者,血肿壁可有圆弧形的条状钙化,婴幼儿患者可有前囟扩大,颅缝分离和头颅增大等。

(2)脑血管造影:可见颅骨内板下月牙或梭形无血管区。

(3)CT扫描:多表现为颅骨内板下方新月形、半月形或双凸透镜形低密度区,也可为高密度、等密度或混杂密度。单侧等密度血肿应注意侧脑室的受压变形及移位,同侧脑沟消失以及蛛网膜下腔内移或消失等间接征象。增强扫描可显示出血肿包膜。

(4)MRI对于慢性硬膜下血肿的诊断:MRI比CT扫描具有优势。MRI的T_1加权像呈短于脑脊液的高信号。由于反复出血,血肿信号可不一致。形态方面同CT扫描。其冠状面在显示占位效应方面更明显优于 CT。

4.诊断

多数患者有头部轻微受伤史,部分患者因外伤轻微,至数月后出现颅压高症状时外伤已难回忆。在伤后较长时间内无症状或仅有轻微头痛、头晕等症状,3 周以后出现头痛、呕吐,复视,偏瘫,精神失常等应考虑慢性硬膜下血肿。确诊可行 CT、MRI 检查。

5.鉴别诊断

慢性硬膜下血肿在确诊之前,特别是外伤史不明确者,易出现误诊,及时地影像学检查是减少误诊的关键,临床上应与以下疾病进行鉴别。

(1)颅内肿瘤:无外伤史,颅内压增高的症状多数较缓慢。根据肿瘤发生的部位及性质,相对较早出现神经系统局灶刺激或破坏的症状,如癫痫、肢体麻木无力、语言功能障碍、视力减退、脑神经症状、尿崩及内分泌功能障碍等,并进行性加重。头颅 CT、脑血管造影及 MRI 检查均可对两者做出鉴别。

(2)脑血栓形成:亦多见于老年人,但无外伤史,意识障碍表现较轻而局灶性症状表现较重,多为急性静止时发病,缓慢进展,颅脑 CT 显示脑血管分支供应区低密度阴影。

(3)神经官能症:头痛头晕,记忆力减退,失眠多梦,注意力不集中,反应迟钝等。查体无神经系统局灶体征,颅脑 CT 检查无阳性改变。

(4)慢性硬膜下积液:又称硬膜下水瘤,与慢性硬膜下血肿极为相似,积液为淡黄色或无色透明,蛋白含量高于正常脑脊液,低于血肿液体。硬膜下积液可演变成慢性硬膜下血肿,常需颅脑 CT 或 MRI 检查才能明确诊断。

(5)其他:应与正常颅压脑积水、脑脓肿、精神分裂症、高血压脑出血等进行鉴别。

6.治疗

慢性硬膜下血肿的诊断明确后,均应采取手术治疗,多数疗效比较好,甚至有些慢性硬膜下血肿患者已经脑疝形成,出现昏迷及瞳孔散大,颅脑 CT 显示脑中线显著移位,及时手术仍可挽救生命,并有良好预后。手术方式及原则基本一致。

(1)钻孔血肿冲洗引流术:是治疗慢性硬膜下血肿的首选方式,方法简单、损伤小,局麻下进行,采用细孔钻颅可于病房床边进行,于血肿较厚的部位或顶结节处钻孔,引流并冲洗血肿腔,为冲洗引流彻底,可前后各钻一孔,冲洗完毕后接引流袋闭式引流,引流 48~72 小时。

(2)骨瓣开颅血肿清除术:适用于血肿内分隔、血肿引流不能治愈者、穿刺治疗术后复发者及血肿壁厚或已钙化的慢性硬膜下血肿患者。手术打开骨瓣后,可见硬膜肥厚,硬膜下发蓝,硬膜上切一小口,缓慢放出积血,减压太快有诱发远隔部位血肿的可能,然后剪开硬膜,血肿外侧壁与硬膜粘在一起翻开,血肿内膜贴在蛛网膜上,易于剥离,仔细剥离,在内外膜交界处剪断,严格止血。术毕,缝合硬膜,骨瓣复位,分层缝合帽状腱膜及皮肤各层,血肿腔内置橡皮管引流 2~4 天。

(3)前囟侧角硬脑膜下穿刺术:小儿慢性硬膜下血肿,前囟未闭者,可经前囟硬膜下穿刺抽吸血肿,经前囟外侧角采用 45°斜行穿向额或顶硬膜下,进针 0.5~1 cm 即有棕褐色液体抽出,每次抽出 15~20 mL,若为双侧应左右交替反复穿刺,抽出血肿亦逐渐变淡,CT 随访,血肿多逐渐减少。穿刺有鲜血抽出或经多次穿刺血肿无明显减少甚至增大者,应该行骨瓣开颅血肿清除术。

由于老年患者有程度不同的脑萎缩、慢性硬膜下血肿长时间压迫脑组织,术后脑膨起困难,血肿壁厚硬膜下腔不能闭合,慢性出血等原因可导致血肿复发,术后应采用头低位,卧向患侧,多饮水,并动态的 CT 监测,若临床症状明显好转,即使脑不能完全复位,硬膜下仍有少量积液,可出院随诊,大部分患者硬膜下积液可完全消失。

(四)外伤性硬膜下积液

外伤性硬膜下积液(traumatic subdural hydro ma)是指硬膜下腔在外伤后形成大量的液体潴留。其发生率占颅脑外伤的 0.5％～1％,占外伤性颅内血肿的 10％。

1.发病机制与病理

一般认为头外伤时,脑在颅内移动,造成脑池或脑表面的蛛网膜破裂并形成一个活瓣,使脑脊液进入硬膜下腔而不能回流,逐渐形成张力性液体潴留,覆盖于额、顶、颞表面,引起脑组织受压的表现。一般为 50～60 mL,多者在 100 mL 以上。临床上根据出现症状的不同分为急性、亚急性和慢性三种类型。急性期者液体多呈血性,即蛛网膜下腔出血,血性脑脊液进入硬脑膜下腔,亚急性者呈黄色液体,慢性者多为草黄色或无色透明液体。硬膜下积液的蛋白含量较正常脑脊液为高,但低于血肿液体。

2.临床表现

急性硬膜下积液的表现与急性、亚急性硬膜下血肿相似,但原发性脑损伤一般较轻,主要表现为颅内压升高与脑受压的局限性体征。病情的进展比硬膜下血肿缓慢。慢性者与慢性硬膜下血肿的症状相似,起病隐袭,往往不被注意,直到出现颅内压增高症状、精神障碍及脑受压征象才就诊。严重时出现昏迷、瞳孔散大、去脑强直等脑疝症状。

3.辅助检查

(1)脑超声波检查:单侧硬膜下积液者可见中线移位,而双侧者则诊断困难。

(2)脑血管造影:造影所见同硬膜下血肿。单凭脑血管造影无法鉴别积液或血肿。

(3)CT 扫描:显示为新月形低密度影,CT 值 7 Hu 左右,近于脑脊液密度。占位表现较硬膜下血肿轻。硬膜下积液可发展为硬膜下血肿,可能系再出血所致,其 CT 值可升高。

(4)MRI:无论急性或慢性硬膜下积液,在 MRI 上均呈新月形长 T_1 与长 T_2 信号,信号强度接近于脑脊液。

4.诊断

根据轻度头外伤后继而出现的颅内压增高及脑受压征象及脑 CT 扫描或 MRI 的特征性表现,一般都能做出定位、定性诊断。部分病例因囊液蛋白含量高或伴出血,CT 及 MRI 的表现不典型,难与硬膜下血肿鉴别。

5.救治原则与措施

急性硬膜下积液可用钻孔引流,钻孔后切开硬脑膜排液后放置引流管,多数病例可顺利治愈。慢性硬膜下积液的治疗上与慢性硬膜下血肿相似,钻孔探查证实后,采用闭式引流的方法,引流 2～3 天即可治愈。硬膜下积液量较少者可暂保守治疗,部分病例可自行消散,亦可演变为慢性硬膜下血肿。如复查 CT 发现积液增加或临床症状加重,应及时手术治疗。

四、脑内血肿

外伤后在脑实质内形成血肿为脑内血肿(intracerebral hematomas)可发生于脑组织的任何部位,常见于对冲性闭合性颅脑损伤患者,少数见于凹陷骨折及颅脑火器伤患者。脑内血肿多以最大径 3 cm 以上,血肿量超过 20 mL 为标准。发生率为 1.1％～13％。在闭合性颅脑损伤中,脑内血肿多位于额叶及颞叶前部,约占脑内血肿总数的 80％,其余分别位于脑基底核区、顶叶、枕叶、小脑、脑干等处。

(一)急性脑内血肿

1.病因与病理

急性脑内血肿(acute intrace rebral hematomas)即伤后3天内血肿形成并产生临床症状及体征,以额叶及颞叶前部和底侧最为常见,约占脑内血肿总数的80%,多与脑挫裂伤及硬膜下血肿并存,系因顶后及枕部着力外伤致额极、颞极和额颞叶底面严重脑挫裂伤,皮层下动静脉撕裂出血所致。因着力点处直接打击所致冲击伤或凹陷骨折所致脑内血肿较少见,约占10%,可见于额叶、顶叶、颞叶、小脑等处。因脑受力变形或因剪力作用致脑深部血管撕裂出血所致基底核区、脑干及脑深部血肿罕见。急性脑内血肿在血肿形成初期为一血凝块,形状多不规则,或与挫伤、坏死脑组织混杂;位于脑深部、脑干、小脑的血肿形状多相对规则,周围为受压水肿、坏死脑组织包绕。脑深部血肿可破入脑室使临床症状加重。

2.临床表现

急性外伤性脑内血肿的临床表现,与血肿的部位及合并损伤的程度相关。额叶、颞叶血肿多因合并严重脑挫伤或硬膜下血肿,表现为颅内压增高症状及意识障碍,而缺少定位症状与体征。脑叶血肿及挫伤累及主要功能区或基底核区血肿可表现偏瘫、偏身感觉障碍、失语等,小脑血肿表现同侧肢体共济及平衡功能障碍,脑干血肿表现严重意识障碍及中枢性瘫痪。顶枕及颞后着力的对冲性颅脑损伤所致脑内血肿患者,伤后意识障碍较重且进行性加重,部分有中间意识好转期或清醒期,病情恶化迅速,易形成小脑幕切迹疝。颅骨凹陷骨折及冲击伤所致脑内血肿,脑挫伤相对局限,意识障碍少见且多较轻。

3.辅助检查

(1)脑超声波检查:较其他类型的血肿更有意义,多有明显的中线波向对侧移位,有时可见血肿波。

(2)脑血管造影:根据脑内血肿所处部位不同,显示相应的脑内占位病变血管位置的改变。但在颅内看不到无血管区的改变。

(3)CT扫描:表现为圆形或不规则形均一高密度肿块,CT值为50～90 Hu,周围有低密度水肿带,伴有脑室池形态改变,中线结构移位等占位效应。常伴有脑挫裂伤及蛛网膜下腔出血的表现。

(4)MRI:多不用于急性期脑内血肿的检查。多表现为T_1等信号、T_2低信号,以T_2低信号更易显示病变。

4.诊断与鉴别诊断

急性外伤性脑内血肿,在CT应用之前,难以与脑挫伤、局限性脑水肿肿胀、硬膜下血肿等鉴别,脑血管造影对脑内血肿的诊断有帮助,受伤机制、伤后临床表现、超声波检查等可做出初步定位,诊断性穿刺、手术探查是确诊和治疗的方法。CT问世以来,及时CT扫描可以确定诊断。脑内血肿CT扫描显示高密度团块,周围为低密度水肿带,合并脑挫伤程度及是否并发急性硬膜外血肿亦多可清楚显示。

5.治疗及预后

急性脑内血肿以手术为主,多采用骨瓣或骨窗开颅,合并硬膜下血肿时先予清除,后探查清除脑内血肿和坏死脑组织,保护主要功能区脑组织,血肿腔止血要彻底,内减压充分者骨瓣保留,脑组织肿胀明显者去骨瓣减压。血肿破入脑室者,术后保留脑室引流。急性脑内血肿经CT确诊,患者表现颅内压增高症状,神志清楚,无早期脑疝表现,可采用CT定位血肿穿刺引流治疗或立体定向血肿穿刺排空术。穿刺治疗脑内血肿,应密切观察病情变化并动态 CT 随访,个别患者若症状体征加重或 CT 显示局部占位效应加重,应及时改行开颅血肿清除术。脑内血肿量大或合并损伤严重者,病情恶化迅速,死亡率高达 50%;单纯性血肿、病情进展较慢者,及时手术或穿刺治疗,预后多较好。血肿量低于 30 mL,临床症状轻,位于非主要功能区,无神经系统体征,意识清楚,颅内压监测低于 3.3 kPa(25 mmHg)者可采用非手术治疗。

(二)亚急性脑内血肿

亚急性脑内血肿(subacute intracerebral hema tomas)指外伤后 3 天至 3 周内出现临床症状及体征的脑内血肿。多位于额叶、基底核区、脑深部、颞叶等处,顶枕叶、小脑、脑干罕见,因其原发伤多较轻且不合并硬膜下血肿,位于脑叶者预后好,位于基底核者因与内囊关系密切,偏瘫、失语等后遗症可能较重。

1.病因与病理

造成亚急性脑内血肿的外伤暴力相对较轻,对冲性及冲击性损伤,外伤时脑组织各部分相对运动产生的剪力作用损伤脑深部小血管,致其撕裂,出血缓慢,形成血肿并逐渐增大,于亚急性期内出现临床症状。脑内血肿形成 4～5 天以后,开始出现液化,血肿逐渐变为酱油样或棕褐色陈旧液体,周围为胶质增生带;2～3 周后血肿变为黄褐色囊性病变,表面有包膜形成,周围脑组织内有含铁血黄素沉着,皮层下血肿局部脑回增宽、平软。老年人血管脆性增加,易破裂出血形成血肿。

2.临床表现

亚急性脑内血肿多见于老年人,伤后多有短暂意识障碍,伤后立刻 CT 扫描多为正常,后逐渐表现头痛、头晕、恶心、呕吐、视盘水肿、血压升高、脉搏与呼吸缓慢等颅内压增高表现;基底核区血肿早期出现偏瘫、失语,额颞叶皮层下血肿可出现癫痫大发作。

3.辅助检查

(1)CT 扫描:初为高密度,随血肿内血红蛋白分解,血肿密度逐渐降低,边界欠清,3 周左右为等密度,2～3 个月后为低密度。

(2)MRI:T_1、T_2 加权像多均为高信号,周围有 T_1 加权像低信号水肿带相衬,显示清楚。

4.诊断与鉴别诊断

头部外伤史,伤后 4 天至 3 周内出现颅内压增高症状及体征可对亚急性脑内血肿做出初步诊断,应与亚急性硬膜下血肿和硬膜外血肿进行鉴别,及时 CT 可以确定诊断;脑血管造影可排除硬膜外血肿及硬膜下血肿,个别外伤史不确切的亚急性脑内血肿病例应与颅内肿瘤鉴别。

5.治疗与预后

亚急性脑内血肿确诊后,因其多不并发严重脑挫伤,脑内血肿单独存在,且已程度不同的液化,穿刺抽吸或立体定向穿刺血肿排空治疗,临床疗效极佳,前者依据 CT 简易定位,局麻下进行,穿刺血肿中心抽出大部分血肿后注入尿激酶液化引流 3 天内可清除全部血肿,本方法迅速有效;立体定向穿刺血肿排空术,定位精确,但操作过程复杂。CT 显示血肿量低于 30 mL,临床症状轻微,可采用非手术治疗。极少数慢性脑内血肿,已完全囊变,无占位效应,颅内压正常,除合并难治性癫痫外,一般不做特殊处理。

(三)迟发性外伤性脑内血肿

迟发性外伤性脑内血肿(delayed traumatic in tracerebral hematoma)在文献中虽早有报道,但自 CT 扫描应用以后,才较多地被发现,并引起人们重视。

1.发病机制

目前认为外伤后迟发性血肿的形成与以下几种因素有关:①脑损伤局部二氧化碳蓄积,引起局部脑血管扩张,进一步产生血管周围出血。②血管痉挛引起脑局部缺血,脑组织坏死,血管破裂多次出血。③脑损伤区释放酶的代谢产物,损伤脑血管壁引起出血。④与外伤后弥散性血管内凝血和纤维蛋白溶解有关。此外,治疗过程中控制性过度换气、过度脱水致颅内压过低,均可加重出血。

2.临床表现

大部分迟发性外伤性脑内血肿患者的原发伤不重,患者在经过一阶段好转或稳定期,数天或数周后又逐渐或突然出现意识障碍,出现局灶性神经体征或原有症状体征加重,部分患者的原发伤可以很重,伤后意识障碍亦可一直无改善或加重。复查 CT 才证实为迟发性脑内血肿。

3.诊断与鉴别诊断

迟发性脑内血肿的诊断主要依靠反复的 CT 扫描,脑血管造影。其病史诊断要满足以下四点:①无脑血管病。②有明确头外伤史。③伤后第一次 CT 扫描无脑内血肿。④经过一个好转期或稳定期后出现卒中发作。

在鉴别诊断上,此种"迟发性卒中"与高血压脑出血不同,在年龄、血肿分布和病史等方面可以区别。对于脑血管畸形、颅内动脉瘤和肿瘤内出血,在有外伤史的情况下,术前难以截然区分,脑血管造影、CT 检查和病程的特点有助于鉴别诊断。脑 CT 特点是血肿呈混杂密度,血肿内有陈旧出血和新旧不同时间的出血,并呈扩张性占位性病变表现。

4.救治原则与措施

确诊后应及早作骨瓣开颅,清除血肿多能恢复良好。

五、特殊部位血肿

(一)脑室内出血

外伤性脑室内出血(traumatic intraventricular hemorrhage)并非少见,而且常出现在非危重的患者中。这是由于邻近脑室的脑内血肿破入脑室,或脑穿通伤经过脑室系统,伤道的血流入脑室,或来自脑室壁的出血所致。

1.损伤机制

(1)外伤性脑室内出血大多伴有广泛性脑挫裂伤及脑内血肿,脑室邻近的血肿穿破脑室壁进入脑室。

(2)部分患者为单纯脑室内出血伴轻度脑挫裂伤。这是由于外伤时脑室瞬间扩张,造成室膜下静脉撕裂出血。脉络丛的损伤出血极为少见。

脑室内的少量血液,可被脑脊液稀释而不引起脑室系统梗阻;大量者可形成血肿,堵塞室间孔、第三脑室、导水管或第四脑室,引起脑室内脑脊液循环梗阻。

2.临床表现

患者伤后大多意识丧失,昏迷程度重,持续时间长,有些患者意识障碍可较轻。多缺乏局部体征,患者可有剧烈头痛、呕吐、高热及脑膜刺激症状。极少数患者可呈濒死状态。

3.辅助检查

CT 表现为脑室内的高密度出血。如果脑内血肿破入脑室,可见半球内的血肿腔。当血肿较大造成脑室梗阻时,可见双侧脑室扩大。

4.诊断

CT应用以前,脑室内出血的诊断较困难,多在钻颅和/或开颅探查中,穿刺脑室后确诊。CT的出现,不仅使本病能得以确诊,而且可了解出血的来源,血肿在脑室内的分布以及颅内其他部位脑挫裂伤和颅内血肿的发生情况。

5.救治原则与措施

治疗措施主要先进行脑室持续引流,以清除血性脑脊液和小的血块。当患者意识情况好转,脑脊液循环仍不通畅,脑室引流拔除困难时,及时进行分流手术。

对于单侧脑室内大血肿和并发硬脑膜外、硬脑膜下或脑内血肿者,应手术清除。

(二)颅后窝血肿

颅后窝血肿(hematoma of posterior fossa)较为少见,但由于其易引起颅内压急骤升高而引起小脑扁桃体疝,直接或间接压迫延髓而出现中枢性呼吸、循环衰竭,因此病情多急而险恶,应及早行手术以清除血肿,抢救脑疝,挽救患者生命。

1.损伤机制

颅后窝血肿主要见于枕部着力伤,常因枕骨骨折损伤静脉窦或导静脉而致,以硬脑膜外血肿多见,血肿多位于骨折侧,少数可越过中线累及对侧,或向幕上发展,形成骑跨性硬脑膜外血肿,当小脑皮质血管或小脑表面注入横窦的导静脉撕裂时,可形成硬脑膜下血肿,发病急骤,更易形成脑疝。小脑内血肿为小脑半球脑挫裂伤、小脑内血管损伤而形成的血肿,常合并硬脑膜下血肿,预后差。颅后窝血肿可直接或间接压迫脑脊液循环通路使颅内压升高而形成脑疝,或直接压迫脑干,从而使患者呼吸循环衰竭,危及患者生命。颅后窝血肿多因枕部着力的冲击伤而致,在对冲部位额极额底,颞极与颞底等部位易发生对冲性脑挫裂伤及硬脑膜下血肿或脑内血肿。

2.临床表现

(1)多见于枕部着力伤:着力点处皮肤挫裂伤或形成头皮血肿,数小时后可发现枕下部或乳突部皮下淤血(Battle征)。

(2)急性颅内压增高:头痛剧烈,喷射性呕吐,烦躁不安,Cushing反应,出现呼吸深慢、脉搏变慢,血压升高等,亚急性及慢性者,可有视盘水肿。

(3)意识障碍:伤后意识障碍时间较长,程度可逐渐加重。或有中间清醒期后继续昏迷。

(4)局灶性神经系统体征:小脑受累可出现眼球震颤、共济失调、伤侧肌张力减低等;脑干受累可出现交叉瘫痪,锥体束征,去大脑强直等。

(5)颈项强直:一侧颈肌肿胀,强迫头位,为其特征性表现。

(6)脑疝征:生命体征紊乱,呼吸骤停可较早发生。瞳孔可两侧大小不等,伴小脑幕切迹疝时可有瞳孔散大、对光反射消失等。

3.辅助检查

(1)X线平片:汤氏位片可显示枕部骨折,人字缝分离等。

(2)CT扫描:可显示高密度血肿,骨窗可显示骨折。

(3)MRI扫描:CT扫描因颅后窝骨性伪影可影响病变显示,需MRI检查,符合血肿MRI各期表现。

4.诊断

有枕部着力的外伤史,出现颈项强直、强迫头位、Battle征,头痛剧烈呕吐等临床表现时,即怀疑颅后窝血肿存在,进一步需行CT扫描予以确诊,必要时需行MRI检查。

5.救治原则与措施

诊断一旦明确或高度怀疑颅后窝血肿并造成急性脑受压症状者,应行手术清除血肿或钻孔探查术。钻孔探查术可根据枕部皮肤挫裂伤部位采取枕部旁正中切口或枕后正中直切口钻孔探查,X线显示有枕骨骨折者可于骨折线附近钻孔探查,CT显示血肿者,可按血肿所在部位标出切口位置,于血肿处或骨折线附近钻孔,发现血肿后,按血肿范围扩大骨窗,上界不超过横窦,下界可达枕大孔附近,清除血肿及碎裂失活脑组织,若颅内压仍高,可咬开枕大孔后缘及寰椎后弓,敞开硬脑膜,行枕肌下减压术。对于骑跨横窦的硬脑膜外血肿,需向幕上扩大骨窗,保留横窦处一骨桥,然后清除血肿,为了减少出血,应先清除横窦远处血肿,后清除其附近血肿,若横窦损伤所致血肿,可用吸收性明胶海绵附于横窦破孔处止血。颅后窝血肿可伴有额、颞部脑挫裂伤或硬脑膜下血肿,必要时可开颅清除碎裂组织及血肿。

(三)脑干血肿

脑干血肿(hematomain the brain stem)的诊断一般需CT及MRI检查。CT扫描可显示脑干内高密度出血灶,但因颅骨伪影的原因,常常显示病变欠佳。MRI可较清楚地显示脑干血肿,急性期T_2呈低信号,较易识别。MRI信号随血肿内血红蛋白的变化而变化,进入亚急性期,T_1呈高信号,T_2亦从低信号到高信号转变。脑干血肿多不需手术治疗,治疗措施同脑干损伤。当急性期过后,若血肿量大且压迫效应明显,可开颅后,用空针穿刺吸除血肿或选择脑干血肿最为表浅部切小口,排出血肿。

六、外伤性硬膜下积液演变为慢性硬膜下血肿

1979年Yamada首先报道3例硬膜下积液演变为慢性硬膜下血肿(evolution of traumatic sub dural hydroma into chronic subdural hematoma),此后此类报道逐渐增多。

(一)演变率

外伤性硬膜下积液演变为慢性硬膜下血肿的概率文献中报道为11.6%~58%。Lee等报道69例外伤性硬膜下积液8例演变为慢性硬膜下血肿;Koizumi等观察38例外伤性硬膜下积液演变为慢性硬膜下血肿有4例;Yamada等报道24例外伤性硬膜下积液有12例演变为慢性硬膜下血肿;Ohno等报道外伤性硬膜下积液演变为慢性硬膜下血肿的演变率高达58%;刘玉光等报道外伤性硬膜下积液演变为慢性硬膜下血肿占同期外伤性硬膜下积液住院患者的16.7%。

(二)演变机制

外伤性硬膜下积液演变为慢性硬膜下血肿的机制单靠一种理论不能完全解释,目前有以下几种观点。

(1)硬膜下积液是慢性硬膜下血肿的来源,这是因为硬膜下长期积液形成包膜并且积液逐渐增多,导致桥静脉断裂或包膜壁出血,并且积液中纤维蛋白溶解亢进,出现凝血功能障碍,使出血不止而形成慢性血肿,这也可以解释为什么外伤性硬膜下积液演变为慢性硬膜下血肿常发生在积液1个月以后(包膜形成后)。

(2)慢性硬膜下血肿实际上是急性硬膜下出血转变而来的,其理由是仅根据CT上的低密度不能完全排除急性硬膜下出血而诊断为硬膜下积液,从而误认为慢性硬膜下血肿是由硬膜下积液演变而来,但这不能解释发生外伤性硬膜下积液与急性硬膜下血肿变为低密度区时间上的差异,因为硬膜下积液常发生在伤后1周之内,而急性硬膜下血肿变为低密度灶慢性血肿往往需要2周以上。

（3）硬膜下积液发生性状改变，其蛋白质含量高或混有血液成分，易导致外伤性硬膜下积液演变为慢性硬膜下血肿。

（4）再次头外伤导致积液内出血，发展为慢性硬膜下血肿。

（三）临床特点

外伤性硬膜下积液演变为慢性硬膜下血肿的病例具有以下临床特点。

（1）发病年龄两极化，常发生在 10 岁以下小儿或 60 岁以上老人，这可能与小儿、老人的硬膜下腔较大有关。

（2）常发生在积液量少、保守治疗的慢性型病例中，这是因为在少量积液的保守治疗过程中，积液可转变为水瘤，包膜形成后发生包膜出血而导致慢性血肿；而早期手术打断了积液转变为水瘤及包膜形成的过程，故外伤性硬膜下积液演变为慢性硬膜下血肿不易发生在手术治疗的病例。

（3）致病方式常为减速损伤。

（4）合并的颅脑损伤常常很轻微。

（四）治疗与预后

文献报道中，无论是手术治疗还是保守治疗均无死亡发生，因此，这类患者预后良好。从临床恢复过程来讲，多主张早期手术钻颅引流治疗，但是对于症状不明显的少量慢性硬膜下血肿可在 CT 动态观察下保守治疗。

（王国清）

第六章 脑血管疾病

第一节 高血压脑出血

一、定义

脑出血是指原发性非外伤性脑实质内出血，出血可来源于脑内动脉、静脉或毛细血管的坏死、破裂，但以动脉出血最为多见而且重要。脑出血的原因有外伤性和非外伤性两类。非外伤性脑出血又称自发性脑出血或原发性脑出血，其中约半数是由高血压病所致，其他原因包括颅内动脉瘤破裂、脑血管畸形破裂、败血症、脑肿瘤出血、动脉炎、血液病、子痫、抗凝治疗的并发症和维生素 C 缺乏症等。

高血压是脑出血最常见的病因，高血压伴发脑内小动脉病变，血压骤升引起动脉破裂出血，称为高血压脑出血，约 1/3 的高血压患者可发生脑内出血，是脑血管疾病患者中病死率和致残率最高的一种疾病。

二、诊断

（一）发病年龄

高血压脑出血常发生在 50～70 岁，男性略多于女性。多有高血压病史。目前高血压发病有年轻化趋势，甚至在 30 岁左右高血压患者也可发生脑出血。

（二）发病时间

常在情绪激动，剧烈活动时突然起病，大多数病例病前无预兆，病情发展迅速，很快出现意识障碍及偏瘫的完全性卒中的表现，往往在数小时内达到顶峰。

（三）急性期常见的主要表现

急性期临床表现有头痛、呕吐、意识障碍、肢体瘫痪、失语等。

（四）临床表现

临床表现可因出血部位及出血量不同而临床特点各异。

1.内囊-基底核区出血

内囊出血的患者典型的临床特征为头和眼转向了出血病灶侧（凝视病灶）和"三偏症状"（偏

瘫、偏身感觉障碍和偏盲)。优势半球出血者尚有语言障碍。

按其出血部位与内囊的关系可分为下列几种。①外侧型(壳核型):系豆纹动脉尤其是其外侧支破裂所致。出血局限外囊、壳核和屏状核。②内侧型(丘脑型):由丘脑膝状动脉和丘脑穿通动脉破裂所致。出血局限于丘脑附近。③混合型(内囊出血):出血扩延到内囊的内外两侧。

(1)壳核出血:依出血量及病情进展,患者可有意识障碍或无意识障碍,并伴有不同程度的"三偏",即病变对侧中枢性面瘫及肢体瘫痪、感觉障碍和同向偏盲,双眼向病侧偏斜、头转向病侧。优势半球出血者还伴有语言障碍等。

(2)丘脑出血:发病后多数患者出现昏迷及偏瘫。丘脑内侧或下部出血者可出现典型的眼征,即垂直凝视麻痹,多为上视障碍,双眼内收下视鼻尖;眼球偏斜视,出血侧眼球向下内侧偏斜;瞳孔缩小,可不等大,对光反应迟钝;眼球不能聚合以及凝视障碍等。出血向外扩展,可影响内囊出现"三偏"征。丘脑出血侵入脑室者可使病情加重,出现高热、四肢强直性抽搐等。

丘脑出血因发生的位置不同其症状亦各异:丘脑前内侧部出血时可出现精神障碍、遗忘或痴呆,而左侧丘脑出血可有三种基本体征:①感觉障碍重于运动障碍。②伴有眼球运动障碍、瞳孔缩小、对光反射迟钝或消失。③丘脑性失语,丘脑受损后可出现语言迟钝、重复语言及语义性错语症。右侧丘脑出血的基本体征有:①结构性失用症,患者左半身出现感觉障碍,对物体的形状、体积、长度、重量产生错觉。②偏侧痛觉缺失,表现为对侧躯体感觉障碍及偏身失认症。

2.脑叶出血

其发病率仅次于基底核出血,多数学者认为脑叶出血好发于顶叶、颞叶与枕叶,即大脑后半部。脑叶出血的临床表现与基底核出血不同。脑叶出血后易破入邻近的蛛网膜下腔,因距中线较远而不易破入脑室系统,故脑膜刺激征重而意识障碍轻。

其临床表现特征为:①意识障碍少见而相对较轻。②偏瘫与同向凝视较少、程度较轻,这是因为脑叶出血不像基底核出血那样容易累及内囊。③脑膜刺激征多见。

临床表现与出血所在的四个脑叶不同而有所不同:①额叶,可有智力障碍、尿失禁,可出现对侧偏瘫,偏瘫多发生于上肢、下肢和面部,较轻微。②顶叶,对侧半身感觉障碍,较轻的偏瘫。③枕叶,可有一过性黑蒙、同侧眼痛和对侧同向偏盲,有些可扩展至上1/4象限。④颞叶,在优势半球者,出现语言不流利和听力障碍,理解力差,但重复性相对较好。

3.小脑出血

其典型的临床特征为突发的头痛、眩晕、频繁呕吐。无明显瘫痪。主要体征为躯干性共济失调、眼球震颤及构音障碍。病情往往发展较快,患者很快昏迷,呼吸不规则或突然停止,甚至死亡。典型的小脑功能障碍只见于部分患者,对发病突然,迅速出现意识障碍和急性脑干受压者,小脑体征常被掩盖。

4.脑桥出血

90%以上高血压所致的原发性脑干出血发生在脑桥,少数发生在中脑,延髓出血罕见。脑干出血一直被认为是发病急骤、死亡率很高、预后很差的疾病。因为绝大多数脑干出血发生在脑桥,故此处只叙述脑桥出血。

脑桥出血的临床症状取决于出血灶的部位和大小。常突然发病,可表现为剧烈头痛、恶心、呕吐、头晕或眩晕;出现一侧或双侧肢体无力,偏身或半侧面部麻木;大量出血常迅速出现深昏迷、针尖样瞳孔、四肢瘫痪和双侧锥体束征阳性、高热、头眼反射和前庭眼反射消失等。患者可出现呼吸节律的改变,表现为呼吸不规则,呼吸浅、频率快,或出现陈-施氏呼吸。

5.脑室出血

原发性脑室出血十分罕见。发病急骤、头痛、无明显偏瘫体征,迅速出现丘脑下部及脑干症状,如昏迷、高热、瞳孔极度缩小。

(五)辅助检查

1.计算机断层扫描(CT)

CT 是临床确诊脑出血的首选检查。可早期发现脑出血的部位、范围、形态、是否破入脑室,血肿周围有无低密度水肿带及占位效应,脑组织移位和梗阻性脑积水等。

2.磁共振成像(MRI)

脑出血合并脑梗死诊断明确,可与脑肿瘤性出血鉴别。

3.数字减影脑血管造影

可与脑血管畸形、Moyamoya 病、血管炎等鉴别。

4.腰椎穿刺

脑脊液多呈洗肉水样均匀血性,压力一般均增高。

三、外科治疗

手术治疗的目的是清除血肿、降低颅内压、避免脑疝发生,挽救患者的生命及减轻后遗症。在考虑是否施行手术时,被大家公认的最重要因素是术前患者的意识状况。根据患者的意识状况、瞳孔变化、语言功能及运动功能,临床上可将高血压脑出血分为五级,见表 6-1。

表 6-1　高血压脑出血的临床分级

分级	意识状态	瞳孔变化	语言功能	运动功能
Ⅰ级	情形或嗜睡	等大	可有语言	轻偏瘫
Ⅱ级	嗜睡或朦胧	等大	可有语言	不同程度偏瘫
Ⅲ级	浅昏迷	等大	失语	偏瘫
Ⅳ级	中度昏迷	等大或不等	失语	
Ⅴ级	深昏迷	单侧或双侧放大	失语	去皮质强直或四肢软瘫

(一)手术适应证

手术治疗的目的是清除血肿、降低颅内压、解除或防止脑疝发生和发展,改善脑组织血液循环,促进受压迫脑组织的功能恢复。依照高血压脑出血的临床分级,一般认为,Ⅰ级患者出血量不多(不足 30 mL),内科保守治疗效果良好,不需要手术。Ⅱ～Ⅳ级患者绝大多数适于手术治疗,其中Ⅱ级、Ⅲ级手术效果较佳。Ⅴ级患者病情危重,病死率高,手术难以奏效,一般不宜手术治疗。

高血压脑出血手术治疗指征的确定,需要综合考虑出血部位、出血量、病程进展、患者情况等多个因素。

1.出血部位

壳核、大脑半球皮质下、脑叶浅部和小脑半球等较浅部位的出血,适于手术治疗。小脑出血靠近脑干,除非出血量很少,症状轻微,一般应该积极考虑手术。脑干或丘脑出血,通常不是手术治疗的适应证。若存在脑室内出血或脑积水,可行脑室体外引流或分流术。

2.出血量

幕上血肿量超过 30 mL,占位效应明显,患侧脑室明显受压,中线结构明显向健侧移位;幕下血肿量大于 10 mL,四脑室受压变形、移位,即有手术必要。

3.病情进展

高血压脑出血后病情稳定,患者神志清楚,功能损害不明显,内科治疗效果良好,不需手术治疗。若经积极内科治疗,病情仍无好转或不稳定,出血部位比较表浅,应考虑手术治疗。尤其是对于病情好转或稳定后又发生恶化或出现脑疝征象者,应争取时间尽快手术。对于发病后进展急骤,很快进入深昏迷,出现严重功能障碍、一侧或双侧瞳孔散大、生命体征不稳定者,手术治疗效果不佳,死亡率很高,不宜进行手术治疗。

4.患者情况

患者若存在心、肺、肝、肾等脏器严重功能障碍,血压控制不好,持续超过 26.7～16.0 kPa(200/120 mmHg),应列为手术禁忌,但年龄不是决定是否手术的主要因素。

(二)手术时机

目前国内外学者普遍认为高血压脑出血需要手术者,应尽量在发病后 6～7 小时内行超早期手术。

(三)术前检查及准备

1.CT 扫描

CT 扫描是诊断脑出血最安全、最可靠的手段,应列为首选。

2.脑血管造影

对于不能明确脑出血病因的或疑诊动脉瘤、脑血管畸形的患者,在病情允许的情况下,为避免手术的盲目性,可考虑行脑血管造影。

3.MRI

一般不作为脑出血首选的检查方法,但适用于脑干、小脑部位出血的检查。

4.术前准备

按常规开颅手术的要求做好其他术前准备,尤其应注意适当控制血压,保持呼吸道通畅,合理使用脱水降颅压药物。

(四)手术方法

1.快速钻颅血肿碎吸术

(1)麻醉:清醒和合作者,可采用局部麻醉。有意识障碍者多采用气管内插管全身麻醉。

(2)体位:患者取仰卧位,头部稍抬高,肩下垫枕,头转向健侧,使病侧颞部在上。

(3)操作方法:根据 CT 扫描结果,选择最靠近血肿处(注意避开重要功能区)直接钻颅或颅骨钻孔,用脑穿针或带导芯的硅胶引流管穿刺血肿,抽吸出血肿的液体部分。可用无菌生理盐水适当行血肿腔冲洗,并留置引流管,持续引流。

2.皮质下血肿清除术

(1)麻醉:采用气管内插管全身麻醉。

(2)体位:根据血肿部位选择体位。

(3)操作方法:①切口和骨瓣开颅,一般以出血的脑叶部位为中心做马蹄形切口,头皮及帽状腱膜翻向下方,在预定钻孔处推开骨膜准备钻孔。一般钻 4 孔成形骨瓣,连同骨膜把骨瓣翻向下方或侧方。②硬脑膜切开,若颅内压力很高时,先在硬脑膜切一小口,电凝止血后穿刺血肿,抽出一些陈旧血液后弧形剪开硬脑膜,硬脑膜翻向矢状窦侧。③皮质切开血肿清除,选无血管区或以穿刺点为中心切开皮质2~3 cm,双极电凝脑表面血管后,再用窄脑压板分开皮质则可达到血肿,应用吸引器吸除血块。血肿清除后脑组织则塌陷,搏动恢复,用等渗盐水冲洗血肿腔后置硅胶管引流,若发现活动性出血,则用双极电凝止血,吸引器吸除血凝块时要防止对周围脑组织的损伤。④关颅,血肿清除后血肿腔内用硅胶管引流。颅内压力仍很高时也可去骨瓣减压。如脑组织塌陷、搏动好可缝合硬脑膜。骨瓣复位,逐层缝合头皮后关颅。

3.基底核区脑出血

(1)麻醉:采用气管内插管全身麻醉。

(2)体位:仰卧位,患侧肩下垫一小枕,头略偏向对侧。

(3)操作方法:①切口和开颅,有骨瓣开颅和小骨窗开颅两种入路。骨瓣开颅术作颞部皮瓣,翻向耳侧,然后再作大骨瓣,亦翻向同一方向,剪开硬脑膜,暴露外侧裂及两侧的额颞皮质。小骨窗开颅术作与外侧裂相投影的头皮直切口,约6 cm长,直达骨膜。用梳状拉钩将切口牵拉开,然后在外耳孔上方2~3 cm处钻孔。将颅骨孔扩大到直径约3 cm大小的小骨窗。十字形切开硬脑膜,暴露外侧裂及颞叶皮质。②血肿定位,用脑穿针穿刺血肿定位后,做皮质切口约2 cm。皮质切口可有两种选择,经侧裂入路和经颞叶入路。前者则挑开外侧裂蛛网膜后,用脑压板把额叶和颞叶牵开,向深部分离,避开大脑中动脉的分支,到脑岛皮质。切开脑岛皮质向后内方深入可进入血肿腔。经颞叶入路即在颞上回切开皮质,向深部分离、在侧裂动脉的下方,切开脑岛皮质,可达血肿腔。③血肿清除,用吸引器轻轻地吸除血块,并用双极电凝镊凝固动脉性出血点。血肿壁的静脉出血可用吸收性明胶海绵压迫止血。操作应在直视下进行,如血肿太大或血块与壁粘连十分紧密时,可残留小部分。必须彻底止血和避免对脑深部结构的损伤。如血肿有部分残留时,血肿腔内放置一根直径3~4 mm的硅胶管,术后可注入纤溶药物促使血块溶化并引流出来。④切口关闭,硬脑膜减张缝合,酌情去颅骨减压,分层缝合切口。

4.脑室内血肿清除术

当出现以下情况时应考虑行脑室内血肿清除术。①经CT扫描检查证实脑室内已充满血液铸型引起急剧性颅内压增高。②壳核-锥体束-脑室型脑出血,其血肿的大部分已破入一侧脑室者。③由于脑室内血肿,患者呈现深昏迷,颅内压高,有发生脑疝的前驱症状,或已发生一侧瞳孔散大,意识障碍加深,对侧肢体无力或偏瘫加重者。④脑室内血肿形成的阻塞性脑积水,经脑室引流或其他保守疗法不见改善者。

(1)麻醉:一般行气管内插管全麻。

(2)体位:血肿位于侧脑室前部者多取仰卧位,头略偏向对侧;若血肿在脑室三角区或后部者,则取侧卧位,血肿侧在上。

(3)操作方法:①切口,大部分血块进入侧脑室前角时,则采用前额部马蹄形切口。若大部血块积聚在侧脑室后部时,则采取顶后部马蹄形切口。②开颅,做额部或顶部骨瓣开颅,一般钻4个孔,额部骨瓣翻向前方,顶部骨瓣翻向颞部。③硬脑膜切开,当脑膜张力很大时,在硬脑膜切开前先行脑室穿刺放液,降低颅内压力;也可快速静脉滴入20%甘露醇250 mL和呋塞米20~40 mg,多数患者颅内压力可得到暂时缓解。将硬脑膜呈弧形切开翻向矢状窦侧。④脑切开,一般在额中回运动区前2~3 cm处切开皮质3 cm,切开前也可用脑穿针向侧室前角穿刺,抽出少许凝血块或陈旧血液,以确定进入侧脑室的方向和深度,再用两个脑压板沿穿刺针方向分开皮质3~4 cm,即可进入侧脑室。这时常从切口处涌出一些黑色血块,扩大切口范围,电凝两侧白质的出血点,以棉片保护好周边脑组织后,用脑室自动牵开器或蛇形脑自动牵开器将脑切口牵开。充分暴露侧脑室前角及脑室内血肿。如血肿在侧脑室后部区域,则可在顶部脑回少血管区切开3 cm,切开前先行脑针穿刺,方向对准侧脑室三角区,穿刺抽出黑色积血后,沿穿刺针方向分开脑组织3~4 cm深即可进入侧脑室三角区,显露侧脑室后部的血肿,予以清除。⑤清除血肿,血肿在脑室内呈占位性压迫,与脑室很少有粘连,可用吸引器将血肿分块吸出,也可用取瘤钳把血块分块钳出,千万不要加重脑室壁及周围结构的损伤。当大部分血凝块清除后,应用等渗盐水反复冲洗,从三角区进入颞角的血块也可冲出。其次,检查室间孔处和第三脑室内的血块,轻轻将其吸出;如血块较大难以吸出时,也可将一侧穿窿柱切断,扩大室间孔,这样就容易取出第三脑室内的血块。对室间孔后缘的豆纹静脉、脉络丛组织用棉片盖好,防止损伤引起出血性梗死。如第三脑室由于充满血块异常扩大时,也可轻轻地用吸引器或取瘤钳将其取出,用含抗生素的等渗盐水冲洗,将脑室内血块彻底清除。由于脑室内血肿是由壳核或丘脑出血破入脑室的,一般不必寻找原出血点,当冲洗干净后,置一脑室引流管进行术后引流。如清除血肿后脑组织肿胀严重,估计术后难以渡过水肿关,可同时行额叶前部切除的内减压手术。⑥硬脑膜严密缝合,将骨瓣复位,头皮分两层缝合。⑦在术后第2天进行CT扫描,若发现脑室内还有较多的残存血块、应向脑室内注入尿激酶使血块溶解排出,并同时行腰椎穿刺放出血性脑脊液。也可经腰椎穿刺注入氧气治疗,促使脑脊液内血液加快吸收,减少蛛网膜下腔粘连,避免脑积水发生或减轻发生程度。

5.小脑血肿清除术

小脑出血一旦确诊,除非血肿量较少(<10 mL)或病情已进入脑干受压晚期,均应积极开颅手术清除血肿行颅后窝减压,解除对脑干的压迫,防止病情进一步加重。

(1)麻醉:气管插管全身麻醉。

(2)体位:侧卧位。

(3)操作方法:取一侧颅后窝旁正中切口或枕下正中直切口,分离肌肉,暴露枕骨鳞部。颅骨钻孔后扩大骨窗,一般需将枕骨大孔后缘和寰椎后弓咬开1.0~1.5 cm宽。放射状切开硬脑膜,打开枕大池放出脑脊液。在邻近血肿的小脑皮质表面电灼切开2~3 cm,脑压板分离至血肿,分块清除血肿,仔细止血,反复冲洗。减压不满意者可不缝合硬脑膜,肌肉彻底止血,严密缝合,逐层关颅。

6.脑干内血肿清除术

脑干内出血大多病情危重,进展急骤,手术危险性大,死亡率高,选择手术一定要慎重。

(1)麻醉:气管插管全身麻醉。

(2)体位:侧卧位。

(3)操作方法:根据脑干内出血的部位不同,可采取不同的手术入路。①小脑幕上枕下入路:适用于清除一侧中脑血肿。取患侧枕部马蹄形皮肤切口,常规骨瓣开颅,弧形切开硬脑膜翻向横窦侧,抬起枕叶,切开小脑幕游离缘,暴露中脑及中脑大脑脚,选择血肿最表浅最膨隆的部位切开3~5 mm,用生理盐水冲洗血肿腔或用吸引器轻柔吸除血块。②桥脑小脑角入路:适用于清除桥脑血肿。取患侧枕下旁正中切口,骨窗开颅,放射状切开硬脑膜,枕大池放液,一般需切除小脑半球外侧1/3,以利于显露。向脑桥小脑角探查,解剖面神经、听神经和三叉神经至脑桥背外侧,选择脑桥外侧最膨隆处,纵行切开3~5 mm,吸除血肿。③四脑室入路:适用于清除脑桥延髓交界处的血肿。取枕下正中直切口,骨窗开颅,咬开枕骨大孔后缘和寰椎后弓,"Y"形切开硬脑膜分开两侧小脑扁桃体,切开小脑下蚓部,向第四脑室底探查。选样菱形窝的隆起处或颜色变蓝处切开。

7.立体定向脑内血肿清除术

适用于脑内各部位的出血,尤其适合脑干、丘脑等重要部位的局限性血肿。

(1)麻醉:局麻。

(2)体位:根据血肿位置决定。

(3)操作方法:局麻下安装立体定向头架,然后行颅脑 CT 扫描或 MRI 扫描,一般 CT 平扫即能看清血肿的位置和大小。选择血肿最大层面中心为靶点,确立靶点三维坐标参数,根据血肿位置避开皮质功能区,设计合理手术途径。颅骨钻孔,"十"字形切开硬脑膜。安装立体定向仪导向装置,先用细穿刺针试穿验证血肿位置,然后更换内径 2～3 mm 的穿刺管穿刺血肿中心,用生理盐水冲洗血肿腔至液体变清。若有血凝块不能吸出,可用螺旋针将血凝块打碎,也可通过留置在血肿腔内的导管注入尿激酶溶凝。术毕可留置硅胶引流管,缝线固定,拆除定向仪和头架,无菌包扎。

以上几种术后处理:严密观察病情,包括意识状况、瞳孔、肢体活动、言语功能、生命体征等;控制血压,全身血压维持在收缩压 21.3kPa(160 mmHg)、舒张压 13.3kPa(100 mmHg)较为合适;使用脱水剂;应用抗生素预防感染;积极防治并发症如肺炎、消化道出血、尿路感染等;妥善治疗其他重要器官的病变,如心脏病、糖尿病、肾功能不全等。注意水、电解质平衡。

四、内科治疗

在急性期,主要是控制脑水肿、调整血压、防治内脏综合征及考虑是否采取手术清除血肿。

(一)一般处理

应保持安静、卧床休息、减少探视,严密观察体温、脉搏、呼吸、血压等生命体征,注意瞳孔和意识变化。保持呼吸道通畅,及时清理呼吸道分泌物,必要时吸氧。

(二)控制脑水肿,降低颅内压

这是抢救能否成功的主要环节。常用药为甘露醇、呋塞米及皮质激素等。临床上为加强脱水效果,减少药物的不良反应,一般均采取上述药物联合应用。常采用甘露醇＋呋塞米、甘露醇＋呋塞米＋激素等方式,但量及用药间隔时间均应视病情轻重及全身情况尤其是心脏功能及是否有高血糖等而定。20％甘露醇为高渗脱水剂,其降颅压作用迅速,一般成人用量为1 g/(kg·次),每6 小时快速静脉滴注 1 次。呋塞米有渗透性利尿作用,可减少循环血容量,对心功能不全者可改善后负荷,用量为 20～40 mg/次,每天静脉注射1～2 次。应用呋塞米期间注意补钾。皮质激素多采用地塞米松,用量 15～20 mg,静脉滴注,每天 1 次。

(三)治疗高血压

高血压是脑出血的主要原因,治疗脑出血首先想到降低高血压,但由于高血压往往为颅高压的自身的自动控制所致,可将发病后的血压控制在发病前血压数值略高一些的水平。如原有高血压,发病后血压又上升更高水平者,所降低的数值可按上升数值的 30％左右控制。常用的降压药物有硝普钠,50 mg 加入液体静脉滴注;25％硫酸镁 10～20 mL/次,肌内注射;注意不应降血压太快和过低。

(四)维持水、电解质平衡

水、电解质平衡和营养,注意防治低钠血症,以免加重脑水肿。

（五）防治并发症

选择对致病菌有效的抗菌药物,防止并发肺误吸、泌尿系统感染及应激性溃疡,抗利尿激素分泌异常综合征、痫性发作、中枢性高热、下肢深静脉血栓形成等。

（王国清）

第二节　蛛网膜下腔出血

蛛网膜下腔出血是指脑底部或脑表面的血管破裂,血液直接流入蛛网膜下腔,又称自发性蛛网膜下腔出血,以先天性脑动脉瘤为多见。由脑实质内或脑外伤出血破入脑室系统或蛛网膜下腔者,称继发性蛛网膜下腔出血。故本病为多种病因引起的临床综合征。

一、病因病理及发病机制

（一）病因病理

蛛网膜下腔出血最常见的病因为先天性动脉瘤,其次为动静脉畸形和脑动脉硬化性动脉瘤,再次为各种感染所引起的脑动脉炎、脑肿瘤、血液病、胶原系统疾病、抗凝治疗并发症等。部分病例病因未明。颅内动脉瘤多为单发,多发者仅占15‰。好发于脑基底动脉环交叉处。脑血管畸形多见于天幕上脑凸面或中深部,脑动脉硬化性动脉瘤则多见于脑底部。动脉瘤破裂处脑实质破坏并继发脑血肿、脑水肿。镜下可见动脉变性、纤维增生和坏死。

（二）发病机制

由于先天性及病理性血管的管壁薄弱,内弹力层和肌层纤维的中断,有的血管发育不全及变性,尤其在血管分叉处往往承受压力大,在血流冲击下血管易自行破裂,或当血压增高时被冲裂而出血。此外由于血液的直接刺激,或血细胞破坏释放大量促血管痉挛物质(去甲肾上腺素等),使脑动脉痉挛,如果出血量大将会引起严重颅内压增高,甚至脑疝。

二、临床表现

在活动状态下急性起病,任何年龄组均可发病,以青壮年居多,其临床特点如下所述。

（一）头痛

患者突感头部剧痛难忍如爆炸样疼痛,先由某一局部开始,继而转向全头剧痛,这往往指向血管破裂部位。

（二）呕吐

呕吐常并发于头痛后,患者反复呕吐,多呈喷射性。

（三）意识障碍

患者可出现烦躁不安,躁动不宁、谵妄及胡言乱语,意识模糊,甚至昏迷或抽搐,大小便失禁。

（四）脑膜刺激征

脑膜刺激征为常见且具有诊断意义的体征。在起病早期或深昏迷状态下可能缺如,应注意密切观察病情变化。

(五)其他

定位体征往往不明显,绝大部分病例无偏瘫,但有的可出现附加症状,低热、腰背痛、腹痛、下肢痛等。如为脑血管畸形引起常因病变部位不同,而表现为不同的局灶性体征。如为脑动脉瘤破裂引起,多位于脑底 Willis 环,其临床表现为:①后交通动脉常伴有第Ⅲ对脑神经麻痹。②前交通动脉可伴有额叶功能障碍。③大脑中动脉可伴有偏瘫或失语。④颈内动脉可伴有一过性失明,轻偏瘫或无任何症状。

三、辅助检查

(一)腰椎穿刺

出血后两小时,脑脊液压力增高,外观呈均匀,血性且不凝固,此检查具诊断价值。3～4 天内出现胆红素,使脑脊液黄变,一般持续 3～4 周。

(二)心电图

心电图可有心肌缺血缺氧性损伤,房室传导阻滞,房颤等改变。

(三)脑血管造影或数字减影

脑血管造影或数字减影以显示有无脑动脉瘤或血管畸形,并进一步了解动脉瘤的部位,大小或血管畸形的供血情况,以利手术治疗。

(四)CT 扫描

CT 平扫时可见出血部位、血肿大小及积血范围(脑基底池、外侧裂池、脑穹隆面、脑室等)。增强扫描可发现动脉瘤或血管畸形。

(五)经颅多普勒超声波检查

此检查对脑血流状况可做出诊断,并对手术适应证能提供客观指标。

四、诊断与鉴别诊断

(一)诊断

1.病史

各年龄组均可发病,以青壮年居多,青少年以先天性动脉瘤为多,中老年以动脉硬化性动脉瘤出血为多。既往可有头痛史及有关原发病病史。

2.诱因

可有用力排便、咳嗽、情绪激动、过劳、兴奋紧张等诱因。

3.临床征象

急性起病,以剧烈头痛、呕吐,脑膜刺激征阳性,绝大部分患者无偏瘫,腰椎穿刺为血性脑脊液即可确诊。但脑动脉瘤和脑血管畸形主要靠脑血管造影或数字减影来判断病变部位、性质及范围大小。

(二)鉴别诊断

本病应与脑出血、出血性脑炎及结核性脑膜炎相鉴别,后者具有明显的脑实质受损的定位体征,以及全身症状突出并有特征性脑脊液性状。CT 扫描脑出血显示高密度影,血肿位于脑实质内。

五、治疗

总的治疗原则为积极治疗动脉瘤,防止动脉瘤再次破裂出血,控制高血压,控制脑水肿,预防再出血及脑血管痉挛、脑室积水的产生,同时积极进行病因治疗。急性期应尽早完善相关检查,明确动脉瘤部位及大小,指向等,尽早手术治疗,一般处理如下。

(1)保持安静,绝对卧床,控制血压,烦躁时可选用镇静剂。保持大便通畅,避免用力排便、咳嗽、情绪激动等引起颅内压增高的因素。

(2)减轻脑水肿,降低颅内压,仍是治疗急性出血性脑血管病的关键。发病 2～4 小时内脑水肿可达高峰,严重者导致脑疝而死亡。

(3)止血剂对蛛网膜下腔出血有一定帮助。①6 氨基己酸(EACA)。18～24 g 加入 5％～10％葡萄糖液 500～1 000 mL 内静脉滴注,1～2 次/天,连续使用 7～14 天或口服 6～8 g/d,3 周为 1 个疗程。但肾功能障碍应慎用。②抗血纤溶芳酸(PAMBA)。可控制纤维蛋白酶的形成。每次 500～1 000 mg 溶于 5％～10％葡萄糖液 500 mL 内静脉滴注,1～2 次/天,维持 2～3 周,停药采取渐减。③其他止血剂。酌情适当相应选用如氨甲环酸(AMCHA)、仙鹤草素溶液、卡巴克洛(安络血)、酚磺乙胺(止血敏)及云南白药等。

(4)防治继发性脑血管痉挛:手术后即刻开始应用钙通道阻滞剂尼莫地平,首次剂量 0.35 mg/kg,以后按 0.3 mg/kg,每 4 小时 1 次,口服,维持 21 天,疗效颇佳。还可试用前列环素、纳洛酮、血栓素等。

(5)预防再出血:两周内绝对安静卧床,避免激动,用力咳嗽或打喷嚏,并低盐少渣饮食,保持大便通畅。

(6)手术治疗:一旦明确动脉瘤应争取早期手术根除治疗,可选用动脉瘤栓塞术,瘤颈夹闭术,用动脉瘤孤立等手术,以防瘤体再次破裂出血。动静脉畸形部位浅表,而不影响神经功能障碍,亦可用电凝治疗或手术切除。如出现脑积水可采用侧脑室分流术。

(王利峰)

第三节 缺血性脑血管病

脑血管病是一种常见病,其致残率和病死率很高,居人口死亡原因中的前 3 位,本节主要介绍缺血性脑血管病。

一、病理生理

脑的功能和代谢的维持依赖于足够的供氧。正常人脑只占全身体重的 2％,却接受心排血量 15％的血液,占全身耗氧量的 20％,足见脑对供血和供氧的需求量之大。正常体温下,脑的能量消耗为33.6 J/(100 g·min)(1 cal≈4.2 J)。如果完全阻断脑血流,脑内储存的能量只有 84 J/100 g,仅能维持正常功能 3 分钟。为了节省能量消耗,脑皮质即停止活动,即便如此,能量将在 5 分钟内耗尽。在麻醉条件下脑的氧耗量稍低,但也只能维持功能 10 分钟。脑由 4 条动脉供血,即两侧颈动脉和两侧椎动脉,这 4 条动脉进入颅内后组成大脑动脉环(Willis 环),互相沟通组成丰富的侧支循环网。颈动脉供应全部脑灌注的 80％,两条椎动脉供应 20％。立即完全阻断脑血流后,意识将在 10 秒之内丧失。

为了维持脑的正常功能,必须保持稳定的血液供应。正常成年人在休息状态下脑的血流量

(cerebral blood flow,CBF)为每分钟每100 g脑50~55 mL[50~55 mL/(100 g·min)]。脑的各个区域血流量并不均匀,脑白质的血流量为25 mL/(100 g·min),而灰质的血流量为75 mL/(100 g·min)。某一区域的血流量称为该区域的局部脑血流量(regional cerebral blood flow,rCBF)。全脑和局部脑血流量可以在一定的范围内波动,低于这一范围并持续一定时间将会引起不同的脑功能障碍,甚至发生梗死。

影响脑血流量稳定的因素有全身血压的变动、动脉血中的二氧化碳分压($PaCO_2$)和氧分压(PaO_2)、代谢状态和神经因素等。

(一)血压的影响

在一定范围内的血压波动不影响CBF的稳定,但超过这种特定范围,则CBF随全身血压的升降而增高或减少。这种在一定限度的血压波动时能将CBF调节在正常水平的生理功能称为脑血管的自动调节(autoregulation)功能。当全身动脉压升高时,脑血管即发生收缩而使血管阻力增加;反之,当血压下降时脑血管即扩张,使血管阻力减小,最终结果是保持CBF稳定,这种脑血管舒缩调节脑血流量的现象称为裴立斯效应(Bayliss effect)。脑血管自动调节功能有一定限度,其上限为20.0~21.3 kPa(150~160 mmHg),下限为8.0~9.3 kPa(60~70 mmHg)。当全身平均动脉压的变动超出此一限度,脑血管的舒缩能力超出极限,CBF即随血压的升降而增减。很多病理情况都可影响脑血管的自动调节功能的上限和下限,例如,慢性高血压症、脑血管痉挛、脑损伤、脑水肿、脑缺氧、麻醉和高碳酸血症等都可影响CBF的自动调节。有的病理情况下,平均动脉压只降低30%,也可引起CBF减少。

(二)$PaCO_2$ 的影响

$PaCO_2$增高可使血管扩张,脑血管阻力减小,CBF即增加,反之,CBF即减少。当 $PaCO_2$ 在3.3~8.0 kPa(25~60 mmHg)时,$PaCO_2$ 每变化0.1 kPa(1 mmHg),CBF即变化4%。当 $PaCO_2$ 超过或低于时即不再随之而发生变化。严重的 $PaCO_2$ 降低可导致脑缺血。

(三)代谢的调节

局部脑血流量受局部神经活动的影响。在局部神经活动兴奋时代谢率增加,其代谢需求和代谢产物积聚,改变了血管外环境,增加局部脑血流量。

(四)神经的调节

脑的大血管同时受交感神经和副交感神经支配,受刺激时,交感神经释放去甲肾上腺素,使血管收缩,而副交感神经兴奋时释放乙酰胆碱,使血管扩张。刺激交感神经虽可使血管收缩,但对CBF无明显影响,刺激副交感神经影响则更为微弱。

决定缺血后果有两个关键因素:一是缺血的程度,二是缺血持续时间。在CBF降低到18 mL/(100 g·min)以下,经过一定的时间即可发生不可逆转的脑梗死,CBF水平愈低,脑梗死发生愈快,在CBF为12 mL/(100 g·min)时,仍可维持2小时以上不致发生梗死。在25 mL/(100 g·min)时,虽然神经功能不良,但仍可长时间不致发生梗死。在缺血性梗死中心的周边地带,由于邻近侧支循环的灌注,存在一个虽无神经功能但神经细胞仍然存活的缺血区,称为缺血半暗区,如果在一定的时限内提高此区的CBF,则有可能使神经功能恢复。

二、病因

脑缺血的病因可归纳为以下几类:①颅内、外动脉狭窄或闭塞;②脑动脉栓塞;③血流动力学因素;④血液学因素等;⑤脑血管痉挛。

(一)脑动脉狭窄或闭塞

脑由 4 条动脉供血,并在颅底形成 Willis 环,当动脉发生狭窄或闭塞,侧支循环不良,影响脑血流量,导致局部或全脑的 CBF 减少到发生脑缺血的临界水平,即 18～20 mL/(100 g·min)以下时,就会产生脑缺血症状。一般认为动脉内径狭窄超过其原有管径的 50%,相当于管腔面积缩窄 75% 时,将会使血流量减少。认为此时才具有外科手术意义。

多条脑动脉狭窄或闭塞可使全脑血流量处于缺血的边缘状态,即 CBF 为 31 mL/(100 g·min)时,此时如有全身性血压波动,即可引发脑缺血。造成脑动脉狭窄或闭塞的主要原因是动脉粥样硬化,而且绝大多数(93%)累及颅外段大动脉和颅内的中等动脉,其中以颈内动脉和椎动脉起始部受累的机会最多。

(二)脑动脉栓塞

动脉粥样硬化斑块除可造成动脉管腔狭窄以外,在斑块上的溃疡面上常附有血小板凝块、附壁血栓和胆固醇碎片。这些附着物被血流冲刷脱落后形成栓子,被血流带入颅内动脉,堵塞远侧动脉造成脑栓塞,使供血区缺血。最常见的栓子来源是颈内动脉起始部的动脉粥样硬化斑块,被认为是引起短暂性脑缺血发作最常见的原因。大多数(3/4)颈内动脉内的栓子随血液的主流进入并堵塞大脑中动脉的分支,引起相应的临床症状。另一个常见原因是心源性栓子。多见于患有风湿性心瓣膜病、亚急性细菌性心内膜炎、先天性心脏病等患者。少见的栓子如脓毒性栓子、脂肪栓子、空气栓子等。

(三)血流动力学因素

短暂的低血压可引发脑缺血,如果已有脑血管的严重狭窄或多条脑动脉狭窄,使脑血流处于少血(olige-mia)状态时,轻度的血压降低即可引发脑缺血。例如,心肌梗死、严重心律失常、休克、颈动脉窦过敏、直立性低血压、锁骨下动脉盗血综合征等。

(四)血液学因素

口服避孕药物、妊娠、产妇、手术后或血小板增多症引起的血液高凝状态;红细胞增多症、镰状细胞贫血、巨球蛋白血症引起的血黏稠度增高均可发生脑缺血。

(五)脑血管痉挛

蛛网膜下腔出血、开颅手术、脑血管造影等均可引起血管痉挛,造成脑缺血。

三、类型和临床表现

根据脑缺血后脑损害的程度,其临床表现可分为短暂性脑缺血发作(transient ischemic attack,TIA)、可逆性缺血性神经功能缺失(reversible ischemic neurological deficit,RIND)(又称可逆性脑缺血发作)、进行性卒中(progressive stroke,PS)和完全性卒中(complete stoke,CS)。

(一)短暂性脑缺血发作(TIA)

TIA 为缺血引起的短暂性神经功能缺失,在 24 小时内完全恢复。TIA 一般是突然发作,持续时间超过 15 分钟,有的可持续数小时,90% 的 TIA 持续时间不超过 6 小时。引起 TIA 的主要原因是动脉狭窄和微栓塞。

1.颈动脉系统 TIA

表现为颈动脉供血区神经功能缺失。患者突然发作一侧肢体无力或瘫痪、感觉障碍,可伴有失语和偏盲,有的发生一过性黑矇,表现为突然单眼失明,持续 2～3 分钟,很少超过 5 分钟,然后视力恢复。黑矇有时单独发生,有时伴有对侧肢体运动和感觉障碍。

2.椎基底动脉系统 TIA

眩晕是最常见的症状,但当眩晕单独发生时,必须与其他原因引起的眩晕相鉴别。此外,可出现复视、同向偏盲、皮质性失明、构音困难、吞咽困难、共济失调、两侧交替出现的偏瘫和感觉障碍、面部麻木等。有的患者还可发生"跌倒发作",表现为没有任何先兆的突然跌倒,但无意识丧失,患者可很快自行站起来,是脑干短暂性缺血所致。跌倒发作也见于椎动脉型颈椎病患者,但后者常于特定头位时发作,转离该头位后,脑干恢复供血,症状消失。

(二)可逆性缺血性神经功能缺失(RIND)

RIND 又称为可逆性脑缺血发作(reversible ischemic attack),是一种局限性神经功能缺失,持续时间超过 24 小时,但在 3 周内完全恢复,神经系统检查可发现阳性局灶性神经缺失体征。RIND 患者可能有小范围的脑梗死存在。

(三)进行性卒中(PS)

脑缺血症状逐渐发展和加重,超过 6 小时才达到高峰,有的在 1～2 天才完成其发展过程,脑内有梗死灶存在。进行性卒中较多地发生于椎基底动脉系统。

(四)完全性卒中(CS)

脑缺血症状发展迅速,在发病后数分钟至 1 小时内达到高峰,至迟不超过 6 小时。

区分 TIA 和 RIND 的时间界限为 24 小时,在此时限之前恢复者为 TIA,在此时限以后恢复者为 RIND,在文献中大体趋于一致。但对 PS 和 CS 发展到高峰的时间界限则不一致,有人定为 2 小时,但更常用的时限为 6 小时。

四、检查和诊断分析

(一)脑血管造影

直接穿刺颈总动脉造影对颈总动脉分叉部显影清晰,简单易行,但直接穿刺有病变的动脉有危险性。穿刺处应距分叉部稍远,操作力求轻柔,以免造成栓子脱落。经股动脉插管选择性脑血管造影可进行 4 条脑动脉造影,是最常用的造影方法,但当股动脉和主动脉弓有狭窄时插管困难,颈总动脉或椎动脉起始处有病变时,插管也较困难并有一定危险性。经腋动脉选择性脑血管造影较少采用,腋动脉较少发生粥样硬化,且管径较粗并有较丰富的侧支循环,不像肱动脉那样容易造成上臂缺血,但穿刺时易伤及臂丛神经。经右侧腋动脉插管时不能显示左颈总动脉、左锁骨下动脉和左椎动脉,遇此情况不得不辅以其他途径的造影。经股动脉或腋动脉插管到主动脉弓,用高压注射大剂量造影剂,可显示从主动脉弓分出的所有脑动脉的全程,但清晰度不及选择性插管或直接穿刺造影。

脑血管造影可显示动脉的狭窄程度、粥样斑块和溃疡。如管径狭窄程度达到 50%,表示管腔横断面积减少 75%,管径狭窄程度达到 75%,管腔面积已减少 90%。如狭窄处呈现"细线征"(string sign),则管腔面积已减少 90%～99%。在造影片上溃疡的形态可表现为:①动脉壁上有边缘锐利的下陷;②突出的斑块中有基底不规则的凹陷;③当造影剂流空后在不规则的基底中有造影剂残留。但有时相邻两个斑块中的凹陷可误认为是溃疡,也有时溃疡被血栓填满而被忽略。

脑动脉粥样硬化病变可发生于脑血管系统的多个部位,但最多见于从主动脉弓发出的头-臂动脉和脑动脉的起始部,在脑动脉中则多见于颈内动脉和椎动脉的起始部。有时在一条动脉上可发生多处病变,例如在颈内动脉起始部和虹吸部都有病变,称为串列病变。故为了全面了解病情,应进行尽可能充分的脑血管造影。脑血管造影目前仍然是诊断脑血管病变的最佳方法,但可能造成栓子脱落形成栓塞，这种危险虽然并不多见，但后果严重。

(二)超声检查

超声检查是一种非侵袭性检查方法。B型超声二维成像可观察管腔是否有狭窄、斑块和溃疡；波段脉冲多普勒超声探测可测定颈部动脉内的峰值频率和血流速度，可借以判断颈内动脉狭窄的程度。残余管腔愈小其峰值频率愈高，血流速度也愈快。经颅多普勒超声(transcranial Dopplerultrasonography，TCD)可探测颅内动脉的狭窄，如颈内动脉颅内段、大脑中动脉、大脑前动脉和大脑后动脉主干的狭窄。

多普勒超声还可探测眶上动脉血流的方向，借以判断颈内动脉的狭窄程度或闭塞。眶上动脉和滑车上动脉是从颈内动脉的分支眼动脉分出的，正常时其血流方向是向上的，当颈内动脉狭窄或闭塞时，眶上动脉和滑车上动脉的血流可明显减低或消失。如眼动脉发出点近侧的颈内动脉闭塞时，颈外动脉的血可通过这两条动脉逆流入眼动脉，供应闭塞处远侧的颈内动脉，用方向性多普勒(di-rectional Doppler)探测此两条动脉的血流方向，可判断颈内动脉的狭窄或闭塞。但这种方法假阴性很多，因此只能作为参考。

(三)磁共振血管造影(magnetic resonanceangiography，MRA)

MRA也是一种非侵袭性检查方法。可显示颅内外脑血管影像，根据"北美症状性颈动脉内膜切除试验研究"(North American symptomatic carotid end-arterectomy trial，NASCET)的分级标准，管腔狭窄10%～69%者为轻度和中度狭窄，此时MRA片上显示动脉管腔虽然缩小，但血流柱的连续性依然存在。管腔狭窄70%～95%者为重度狭窄，血流柱的信号有局限性中断，称为"跳跃征"(skip sign)。管腔狭窄95%～99%者为极度狭窄，在信号局限性中断以上，血流柱很纤细甚至不能显示，称为"纤细征"(slim sign)。目前在MRA像中尚难可靠地区分极度狭窄和闭塞，MRA的另一缺点是难以显示粥样硬化的溃疡。

文献报道MRA在诊断颈总动脉分叉部重度狭窄(＞70%)的可靠性为85%～92%。与脑血管造影相比，MRA对狭窄的严重性常估计过度，由于有这样的缺点，故最好与超声探测结合起来分析，这样与脑血管造影的符合率可大为提高。如果MRA与超声探测的结果不相符，则应行脑血管造影。

(四)CT脑血管造影(CTA)

静脉注入100～150 mL含碘造影剂，然后用螺旋CT扫描和三维重建，可用以检查颈动脉的病变，与常规脑血管造影的诊断符合率可达89%。其缺点是难以区分血管腔内的造影剂与血管壁的钙化，因而对狭窄程度的估计不够准确。

(五)眼球气体体积扫描法

眼球气体体积扫描法(oculopneumoplethysmography，OPE-Gee)是一种间接测量眼动脉收缩压的技术。眼动脉的收缩压反映颈内动脉远侧段的血压。当眼动脉发出点近侧的颈内动脉管径狭窄程度达到75%时，其远侧颈内动脉血压即下降，而该侧的眼动脉压也随之下降。同时测量双侧的眼动脉压可以发现病侧颈内动脉的严重狭窄。如果两侧眼动脉压相差在0.7 kPa(5 mmHg)以上，表示病侧眼动脉压已有下降。

(六)局部脑血流量测定

测定rCBF的方法有吸入法、静脉法和动脉内注入法，以颈内动脉注入法较为准确。将2 mCi(1Ci＝3.7×10^{10} Bq)的^{133}氙(^{133}Xe)溶于3～5 mL生理盐水内，直接注入颈内动脉，然后用16个闪烁计数器探头放在注射侧的头部不同部位，每5分钟记录1次，根据测得的数据，就可计

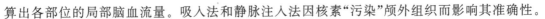

算出各部位的局部脑血流量。吸入法和静脉注入法因核素"污染"颅外组织而影响其准确性。

rCBF 检查可提供两方面的资料：①可确定脑的低灌注区的精确部位，有助于选择供应该区的动脉作为颅外-颅内动脉吻合术的受血动脉；②测定低灌注区的 rCBF 水平，可以估计该区的脑组织功能是否可以通过提高 rCBF 而得以改善。有助于选择可行血管重建术的患者和估计手术的效果。

五、治疗

治疗缺血性脑血管病的外科方法很多，包括球囊血管成形术、狭窄处补片管腔扩大术、动脉内膜切除术、头-臂动脉架桥术、颅外-颅内动脉吻合术、大网膜移植术以及几种方法的联合等。现就其主要方法作简要介绍。

(一)头-臂动脉架桥术

适合颈胸部大动脉的狭窄或闭塞引起的脑缺血。架桥的方式有多种，应根据动脉闭塞的不同部位来设计。常用术式包括颈总-颈内动脉架桥、锁骨下-颈内动脉架桥、主动脉-颈总动脉架桥、椎动脉-颈总动脉架桥、主动脉-颈内和锁骨下动脉架桥、主动脉-颈总和颈内动脉架桥、锁骨下-颈总动脉架桥、锁骨下-锁骨下动脉架桥等。架桥所用的材料为涤纶(dacron)或聚四氟乙烯(teflon)制成的人造血管，较小的动脉之间也可用大隐静脉架桥。

(二)颈动脉内膜切除术

动脉内膜切除术(endarterectomy)可切除粥样硬化斑块而扩大管腔，同时可消除产生栓子的来源，经 40 多年的考验，证明是治疗脑缺血疾病有效的外科方法，其预防意义大于治疗意义。1986 年 Quest 估计，美国每年约进行 85 000 例颈动脉内膜切除术。但我国文献中关于颈动脉内膜切除术的资料很少，可能与对此病的认识不足与检查不够充分有关。颈部动脉内膜切除术适用于治疗颅外手术"可以达到"的病变，包括乳突-下颌线(从乳突尖端到下颌角的连线)以下的各条脑动脉，其中主要为颈总动脉分叉部。

1.适应证

手术对象的选择应结合血管病变和临床情况。血管病变：①症状性颈动脉粥样硬化性狭窄大于 70%；②对有卒中高危因素的患者，有症状者狭窄大于 50%，无症状者狭窄大于 60% 的应积极行 CEA；③检查发现颈动脉分叉部粥样硬化斑不规则或有溃疡者。

临床情况：①有 TIA 发作，犹近期内多次发作者；②完全性卒中患者伴有轻度神经功能缺失者，为改善症状和防止再次卒中；③慢性脑缺血患者，为改善脑缺血和防止发生卒中；④患者有较重的颈动脉狭窄但无症状，因其他疾病须行胸、腹部大手术，为防止术中发生低血压引发脑缺血，术前可行预防性颈内动脉内膜切除术；⑤无症状性血管杂音(asymptomatic bruit)患者，经检查证明颈内动脉管腔狭窄严重(＞80%)，而手术医师如能做到将手术死亡率＋致残率保持在 3% 以下，则应行内膜切除术。正常颈动脉管径为 5～6 mm，狭窄超过 50% 时即可出现血管杂音，超过 85% 或直径＜1.5 mm 时杂音消失。杂音突然消失提示管径极度狭窄。颈内动脉高度狭窄而又不产生症状，有赖于对侧颈动脉和椎动脉的侧支循环，该类患者虽无症状但卒中的危险性却很大。

2.多发性病变的处理原则

多发性病变指一条动脉有两处以上的病变，或两条以上的动脉上都有病变。多发性病变存在手术指征时，应遵循以下原则：①双侧颈动脉狭窄，仅一侧发生 TIA，不管该侧颈动脉狭窄程度如何,先行该侧手术。②双侧颈动脉狭窄,而 TIA 发作无定侧症状,一般归因于后循环供血不足;如一侧颈动脉狭窄＞50％,先行该侧手术,以便通过 Willis 环增加椎基底动脉的供血,如一侧手术后仍有 TIA 发作,再考虑对侧手术,两次手术至少间隔 4 周。③一侧颈动脉狭窄,对侧闭塞者,TIA 往往与狭窄侧有关,只做狭窄侧手术。④颈内动脉颅内、颅外段均狭窄,先处理近侧的病变,若术后症状持续存在,或颅内段狭窄严重,可考虑颅内-颅外架桥。⑤颈动脉、椎动脉均有狭窄,先处理颈动脉的病变,若术后无效,再考虑做椎动脉内膜切除术,或其他改善椎动脉供血的手术。⑥双侧颈动脉狭窄,先处理狭窄较重侧,视脑供血改善情况决定是否处理对侧。⑦两侧颈动脉狭窄程度相等时,先"非主侧",后"主侧"。"主侧"血流量大,可通过前交通动脉供应对侧。先做非优势半球侧,可增加优势半球的侧支供血,以便下次做优势半球侧时增加阻断血流的安全性。两侧手术应分期进行,相隔时间至少 1 周。⑧颈内动脉闭塞同时有颈外动脉狭窄,疏通颈外动脉后可通过眼动脉增加颈内动脉颅内段的供血。当颈外动脉狭窄超过 50％时,即有手术指征。

3.手术禁忌证

(1)脑梗死的急性期,因重建血流后可加重脑水肿,甚至发生脑内出血。

(2)慢性颈内动脉完全闭塞超过 2 周者,手术使血管再通的成功率和长期通畅率很低。

(3)严重全身性疾病不能耐受手术者,如心脏病、严重肺部疾病、糖尿病、肾脏病、感染、恶性肿瘤和估计手术后寿命不长者。

4.手术并发症及防治

(1)心血管并发症:颈动脉狭窄患者多为高龄患者,常合并有冠心病、高血压等心血管疾病。术前应严格筛选,术后严格监测血压、心电图,发现问题,及时处理。

(2)神经系统并发症:术后近期卒中的原因多见于术中术后的微小动脉粥样硬化斑块栓子栓塞、术中阻断颈动脉或术后颈动脉血栓形成而致脑缺血,最严重的为术后脑出血。因而术后应严密观察血压等生命征变化,如有神经症状发生,应立即进行 CT 扫描或脑血管造影,如果是脑内出血或颈动脉闭塞须立即进行手术处理。绝大多数(＞80％)神经系统并发症发生于手术后的 1～7 天,多因脑栓塞或脑缺血所致。如脑血管造影显示手术部位有阻塞或大的充盈缺损,需再次手术加以清除。如动脉基本正常,则多因脑栓塞所致,应给予抗凝治疗。

(3)切口部血肿:出血来源有软组织渗血及动脉切口缝合不严密漏血,大的血肿可压迫气管,须立即进行止血,紧急情况下可在床边打开切口以减压。

(4)脑神经损伤:手术入路中可能损伤喉上神经、舌下神经、迷走神经、喉返神经或面神经的下颌支,特别是当颈动脉分叉部较高位时,损伤交感神经链可发生 Horner 综合征;手术前应熟悉解剖,手术中分离、电凝、牵拉时应注意避免损伤神经。

(5)补片破裂:多发生于术后 2～7 天,突然颈部肿胀、呼吸困难。破裂的补片多取自下肢踝前的大隐静脉,而取自大腿或腹股沟部的静脉补片则很少破裂。静脉补片不宜过宽,在未牵张状态下其宽度不要超过 3～4 mm。

(6)高灌注综合征:长期缺血使脑血管极度扩张,内膜切除后血流量突然增加而脑血管的自动调节功能尚未恢复,以致 rCBF 和血流速度急骤增高,可出现各种神经症状,少数发生脑内血肿,多见于颈动脉严重狭窄的患者,发生率约为 12％。对高度狭窄的患者应行术后 TCD 或 rCBF 监测,如发现高灌注状态,应适当降低血压。

(三)颅外颅内动脉吻合术

颅外颅内动脉吻合术(extracranial-intracranial arterialbypass,EIAB)的理论根据是,当颈内动脉或椎-基底动脉发生狭窄或闭塞而致脑的血流量减少时,运用颅外-颅内动脉吻合技术,使较少发生狭窄或闭塞的颅外动脉(颈外动脉系统)直接向脑内供血,使处于脑梗死灶周围的缺血半暗区和处于所谓艰难灌注区的脑组织得到额外的供血,从而可以改善神经功能,增强脑血管的储备能力,可以增强对再次发生脑栓塞的耐受力。

1.EIAB 的手术适应证

(1)血流动力学因素引起的脑缺血:颈动脉狭窄或闭塞患者,有 15% 的病变位于颅外手术不可到达的部位,即位于乳突尖端与下颌角的连线以上的部位,这样的病变不能行颈动脉内膜切除术,但可以造成脑的低灌注状态。此外,多发性动脉狭窄或闭塞也是低灌注状态的原因。低灌注状态经内科治疗无效者是 EIAB 的手术指征。

(2)颅底肿瘤累及颈内动脉,切除肿瘤时不得不牺牲动脉以求完全切除肿瘤者,可在术前或术中行动脉架桥术以免发生脑缺血。

(3)梭形或巨大动脉瘤不能夹闭,须行载瘤动脉结扎或动脉瘤孤立术者。

2.EIAB 的手术方式

常用的手术方式有颞浅动脉-大脑中动脉吻合术(STA-MCA)和脑膜中动脉-大脑中动脉吻合术(MMA-MCA)等。

(王国清)

第四节 烟 雾 病

烟雾病(moyamoya disease)是指一组原因不明的颅底动脉进行性狭窄以致闭塞,导致颅底出现异常血管网为特点的脑血管疾病。临床上儿童及青少年以脑缺血、梗死为特征,成人则常以颅内出血为首发症状。

一、发现与命名

烟雾病即脑血管 moyamoya 病。1955 年首先由日本的清水和竹内报道此病,1966 年铃木等根据脑血管造影时所见的血管形态学上的表现,即脑基底部的异常血管网很像吸烟时吐出的烟雾,故命名为"烟雾病"。其命名是根据脑血管造影时的血管形态学上的改变,即表现为颈内动脉虹吸部末端及大脑前或大脑中动脉近端的狭窄、闭塞并伴有脑基底部的异常血管的形成。文献报道中关于此病的命名很多,比较混乱。文献中曾用过的名称有"脑底毛细血管扩张症""脑底动脉环闭塞症""烟雾综合征""颅底异常血管网症""脑底动脉闭塞伴毛细血管扩张""特发性脑底动脉环闭塞症""韦利环发育不全""多发性进行性颅内动脉环闭塞""脑血管血栓性闭塞伴异网循环""颈内动脉发育不全伴假性血管瘤""自发性脑底动脉闭塞症""双侧颈内动脉形成不全症""脑底部双侧颈内动脉血管瘤样畸形""异网 Rete mirable",以及"Nishimoto-Takeuchi-kudo 病"等20 余种叫法。其中以日本学者铃木命名的"烟雾病"应用最广。

二、流行病学

由于本病最先由日本人报道,当时日本学者认为此病是日本民族所特有的疾病,后来欧美、东南亚、大洋洲、朝鲜等国家亦相继报道此病。1968 年 Simon 报道 1 例 10 岁法国儿童患有烟雾病,1969 年 Taveras 在美国报道 11 例,1970 年 Urbanek 在捷克报道 1 例儿童患者。1973 年 Lee 首次报道了 11 例发生在香港中国人的病例,以后国内李树新于 1977 年报道了 4 例。此病不仅发生在日本人,而且高加索人、法国人等白种人,以及黑人和中国黄种人都有发生。由此看来,此病遍布全世界各地。近年来国内北京、上海、山东、河南、武汉、安徽、辽宁、河北、内蒙古等地也都有了报道。由于此病的确诊依靠脑血管造影,到目前为止尚无法对其发病率作出客观的估计。尽管如此,文献报道已说明此病并非是少见的脑血管疾病。

三、病因学

迄今,有关此病的病因尚不完全清楚,并且各个学者对此病的观点也不一致,概括起来有以下两种观点。

(一)先天性脑血管畸形

认为此病是先天性脑血管畸形的根据有:①脑底畸形血管团不见于正常造影片,属于异常血管。②此病以儿童为多见,且无明确的病因可寻。③有些病例合并其他先天性脑血管病,如脑动脉瘤或脑血管畸形。④有报道此病具有家族性。西本曾报道 8 例(4 对)患者为血缘关系,1976 年工藤统计母子或同胞的发病率似乎较高,铃木二郎于 1983 年报道此病在日本人 7‰有家族史,鸣海新还报道了一个血族结婚的家族中有一兄二妹三人发病,欧洲也有家族史报道,并在一对孪生子中发生此病。故认为有遗传倾向。⑤所表现的异常血管网与胚胎 6 周时胎儿脑血管形成过程的阶段相似。⑥脑血管造影及尸解表明颈内动脉呈均匀地狭窄,无节段性狭窄等表现。国内刘多三 1980 年报道 3 例烟雾病尸解结果,他发现在 Willis 主干动脉内膜及外膜均有少量单核细胞浸润,因此,他认为这是一种先天性颅底动脉环发育不全伴有后天的某些血管的慢性炎症,致使血管内腔狭窄和闭塞,或免疫性血管反应与炎症的结果,使侧支循环建立。

(二)后天性多病因性疾病

其根据为:①脑血管造影的动态变化、临床症状、病程在一定时间内呈进行性发展,尤其是儿童,病程的进展倾向更大。②有许多疾病可导致此病,如脑膜炎、非特异性动脉炎、多发性神经纤维瘤病、放射线、外伤、梅毒、螺旋体病、结核性脑膜炎、脑瘤、颅内感染、视神经胶质瘤、老年性动脉粥样硬化症及视交叉部肿瘤等均可导致类似的病理改变。③脑血管的异常血管网的特殊变化是由于脑底动脉闭塞后形成的侧支循环代偿供血的结果。国内多数学者认为此病是一种先天性疾病。1986 年刘群对 5 例烟雾病尸解作了血管组织免疫化学染色,均在血管壁上发现有大量 IgG 抗体沉着,认为此病为某种变态反应性疾病。铃木报告 10 例中 7 例有扁桃体炎,3 例分别有结核性脑膜炎、头枕部疖肿及咽部脓肿等。Stock man 曾报告 7 例镰状细胞性贫血的患者合并此病。Suzuki 报道日本高山族人群发病率高,认为是过敏性动脉炎所致。

四、病理学与发病机制

(一)病理解剖学

烟雾病的病理解剖变化主要有以下 3 种改变。

1.大脑基底部的大血管闭塞或极度狭窄

颈内动脉分叉部、大脑前动脉和大脑中动脉起始部、脑底动脉环管腔狭窄、闭塞。受损的动脉表现为细小、内皮细胞增生、内膜明显增厚,内弹力层增厚而致使动脉管腔狭窄或闭塞,中膜肌层萎缩、薄弱与部分消失,可有淋巴细胞浸润。狭窄闭塞的颈内动脉病理改变为:内弹力层高度屈曲,部分变薄,部分断裂,部分分层,部分增厚;内膜呈局限性离心性增厚,内膜内有平滑肌细胞,胶原纤维和弹力纤维;中层明显变薄,多数平滑肌细胞坏死、消失。就闭塞性血管的病变性质而言,有的符合先天性动脉发育不全,有的为炎性或动脉硬化性改变,有的为血栓形成。例如,钩端螺旋体病引起者为全动脉炎。

2.异常血管网

主要位于脑底部及基底核区。表现为管壁变薄、扩张,数量增多,易破裂出血等。异常血管网为来自 Willis 环前、后脉络膜动脉、大脑前动脉、大脑中动脉和大脑后动脉的扩张的中等或小的肌型血管,这些血管通常动静脉难辨,狭窄的异常血管网小动脉的内膜可见有水肿、增厚,中层弹力纤维化,弹力层变厚、断裂,导致血管屈曲、血栓形成闭塞。扩张的小动脉可表现为中层纤维化,管腔变薄,弹力纤维增生,内膜增厚等,有时内弹力层断裂,中层变薄,形成微动脉瘤而破裂出血。随着年龄的增大,扩张的血管可进行性变细,数量减少,狭窄动脉增加。

3.脑实质内继发血液循环障碍的变化

表现为出血性或缺血性及脑萎缩等病理改变。

电镜下观察证明烟雾病是一种广泛的影响脑血管的疾病。最明显的变化就是平滑肌细胞的变性、坏死、消失和内弹力层的破坏。

(二)病理生理学

当血管狭窄、闭塞发生时,侧支循环也在逐渐形成。侧支循环增多并相互吻合成网状,管腔显著扩张形成异常血管网。异常血管网作为代偿供血的途径。当脑底动脉环闭塞时,脑底动脉环作为一个有力的代偿途径已失去作用,因此,只有靠闭塞部位近端发出的血管,通过扩张、增生进行代偿供血。这些代偿作用的异常血管网可延续形态及走行大致正常的大脑前、中动脉。如果血管闭塞的部位继续向近侧端发展,就可能使异常血管网的起源处闭塞,从而导致异常血管网的消失。因此,异常血管网的形成是特定部位闭塞的特殊代偿供血的形式,而不是本质的东西,它可见于 Willis 环的前部,也可见于其后部。如果闭塞继续发展而闭塞了异常血管网的起始点,或闭塞部位在起点的近端,那么可没有异常血管的出现。

(三)发病机制

血管中层平滑肌细胞的破坏、增生与再破坏、再增生,反复进行可能是烟雾病发病的形态学基础。

当血管狭窄或闭塞形成时,侧支循环逐渐建立,形成异常血管网,多数异常血管网是一些原始血管的增多与扩张形成的。当血管闭塞较快以至于未形成足够的侧支循环进行代偿供血时,那么,临床上就表现为脑缺血的症状。若血管闭塞形成后,其近端压力增高,造成异常脆弱的、菲薄的血管网或其他异常血管破裂,临床上就出现颅内出血的症状。当颅内大动脉完全闭塞时,侧支循环已建立,病变就停止发展。由于病变的血管性质不同,病变的程度不一,侧支循环形成后在长期血流障碍的作用下,新形成的血管又可发生病变,故其临床症状可表现为反复发作或交替出现。

五、临床表现

(一)发病年龄

本病好发于儿童与青少年,亦可见于成人。文献中报道最小年龄为4岁,最大年龄为65岁,以10岁以下及30～40岁为两个高发年龄组,分别占50％与20％左右。有人报道40例病例中,10岁以前发病者占25％,30～40岁发病者占17.5％。而西本则报道10岁以前发病者为58％,21岁前发病者占76％。

(二)性别

文献中报道男女比例不一,有人报道男性略高于女性,有人报道女性略多于男性。我们综合文献报道1 082例,其中男性468例,女性614例,男女之比为1∶1.31,女略多于男。

(三)种族

至于种族上的差异,目前尚无确切的资料说明。起初曾认为本病是日本民族所特有的疾病,但是,后来已见于全世界各地、各种民族。但以报道例数来说,以亚洲的报道最多,其中又以日本报道占多数,迄今我国文献中已报道400余例,而欧美国家总是1例或几例报道。是否本病在种族上有差异,尚待于进一步研究。

(四)分组

由于本病少年与成人患者的临床表现有明显的差别,为分析方便有人将之分为两组,即少年组与成年组。有关分组年龄的标准目前尚未统一。有人以小于15岁作为少年组,大于16岁为成年组,还有人以小于19岁为少年组,大于20岁为成年组。少年组以缺血性表现为主,约95％的患儿表现为脑缺血症状,少年组以脑缺血为主要表现者占78.7％,以出血为主要表现者仅占5％;而成年组以脑出血为主要表现者占65％,以脑缺血为主要表现者仅占24.8％。

(五)临床症状与体征

本病没有特征性的临床症状与体征,大致可分为缺血性与出血性两组表现,而缺血性表现与一般颅内动脉性缺血表现相似,出血组也无异于一般的颅内出血。

1.缺血性表现

约46％的患者出现脑缺血的症状与体征。且常发生在少年组,15岁以下者约95％以脑缺血为首发症状,这是由于烟雾状的血管狭窄、闭塞,是造成脑梗死的原因,这种脑梗死多为多发性的。其脑缺血可表现为:早期为一过性短暂性脑缺血发作(TIA),约20％的患者出现,以后多次反复发作后,随着血管狭窄的进一步发展导致闭塞,即可出现永久性脑缺血性表现。常表现为进行性智力低下、癫痫发作(9％)、轻偏瘫(92％)、头痛、视力障碍、语言障碍、不自主运动、精神异常、感觉障碍、脑神经麻痹、眼球震颤、四肢痉挛、颈部抵抗感等,这些表现可以作为首发症状出现,也可随疾病的发展伴随产生,也可呈反复发作,且每次发作多数相同,肢体瘫痪可交替出现。这些临床表现与颈内动脉狭窄的程度、累及的范围以及代偿性侧支循环建立是否完善有关。临床上发病常以发作性肢体无力或轻偏瘫多见,以头痛、呕吐起病者亦不少见,少数患者可以惊厥起病伴意识丧失,醒后偏瘫。儿童起病多较轻,易反复发作,可遗有后遗症。病程多2～3年或更长些,亦有患者表现为类脑瘤征象。

2.出血性表现

约41％的患者可表现出血性症状与体征。颅内出血表现为蛛网膜下腔出血、脑内出血或脑室内出血,其中以蛛网膜下腔出血多见(60％)。颅内出血是导致烟雾病患者死亡的主要原因。

出血性表现多发生在成人组,约半数以上成人初发为蛛网膜下腔出血。其临床表现与一般颅内出血类似,即突然出现不同程度的头痛、头晕、意识障碍、偏瘫、失语、痴呆等。成年组中可发现囊状动脉瘤,主要位于基底动脉分叉处,也可见于侧脑室边缘,瘤颈多在 2~6 mm 之间。因此,动脉瘤破裂也是烟雾病出血的重要原因之一,并且动脉瘤可以复发。烟雾病患者出现动脉瘤的发生率约为 14%。成人起病多较重,复发少,恢复较好。常见的脑实质出血部位依次为丘脑、基底核、中脑、下丘脑、脑桥和脑叶。血肿常常破入脑室内(28.6%~60%)。烟雾病出血造成的脑实质损害常常能得到完善恢复,因此,后遗症较少。

按照其发病的形式可将烟雾病分为三型,即①卒中型;②渐进型;③反复发作型。这对临床诊断参考具有一定的指导意义。按照临床上可以观察到的病变过程可将其分为三期:①颅内动脉闭塞期;②侧支循环期;③神经症状期。事实上这三期没有严格的分界,而且相互交错或同时发生,只是为了临床上便于叙述而人为地分期而已。

六、辅助检查

(一)一般化验检查

多无特异性改变。一般化验检查包括血常规、血沉、抗"O"、C 反应蛋白、黏蛋白测定、结核菌素试验以及血清钩端螺旋体凝溶试验等。血常规多数患者白细胞计数在 10×10^9/L 以下;血沉可稍高,多数正常;抗"O"可稍高,亦可正常;若患者系结核性脑膜炎所致,结核菌素皮试可为强阳性;若为钩端螺旋体病引起,血清钩端螺旋体凝溶试验可为阳性。

(二)脑脊液检查

脑脊液的化验检查与其他脑血管疾病相似。儿童多为缺血型表现,脑脊液检查一般正常,腰椎穿刺压力亦可正常。如有结核性脑膜炎,患者的脑脊液则呈结核性脑膜炎反应,即脑脊液细胞数增多,糖与氯化物降低,蛋白增高。如为钩端螺旋体病所致,患者脑脊液钩端螺旋体免疫反应可为阳性。若有破裂出血,腰椎穿刺脑脊液检查可出现血性脑脊液或脑脊液中有血凝块。若出血后 24 小时腰椎穿刺脑脊液呈红色,脑脊液中可见有均匀的红细胞,24 小时以后脑脊液呈棕黄色或黄色,1~3 周后黄色消失。脑脊液中的白细胞升高,早期为中性粒细胞增多,后期以淋巴细胞增多为主,这是血液对脑膜刺激引起的炎症反应。蛋白含量亦可升高,通常在 1 g/L 左右,脑脊液压力多在 1.57~2.35 kPa。

(三)脑电图

一般无特异性变化。无论是出血患者还是梗死患者,其脑电图的表现大致相同,均表现为病灶侧或两侧慢波增多,并有广泛的中、重度节律失调。根据异常电脑图产生的不同波形、不同部位可分为 3 种类型。①大脑后半球形:以高幅单向阵发性的或非阵发性的 δ 波为主,局限在大脑后半球,以缺血明显侧占优势;②颞中回型:以中高幅、持续性的 δ 波和 θ 波为主,局限于颞叶的中部,亦是以缺血明显侧占优势;③散发型:呈弥散性低中幅的 θ 波。过度换气可诱发慢波,提高脑电图诊断的阳性率。过度换气诱发慢波的机制,可能与脑组织血液供应的动态变化以及脑部动脉血的 pH 变化有关。

(四)脑血管造影术

脑血管造影是确诊此病的主要手段,其脑血管造影表现的特点如下。

1.双侧颈内动脉床突上段和大脑前、中动脉近端有严重的狭窄或闭塞

以颈内动脉虹吸部 C_1 段的狭窄或闭塞最常见,几乎达 100%,延及 C_2 段者占 50%,少数患者可延及 C_3、C_4 段。而闭塞段的远端血管形态正常。双侧脑血管造影表现基本相同,但两侧并

非完全对称。少数病例仅一侧出现上述血管的异常表现。一般先始于一侧,以后发展成双侧,先累及 Willis 环的前半部,以后发展到其后半部,直至整个动脉环闭塞,造成基底核、丘脑、下丘脑、脑干等多数脑底穿通动脉的闭塞,形成脑底部异常的血管代偿性侧支循环。

2.在基底核处有显著的毛细血管扩张网

即形成以内外纹状体动脉及丘脑动脉、丘脑膝状体动脉、前后脉络膜动脉为中心的侧支循环。

3.有广泛而丰富的侧支循环形成

包括颅内、外吻合血管的建立:其侧支循环通路有以下三类:①当颈内动脉虹吸部末端闭塞后,通过大脑后动脉与大脑前、中动脉终支间吻合形成侧支循环;②未受损的动脉环及虹吸部的所有动脉分支均参与基底核区的供血,构成侧支循环以供应大脑前、中动脉所属分支,因此,基底核区形成十分丰富的异常血管网是本病的最重要的侧支循环通路;③颈外动脉的分支与大脑表面的软脑膜血管之间吻合成网。

根据连续血管造影观察及脑底部血管的动力学变化,将烟雾病分为六期。

Ⅰ期:颈内动脉分叉处狭窄期。脑血管造影仅见颈内动脉末端和/或大脑前、中动脉起始段有狭窄,其他血管正常。

Ⅱ期:异常血管网形成期。此期可见脑底部大血管狭窄发展,烟雾状血管出现,所有的主要脑血管扩张。

Ⅲ期:异常血管网增多期。此期脑底部的烟雾状血管增多、增粗,大脑前、中动脉充盈不良。

Ⅳ期:异常血管网变细期。此期烟雾状血管变细,数目减少,可发现大脑后动脉充盈不良。

Ⅴ期:异常血管网缩小期。此期烟雾状血管进一步减少,所有主要的脑动脉均显影不良或不显影。

Ⅵ期:异常血管网消失期。此期烟雾状血管消失,颈内动脉系统颅内段全不显影,脑血循环仅来自颈外动脉或椎动脉系统。

另外,1983 年铃木二郎报道了其他两种形式的烟雾病,即筛部烟雾病:烟雾状血管位于眶内,其侧支循环途径为:颌外动脉→眼动脉→筛前动脉(筛部烟雾病)→额叶底软脑膜血管。这种形式的烟雾病多见儿童,成人少见。头盖部烟雾病:头盖部烟雾状血管来自脑膜中动脉和颞浅动脉经硬脑膜的吻合,所有的吻合血管部位均与骨缝一致。

(五)CT 扫描

烟雾病在 CT 扫描中可单独或合并出现以下几种表现。

1.多发性脑梗死

这是由于不同部位的血管反复闭塞所致,多发性脑梗死可为陈旧性,亦可为新近性,并可有大小不一的脑软化灶。

2.继发性脑萎缩

多为局限性的脑萎缩。这种脑萎缩与颈内动脉闭塞的范围有直接关系,并且颈内动脉狭窄越严重,血供越差的部位,脑萎缩则越明显。而侧支循环良好者,CT 上可没有脑萎缩。脑萎缩好发于颞叶、额叶、枕叶,2~4 周达高峰,以后逐渐好转。其好转的原因可能与侧支循环建立有一定的关系。

3.脑室扩大

半数以上的患者出现脑室扩大,扩大的脑室与病变同侧,亦可为双侧,脑室扩大常与脑萎缩并存。脑室扩大与颅内出血有一定的关系,严重脑萎缩伴脑室扩大者,以往没有颅内出血史,而轻度脑萎缩伴明显脑室扩大者,以往均有颅内出血史。这可能是蛛网膜下腔出血后的粘连,影响了脑脊液的循环所致。

4.颅内出血

61.6%～77.3%的烟雾病患者可发生颅内出血。以蛛网膜下腔出血最多见,约占60%,脑室内出血亦较常见,占28.6%～60%,多合并蛛网膜下腔出血,其中30%的脑室内出血为原发性脑室内出血。此乃菲薄的异常血管网破裂所致。脑内血肿以额叶多见,形状不规则,大小不一致。邻近脑室内者,可破裂出血,血肿进入脑室。邻近脑池者可破裂后形成蛛网膜下腔出血。

5.强化 CT 扫描

可见基底动脉环附近的血管变细,显影不良或不显影。基底核区及脑室周围可见点状或弧线状强化的异常血管团,分布不规则。

(六)MRI

磁共振可显示烟雾病以下病理形态变化:①无论陈旧性还是新近性脑梗死均呈长 T_1 与长 T_2,脑软化灶亦呈长 T_1 与长 T_2。在 T_1 加权像上呈低密度信号,在 T_2 加权像上则呈高信号。②颅内出血者在所有成像序列中均呈高信号。③局限性脑萎缩以额叶底部及颞叶最明显。④颅底部异常血管网因流空效应而呈蜂窝状或网状低信号血管影像。

七、诊断与鉴别诊断

(一)诊断

烟雾病是指包括病变部位相同、病因及临床表现各异的一组综合征。烟雾病这一诊断仅是神经放射学诊断,不是病因诊断,凡病因明确者,应单独将病因排在此综合征之前。仅根据临床表现是难以确诊此病的,确诊有赖于脑血管造影,有些患者是在脑血管造影中无意发现而确诊的。凡无明确病因出现反复发作性肢体瘫痪或交替性双侧偏瘫的患儿,以及自发性脑出血或脑梗死的青壮年,不论其病变部位位于幕上还是幕下,均应首先考虑到此病的可能,并且均应行脑血管造影。至于病因诊断,除详细询问病史外,尚需要其他辅助检查如血常规、脑脊液血清钩端螺旋体凝溶试验、结核菌素皮试等。由于脑电图及 CT 检查均没有特异性,故早期诊断比较困难。

(二)鉴别诊断

此病需要与脑动脉粥样硬化、脑动脉瘤或脑动静脉畸形相鉴别。一般根据临床表现及脑血管造影的改变多不难鉴别。

1.脑动脉硬化

因脑动脉硬化引起的颈内动脉闭塞患者多为老年,常有多年的高血压、高血脂史。脑血管造影表现为动脉突然中断或呈不规则狭窄,一般无异常血管网出现。

2.脑动脉瘤或脑动静脉畸形

对于烟雾病出血引起的蛛网膜下腔出血时,应与动脉瘤或脑动静脉畸形相鉴别。脑血管造影可显示出动脉瘤或有增粗的供血动脉、成团的畸形血管和异常粗大的引流静脉,无颈内动脉狭窄、闭塞和侧支循环等现象。故可资鉴别。

八、治疗

(一)急性期

对于出血组患者除脑实质内血肿较大造成脑受压者需要外科手术清除血肿,及伴有意识障碍的脑室内出血可考虑脑室引流外,一般情况下在急性期多采用保守治疗,治疗措施与其他脑血管病类似。但应当指出,此病的基本病理表现为缺血,对临床出现梗死者,因异常血管网的存在,随时有发生出血的可能,故应考虑到缺血与出血并存的特点,决定具体治疗方法。

1.一般治疗

制动,加强营养和护理,严密观察病情的变化等。

2.病因治疗

对于病因明确者,要同时针对病因进行治疗。例如,钩端螺旋体感染所致者,应首先应用大剂量青霉素治疗;如为结核性脑膜炎所致,应及时给予抗结核药物治疗;合并动脉瘤或脑动静脉畸形者,应考虑手术治疗。

3.控制脑水肿、降低颅内压

无论是发生脑出血还是脑梗死,都会继发出现血管性脑水肿,造成急性颅内压升高,严重者可发生脑疝而死亡。应恰当应用脱水药物。常用的脱水药物有 20% 甘露醇,用法为每次 1～2 g/kg,每 4～6 小时一次,连用 1 周左右,根据病情变化加以调节用量。亦可用复方甘油注射液,此药降低颅内压后无反跳现象,一般为每次 250～500 mL,每 6～12 小时一次。心肾功能不全者可用呋塞米(速尿),每次 0.5～1.0 mg/kg,每6～8 小时一次。另外,亦可采用地塞米松、低温疗法等。

4.扩血管药物的应用

恰当合理地应用脑血管扩张剂是有益的,但有些情况下不宜采用。①脑梗死急性期,在脑水肿出现之前,在发病后 24 小时之内可适当应用脑血管扩张剂。②发病 3 周后脑水肿已消退,亦可适当应用脑血管扩张药物。③对于出血患者在发病后 24 小时～2 周内,存在脑水肿和颅内压增高时或有血压下降合并颅内占位性病变等,均禁用脑血管扩张药物。常用血管扩张剂有 5% 小苏打,每次 5～6 mL/kg,静脉滴注,每天一次,或应用罂粟碱每次 1.0～1.5 mg/kg,加于 5% 葡萄糖内静脉滴注,每天一次,1～2 周为 1 个疗程。亦可用川芎嗪注射液 20～40 mg 加于 5% 葡萄糖内静脉滴注,每天一次,7～10 天为 1 个疗程。烟酸25～50 mg,每天 2～3 次口服等。

(二)恢复期

1.超声治疗

发病后,若患者意识障碍较重,颅内压明显增高,暂不做超声治疗,经过脱水等治疗后,意识清楚和精神较好时(发病 10 天后)可采用超声治疗。若患者无意识障碍应及早采用颅脑超声治疗。

超声部位可选耳前上区、前中区。声强用 7.5～15.0 kW/m² ,每天一次,每次 20 分钟,连续5～10 天为 1 个疗程。休息 2～5 天再行第二疗程。

2.体疗

对于恢复期患者,加强功能锻炼是很重要的。应该注意早锻炼。既要持之以恒又要循序渐进,根据病情选择锻炼方法。

3.其他疗法

可试用针灸、推拿以及离子透入等方法,促进功能恢复。

(三)手术治疗

多数病例呈进行性发展,颅内出血是预后不良的原因之一。目前尚无可靠的内科方法控制本病的病情进展,预防出血,因此,寻找外科途径就显得十分必要了。

1.手术适应证

一般认为病程相对较短,病变范围小,尚未出现不可逆神经症状者可考虑手术治疗或经内科治疗后仍反复发作或疗效不佳者,亦可考虑手术治疗。但是以缺血发作为主的小儿病例最适于外科治疗,成人病例术后常再出血,因此,是否手术尚无定论。

2.手术方法

目前手术方式主要有以下四类。

(1)非吻合搭桥术:此类术式不做血管吻合,手术极为简单,效果亦不次于吻合术,尤适于小儿病例。常用的术式包括:①颞肌-血管联合术,此术式首先由 Henshen 设计并应用,可与颞浅动脉-大脑中动脉吻合术联合应用。此手术方式亦有不足之处,如手术也可能破坏已形成的侧支循环,颞肌压迫脑表面、减少局部血流,粘连广泛者可致癫痫发作,咀嚼时肌肉收缩会牵动脑组织,新生血管生长缓慢不能迅速改善血运,不能解决大脑前、后动脉供血区的问题。另外,术中是否切开蛛网膜观点不一,有人认为切开蛛网膜可促进粘连及新生血管的增生;但亦有人反对,认为切开后脑脊液外溢,可导致脑血流动态的改变及并发硬膜下血肿等。②颞浅动脉贴敷术,对于行吻合术失败者可采用此术式。其他类似的手术方式还有脑-硬膜-动脉血管联合术、脑-肌肉-动脉血管联合术等。其优点是先前存在的侧支循环损伤小,头皮凹陷不明显,不影响外貌,手术时间短,产生的神经症状少。③硬膜翻转贴敷术,即将带有脑膜中动脉的硬膜外面敷盖于脑表面。④其他组织贴敷术:如帽状腱膜及皮下组织覆盖脑表面等。

(2)颅内外血管吻合搭桥术:主要为颞浅动脉-大脑中动脉吻合术及脑膜中动脉-大脑中动脉吻合术。1972 年 Yasargil 首次应用颞浅动脉-大脑中动脉吻合术治疗此病,以后许多学者采用此类手术方式。术后患者的缺血症状均有不同程度的改善,但是颞浅动脉-大脑中动脉吻合术尚存在一些问题:①患者脑表面血管细而壁薄,吻合困难;②大脑中动脉皮层支常有闭塞;③可能破坏术前已形成的源于颞浅及脑膜中动脉的侧支循环;④大脑前动脉及大脑后动脉血供不充分,受血区域症状改善不明显;⑤吻合时暂时阻断皮层动脉可能会造成新的梗死;⑥手术后 1 年吻合口可能会逐渐狭窄或闭塞。其他类似的手术方式有耳后动脉-大脑中动脉吻合术、枕动脉-大脑中动脉吻合术、颞浅动脉-小脑上动脉吻合术、枕动脉-小脑上动脉吻合术,以及颅外动脉-移植血管-颅内动脉吻合术等。

(3)大网膜颅内移植术:由 Karasawa 于 1980 年首先采用此法治疗该病。又分带蒂大网膜颅内移植术和带血管游离大网膜颅内移植术两种,两者各有利弊。此手术方式适用于颅内外动脉吻合术或移植血管吻合术失败者,以及颅内皮层动脉广泛闭塞者。

(4)颈交感神经切除术:铃木于 1975 年首先采用颈部血管周围交感神经剥离及上颈部交感神经切除术治疗本病。在他的报告中,手术效果为成人好转率是 47.1%,15 岁以下患者好转率为 61.3%,双侧手术者更佳。但术后随访发现部分患者造影呈进行性加重,与临床症状改善矛盾,故尚待于进一步探索。

3.术式选择与手术疗效评价

一般认为在脑血管造影、CT扫描及脑血流图等充分检查的基础上,注意预防各种并发症,各类手术方式均可一试。术式在小儿以非吻合搭桥术为首选,其他术式均可试用或分组联合应用;成人多用颞浅动脉-大脑中动脉吻合术加颞肌-血管联合术。

各项检查表明术后患者脑血流量\脑氧消耗量均明显改善,所有的手术病例在半年左右临床症状明显改善。颅内外血管吻合搭桥术与非吻合搭桥术在疗效上几乎无显著差别。

4.术后并发症

(1)慢性硬膜下血肿:可能与脑梗死部位高度脑萎缩及使用阿司匹林等抗血小板制剂有关。

(2)吻合部脑内血肿:可能与吻合受血动脉壁菲薄破裂及术后高血压有关。

(3)缺血症状:可能与受血动脉过细,吻合困难,颞肌压迫脑组织,吻合时血流暂时阻断,原有侧支循环被破坏以及术中低碳酸血症等因素有关。

(4)其他不良反应:术后可引起头痛、癫痫等。

九、预后

本病的预后多数情况下取决于疾病的自然发展,即与发病年龄、原发病因、病情轻重、脑组织损害程度等因素有关。治疗方法是否及时恰当,亦对预后有一定影响。一般认为其预后较好,死亡率较低,后遗症少。小儿死亡率为 1.5%,成人为 7.5%。30%的小儿患者可遗有智能低下,成人颅内出血者死亡率高,若昏迷期较快度过,多数不留后遗症。从放射学观点来看,其自然病程多在 1 年至数年,一旦脑底动脉环完全闭塞,当侧支循环已建立后,病变就停止发展,因此,总的来说,其预后尚属乐观。

(王利峰)

第五节　颅内动静脉瘘

一、硬脑膜动静脉瘘

硬脑膜动静脉瘘是指发生在硬脑膜及与其相连的大脑镰、小脑幕、静脉窦的动脉和静脉直接交通的一种血管性疾病,也被称硬脑膜动静脉畸形,这提示该病为进展性疾病。据国外学者统计,其占颅内血管畸形的 10%～15%,幕上动静脉畸形的 6%,幕下动静脉畸形的 35%。硬脑膜动静脉瘘可发生于硬脑膜的任何部位,但以横窦、乙状窦、海绵窦最为多见。常为静脉窦阻塞所继发,而为后天获得性疾病。硬脑膜动静脉瘘主要由颈外动脉供血,颈内动脉、椎动脉的脑膜支也可参与供血。临床表现多样,常以眼征或其他表现就诊,易误诊漏诊。

(一)病因

多年临床观察发现硬脑膜动静脉瘘可能与创伤、炎症、脑静脉窦血栓形成、血液高凝状态或某些先天性疾病有关,但具体的发病机制仍不清楚。

(二)临床表现

与瘘口所处的位置及引流静脉的类型密切相关,如:位于横窦或颈静脉孔区者典型症状为搏动性耳鸣,可在患侧颞部或乳突部位听诊闻及的搏动性颅内血管杂音,偶有突眼、结膜充血、水肿等特征,也可出现头痛、头晕、视力下降等颅高压症状;位于岩骨尖部及大脑大静脉区者常表现肢体运动障碍、共济失调及后组脑神经麻痹症状;位于上矢状窦区者常引起肢体活动障碍,严重者可出现意识障碍;位于海绵窦区者表现与颈内动脉海绵窦瘘颇为相似,但症状较轻。枕骨大孔区或小脑幕者伴有脊髓静脉引流为一特殊类型,可以导致渐进性的脊髓功能障碍,表现为上行性感觉障碍、截瘫等,因为本病不在脊髓病变的鉴别诊断之列,病灶远离体征部位,而常常出现误诊或延期诊断而影响治疗。

静脉引流方式的不同临床表现亦有所不同:①静脉引流为顺流时,临床症状主要表现为动静脉短路,即出现搏动性耳鸣及颅内血管杂音;②静脉引流为逆流时,除了动静脉短路的症状外,还有静脉高压的表现,此时静脉扩张、迂曲、血管壁逐渐变薄,可引起颅内出血、剧烈头痛、神经功能障碍;③若静脉直接引流到蛛网膜下腔或皮层静脉,使这些静脉呈瘤样扩张,则极易引发蛛网膜下腔出血;④当伴有硬脑膜或硬膜下静脉湖时,血流直接引流到静脉湖中,颅内占位效应明显,该型病情严重,中枢神经系统症状、颅内压增高表现最为明显,颅内出血的概率也最大;⑤儿童较为少见,主要位于颅后窝,临床表现为动静脉高流量分流表现,如心脏扩大、心肌肥厚、充血性心力衰竭、口唇发绀、呼吸困难,可引起神经功能发育不全、偏瘫、失语、头皮静脉显著扩张等,有2/3的患儿因严重心衰而死亡。

本病总的出血率为17%～24%,主要出血原因为颅内引流静脉的皮层静脉反流及皮层静脉直接引流,个别患者出现单眼盲,说明此病的临床过程也可以是侵袭性的。此外,尚有因静脉高压导致的缺血性脑卒中,表现为失语或痴呆等。引流静脉的皮质静脉反流或引流是预后的重要影响因素。

Cognard按照静脉引流将其分为5型(改良 Djindjian-Merland):Ⅰ型引流至静脉窦;Ⅱ型引流入静脉窦,并逆向充盈皮质静脉,可引起颅内高压;Ⅲ型仅引流入皮质静脉,使其发生扩张,甚至呈动脉瘤样变,可引起出血和神经系统功能障碍;Ⅳ型伴有静脉湖者,病情较重;Ⅴ型从颅内病变引流入脊髓的髓周静脉,50%出现进行性脊髓功能障碍。了解其自然史,详细分型有利于判断临床风险和决定治疗措施。

(三)诊断

诊断的关键是要考虑到本病。患者的临床症状提示该病可能性时,应先行头颅 CT(CTA)或 MRI(MRA)检查,如果高度怀疑本病,应及时做全脑血管造影。这是该病确诊的最佳、也是唯一的方法。

1.TCD 检查

对诊断有一定帮助。

2.CT 检查

异常表现主要有:骨窗见颅骨骨质异常,颅骨内板血管压迹明显扩大,硬脑膜窦明显扩大,静脉高压所致脑水肿,增强扫描见到脑膜异常增强,颅内蠕虫样静脉血管扩张影像,甚至可见引流静脉的动脉瘤样扩张,可出现局部占位效应及脑积水;CTA 可显示异常增粗的供血动脉和扩张的引流静脉与静脉窦,但瘘口具体的情况及危险吻合显示欠佳。

3.MRI 检查

在颅内或皮下可出现弥散的血管"流空"现象,清楚显示供血动脉、引流静脉与静脉窦,可发现静脉窦的扩张、闭塞或血栓形成,相应的脑组织可出现水肿征象;MRA 检查可显示瘘口紧邻硬膜窦,出现增粗的供血动脉、扩张的引流静脉与静脉窦,但对于早期病变、细小或流量低的血管敏感性差,常显示不清。

4.DSA 检查

选择性脑血管造影是目前确诊和研究本病的唯一可靠手段。其方法:①颈内动脉和椎动脉造影,用以除外脑动静脉畸形,并确认这些动脉的脑膜支参与供血的情况;②颈外动脉超选择造影,显示脑膜供血动脉及动静脉瘘情况,寻找最佳治疗方法和途径,有时主要供血动脉栓塞后,次一级的供血动脉方可出现;③了解引流静脉及方向、瘘口位置和脑循环紊乱情况,有助于解释临床症状和判断预后。

(四)治疗

治疗方法较多且复杂,包括保守观察、颈动脉压迫法、血管内介入治疗、手术切除和放射治疗。上述方法可单独应用,也可联合使用。应根据血管造影,确定是属于哪一类,决定其必须治愈,还是可以姑息治疗,并因此选择不同的治疗方法。

1.保守观察或颈动脉压迫法

对于发病早期,症状较轻,瘘口血流量小而较慢的 Cognard Ⅰ型或位于海绵窦区者,可先观察一段时间,部分可自愈,也可试用颈动脉压迫法。

2.介入治疗

经静脉途径治疗较为合理。途径有经颈内静脉-岩上窦、面静脉、眼上静脉、乙状窦-横窦-矢状窦等,栓塞材料有 α 氰基丙烯酸正丁酯(NBCA)、弹簧圈等。

3.手术治疗

采用病变切除,或软膜反流静脉选择性切断术,而保留硬膜及静脉窦。

4.立体定向放射治疗

可成功治疗此病。

二、创伤性颈动脉海绵窦瘘

创伤性颈动脉海绵窦瘘一般系指由外伤造成颈内动脉海绵窦段本身或其分支破裂,与海绵窦之间形成的异常动静脉交通,并由此引发一系列的临床症状和体征。多数情况由颈内动脉本身破裂引起,极少数主要或完全由颈外动脉供血,特称创伤性颈外动脉海绵窦瘘。在颅脑外伤中发生率为 2.5%。年轻人更易发生;近年医源性颈内动脉海绵窦瘘亦有报道。

(一)临床表现和分型

1.临床表现

与海绵窦充血、压力增高及瘘口流量、回流静脉的方向有关,并主要基于眼眶的血液循环障碍,发生严重的眼部症状。瘘口大且主要向眼静脉引流则出现搏动性突眼、球结膜充血水肿、眼外肌麻痹、进行性视力下降甚至失明和颅内血管杂音等,血流快且主要向后方引流瘘,杂音更明显。眼运动神经麻痹则与窦内压、病史长短有关。如有皮层静脉引流则可能有颅内出血的危险。

(1)搏动性突眼:颈内动脉或其分支破裂后,动脉血进入海绵窦,使窦内血压升高,眼静脉回流受阻,该侧眼球明显突出,并可见与脉搏一致的眼球搏动。

(2)球结膜水肿和充血:由于眼静脉无瓣膜,高流量的动脉血进入海绵窦后,直接引起窦腔及眼静脉内压力增高,眼部的血液回流障碍而出现淤血与水肿,严重者可导致眼睑外翻。充血水肿的眼结膜可破溃出血。

（3）眼外肌麻痹：出现各种程度的眼球运动障碍甚至眼肌麻痹（包括支配眼外肌的第Ⅲ、Ⅳ、Ⅵ对脑神经受损）。患者可有眼球固定，或出现复视。部分患者有三叉神经支配区的皮肤、鼻及结膜感觉在瘘侧受损及面神经周围支麻痹。

（4）进行性视力下降：系眼静脉压增高及眼动脉供血不足所致。少数患者可出现眼压升高等。在眼底方面，表现为视网膜血管异常（视网膜中心静脉栓塞）、视神经萎缩和视力与视野改变。

（5）颅内血管杂音及眶与眶后疼痛：主诉头部有与脉搏同步的轰鸣声，听诊时在眼球、眶额部或外耳道处能听到明确的血管杂音，在触诊时眼球多有震颤。压迫病变侧颈总动脉可使杂音与震颤减弱或消失。

（6）神经系统功能障碍及蛛网膜下腔出血：当病变向皮层静脉引流时，脑皮质局部静脉淤血，可产生精神症状、抽搐或偏瘫、失语等。尤其是向颅后窝引流时，可引起小脑、脑干充血、水肿，严重时可引起呼吸停止。皮质表面静脉高度怒张，周围缺乏保护性组织结构，也可发生硬脑膜下或蛛网膜下腔出血。

（7）致命性鼻出血：当病变同时伴有假性动脉瘤时，患者可发生严重鼻出血。

2.临床分型

颈内动脉及其在海绵窦的分支与颈内动脉海绵窦瘘的部位和治疗方法有关。Barrrow 按动脉血的解剖来源分 4 型：A 型，颈内动脉与海绵窦直接交通，高流量，多见；B 型，颈内动脉的脑膜血管支与海绵窦直接交通，低流量；C 型，颈外动脉脑膜血管支与海绵窦直接交通，低流量；D 型，颈内、外动脉脑膜血管支共同参与海绵窦交通，低流量。该分型可指导治疗。

（二）影像学检查

1.CT 扫描

海绵窦显影并明显强化，鞍旁密度增高，增强时更明显；眼静脉增粗，直径可达 1.5 cm；眼球突出；眶内肌群弥漫性增厚；眼球边缘模糊；眼睑肿胀；球结膜水肿；尚可见颅眶损伤、颅底骨折或脑组织挫裂伤。

2.MRI 和 MRA 扫描

除有 CT 所显示的征象外，最有利于临床判断的影像为静脉引流至皮质时可能显示的脑水肿；MRA 扫描则可显示早期出现增粗的引流静脉形态及与海绵窦的关系。

3.TCD 扫描

可见眼上静脉及同侧颈内动脉异常血流影。

4.DSA 扫描

DSA 扫描是诊断 CCF 的金标准。除行患侧颈内动脉造影外，还要在颈部压迫患侧颈总动脉的同时分别行对侧颈内动脉及椎动脉造影，必要时行双侧颈外动脉造影。可明确：①瘘口的部位及大小；②侧支循环情况；③颈外动脉供血及其他异常血供情况；④静脉引流方向。

（三）诊断

根据病史、临床症状、体征和影像学检查一般不难诊断。本病应注意与海绵窦血栓形成、眶内脑膜膨出、眶内动脉瘤、眼眶部动静脉畸形、眶内静脉曲张和眶内肿瘤相鉴别。

（四）治疗

治疗目的：消除颅内血管杂音，使突眼回缩，防止视力进一步下降，纠正脑盗血，防止脑缺血，预防脑出血及严重鼻出血等严重并发症。约 50% 低流量 CCF 可自行栓塞，故对视力稳定且眼压<3.5 kPa(26 mmHg)者,尽量观察较长时间,高流量或合并进行性视力恶化者,则要求治疗。理想的治疗方法是可靠地封闭瘘口,同时保持颈内动脉的通畅。有时眼球活动障碍术后改善并不明显。

治疗经历了一个从无法诊治到有效治疗的漫长过程。目前,介入治疗是最理想的方法。

(王　亮)

第六节　颅内静脉血栓

颅内静脉血栓(cerebral venous thrombosis,CVT)是多种原因所致由脑静脉系统狭窄或闭塞,脑静脉回流受阻的一组血管疾病,包括颅内静脉和静脉窦血栓,病因复杂,发病隐匿,表现多样,诊断困难,误诊率较高。

一、病因与发病机制

CVT 的发病率尚不清楚,各种原因引起的血管壁病变、凝血功能亢进、血流速度减慢均可导致临床发生 CVT。CVT 病因繁多,病因与危险因素之间并无明确界限。2005 年新英格兰杂志报道 CVT 发病率成人为(3～4)/100 万,儿童 7/100 万。任何年龄段都可发生 CVT,男女比例1∶3,好发于青年女性。国外文献报道大约 75% 的患者可以找到病因,但国内报告仅为 33%～40%。已知病因可分为感染性因素及非感染性因素,前者约占 20%,后者可能是 CVT 发生的主要原因,其中最常见为妊娠、产褥期和口服避孕药、脑外伤、恶性肿瘤、血液系统疾病、遗传、脑动静脉畸形等。近年来研究证实凝血因子基因多态性是 CVT 形成的重要危险因素。Amberger发现家族性 CVT 患者中,20%～30% 的患者具有血栓形成的家族遗传倾向,大多数为凝血因子V Leiden 突变。Sepulveda 等发现,凝血酶原 G20210A 基因突变也可能是 CVT 的危险因素。我国香港和台湾的数据显示:在 CVT 病因中,凝血因子如抗凝血酶Ⅲ(AT-Ⅲ)缺乏占 3.5%～9.6%,蛋白 S 和蛋白 C 缺乏占 17.3%～32.9%。

脑水肿和出血性梗死是 CVT 最常见病理改变。静脉或静脉窦内有凝固的血块(感染性可为脓栓),其引流区域的血管扩张、血流瘀滞,局部脑组织水肿,梗死伴灶性出血、脑软化改变。当血栓为感染性,则可扩散影响周围脑膜及脑组织而引起局限性或弥漫性炎症,甚至形成脑梗死区域脑脓肿。

少数静脉窦内血栓及血栓生长引起局部血流动力学改变,静脉管腔狭窄血流速度加快,开放局部硬膜内的病理性血管通道,形成脑膜动静脉瘘,直接造成脑及脑膜的动脉血液经瘘口向皮层静脉内转流,发展为蛛网膜下腔和脑实质内的出血。

二、临床表现

CVT 的无特征性临床表现,症状主要取决于其血流动力学改变受累范围、相应部位的神经功能损害。颅内压增高是最常见的症状,约 80% 的患者有头痛。其他如头昏、眼部的不适(包括视力障碍和眼胀或结膜充血)、癫痫、耳鸣、脑鸣和颈部不适等。单独大脑皮层静脉血栓的患者症状更加局限,如运动和感觉的异常,局灶癫痫等。如果血栓引起深静脉回流障碍,可影响深部核团及脑干功能,表现为出血、障碍。婴儿高颅压表现明显,喷射性呕吐,前后囟静脉怒张、颅缝分离,囟门周围及额、面、颈枕等处的静脉怒张和迂曲。老年患者高颅压症状不明显,轻微头晕、眼花、头痛、眩晕等。腰椎穿刺可见脑脊液压力增高,蛋白和白细胞也可增高。海绵窦、上矢状窦、侧窦、大脑大静脉等不同部位的CVT各有不同特点。

(一)海绵窦血栓

海绵窦血栓(cavernous sinus thrombosis)多系感染因素(眼眶周围、鼻部及面部的化脓性感染或全身性感染)造成,非感染性血栓形成罕见,病变可累及单侧或双侧海绵窦。起病急,发热、头痛、恶心呕吐、意识障碍等感染中毒症状,球结膜水肿、患眼突出、眼睑不能闭合和眼周软组织红肿。海绵窦内走行的动眼神经、滑车神经、展神经和三叉神经第1、2支神经损害,表现为瞳孔散大、光反射消失、眼睑下垂、复视、眼球运动受限、三叉神经第1、2支分布区痛觉减退、角膜反射消失等。进一步加重可引起视盘水肿、视力障碍。

(二)上矢状窦血栓

上矢状窦血栓(superior sagittal thrombosis)为急性或亚急性起病,最主要的表现是颅内压增高症状,如头痛、恶心、呕吐、视神经盘水肿等。多为非感染性血栓,与产褥期、妊娠、口服避孕药、婴幼儿或老年人严重缺水、感染或恶病质有关。33%的患者仅表现为不明原因的颅内高压,视神经盘水肿可以是唯一的体征。可出现癫痫发作,精神障碍。额顶叶静脉回流受阻,表现为运动或感觉障碍,下肢更易受累,可发展为局灶或完全性的癫痫。影响到旁中央小叶时会出现小便失禁。

(三)横窦和乙状窦血栓

横窦和乙状窦血栓(lateral sinus and sigmoid sinus thrombosis)常由中耳炎、乳突炎引起。感染症状明显,患侧耳后乳突部红肿、压痛、静脉怒张,发热、寒战、外周血白细胞增高等,可出现化脓性脑膜炎、硬膜外(下)脓肿及小脑、颞叶脓肿。血栓扩展到岩上窦、岩下窦,影响同侧三叉神经、展神经,延伸至颈静脉,出现颈静脉孔综合征,表现为吞咽困难、饮水呛咳、声音嘶哑、心动过缓和耸肩、转头无力等。

(四)大脑大静脉血栓

大脑大静脉是接受大脑深静脉回流的主干静脉,大脑大静脉血栓(vein of Galen thrombosis)常表现为双侧病变,患者出现嗜睡,病情进展,出现精神症状、反应迟钝、记忆力和计算力及定向力的减退,手足徐动或舞蹈样动作等锥体外系表现,严重时昏迷、高热、痫性发作、去大脑强直甚至死亡。

三、诊断

对于有颅内压增高临床表现及体征,排除脑脓肿、良性颅内压增高、脑炎、感染性心内膜炎、中枢神经系统血管炎,动脉性脑梗死等疾病,均应考虑到脑静脉系统血栓形成的可能。

脑血管造影(DSA)被认为是诊断CVT的金标准。脑动静脉循环时间在静脉早期明显延长可至13秒以上,最长者达20秒;相应大静脉和静脉窦充盈缺损或不显影,可同时发生深静脉滞流,静脉窦显影时间延长,造影剂滞留,小静脉扩张、小静脉数目增多。

由于磁共振技术发展,其无创、成像迅速等特点,对较大的脑静脉和静脉窦病变显示较好,目前MRI及磁共振静脉血管成像(MRV)被认为是诊断CVT的最好手段,在急性期(0～3天)MRI可见T_1加权像正常的血液流空现象消失,呈等T_1和短T_2的血管填充影;亚急性期(3～

15 天)高铁血红蛋白增多,T_1、T_2 像均呈高信号;晚期(15 天以后)流空现象再次出现。

头颅 CT 仅可发现梗死区域脑组织缺血水肿、出血改变,不能明确病因。

四、治疗

目前 CVT 尚缺乏规范化治疗方案,除一般治疗外,主要是抗凝、溶栓治疗,抗凝治疗包括静脉使用肝素及皮下低分子肝素治疗,对症治疗主要是癫痫发作的控制和高颅压控制,如并发严重高颅压脑疝、颅内大量出血,则开颅手术清除血肿、去骨瓣减压。

(一)一般治疗

1.脑水肿治疗

根据颅内压情况,按一般治疗原则采用适当的手段,包括头抬高 30°,过度换气使 CO_2 分压为 4.0～4.7 kPa(30～35 mmHg),静脉使用渗透性利尿剂等。

2.维持水、电解质平衡

不主张严格限制液体的摄入,适当补液有利于降低血液黏度。类固醇药物降低颅内压治疗有效性尚未得到证实,激素可促进血栓形成而加重病情。

3.抗癫痫治疗

对于病变波及功能区、有一次癫痫发作者应常规抗癫痫治疗。

(二)肝素治疗

研究表明肝素治疗可明显改善 CVT 患者的临床症状,预防血栓的发展,促进侧支循环建立,为闭塞的静脉窦部分或完全再通创造条件。有认为不考虑临床表现、病因和 CT 所见,都应用抗凝治疗,甚至出血性梗死也不是禁忌证。另有报道发现 CVT 在不使用抗凝治疗的情况下,仍有 40% 的患者有脑出血倾向。可能与 CVT 后静脉和毛细血管压升高,导致红细胞渗出有关。目前多数认为,在没有出血倾向及急性期内,CVT 患者肝素治疗是安全的。对于发生并发症的危重患者,如需进行手术,停用肝素 1～2 小时后 APTT 可正常化。低分子肝素(LMWH)使用分为静脉内肝素和皮下注射 LMWH,皮下注射 LMWH:抗活化 X 因子 180 U/(kg·24 h),2 次/天。

(三)溶栓治疗

较多报道认为溶栓治疗能迅速溶解部分血栓,改善 CVT 患者静脉血流。目前临床常用肝素＋尿激酶或者肝素＋重组组织纤维蛋白酶原激活因子(rt-PA)进行溶栓治疗,并且认为 rt-PA 具有半衰期短、并发出血率低性等特点。溶栓治疗采用尿激酶或者 rt-PA,使用剂量、给药途径、给药方法应遵循个体化原则,因其可能并发颅内出血,对于症状较轻的患者应谨慎选择。肝素治疗后病情无改善甚至加重者,可考虑溶栓治疗。

(四)口服抗凝治疗

对于 CVT 患者是否需要长期口服抗凝治疗,目前任然缺乏客观依据。一般认为,CVT 继发于短暂的危险因素,INR 控制在 2.0～3.0,口服抗凝治疗 3 月。对于有遗传性血栓形成倾向,如凝血酶原 G20210A 基因突变、蛋白 C、蛋白 S 缺乏者建议服用 6～12 月。多次发生 CVT 者,考虑长期抗凝。

(五)开颅手术治疗

对于并发脑出血的患者,由于脑静脉回流受阻和脑脊液吸收障碍导致急性颅内压增高,脑灌注压降低,发生脑疝时脑静脉回流障碍会进一步加剧,所以采取措施迅速降低颅内压,可显著提高脑灌注,改善脑供血,挽救患者的生命。

五、预后与展望

颅内静脉血栓及静脉窦血栓的治疗,及早诊断并规范化治疗,是神经外科医师面临的首要问题。对症临床症状严重、血栓形成进展快、脑深静脉或小脑静脉受累、化脓性栓子、患者昏迷及年龄过小或者并发颅内出血、脑疝 CVT 患者,预后不良。并发脑出血患者,开颅清除血肿可能会原位及其他部位甚至对侧再出血,治疗困难。目前有报道经动脉溶栓,多途径联合血管内治疗,支架置入,机械碎栓、取栓等治疗,治疗方法仍然处于探索阶段,疗效有待进一步观察。

(王利峰)

第七节 颅内动脉瘤

颅内动脉瘤是颅内动脉的局限性异常扩张,尸检发现率为 0.2%～7.9%,因动脉瘤破裂所致蛛网膜下腔出血约占 70%,年发生率为(6～35.3)/10 万。脑血管意外中,动脉瘤破裂出血仅次于脑血栓和高血压脑出血,居第 3 位。本病破裂出血的患者约 1/3 在就诊以前死亡,1/3 死于医院内,1/3 经过治疗得以生存。

本病高发年龄为 40～60 岁,儿童动脉瘤约占 2%,最小年龄仅 5 岁,最大年龄为 70 岁,男女差别不大。

一、病因学

获得性内弹力层的破坏是囊性脑动脉瘤形成的必要条件。与颅外血管比较,脑血管中膜层和外膜缺乏弹力纤维,中层肌纤维少、外膜薄、内弹力层更加发达隆凸,在蛛网膜下腔内支撑结缔组织少,以及血流动力学改变,均可促使进动脉瘤形成。动脉硬化、炎性反应和蛋白水解酶活性增加促使内弹力层退变。动脉粥样硬化是大多数囊性动脉瘤可疑病因,可能参与上述先天因素相互作用。高血压并非主要致病因素,但能促进囊性动脉瘤形成和发展。

国内研究发现,所有脑动脉瘤内弹力层处都有大量的 92-KdⅥ型胶原酶存在,且与 ICAM-1 诱导的炎性细胞浸润相一致,认为脑动脉瘤的形成与炎性细胞介导的弹力蛋白酶表达增多,破坏局部血管壁结构有关。

囊性动脉瘤也称浆果样动脉瘤,通常趋向生长在 Wills 环的分叉处,为血流动力冲击最大部位。

动脉瘤病因还包括栓塞性(如心房黏液瘤),感染性(所谓"真菌性动脉瘤"),外伤性与其他因素。

大多数周围性动脉瘤趋向于合并感染(真菌性动脉瘤)或外伤。梭形动脉瘤在椎基底动脉系统更常见。

二、病理学

囊性动脉瘤呈球形或浆果状,外观紫红色,瘤壁极薄,术中可见瘤内的血流旋涡。瘤顶部最为薄弱,98%动脉瘤出血位于瘤顶。巨大动脉瘤内常有血栓形成,甚至钙化,血栓分层呈"洋葱"

状。直径小的动脉瘤出血机会较多。颅内多发性动脉瘤约占20％,以两个多见,亦有三个以上的动脉瘤。经光镜和电镜检查发现:①动脉瘤内皮细胞坏死剥脱或空泡变性,甚至内皮细胞完全消失,基膜裸露、瘤腔内可见大小不等的血栓;②脉瘤壁内很少见弹力板及平滑肌细胞成分,靠近腔侧的内膜层部位可见大量的吞噬细胞、胞质内充满脂滴或空泡;③动脉瘤外膜较薄,主要为纤维细胞及胶原、瘤壁的全层,均可见少量炎性细胞浸润,主要为淋巴细胞。

有的动脉瘤患者合并常染色体显性遗传多囊性肾病,肌纤维肌肉发育不良(FMD),动静脉畸形、Moyamoya病。

有的动脉瘤患者合并结缔组织病:Ehlers-DanlosⅣ型,胶原蛋白Ⅲ型缺乏,Marfan's综合征,Osler-Weber-Rendu综合征。

三、动脉瘤的分类

(一)按位置分类

1.颈内动脉系统动脉瘤

颈内动脉系统动脉瘤约占颅内动脉瘤90％,分为:①颈内动脉动脉瘤;②大脑前动脉-前交通动脉动脉瘤;③大脑中动脉动脉瘤。

2.椎基底动脉系统动脉瘤

椎基底动脉系统动脉瘤约占10％,分为:①椎动脉动脉瘤;②基底动脉干动脉瘤;③大脑后动脉动脉瘤;④小脑上动脉动脉瘤;⑤小脑前下动脉动脉瘤;⑥小脑后下动脉动脉瘤;⑦基底动脉分叉部动脉动脉瘤。文献报告,20％～30％动脉瘤患者有多发动脉瘤。

首都医科大学附属北京天坛医院自1955年至2009年7月,共收治动脉瘤3 325例,女性多于男性,男∶女=0.874∶1。3 325例动脉瘤中,前循环动脉瘤明显多于后循环动脉瘤,占总数的78.75％,后循环仅占5.42％,无法确定位置病例占3.4％。位于前三位的是颈内动脉动脉瘤1 287例,占全部颅内动脉瘤的38.73％,前交通动脉瘤643例(19.3％)。前动脉动脉瘤157例(4.72％),中动脉动脉瘤382例(11.5％),多发动脉瘤410例(12.34％),后动脉动脉瘤72例(2.17％),海绵窦动脉瘤76例(2.29％),椎动脉动脉瘤53例(1.59％),基底动脉瘤91例(2.74％),小脑前下动脉瘤9例(0.27％),小脑后下动脉瘤27例(0.81％)。

(二)按大小分类

按大小分类分为小型动脉瘤(≤0.5 cm);一般动脉瘤(0.5～1.5 cm);大型动脉瘤(1.5～2.5 cm);巨型动脉瘤(≥2.5 cm)。

(三)按病因分类

按病因分类可分为囊性动脉瘤(占颅内动脉瘤的绝大多数)、感染性动脉瘤和外伤性动脉瘤。

1.感染性动脉瘤

感染性动脉瘤因细菌或真菌感染形成,免疫低下患者如AIDS或吸毒者发生率高。常见于大脑中动脉分支远端,可多发。若疑为感染性动脉瘤,应行心脏超声检查确定有无心内膜炎。感染性动脉瘤通常为梭形、质地脆,手术困难且危险,急性期抗生素感染治疗4～6周,有些动脉瘤可萎缩,延迟夹闭可能更容易。手术指征,有蛛网膜下腔出血,抗感染治疗4～6周后动脉瘤未见减小。

2.外伤性动脉瘤

外伤性动脉瘤占颅内动脉瘤不足1％,大多为假性动脉瘤。闭合性脑损伤见于大脑前动脉远端动脉瘤，颅底骨折累及岩骨和海绵窦段颈内动脉形成动脉瘤，可引起海绵窦综合征，动脉瘤破裂后形成颈内动脉海绵窦瘘，伴蝶窦骨折时可造成鼻腔大出血。颅脑穿通性损伤如枪击伤或经蝶入路等颅底手术后发生动脉瘤。颅底颈内动脉动脉瘤应用球囊孤立或栓塞。外周围性动脉瘤可手术夹闭动脉瘤颈。

（四）按形态分类

按形态分类分为囊状动脉瘤、梭形动脉瘤、夹层动脉瘤。

四、临床表现

（一）出血症状

因动脉瘤增大、血栓形成或动脉瘤急性出血造成头痛，严重像"霹雳样"，有人描述为"此一生中最严重的头痛"。

大约半数为单侧，常位于眼眶后或眼眶周，可能由于动脉瘤覆盖的硬脑膜受刺激所致。由于巨大动脉瘤占位效应导致颅内压升高，表现为弥散性或双侧头痛。

无症状未破动脉瘤蛛网膜下腔出血的年概率为 1％～2％，有症状未破裂动脉瘤出血的年概率约为 6％。出血倾向与动脉瘤的直径、大小、类型有关。小而未破的动脉瘤无症状。直径 4 mm 以下的动脉瘤颈和瘤壁均较厚，不易出血。90％的出血发生在动脉瘤直径＞4 mm 的患者。巨型动脉瘤内容易在腔内形成血栓，瘤壁增厚，出血倾向反而下降。

多数动脉瘤破口会被凝血封闭而出血停止，病情逐渐稳定。未治的破裂动脉瘤中，24 小时内再出血的概率为 4％，第 1 个月里再出血的概率为每天 1％～2％；3 个月后，每年再出血的概率为 2％。死于再出血者约占本病的 1/3，多在 6 周内。也可在数个月甚至数十年后，动脉瘤再出血。

蛛网膜下腔出血伴有脑内出血占 20％～40％（多见于 MCA 动脉瘤），脑室内出血占 13％～28％，硬脑膜下出血占 2％～5％。

动脉瘤破裂发生脑室内出血预后更差，常见的有前交通动脉动脉瘤破裂出血通过终板进入第三脑室前部或侧脑室；基底动脉顶端动脉瘤出血进入第三脑室底；小脑后下动脉（PICA）远端动脉瘤破裂通过 Luschka 孔进入第四脑室。

部分患者 SAH 可沿视神经鞘延伸，引起玻璃体膜下和视网膜出血。出血量过大时，血液可进入玻璃体内引起视力障碍，死亡率高。出血可在 6～12 个月吸收。10％～20％患者还可见视盘水肿。

（二）占位效应

直径＞7 mm 的动脉瘤可出现压迫症状。巨型动脉瘤有时容易与颅内肿瘤混淆，如将动脉瘤当作肿瘤手术则是非常危险的。动眼神经最常受累，其次为外展和视神经，偶尔也有滑车、三叉和面神经受累。

动眼神经麻痹常见于颈内动脉-后交通动脉瘤和大脑后动脉动脉瘤，动眼神经位于颈内动脉（C_1～C_2）的外后方，颈内-后交通动脉瘤中，30％～53％出现病侧动眼神经麻痹。动眼神经麻痹首先出现提睑无力，几小时到几天达到完全的地步，表现为单侧眼睑下垂、瞳孔散大，内收、上下视不能，直接、间接光反应消失。海绵窦段和床突上动脉瘤可出现视力、视野障碍和三叉神经痛。

颈内动脉巨型动脉瘤有时被误诊为垂体腺瘤；中动脉动脉瘤出血形成颞叶血肿；或因脑血管痉挛脑梗死，患者可出现偏瘫和语言功能障碍。前交通动脉动脉瘤一般无定位症状，但如果累及下丘脑或边缘系统,则可出现精神症状、高热、尿崩等情况。鞍内或鞍上动脉瘤压迫垂体腺和垂体柄产生内分泌紊乱。

基底动脉分叉部、小脑上动脉及大脑后动脉近端动脉瘤位于脚间窝前方,常出现第Ⅲ、第Ⅳ、第Ⅵ对脑神经麻痹及大脑脚、脑桥的压迫,如 Weber 综合征、两眼同向凝视麻痹和交叉性偏瘫等。基底动脉和小脑前下动脉瘤表现为不同水平的脑桥压迫症状,如 Millard-Gubler 综合征(一侧展神经、面神经麻痹伴对侧锥体束征)和 Foville 综合征(除 Millard-Gubler 综合征外,还有同向偏视障碍)、凝视麻痹、眼球震颤等。罕见的内听动脉瘤可同时出现面瘫、味觉及听力障碍。椎动脉瘤、小脑后下动脉瘤、脊髓前后动脉瘤可引起典型或不完全的脑桥小脑角综合征、枕骨大孔综合征以及小脑体征、后组脑神经损害体征、延髓上颈髓压迫体征。

巨型动脉瘤压迫第三脑室后部和导水管,出现梗阻性脑积水症状。

(三)癫痫发作

因蛛网膜下腔出血相邻区域脑软化,有的患者可发生抽搐,多为大发作。

(四)迟发性脑缺血(DID)

发生率为35%,致死率为10%～15%。脑血管造影或 TCD 显示有脑血管痉挛者不一定有临床症状,只有伴有脑血管侧支循环不良,rCBF 每分钟<18 mL/100 g 时才引起 DID。DID 多出现于3～6天,7～10天为高峰,表现为:①前驱症状:蛛网膜下腔出血的症状经过治疗或休息而好转后,又出现或进行性加重,外周血白细胞持续升高、持续发热;②意识由清醒转为嗜睡或昏迷;③局灶神经体征出现。上述症状多发展缓慢,经过数小时或数天到达高峰,持续1～2周后逐渐缓解。

(五)脑积水

动脉瘤出血后,因凝血块阻塞室间孔或大脑导水管,引起急性脑积水,导致意识障碍;合并急性脑积水者占15%,如有症状应行脑室引流术。由于基底池粘连也会引起慢性脑积水,需行侧脑室-腹腔分流术,但可能仅对部分病例有效。

(六)偶尔发现

由于其他原因做 CT、MRI 或血管造影发现。

五、影像学检查

(一)蛛网膜下腔出血诊断步骤

非强化高分辨率 CT 扫描,如果 CT 阴性,对可疑患者腰椎穿刺,确诊或高度怀疑蛛网膜下腔出血患者行脑血管造影。

(二)CT

可以确定蛛网膜下腔出血(图 6-1A)、血肿部位大小、脑积水和脑梗死,多发动脉瘤中的破裂出血的动脉瘤。如纵裂出血常提示前动脉或前交通动脉瘤,侧裂出血常提示后交通或中动脉动脉瘤,第Ⅳ脑室出血常提示椎或小脑后下动脉瘤。巨大动脉瘤周围水肿呈低密度,瘤内层状血栓呈高密度,瘤腔中心的流动血液呈低密度。故在 CT 上呈现特有的"靶环征":密度不同的同心环形图像。直径<1.0 cm 动脉瘤,CT 不易查出。直径>1.0 cm 动脉瘤,注射对比剂后 CT 扫描可检出。计算机断层扫描血管造影(CTA)(图 6-1B):可通过 3D-CT 从不同角度了解动脉瘤与载瘤动脉,尤其是与相邻骨性结构的关系,为手术决策提供更多资料。

(三)MRI

颅内动脉瘤多位于颅底 WIllis 环。MRI 优于 CT,动脉瘤内可见流空影。MRA 和 CTA 可提示不同部位动脉瘤,常用于颅内动脉瘤筛查,有助于从不同角度了解动脉瘤与载瘤动脉关系。磁共振造影(MRA):不需要注射造影剂,可显示不同部位的动脉瘤,旋转血管影像以观察动脉瘤颈、动脉瘤内血流情况,还可以显示整个脑静脉系统,发现静脉和静脉窦的病变。

(四)数字减影血管造影(DSA)

确诊颅内动脉瘤金标准,对判明动脉瘤的位置、数目、形态、内径、瘤蒂宽窄、有无血管痉挛、痉挛的范围及程度和确定手术方案十分重要(图 6-1C、D)。经股动脉插管全脑血管造影,多方位投照,可避免遗漏多发动脉瘤。I、II级患者脑血管造影应及早进行,III、IV级患者待病情稳定后,再行造影检查。V级患者只行 CT 除外血肿和脑积水。首次造影阴性,合并脑动脉痉挛或高度怀疑动脉瘤者,一个月后应重复造影,如仍阴性,可能是小动脉瘤破裂后消失,或内有血栓形成。

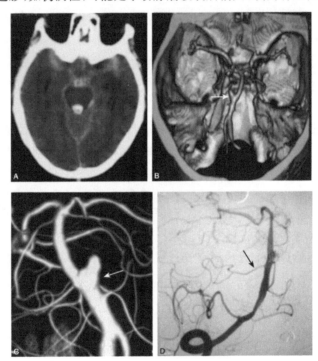

图 6-1 基底动脉瘤破裂出血

CT 可见蛛网膜下腔出血(A);CTA(B 图箭头)和 3D-DSA(C 图箭头)显示基底动脉主干囊性基底动脉瘤;DSA 显示动脉瘤位于小脑前下动脉(D 图箭头)的上方

(五)经颅多普勒超声(TCD)

在血容量一定的情况下,血流速度与血管的横截面积成反比,故用 TCD 技术测量血管的血流速度可以间接地测定血管痉挛的程度。

六、治疗

(一)外科治疗方法

1.孤立术

载瘤动脉可通过直接手术用动脉瘤夹结扎、放置可脱性球囊或两者联合。动脉瘤孤立术是在动脉瘤的两端夹闭载瘤动脉,但在未证实脑的侧支供应良好的情况下应慎用。有些可能需要联合颈外颈内动脉(EC-IC)搭桥保持孤立节段远端血流。

2.近端结扎(Hunterian 结扎)

其多用于巨大动脉瘤,通过闭塞 CCA 而不是 ICA 可能会减少危险,可能增加形成对侧动脉瘤危险。

3.动脉瘤壁加固术

动脉瘤壁加固术疗效不肯定。

4.栓塞动脉瘤

临床不适宜手术,可选弹簧圈栓塞的介入治疗。通过介入技术在动脉瘤内放置 Guglielmi 可脱性弹簧圈或球囊。

(二)手术治疗

开颅夹闭动脉瘤颈仍是首选治疗方法。目前,动脉瘤显微手术总的死亡率已降至 2% 以下。而保守治疗 70% 患者会迟早死于动脉瘤再出血。

1.手术时机

近年来趋向于对破裂动脉瘤实施早期手术,理由是:①动脉瘤再破裂出血的高峰期在初次出血后 1 周内,早期手术可减少动脉瘤再破裂危险;②术中可清除血凝块等引起血管痉挛的有害物质。但是出血早期,脑组织肿胀,生命体征不平稳,手术难度大,手术死亡率和致残率高。

提倡晚期手术的理由:①早期手术牵拉脑组织,加重脑水肿;②术中动脉瘤破裂概率较高;③手术易造成血管损伤,加重术后的血管痉挛。

为便于判断动脉瘤病情,选择造影和手术时机,评价疗效,根据 Hunt 和 Hess 分级法,病情在 Ⅰ、Ⅱ 级的患者应尽早进行血管造影和手术治疗。Ⅲ 级以上提示出血严重,可能伴发血管痉挛和脑积水,手术危险较大,待数天病情好转后再行手术治疗。Ⅲ 级以下患者,出血后 3~4 天手术夹闭动脉瘤,可以防止动脉瘤再次出血,减少血管痉挛发生。椎基底或巨大动脉瘤,病情 Ⅲ 级以上,提示出血严重,或存在血管痉挛和脑积水,手术危险性较大,应待病情好转后手术。动脉瘤破裂出血后 48~96 小时内为早期手术;出血后 10~14 天后的手术为晚期手术。

2.手术方法

手术的目的是阻断动脉瘤的血液供应、避免发生再出血,保持载瘤及供血动脉通畅,维持脑组织的正常血运。

动脉瘤瘤颈夹闭术的操作步骤。腰椎穿刺置管,剪开硬脑膜前打开留置管,引流脑脊液30~50 mL,降低脑压,增加手术暴露的空间,便于分离操作。

翼点微骨窗入路创伤小、有利于保护面神经额支,可以夹闭前循环和基底动脉顶端动脉瘤。手术切口应尽量不影响外观,小范围剃头,做微骨窗。术中应用手术显微镜,术后缝合硬脑膜,保留骨瓣,皮内缝合,体现微创理念。前(交通)动脉瘤还可经额部纵裂入路。椎动脉、小脑后下动脉动脉瘤采用远外侧入路。椎基底交界动脉瘤经枕下入路或经口腔入路。

分离动脉瘤时先确定载瘤动脉、暴露动脉瘤颈,分清动脉瘤与载瘤动脉的关系,并确定用何种类型动脉瘤夹。分离困难时可借助神经内镜。动脉瘤体积大、粘连紧或有破裂可以控制血压。

罂粟碱:平滑肌松弛剂,可能通过阻断钙离子通道起作用。局部应用于表面人为操作引起的血管收缩。30 mg 罂粟碱加入 9 mL 生理盐水,用棉片蘸此溶液敷在血管约 2 分钟,也可通过注射器直接冲洗血管。

3.术中血管造影

动脉瘤术后应该常规复查 DSA，了解动脉瘤夹闭情况。动脉瘤夹闭术后血管造影发现 19％患者有动脉瘤残留或大血管闭塞等问题，所以推荐术中荧光血管造影(ICG)，有助于及时发现问题予以纠正。

(三)术中动脉瘤破裂处理

文献报告，术中动脉瘤破裂发生率为 18％～40％。术中发生动脉瘤破裂，患者病残率和死亡率明显增高。

1.术中动脉瘤破裂预防

术中动脉瘤破裂预防包括：①预防疼痛引起高血压；②装头架及切皮时保证深度麻醉；③头架钉子放置部位及皮肤切口局部麻醉(不用肾上腺素)；④开硬脑膜前可将平均动脉压降至稍低水平；⑤最大限度减少分离时动脉瘤脑牵拉；利尿剂脱水；术前腰椎穿刺切开硬脑膜时放出脑脊液；过度换气；⑥减少动脉瘤顶或颈部撕裂危险；暴露动脉瘤时采取锐性分离，清除动脉瘤周围血块；夹闭动脉瘤前，完全游离动脉瘤。

2.动脉瘤手术中破裂 3 个阶段

(1)开始暴露(分离前)：少见，处理最困难，预后很差。虽然已打开蛛网膜下腔，但是出血仍可造成脑组织膨出。①可能原因：钻骨孔时震动，剪开硬脑膜时硬脑膜内外压力差增高，疼痛反应引起儿茶酚胺增加造成血压升高。②处理：降低血压，控制出血，前循环动脉瘤控制颈内动脉出海绵窦处临时阻断夹；无效可压迫患者颈部颈内动脉。若必要可切除部分额叶或颞叶。

(2)分离动脉瘤：是动脉瘤破裂最多见原因。①可能原因：钝性粗暴分离引起撕裂，多数在瘤颈近端损伤较大，控制困难。没有充分暴露即试图夹闭。②处理：显微吸引器放在载瘤动脉破裂孔附近，不要仓促夹闭，进一步暴露并将永久夹放置于合适位置。③锐性分离时引起撕裂常在动脉瘤顶端，一般较小，通常一个吸引器就可控制。用小棉片轻轻压迫可起效。重复用低电流双极电凝使其萎缩。

(3)放置动脉瘤夹破裂，通常有两个原因。①动脉瘤暴露欠佳：夹子叶片穿透未看见动脉瘤壁，类似钝性分离时引起撕裂。出血会由于夹子叶片靠近加重。尽量打开并去掉夹子，尤其是开始有出血迹象时，可减小撕裂程度。用两个吸引器判断最后夹子是否可放置确实夹闭，或者更常用放置临时阻断夹。②放置瘤夹技术差：当夹子叶片靠近时出血可能减轻；这时检查其尖端：确认其已跨越瘤颈的宽度。如果没有，通常可并行放置一个较长的夹子，会有所改善。确认夹子叶片足够靠近。如果没有足够靠近而仍出血，有必要放置两个夹子，有时需更多。

(四)术后治疗

动脉瘤术后患者应在 ICU 病房监护治疗，监测生命体征、氧饱和度等，并注意观察患者的意识状态、神经功能状态、肢体活动情况。术后常规给抗癫痫药，根据术中情况适当程度脱水，可给予激素、扩血管药等。如果手术时间不很长，术中临时使用一次抗生素，术后则不需再使用抗生素。

(五)治疗后动脉瘤复发

未完全夹闭动脉瘤可继续增大和/或出血，包括动脉瘤夹闭或弹簧圈栓塞，仍有动脉瘤充盈或动脉瘤颈残留。

七、预后

影响动脉瘤预后因素有患病年龄、动脉瘤的大小、部位、临床分级、术前有无其他疾病、就诊时间、手术时机的选择等有关,尤其是动脉瘤患者 SAH 后,是否伴有血管痉挛和颅内血肿对预后有重要影响。其他如手术者经验、技巧,有无脑积水等均对预后有影响。

据国外文献报告,动脉瘤破裂出血后 10%～15%患者在获得医疗救治前死亡,最初几天内死亡率为 10%,30 天死亡率 46%,总死亡率平均约为 45%。首次出血未经手术治疗而存活的患者中,再出血是致死和致残的主要原因,2 周内危险性为 15%～20%。早期手术目的可降低再出血危险性。

(王利峰)

第八节　颅内动脉粥样硬化

在全球范围内,颅内大动脉(颈内动脉和椎动脉颅内段、大脑中动脉和基底动脉)粥样硬化性病变是缺血性脑卒中最常见的原因之一。在白种人中颅内粥样硬化性病变导致的缺血性脑卒中占脑卒中总数的 8%～10%,而在中国和其他亚洲国家人群中,30%～50%的缺血性脑卒中是由颅内动脉粥样硬化性病变引起的。与颅外动脉粥样硬化相比,颅内动脉粥样硬化的自然史还不明确。虽然晚近的随机对照 SAMMPRIS(stenting versus aggressive medical therapy for intracranial arterial stenosis)研究结果表明,强化的药物治疗在预防颅内血管狭窄所导致的缺血性脑卒中的功效上优于 Winspan 支架系统,但因该试验存在诸多不合理因素。故颅内支架置入与强化的药物治疗在预防缺血性脑卒中的整体疗效优劣方面仍有待于进一步研究。本节就前循环颅内支架置入术及其相关的知识作一系统阐述。

一、颅内动脉粥样硬化狭窄介入治疗的适应证

(一)颅内动脉狭窄介入治疗适应证

近年来,除了刚刚提前终止的 SAMMPRIS 试验外,还没有其他大型的临床随机双盲对照试验支持血管内治疗对颅内动脉粥样硬化性狭窄更有效,且国内外介入指南没来得及更新,目前,最近的推荐指征仅仅参考 2010 年 AHA/ASA《缺血性脑卒中和短暂性脑缺血发作预防指南》(以下简称《指南》)。

各国指南均强调血管重建术对治疗有症状性颅内动脉粥样硬化性狭窄的有效性还不明确,其适应证方面除了一致强调血管重建术仅针对症状性颅内动脉粥样硬化性狭窄外,还有一些细微差异,包括:就其狭窄程度而言,《2006 年 AHA/ASA 指南》强调只有影响血流动力学的颅内动脉狭窄才考虑血管内治疗,《2010 年 AHA/ASA 指南》却把狭窄程度放宽至 50%～99%,而《2008 年 ESO 指南》和《2010 年中国指南》推荐中没有对狭窄程度做明确的限定;另外《2006 年 AHA/ASA 指南》强调患者在接受内科药物优化治疗失败后才可以考虑血管内治疗,而其他指南并没有强调此推荐意见。

因为颅内动脉血管内治疗具有较高的并发症发生率,也不清楚患者是否真正获益,尽管各国指南明确颅内动脉粥样硬化性狭窄血管内治疗应用方向,但是未能提供明确的细则。临床医师在介入规范和日常实践存在一定的差距。临床中应该对颅内动脉粥样硬化患者实施严格的危险评估,重视内科药物优化治疗。如果有条件的医疗机构进行颅内动脉粥样硬化性狭窄血管内治

疗时,一定要仔细评价患者的获益风险比,严格遵从操作规范,降低并发症发生率。

根据各国指南推荐,现将颈内动脉颅内段介入治疗适应证总结如下。

(1)症状性颅内动脉粥样硬化性狭窄(50%~99%)的患者在接受内科药物优化治疗失败后,可考虑血管成形术和/或支架置入术。

(2)无症状性颅内动脉粥样硬化性狭窄属低危病变,不推荐介入治疗。

(二)颅内动脉狭窄介入治疗禁忌证

(1)不能接受或耐受抗血小板或抗凝药物治疗。

(2)严重钙化病变。

(3)因血管扭曲或变异而使导管等介入输送系统难以安全通过。

二、颅内血管成形和支架置入术操作要点

(一)颅内血管成形和支架置入术的术前准备

1.术前检查与评估

(1)术前详细询问病史;完善全身体检和神经系统检查。

(2)完善血液学检查(全血细胞计数、肌酐、PT 和 PTT);EKG;脑 CT 和 MRI;脑血管学检查(CTA、MRA 或者 DSA)。

(3)完善脑血流量检查,如氙-CT、单光子发射体层摄影(single photon emission computed tomography,SPECT)、正电子发射体层摄影(positron emission tomography,PET),以证实有脑低血流动力学区域。

2.抗血小板药物

为了减少手术过程中血栓形成引起的脑血管事件的危险性,术前至少 3 天开始给予阿司匹林100 mg/d,波立维 75 mg/d;若急诊手术,需要术前 1 天或者术前至少 5 小时前口服负荷剂量,即波立维300 mg、阿司匹林 300 mg 顿服。而 SA MMPRIS 研究中,除了给予阿司匹林外,应联合波立维75 mg/d,至少 5 天或术前 6~24 小时口服负荷剂量 600 mg,但这不一定适合中国人群。

3.颅内血管介入治疗的时机选择

WASID 试验提示颅内动脉粥样硬化性狭窄患者在首次缺血事件 30 天内更易再次发生缺血性脑卒中。因此,为更大程度的获益,血管内治疗应该更早或应该在首次缺血事件后数天内进行。然而,与亚急性或慢性期缺血性脑卒中患者相比,超急性期或急性期患者更易发生与血管成形术相关的并发症。因此,对于症状性颅内动脉粥样硬化性狭窄的患者来说,血管内介入时机的把握很难,同时也非常关键。SSYLVIA研究中,术前 6 周内的缺血性脑卒中患者被排除。而在最近在一项 Wingspan 研究中,发生缺血性脑卒中 7 天后的患者才考虑行颅内支架置入术。

上述两项研究并未能确定最佳介入时间,早期介入治疗或许能预防缺血事件发作,而延迟介入时间却可能减少操作相关并发症的发生。因此,还需要前瞻性随机临床试验来进一步明确最佳介入时间。

4.术中事项的准备

(1)建立两条外周静脉通道。

(2)留置导尿管。

(3)除服药之外,术前 6 小时禁食。

（4）术前在导管室备用所有必备的介入器材。

（二）麻醉

尽管SAMMPRIS研究采用全麻方式，但还没有证据支持颅内动脉血管内治疗在局麻还是在全麻下操作更好，但目前大部分操作者更倾向于采用局麻方式。尽管颅内动脉球囊或支架成形术都可以在全麻或局麻下进行，但各有优缺点。全麻下行血管成形术可以最大限度减少动作伪影和节约操作时间，但最大的不利就是不能观察或监测新发的神经系统体征，局麻却可弥补这方面的不足。但局麻的缺点就是不能控制术中的动作伪影和减缓患者术中的恐惧。另外，考虑到基底动脉球囊成形术可致穿支血管闭塞或短暂意识丧失、呼吸暂停，故此部位病变的血管重建在全麻下进行可能更为合理。

（三）治疗通路的建立

发生颅内动脉粥样硬化的患者常常合并颅外血管病变。

1.穿刺置鞘和造影

其过程包括将患者安置于造影台上接受局麻或全麻；评估和标记足背动脉和腘动脉；对双侧腹股沟区进行消毒、铺巾，然后局部浸润局麻；在股动脉内留置鞘（6 F）。通过诊断导管进行全脑造影。在介入治疗前需要进行路径血管（颈动脉颅外段）造影和颅内血管后前位和侧位成像。

颈动脉的检测对指引导管的选择很有必要，另外也可以评价动脉粥样硬化病变的部位和性质。在介入治疗前后需要进行颅内血管成像比较，评估是否发生局部血栓形成或者栓子脱落事件的发生。

2.肝素化

因指引导管到位后导致血流缓慢及微导丝、球囊或支架在病变血管内的操作都可诱发血栓栓子并发症的发生，故一般经静脉给予负荷剂量的肝素（70 U/kg），5分钟后从鞘内抽取5 mL血标本用来测定活化凝血时间（activated clotting time，ACT）。只有当肝素化发挥作用后（一般在静脉推注肝素5分钟后或ACT处于目标范围时），指引导管才能留置在颈内动脉内。操作期间ACT应保持在250～300秒范围内。对于持续数小时操作的病例，就需要追加肝素。

术中备用鱼精蛋白。将已抽取能中和全部肝素的鱼精蛋白的注射器放置在操作台上，以便当患者并发出血发生时，术者能及时得到。要求每中和1 000 U肝素需鱼精蛋白剂量为10 mg。

3.指引导管选择

操作者一般喜欢自己较熟悉的一种或两种指引导管，但选择更多依赖于患者和病变血管的特征。不同导管具有不同的性能。

（1）Neuron颅内径路系统（Penumbra, Inc., San Leandro, CA）的优点是非常柔软和易通过性；能置入颈内动脉或椎动脉颅内远端；缺点是稳定性和支撑性不如其他导管，仅仅远处头端不透射线，主体部分在透视下很难看到。

（2）Guider Softip XF指引导管（Boston Scientific, Natick, MA）的优点是柔软，头端对血管壁损伤小，在小而迂曲的血管中不容易发生血管痉挛和夹层形成；缺点是支撑力相对稍差，当血管扭曲时，容易掉入主动脉弓内。

（3）Envoy（Cordis Neurovascular, Miami Lakes, FL）导管的优点是相对较硬，在迂曲和血管内径较大的血管中能提供更好的支撑力。缺点是相对较硬，头端较锐利。

除了选择合适类型的指引导管外，还应根据病变特征、患者身高等因素考虑导管的长度和直径。在传递Wingspan支架系统时，应该选择90 cm长的指引导管。大部分病例采用6 F外径的指引导管。血管管径小且侧支循环很少的情况下,有时得选择 5 F 的指引导管。比如,对侧椎动脉未发育,在同侧较细的椎动脉操作时,选择 5 F 外径指引导管较为合适。但其缺点是指引导管内径空间有限,容纳微导管或球囊后就很难完成血管造影。

导管头端形态的选择往往要根据病变的特点决定。直头指引导管一般用在相对较直的或能通过的迂曲血管,如用于椎动脉介入的首选。当指引导管头端位置应在血管迂曲部位时,可以使用弯头导管。弯头导管比直头导管更容易通过主动脉弓。

4.指引导管到位技术

(1)直接导航技术:在非迂曲、无动脉粥样硬化的血管中可采用直接导航技术。通过 0.035 in 或 0.038 in 亲水涂层导丝直接将弯头指引导管缓慢输送至颈动脉。

(2)交换技术:在迂曲的、伴有动脉粥样硬化斑块或纤维肌性发育不良的患者中采用。这种技术可以减少对颈动脉血管壁损害,特别对血管起始部。通过 0.035 in 泥鳅导丝或 stiff 交换导丝(260 cm 或 300 cm)将 5 F 造影导管输送至颈动脉中上段。在路图下将交换导丝的头端小心的送至颈外动脉远端粗且相对较直的分支。造影导管缓慢撤出同时,在透视下交换导丝的头端应保证不发生移动。用肝素水浸湿的纱布小心缓慢地擦湿留在患者体外的亲水涂层导丝。同样在透视下保持交换导丝头端不动,通过交换导丝将指引导管输送至颈总动脉上段。

相对于其他颅内介入操作而言,指引导管的支撑作用在颅内血管成形术中显得尤为重要。球囊和支架相对较硬,不容易通过,这些装置向前输送时可能对指引导管产生较大的后坐力,使指引导管位置发生变化甚至会滑入主动脉弓内。因此,在指引导管的选择和位置摆放方面就应该仔细推敲。

在路图下通过亲水导丝将指引导管送至颈内动脉尽可能远的位置。指引导管处于较高的位置可增加导管稳定性,同时有助于微导管和微导丝在其内部的操控性。在无迂曲且无病变的颈动脉系统,我们推荐将指引导管的头端置于颈内动脉 C_2 垂直段;如果颈内动脉 C_1 段极度迂曲的话,指引导管的头端更适合摆放在迂曲血管的近端;如果是相对迂曲,可以借助于相对较硬的亲水导丝(如 0.035 in 或 0.038 in)将迂曲血管拉直,然后将指引导管跟进摆放。

一旦指引导管到位成功后,需要在透视下通过指引导管冒烟以检测其头端附近血管的结构是否发生变化,如是否并发血管痉挛和夹层形成等。若因为导管头端刺激血管壁导致血管发生痉挛和血流缓慢,应缓慢的回撤导管头端数毫米,等待血流恢复后再进行操作。导管头端会随着每一次心脏跳动上下滑动和摩擦血管壁,在摆放导管时需要考虑到这一点。

5.指引导管灌洗

一般采用肝素生理盐水(每 500 mL 生理盐水中加 5 000 U 肝素)导管内持续灌注,对于防止导管内血栓形成很重要。在整个操作过程中,应密切观察并保证指引导管内无血栓或气泡。

6.防止指引导管诱发的血管痉挛

当严重的血管痉挛发生时,缓慢回撤导管至血管下段。尽可能保持导管头端远离血管迂曲部位。使用型号更小的指引导管可以降低血管痉挛的发生率。使用软头的指引导管,如 Guider Softip XF 指引导管(Boston Scientific,Natick,MA)可减少导管对血管壁的刺激。指引导管内衬填充器,比如 Northstar Lumax Flex Catheter(Cook,Inc.,Bloomington,IN)也有益于防止血管痉挛的发生。当发生血管痉挛时,可于动脉内注射硝酸甘油(每次 30 mg),但缺点就是可能导致低血压和头痛发生。

（四）球囊扩张和支架置入

一旦指引导管成功到位，应该选择一个便于操作的操作像位或工作像位。操作像位应在高倍放大状态，并能很清晰地识别病变部位、远处血管以及指引导管的头端。在特定的情况下，如当血管次全闭塞或途径极度迂曲时，可通过长的交换导丝将微导管输送并越过颅内狭窄病变。采用微导管交换是为便于顺利地将微导丝送至病变的远处血管，以建立一无创、快捷通道。当微导丝到位后移除微导管，顺着微导丝将球囊输送至狭窄位置，准确定位，缓慢释放。对非闭塞或不使用 Wingspan 系统时，我们机构多数情况下不采用微导管交换技术。若需要采用支架置入术，先将预扩球囊退出，后将自膨式支架或球扩式支架输送至病变部位，准确定位后释放。

1.操作器材的选择

颅内血管成形术必备材料包括交换导丝、微导管和球囊。Gateway PTA 球囊导管和 Wingspan 支架系统（波士顿科学公司）是专门为颅内而设计的球囊和支架。它已经得到人道主义豁免，且该系统的应用也得到伦理委员会的许可。

（1）微导丝的选择：微导丝的选择需要考虑其可视性和可控性。这两大性能对颅内血管成形术尤为重要。其头端相对较软，可以降低远处血管痉挛和血管穿通发生率。Transend 微导丝具较好的可控性，其头端在透视下有较高可视性。但对于病变复杂程度不高，亦可不采用微导管交换技术而直接使用快速交换球囊和/或球扩式支架，此时可使用更容易操控的较短的微导丝，如 BMW 或 PT Graphix 微导丝（波士顿科学公司）。

（2）微导管的选择：一般的微导管均能满足操作需要，常用的微导管有 Prowler 14（Cordis，Miami，Fla）和 Echelon-10（ev3，Irvine，CA）。

（3）球囊的选择：一般选用具有较强膨胀力的非顺应性球囊。目前市场上可供选择的颅内球囊包括 Gateway PTA 球囊（波士顿科学公司）；Maverick2 Monorail 球囊（波士顿科学公司）；非顺应性 Ranger 球囊（波士顿科学公司）和非顺应性 Raptor 球囊（Cordis，Miami，FL）。球囊大小一般要求其直径略小于临近正常血管的直径，球囊的膨胀直径和长度则取决于临近正常血管的直径和病灶的长度，一般选择直径在 2.0~4.0 mm，长度在 9~20 mm 的球囊。

（4）支架的选择：用于颅内的支架包括球扩支架和自膨式支架。球扩支架相对较直，有时很难通过迂曲的血管，在颅内血管实际使用中可能会存在一些问题。更重要的是，颅内动脉悬浮在脑脊液中，周围缺少像冠状动脉一样的纤维结缔组织，球扩支架在释放过程中难免会导致夹层形成和穿通发生。所以一些文献报道使用球扩支架具有相对高的并发症。然而，仅在中国市场使用的 Apollo 支架（上海微创医疗器械有限公司）是一种专门用于颅内动脉的球扩式支架，相对于其他冠脉球扩支架来说更软，通过性更好。虽在国内机构使用了多年，并未发现由此引起的并发症高于自膨式支架。2009 年 Groschel 等对 2008 年 4 月份以前发表的有关颅内动脉粥样硬化支架成形术的文献进行临床和影像结果（31 个研究 1177 次手术操作）分析发现，无论使用球扩支架还是自膨式支架，两者在围术期并发症的发生率上并无差别。

2.球囊血管成形术

单纯球囊成形术治疗症状性颅内动脉狭窄是一不错的选择。这里仅描述冠脉球囊的操作技术，如 Maverick2 Monorail 球囊（波士顿科学公司），而 Gateway PTA 球囊操作在 Wingspan 系统操作技术部分详细描述。

现代 PTA 技术是指应用球囊导管装置放置在动脉阻塞或狭窄部位，以较高的压力膨胀球囊，达到扩张血管，消除狭窄，使血流通过增加，从而改善脑灌注状态。PTA 的原理是球囊充胀的压力造成狭窄区血管壁内、中膜局限性撕裂。血管壁特别是中膜过度伸展和动脉粥样斑的断裂,从而导致血管壁张力减退和血管内径的扩大。颅内动脉血管成形术的目的是纠正动脉狭窄所引起的血流动力学紊乱,减少血栓形成的机会,保证颅内血流供应。

Maverick2 和 Monorail 球囊需求的指引导管直径≥6 F、长度≤90 cm。Maverick2 经皮冠状动脉腔内成形术(PTCA)扩张导管系一种快速交换球囊导管,导管末端附近装有一只球囊。导管末端部分为同轴双腔设计。外层管腔用于球囊膨胀处理,而导引钢丝腔则允许导引钢丝(≤0.014 in/0.36 mm)将导管推送至需要扩张的狭窄部位。在建议的压力下,球囊提供一个预先设计的直径和长度以实现膨胀扩张。导管包括一个锥形末端,以便将导管推进至狭窄部分。在 X 线透视下,附在导管上不透射线标记环有助于判断导管球囊部分的位置。

所选球囊的直径一般不超过参考直径的 80%,以便血管扩张幅度可以达到但不会超过病变近端和远端的血管直径;如果病变血管的近端和远端有不同的正常参考直径时,球囊直径应该依据两者最小直径来选择;如果指定的球囊导管无法穿过狭窄部位,应使用直径更小的球囊导管对病变部位进行预扩张处理,以便尺寸更为适合的球囊导管通过。所选球囊必须得完全覆盖病变,其长度可以接近或稍长于病变长度。

操作前应做充分的准备。球囊导管进行灌洗和充盈操作。使用肝素化的生理盐水按 1∶1 的比例稀释处理造影剂。将 3 mL 造影剂吸入一支 10 mL 注射器内。只能使用适当的球囊充盈介质。切勿使用空气或任何气体介质充盈球囊。手持装有造影剂的注射器链接球囊端口进行吸气操作,切记不能预先膨胀球囊。确定扩张导管球囊端口和充盈器械连接处的造影剂均为明显的弯液面。将充盈器械与球囊扩张导管的球囊端口牢固地连接起来。

将 6 F 导引导管头端送至颈内动脉颅外段稍远处。在路图指引下将直径为 0.014 in、长为 182 cm、头端柔软的微导丝沿着导引导管小心通过动脉狭窄部位并使其头端置于合适位置,微导丝头端位置因狭窄部位不同而不同,如大脑中动脉 M1 段狭窄微导丝头端应置于 M2 段;颈内动脉颅内段狭窄微导丝头端应在大脑中动脉 M1 段。沿导丝将所选球囊置入狭窄段的中央部,如果狭窄直径小于输送球囊的导管外径,使用小球囊进行预扩以使所选球囊容易通过,造影观察定位后给予 5～10 atm 压力缓慢扩张球囊 10～50 秒,根据病灶的情况可以重复扩张 2～3 次后,解除压力使球囊回缩,但仍留置在原处,随即造影复查血管扩张情况,以确定是否需要额外扩张。若扩张效果满意,则退出球囊,再次造影评价残余动脉狭窄的程度。

3.球扩式支架置入术

在国内,目前采用的球扩支架多为 Apollo 支架。在路图下,经 0.035 泥鳅导丝插入 6 F 导引导管,头端置于颈内动脉的 C_1 段的远端。导丝定位同 PTA。一般应先在正侧位下做路图,清晰显示脉络膜动脉,以便于避免微导丝进入脉络膜动脉或其他较小的皮质分支。当微导丝接近 MCA 主干时改正位像路图。同时,建议将导丝放置于 MCA 的下干中,这样导丝的支撑力较强,也相对安全。

将支架输送系统沿着微导丝放置在跨狭窄位置。造影定位后,在透视下,以 4～6 atm 压力缓慢加压扩张球囊,使支架缓慢展开到预定直径。然后减压球囊,使支架与球囊脱离,即刻造影了解支架形态。若支架展开的形态欠佳或者残余狭窄>50%时,可再次扩张球囊。将球囊导管撤至指引导管内,进行血管造影复查,若无异常则撤出球囊、导丝和导引导管。颅内动脉狭窄支架成形术成功标准:复查造影显示前向血流良好,残余狭窄≤50%。

4.Wingspan 系统操作技术

带有 Gateway PTA 球囊导管的 Wingspan 系统已得到美国 FDA 人道主义豁免。这套系统专门用于治疗症状性颅内动脉粥样硬化性狭窄(≥50%)且内科药物治疗无效的患者。

Gateway 是在 Maverick 球囊导管的基础上改良形成的,球囊有硅树脂涂层,导管外涂有亲水涂层,这可减少操作过程中出现的摩擦力。导管末端逐渐变细,便于将导管输送抵达和穿过狭窄部位。球囊末端的标记带可指导在 X 线透视下方便导管球囊的定位。Gateway 球囊扩张的原则同上述 Maverick2 和 Monorail 球囊。

Wingspan 支架是两端(远端和近端)带有 4 个不透 X 线标记带的自膨式镍钛支架。其设计类似 Neuroform² 支架(Boston Scientific,Natick,MA)。带有预装支架的递送导管(由内管和外管组成)。

支架的长度应至少比病变部位长 6 mm,以便支架的两端均比病变部位至少延伸 3 mm。所选支架的直径应等于或稍大于正常参考直径,如 4.0 mm 直径的支架适合于放置于 4.0 mm 参考直径血管内;而对于 4.1 mm 参考直径的血管,应选择 4.5 mm 直径的支架。支架释放后,2.5 mm 支架可能会短缩2.4%,4.5 mm 支架可能会短缩 7.1%。

无菌肝素化生理盐水冲洗输送系统内管管腔和外管,排除系统内的所有气体。将输送系统外管和输送系统内管的止血阀侧面端口与密封的加压无菌肝素化生理盐水冲洗管连接。

旋松输送系统外管的止血阀(外管锁定在输送系统内管上),轻轻回撤输送系统内管,以便双锥形末端的近端与外管的远端之间出现 1~2 mm 的缝隙,使盐水能从外管末端快速滴落。切勿用力过度或将内管末端留在输送系统内。旋紧环绕输送系统内管的输送系统外管上的止血阀,以便在推送 Wingspan 支架系统过程中将输送系统内管固定在位。

假如血管路径很好的话,可通过非交换微导丝直接将 Gateway 球囊送至病变部位。反之,可见通过微导管将交换导丝输送至颅内血管的远端,撤出微导管通过交换导丝输送 gateway 球囊;亦可使用更容易操控的相对较短的非交换导丝,比如 BMW 或 PT 微导丝将微导管送至病变的远端,在撤出非交换导丝后再通过微导管将交换导丝送至颅内血管的远端。

球囊导管灌洗后,通过微导丝将其送入指引导管内,在透视下将球囊导管头端标记送至指引导管的远端出口。在路图下,通过微导丝将球囊远端标记越过病变。通过指引导管造影准确定位球囊的位置。在透视下,以约 1 atm/10 s 的速度缓慢扩张球囊至命名压。当球囊充分膨胀后,停留 10~20 秒,紧接着回缩球囊。移开球囊之前进行指引导管造影。大部分病例单次预扩就足够。偶尔情况需要第二次预扩,有时需要更高的压力进行扩张(如 8 atm)。

旋紧指引导管止血阀以防交换导丝头端发生移动,旋紧内管的旋转止血阀以防内管移动,通过交换导丝输送 Wingspan 系统的外管至指引导管止血阀,打开指引导管止血阀,在透视下输送外管并稍稍越过狭窄病变。在造影或路图下,通过支架远端和近端标记带进行准确定位。需要注意的是,传递系统只能通过抓握外管进行输送,这样可以避免误送内管而导致支架提前释放。另外,整个过程都必须注意微导丝头端的移动,必要及时调整。旋松输送系统外管止血阀。右手握紧输送系统内管手柄并固定不动,左手继续轻微缓慢的回撤输送系统外管手柄,在释放期间,不要试图改变支架位置。支架完全扩张后,旋紧输送系统外管止血阀,并轻轻退出 Wingspan 支架系统至指引导管内,通过指引导管造影了解支架位置、病变形态和有无造影剂外渗及远端血管有无栓塞等发生,最后撤出微导丝和指引导管。

5.颅内球囊成形和支架置入要点

(1)不要过分旋紧球囊导管体部的旋转止血阀。

(2)若球囊不能打开,立即更换另外一个。

(3)若球囊膨胀时产生瓜子效应(即扩张时来回滑动),采用适度牵拉球囊导管的方法来稳定球囊,以防止扩张时向远处滑动;另外,可选择更换更长的球囊。

(4)在迂曲的血管中,较硬导丝可能会引起导丝在 Wingspan 支架系统或 Gateway PTA 球囊导管内粘连。在这种情况下,首先要确认内管和外管是否得到充分的灌洗;如仍不成功,则使用柔软的导丝,并将导丝的松软部分置于支架内。

(5)若支架在释放时发生错位。可考虑放置第 2 个支架。

6.血管内治疗的目标

颅内动脉球囊或支架成形术的目的是治疗症状性动脉狭窄以改善供脑组织的血流灌注。关于颅内球囊或支架成形术后狭窄应该改善到什么程度目前还没有统一的目标。在 SSYLVIA 研究中,技术成功定义为术后残余狭窄≤30%。目前大部分文献定义技术成功为术后残余狭窄≤20%或≤30%,而更常见采用≤50%残余狭窄。技术成功合理的定义应是残余狭窄≤50%。

7.围术期间血压调控

大部分病例系列或研究没有提供如何监测和处理术前、术中和术后血压的证据。术后最佳的血压水平目前还没有达成共识。术后患者血压调控个体差异较大。一些操作者认为在术后 24～48 小时内应将收缩压维持在 16.0～18.7 kPa(120～140 mmHg),高血压患者使用静脉注射哌胺甲尿啶,低血压患者采用等渗液体而尽量避免使用多巴胺。对于高灌注综合征患者,收缩压应低于 16.0 kPa(120 mmHg)。

8.术后处理

(1)完善神经系统检查。

(2)将患者安置在神经监护病房,每小时进行一次神经系统体检和腹股沟部位检查。

(3)抗血小板治疗:术后对于无阿司匹林过敏或者高出血风险的患者,100 mg/d 长期口服。氯吡格雷 75 mg/d 持续至少 3 个月,也有达 6～12 个月。

(4)若无并发症发生,大部分患者可在术后 1～2 天出院。

9.颅内动脉血管内治疗注意要点

(1)操作者经验和对患者的严格筛选非常关键。因为颅内动脉血管内治疗具有较高的并发症发生率,考虑行血管内治疗时,必须持相对谨慎的态度,应仔细评价他们的获益风险比;如果接受血管内治疗,必须由经验丰富的操作者来完成。

(2)患者在接受股动脉穿刺置鞘前,应备好所有必需的介入器材并放置在操作者身后的台面上以便能快速得到。

(3)每一步结束后均应手推造影,来判断是否发生造影剂外渗、夹层形成、管腔内血栓发生和装置定位等。假如操作期间出现并发症,完整的造影资料有助于将并发症进行分类和处理。

(4)假如患者意识清醒,每一步操作完成后,都应进行简单的神经系统体检。

(5)应该避免球囊过度扩张,最好选择小直径而不是大直径的球囊。

三、颅内介入治疗围术期并发症的识别与处理

围术期颅内并发症的快速识别非常关键。假如手术期间患者血压、心率和意识突然发生变

化或者清醒的患者出现新发神经系统体征时,需要立即完成以下几件事情:①立即对操作血管区域执行正位和侧位造影。②查找是否发生造影剂外渗、血管穿通、管腔内血栓以及造影剂在颅内远处血管内滞留或者通过缓慢(提示栓子已进入多个细小分支等)。如果术后出现新发神经系统体征,应该立即完成头颅 CT 扫描;如有必要可考虑再次血管造影和动脉溶栓。如果血管造影和CT 扫描仍不能解释神经系统体征变化时,可考虑 DWI 检查证实是否发生小缺血事件。下面详细介绍各种常见的并发症的识别和处理。

(一)血管破裂

颅内血管成形和支架置入术最严重的术中并发症之一。Suh 等曾报道血管内治疗症状性颅内动脉狭窄过程中,导管刺破血管发生率为 3%。

1.血管破裂的可能原因

(1)支架或球囊选择过大。

(2)球囊扩张压力过大、过快。

(3)颅内血管解剖学特点决定了在狭窄段置入支架或球囊并扩张释放后有潜在血管破裂的风险,因为颅内血管全部位于蛛网膜下腔,周围没有任何支撑组织,且管径小,加之长期动脉粥样硬化致血管本身结构不良,脆性增加,易于破裂。

(4)操作过程动作粗暴,推进导管和导丝的动作不当。例如,支架释放过程中导丝过度移动,导丝头端就有穿破皮质动脉的风险。

2.血管破裂的诊断

如果患者突然发生血压升高、心动过缓或者头痛出现,就应怀疑颅内出血可能。立即进行血管造影,查看造影剂外渗情况。头颅 CT 表现为蛛网膜下腔出血。

3.处理措施

如果出血得到证实,采用的方法如下。

(1)鱼精蛋白中和肝素,每 1 000 U 肝素需要 10 mg 鱼精蛋白,静脉推注。

(2)严格控制血压;或者输注血小板逆转抗血小板药物(主要针对阿昔单抗)。

(3)若发生血管破裂,即刻使用不可脱球囊于血管内封闭破裂点,如有必要可急诊行侧脑室引流或开颅修补破裂血管。

4.预防措施

在支架置入之前要准确测量狭窄程度,支架直径应等于或稍小于狭窄远端近段的正常血管直径,并且所选支架要柔顺性好。球囊支架释放时,扩张压力要谨慎,坚持较低压力、缓慢、渐进的原则。在导管和导丝推进过程中,一定要在路图下进行,并不时检测正侧位影像,确定在导管和导丝的位置适当;支架释放过程中注意观察导丝头端,尽量避免导丝突然、过度移动;另外操作者的小心谨慎也是十分重要的。

(二)斑块破裂、栓子脱落、远端栓塞

可以发生在手术的各阶段,是术中和术后急性缺血性脑卒中发生重要原因。

1.斑块破裂、栓子脱落、远端栓塞发生的原因

(1)输送导管、导丝及支架操作方法不当。

(2)球囊扩张压力过大、时间过长。

(3)支架释放过程对斑块的切割、扩张作用。

(4)由于颅内血管球囊成形和支架置入术一般无法使用血管保护装置,也增加了远端栓塞的

风险。

2.斑块破裂、栓子脱落、远端栓塞的诊断

如果患者出现短暂性或者持续性新发的神经系统体征时,需要对治疗血管进行重新造影评估,脑缺血事件可能为斑块破裂、栓子脱落、远端栓塞所致。

3.斑块破裂、栓子脱落、远端栓塞的处理措施

一旦发生远端栓塞并经造影证实,即刻在栓塞部位动脉内给予尿激酶或重组组织纤溶蛋白酶原激活剂(rt-PA)溶栓治疗。尿激酶用量为首先 50 万单位＋10 mL 生理盐水,造影检查若未通,则追加 25 万单位加 10 mL 生理盐水,最大剂量 150 万单位。rt-PA 用量按 0.85 mg/kg 给予。注意每 30 分钟复查造影1次,了解血管再通情况,以及警惕继发出血可能。术后予以抗脑水肿、维持正常动脉压和脑灌注压,以及肝素化治疗。

4.预防措施

术前规范给予阿司匹林、波立维;术中严密观察患者神经系统体征和生命体征;规范操作,减少导管等对斑块的刺激;不断给肝素盐水冲管和排除空气,全身肝素化。

(三)血栓形成

在支架或球囊置入后急性或亚急性的血栓形成是急性神经功能缺失、再狭窄的重要因素。

1.血栓形成发生的原因

其发生原因是多因素的,主要与术中操作时间过长;操作过程中内膜损伤;支架贴壁不良;抗凝不充分;凝血系统被激活等因素有关。各种情况导致血小板在支架上和被损伤的内膜上沉积,形成血栓。

2.血栓形成的诊断

若术中或术后患者出现急性局灶性神经功能缺失,要考虑血栓形成,即刻行头颅 CT、MRA 及 DSA 检查。一旦确定,即刻溶栓治疗,并加强抗凝。

3.血栓形成的处理措施

(1)血小板Ⅱb/Ⅲa 抗体治疗(如 Abciximab,阿昔单抗;Eptifibitide,埃替巴肽)。优点:强力的抗血小板药物,特别适用于血小板源性血栓形成,这是支架内血栓形成的最常见原因。缺点是因其有半衰期相对较长,易增加了颅内出血的风险。这种矛盾也是目前争论、研究的焦点。如果需要,有专家推荐阿昔单抗而不是埃替巴肽,因为前者可以通过输注血小板进行逆转。阿昔单抗用法为:负荷剂量0.25 mg/kg,然后静脉推注 10 μg/min 维持 12 小时。

(2)动脉溶栓(t-PA 或者尿激酶)。优点是半衰期短。缺点:疗效不如血小板Ⅱb/Ⅲa 抗体,也容易增加出血风险。

(3)对于术中急性血栓形成,也有人用导管吸取血栓:将导管插至血栓近端,再将导丝插至血栓近端,退出导管,进行导管交换。再插入的导管要选用>8 F 的端孔导管,尖端呈截头状。将截头导管尖端与血栓接触后,拔去导丝,用装有肝素溶液的 50 mL 注射器接在导管尾端,用力抽吸,新鲜的血栓可能被吸出。血栓吸出时,注射器负压突然降低,血栓涌入肝素溶液。

4.预防措施

(1)熟练操作,尽量缩短手术时间。

(2)支架充分贴壁。

(3)插管前彻底冲洗导管、导丝,且导管充满肝素溶液,特别是用福尔马林浸泡消毒过的导管、导丝。因为甲醛(福尔马林)能使蛋白凝固,导管、导丝上若有残留,则促使凝血块形成。术中

不断注入肝素溶液冲管。

（4）充分抗凝：术前、术后阿司匹林、波立维规范应用；术中患者肝素化。特别是有房颤史的患者建议接受华法林治疗，使 INR 在 2.5～3.5。也有学者建议术后低分子肝素维持治疗 3 周。

（四）穿支动脉闭塞

颅内动脉尤其是 MCA 有许多穿支动脉向基底节区和脑干供血，而且这些动脉多为终末动脉，一旦闭塞可能引起严重的脑梗死。引起穿支动脉闭塞的因素有"除雪机"效应，即动脉粥样硬化斑在支架、球囊切割、挤压、扩张作用下出现移位，进入并阻塞了穿支动脉。颅内动脉粥样硬化常发生在血管分叉部或紧邻分支血管开口部，所以支架置入后支架本身的网状结构难免会压迫或覆盖穿支动脉开口。但是由于目前采用的球囊扩张支架的网孔都较大，编织支架的网丝较细，所以对于较重要的分支动脉（如豆纹动脉等）影响不大。有研究表明，如果支架网丝覆盖穿支动脉开口 50%，穿支动脉会保持通畅。其他可能机制包括支架闭塞、支架内内膜的过度增生、分支动脉的痉挛等。

（五）再狭窄

再狭窄是颅内血管成形和支架置入术值得关注的一个重要问题。在颅外动脉，由于管径较大，即使发生支架内狭窄，一般狭窄率较低，对血流动力学影响较小，可以忽略不计。颅内动脉则不同，即使管径轻微的改变，也会引起血流动力学明显改变。Mori 等认为 PTA 术后脑卒中、再狭窄以及和操作有关的并发症的发生与病变的形态学特征有关，资料显示 Mori 分型中 A、B、C 3 型的 PTA 术后脑卒中率分别为 8%、26%、87%，1 年再狭窄率分别为 0%、33%、100%。球扩支架置入术后再狭窄发生率各研究报道有所不同，一项多中心、前瞻性研究报道，颅内动脉置入球扩金属裸支架半年后再狭窄率高达 32.4%，也有研究认为其再狭窄发生率低，报道最低的为 7.5%。至于 Wingspan 支架系统，报道一年后再狭窄发生率高达 30%。2009 年，Grschel 等对影像学随访的 535 例支架置入的患者进行综述发现，自膨式支架术后再狭窄发生率高于球扩式支架（分别为 17.4% 和 13.8%）。尽管颅内血管成形和支架置入具有较高再狭窄率，但是大多患者（约 61%）是无症状，这可能与支架置入后血管扩张改善了脑供血有关。此外再狭窄速度缓慢，有足够的时间建立良好的侧支循环；同时尽管内膜过度增生，但新生的血管内膜较原有的粥样硬化斑块光滑，所以对血流动力学影响不大，症状不明显。

1.发生再狭窄的可能原因

（1）单纯球囊扩张术后再狭窄主要原因是球囊扩张部位内膜纤维细胞增生。研究表明，PTA 是一种损伤血管壁成分的机械治疗方法，术后必然会引起一系列修复反应，这就成为再狭窄的病理学基础。PTA 结局有两重性，内、中膜局限性撕裂造成血管腔的扩大，血流灌注得以恢复；同时内、中膜撕裂也成为纤维组织增生导致再狭窄的原因。再狭窄其他原因包括血管壁的弹性回缩和原有病变的进展。

（2）支架置入过程中或多或少都会损伤血管，引起平滑肌增殖、新生内膜化、内膜过度增生、血管重建，导致再狭窄。其他可能机制包括血栓形成、血管回缩等。再狭窄的危险因素包括糖尿病、支架置入血管管径小、术后残余狭窄>30%。

2.支架内再狭窄的诊断

根据大多数文献报道，再狭窄定义为 DSA 显示支架内狭窄程度>50% 或残余狭窄为 30%～50% 时采用病变血管管径绝对值减少>20%。

3.支架内再狭窄的处理措施

目前文献大多数意见为当再狭窄程度<70％且无症状时,可继续随访观察;当再狭窄程度≥70％或者有症状时,可考虑单纯血管成形或支架置入术。

4.支架内再狭窄的预防措施

(1)术中谨慎操作,尽量减少对血管的损伤,避免内膜过度增生。

(2)释放支架时尽量使支架充分展开,减少残余狭窄。

(3)术后规范抗凝、抗血小板治疗。

(4)糖尿病患者积极控制血糖水平。

(5)另外,药物洗脱支架用于颅内动脉狭窄治疗,正处于实验研究和探索阶段。国外对药物洗脱支架进行了一系列的动物实验及临床研究,证实它可以明显降低再狭窄的发生。这种支架应用的药物有肝素、西罗莫司(雷帕霉素)、紫杉醇等。肝素化支架(Cordis 公司)可以在局部缓慢持久释放肝素的活性部分,充分发挥抗凝作用,降低支架内血栓形成,同时可使修复后的动脉内膜更光滑。西罗莫司洗脱支架[CYPHER(R)支架,Cordis 公司]可以使药物在 30 天内缓慢释放 80％,在再狭窄高峰期抑制纤维组织增生和平滑肌细胞迁移及增殖,起到预防再狭窄的作用。在 RAVEL 临床试验中显示,与普通支架相比,西罗莫司支架明显的降低再狭窄发生率。紫杉醇洗脱支架(TAXUS 支架,Boston 公司)通过长时间抑制血管内皮细胞增生达到预防再狭窄的作用。一个多中心、随机双盲、对照研究 TAXUS V 结果显示,紫杉醇洗脱支架能显著降低糖尿病患者的再狭窄率。但是药物涂层支架还处于初步探索阶段,对于颅内血管的影响及是否存在神经毒性等问题亟待研究说明。此外有报道提出药物涂层支架有致过敏、迟发血栓形成等不良反应的病例。所以药物涂层支架在颅内动脉狭窄治疗上应用需要进一步研究、积累经验及观察疗效。

(六)脑过度灌注综合征(hyperperfusion syndrome,HS)

过度灌注综合征是一种发生率不高,但一旦发生,其病死率和致残率较高。发病机制与长期低血流灌注导致的脑血管自动调节功能紊乱有关。因为脑动脉狭窄的存在,为了维持正常脑血流,脑血管处于持续舒张状态,无法适应动脉狭窄解除后瞬间的高血流量。同时长期的缺血状态可导致血-脑屏障结构出现病理性改变,快速恢复正常的灌注压使同侧(偶尔在对侧)局部血流量较术前显著增高,超过脑组织代谢需求,血-脑屏障被破坏,血液成分渗入到组织间隙,导致脑组织肿胀、小动脉纤维素样坏死以及脑出血。其临床症状多样,主要有严重的单侧头痛、面部和眼部疼痛、癫痫发作,以及因脑水肿和/或颅内出血引起的局灶性神经症状。HS 的危险因素有动脉狭窄严重(≥90％);侧支循环不完善;术中/术后高血压;抗凝治疗过量。

预防和处理措施:术前评估全面,包括侧支循环状况;脑血管反应性;脑血流动力学储备;凝血状态;血压水平。因为术前脑血管反应性(cerebrovascular reactivity,CVR)降低与术后 HS 的发生显著相关,是 HS 的独立危险因素。所以术前应用 TCD、SPECT 测定 CVR 非常重要。有条件时,术中 TCD 监测脑血流速度,评估支架释放后是否存在局部血流的过度灌注。术后即刻行 TCD、SPECT、MRI 灌注显像、PET 等检查,评价局部血流量。术中、术后充分控制血压,尤其术后血压应控制在 16.0/10.7 kPa(120/80 mmHg)以下,避免血压急剧上升。抗凝药物剂量适中。术后一旦出现异常情况,即刻头颅 CT、MRI 灌注显像检查。有报道应用自由基清除剂治疗 HS,但疗效仍需进一步观察。HS 发生率虽低,但预后较差,应提高警惕,预防为主。

（七）支架移位

支架移位主要与支架选择、扩张压力有关。选择的支架过小，或扩张压力不足，使支架展开不充分，未完全贴壁，这时支架容易移位。另外在治疗串联病灶放置多个支架时，若先放置近端支架，那在放置远端支架时可能会引起近端支架移位。

（八）血管痉挛

Purdy 和 Takis 等都报道过颅内动脉 PTA 术中或术后几分钟到几小时出现血管痉挛的病例。血管痉挛可以是无症状的，可自行好转。但也可以引起血流动力学变化（低灌注），或者局部血栓形成，从而导致缺血性脑卒中严重后果。所以对于血管痉挛要予以重视，及早发现，及早治疗。

1.血管痉挛可能的原因

（1）颅内动脉处于蛛网膜下腔的脑脊液中，周围无软组织包绕、支撑，而且血管迂曲。所以导管、球囊等器材通过时，若操作不当、动作粗糙，或者球囊扩张时压力不适当，就容易导致动脉痉挛。

（2）PTA 可以造成内膜剥脱、动脉粥样斑块薄弱处破裂以及中膜扩张。因此在动脉扩张的位置上内膜损伤，导致血小板黏附聚集，释放 5-羟色胺或促凝血素，最终导致血管收缩。

（3）支架置入与 PTA 类似，多数与机械刺激有关。

2.血管痉挛的处理措施

一旦发生血管痉挛，撤出导管，一般痉挛即会解除。如果无效，可以即刻予以尼莫地平 10 mg，静脉泵缓慢滴注；或者罂粟碱 30～60 mg 微导管内灌注。若仍不能缓解，可经导管缓慢推注 25％甘露醇 10 mL。术后继续予以尼莫地平静脉滴注。重度的脑血管痉挛，常危及患者生命，应保持呼吸道通畅，充分给氧，必要时行气管插管控制或辅助呼吸，对于烦躁不安者，予以镇静药、快速输入甘露醇液降颅压减轻脑水肿、维持血流动力学的稳定。

3.预防措施

在颅内动脉内避免使用头端较硬的球囊导管，同时在输送导管的过程中操作要柔和，若血管严重迂曲通过困难时，宁可放弃不要勉强进行。如果全身麻醉也可降低血管痉挛的发生率。

（九）穿刺部位的并发症

穿刺部位的并发症主要有局部血肿、假性动脉瘤、动脉瘘、腹膜后血肿、动脉夹层、感染等。其危险因素包括鞘的尺寸较大、动脉严重钙化、穿刺位置过高、反复穿刺、血压水平、凝血状态等。

（十）导管扭结

7～8 F 导管最易扭结，特别是 S 型导管。一旦发现导管扭结，应立即停止插管，但不要急着退管，严格按常规定时用肝素溶液冲洗导管，同时在监视屏上确定导管打结的方向、结的松紧来确定解决方法。

若结扣较松可以利用可控导丝解结：可控导丝的前端插到导管扭结的第 1 圈，导管可在可控导丝上后退，使结扣松解，然后推进导管，增大结扣，直到管尖完全脱出。在此过程中应注意：定时冲洗导管，防止导管栓塞；避免扭转的导管尖进入分支血管或刺破血管；扭结的导管尽量退到较粗的血管处进行解结。若结扣较紧，无法解开则考虑开颅手术取出。只要谨慎操作，紧密监视导管进程，注意插管长度，导管扭结是完全可以预防避免的。

（十一）导管及导丝折断

多见于操作动作粗暴、导管导丝质量存在问题。所以在术前必须认真检查，有任何一点软硬不均、表面不光滑或有皱褶痕迹,都应予以废弃。当预计插管时要反复旋转操作时应选择强扭力导管及安全导丝。操作过程动作轻柔,忌粗暴拉扯。

一旦发生导管导丝折断,应尽快取出,避免严重的并发症。可以利用环圈导管套取断端:从导管前端伸出 1 个环圈,将折断的导丝、导管套入环内,收紧环圈,拉到周围血管,然后切开取出。环圈导管的外套管选择大号血管导管(10~12 F),环圈用细钢丝或小号导管(<4 F),对折后送入外套管,从导管前端伸出后即形成环圈。若导管导丝折断位置较深,或无法用环圈取出时,则考虑手术治疗。

(十二)导管栓塞

也是插管过程中可能遇到的意外。所以插管成功后,必须先抽吸,待血液流出,再注射肝素溶液,以避免将导管内的血凝块推入血管。如果没有回血,决不容许盲目推注液体。可以用 50 mL 注射器与导管尾端接头相连,用力抽吸,一般新鲜血栓多可以吸出。

预防措施:①术前肝素溶液彻底冲洗导管、导丝。②插管过程中,导丝头端要伸出导管尖端。③术中不断肝素溶液冲洗。

（王利峰）

第七章　先天性疾病

第一节　小儿脑瘫

小儿脑瘫(简称脑瘫)是指发生在妊娠到新生儿期间,由各种原因引起的以脑的非进行性病变为基础,形成永存的、但可以变化的运动和姿势异常,常有不同程度的智能低下、癫痫、行为异常等症状。患儿多在 2 岁以前发病。

一、病因

脑瘫的直接病因为脑损伤和脑发育缺陷,高危因素有多种,可以大致分为以下几种。

(一)孕妇年龄过大

研究表明,母亲年龄 40 岁以上的小儿脑瘫患病率是 25～34 岁产妇的 3 倍。

(二)多胎妊娠比单胎妊娠发生脑瘫的危险性更大

多胎妊娠比单胎妊娠发生脑瘫的危险性更大是由于多胎妊娠时胎盘功能相对不足,特别是某些多胎胎盘所特有的病理情况,如胎儿间的输血综合征,会出现供血胎儿贫血、低体质量,受血胎儿血容量过高、水肿、心力衰竭等。此外,单双胎和多胎妊娠比单胎妊娠更可能减少妊娠期,也易使胎儿宫内发育迟缓。

(三)孕妇宫内感染

因孕妇宫内感染而致脑瘫的情况约占脑瘫的 1/3,1987 年 Nahnrias 首先把先天性宫内感染引起围生儿畸形的病原体概括为 TORCH(T:弓形虫;R:风疹病毒;C:巨细胞病毒;H:单纯疱疹病毒;O:其他病原体如 EB 病毒、梅毒螺旋体等),即火炬综合征。孕妇一旦感染,可通过胎盘、产道传染给胎儿,直接损伤胚胎组织细胞,特别损害发育过程的中枢神经系统,出生后表现为脑瘫。

(四)早产儿

早产儿的脏器特别是中枢神经系统尚未发育完善,生发基质处小血管上皮层脆性大,血管周围又缺少支撑物,纤维蛋白溶解活力高,再加上凝血因子缺少,稍有压力改变或损伤就容易发生生发基质-脑室内出血,继而导致脑室周围出血性梗死。而脑室周围血管的发育程度与胎龄有关,胎龄越小脑室深部的血管分支发育越差。早产儿的脑血管缺少动脉吻合支,且脑中的大小动脉管壁又缺少肌层,对压力变化的适应能力较差,一旦发生血压下降就可使大脑血流减少,脑室周围动脉边缘区域和脑白质终末区域发生缺血,继而发生脑室周围白质软化。据报道,当出现低氧、高碳酸血症或绒毛膜羊膜炎、羊膜早破等情况时,均会促使脑室周围白质软化的发生,增加早产儿脑部损伤的危险性。

此外早产儿由于机体抵抗力差,各种脏器发育不完善,功能尚不健全,因此很容易出现感染、硬肿症、呼吸窘迫、呼吸暂停等并发症,而这些并发症形成的碳酸血症以及治疗并发症时可能出现的补液过快、呼吸机应用不当、高浓度氧吸入等均可引起脑血流的波动,导致或加剧脑室内出血或脑室周围白质软化,如此又增加了造成脑损伤的危险性。

(五)新生儿窒息

Blennow 等报道,窒息特别是严重窒息时新生儿脑脊液中谷氨酸、天冬氨酸两种兴奋性氨基酸浓度较对照组明显为高,而且它们的浓度是随缺氧缺血性脑病的严重程度而增高的,兴奋性氨基酸对低氧缺血环境中未发育好的神经元可能起损害作用。此外窒息时次黄嘌呤大量蓄积,当复苏给氧后次黄嘌呤氧化成尿酸,并释放出游离氧基,而大量游离氧基也会对新生儿的神经元产生损伤。

(六)核黄疸

核黄疸是引起小儿脑瘫的重要病因。间接胆红素超过 306 $\mu mol/L$,即可引起核黄疸,导致脑损伤,引起脑瘫。可由新生儿 Rh 或 ABO 溶血病、败血症、新生儿肝炎、胆汁黏稠综合征、先天性胆道闭锁等引起。由于围产医学的进步,核黄疸引起小儿脑瘫比例明显下降。

(七)低体重儿

StanleY F.J.认为,出生体重低于 1 500 g 的新生儿脑瘫发生率是正常出生体重儿的 25～31 倍。Veelken 等人对 371 例出生体重小于 1 500 g 婴儿进行了回顾性调查,发现脑瘫 55 例(占 14.8%);轻度智力低下 41 例(占 11%);中度智力低下 30 例(占 8%);重度智力低下 19 例(占 5%);失明者 4 例(占 1.5%)。

(八)遗传因素

近年来的研究认为,遗传因素在脑瘫中的影响越来越重要。生过脑瘫患儿的妇女,随后所生的子女脑瘫再发风险增加,提示有与之相联系的遗传学基础。Monreal 在一项对比研究中发现,近亲有癫痫、脑瘫及智能低下中的 2 种因素者占脑瘫的 65%。日本报道,出生体重>2 500 g,无产时及分娩后异常的脑瘫患儿中,父母属近亲结婚者占 17.6%。

(九)环境因素

据报道,孕妇暴露于原子弹爆炸后的放射线环境下可以导致胎儿脑瘫、小脑畸形和智力障碍,在日本由于工业废物污染,鱼肉食品中含有甲基汞,在孕期食用这种食品可以引起痉挛性四肢瘫。

此外,孕妇患妊高征、心力衰竭、大出血、贫血、休克或吸毒、药物过量等均可导致胎儿脑缺血、缺氧而致脑瘫。

二、脑瘫的病理变化

脑瘫患儿脑病变主要累及脑干、基底节、小脑、大脑皮层运动区等神经元聚集的部位,也累及白质纤维。脑瘫的基本病理特点主要有以下 8 个方面。

(1)中枢神经系统的先天性畸形:①脑结构的缺如。如在胎儿发育中由于神经管闭合不全引起大脑半球、间脑的缺如等。②脑结构的畸形。如前脑分化障碍导致的两大脑半球未分开、小脑发育不全等。③神经细胞的异位聚集。指在胎儿神经系统发育的过程中,成神经细胞在迁移时发生停顿或移位,致使神经细胞聚集在异位,形成大小不一的异位灰质块或结节。

(2)脑出血。

(3)神经元细胞变性、坏死。

(4)脑室周围白质软化。

(5)脑室周围出血性梗死。

(6)脑组织的炎性改变:如由于孕妇早期感染风疹病毒,通过胎盘感染胎儿引起的脑瘫,其大脑可呈局限性脑膜脑炎改变。

(7)胶质细胞增生。

(8)脑实质内空洞形成:大多脑瘫患儿的病变为小灶性,无论是脑干神经核,还是皮质区,或小脑、丘脑都如此,白质区依然。下橄榄核病变虽较广泛,但亦为部分区域,基底节虽较弥漫,但仍有健康区存在。因此,此类患者不应放弃治疗,运动训练仍能改善其功能,否则症状进行性加重。

三、临床分类及表现

(一)临床分类

根据1988年在佳木斯召开的第一届全国小儿脑瘫研讨会上制定的分类标准,脑瘫的分类如下。

1.按瘫痪的部位分类

(1)四肢瘫:指双上肢、下肢及躯干都发生瘫痪,多为重症患儿。

(2)双瘫:为四肢瘫的一种类型,指双下肢瘫痪重、躯干与上肢较轻,为脑瘫的典型类型。

(3)偏瘫:指一侧的上肢、下肢瘫痪。

(4)重复偏瘫:为四肢瘫的一种特殊类型,指一侧上、下肢障碍重于另一侧上、下肢。

(5)截瘫:指双下肢局限性瘫痪。代表性的为脊髓损伤时的脑瘫,障碍局限于下肢。

(6)单瘫:指只有一个肢体的瘫痪,临床较少见。

(7)三肢瘫:指患儿三个肢体均有障碍。

(8)双重瘫:是四肢瘫的一种特殊类型,指双侧上肢障碍重于双侧下肢的瘫痪。这种类型多见于手足徐动性脑瘫。

2.按肌肉紧张、姿势及运动模式分类

(1)痉挛性脑瘫:主要病变在锥体系,是临床上最常见的脑瘫类型,以肌肉紧张亢进、运动功能障碍为主要特征,可分为轻、中、重3级。主要表现为上肢肘关节屈曲,腕关节掌屈,手握拳,拇指内收,髋关节屈曲、内收、内旋,膝关节屈曲,足跖屈成尖足。当扶腋下提起患儿时,其双下肢交叉,步行时成剪刀步态。立位时呈头背屈,下颌突出,颈椎前凸,胸椎后凸,腰椎前凸,呈屈髋、屈膝、尖足的特征性姿势。随年龄的增长可发生关节挛缩变形。

由于受累部位不同,痉挛性脑瘫又可分为单瘫、双瘫、四肢瘫和偏瘫等不同类型。一般新生儿窒息与低体重儿易患该型脑瘫,占脑瘫患儿的60%～70%。

(2)手足徐动型脑瘫:主要病变在大脑深部基底核及锥体外系,以不随意运动为主要临床特征。婴儿常表现为头不能竖直呈低张力状态,随年龄的增长肌紧张逐渐增强,颜面、手、足等部位出现难以用意志控制的不随意运动,精神越紧张症状越重,安静时不随意运动减少,入睡后消失。

该型脑瘫由于损伤范围广,颜面肌肉、舌肌、发音器官肌肉都有不同程度的受累,故患儿常伴有发声、构音及语言障碍;有的患儿表现张口、流涎及摄食障碍;有的患儿因颜面肌肉不规则地局部收缩,可表现为面部表情怪异。

(3)强直型脑瘫:主要病变在锥体外系,临床特点为肌张力增强,被动运动时有抵抗,呈均匀的铅管状或齿轮状状态。

(4)失调型脑瘫:病变主要在小脑、脑干,以平衡功能障碍为特征。患儿常表现为运动发育落后,有意向性震颤,张口流涎,躯干摇摆多动,上肢功能障碍明显。患儿的指鼻试验、对指试验及跟膝胫试验都难以完成。

(5)肌张力低下型脑瘫:临床主要表现为缺乏抗重力伸展能力,患儿呈低紧张状态,自主运动功能低下,抬头、坐位都很困难。由于肌张力低下,患儿常取仰卧位,四肢外展、外旋,形成蛙姿位。

此型脑瘫较少见,多为某些类型脑瘫的早期表现,以后肌张力逐渐增强,可变为痉挛性脑瘫或手足徐动型脑瘫。

(6)震颤型脑瘫:主要病变在锥体系及小脑,以身体的某一部分在一个平面内呈不随意的、节律性的摇动为特征。临床主要表现为静止性震颤,粗大而有节律,有意识动作时可暂时被抑制,多见于上肢。有时为动作性震颤,动作时加重,有眼球震颤。

单纯的震颤型脑瘫罕见,多与其他型混合存在。

(7)混合型脑瘫:在患儿身上同时有两种类型以上脑瘫的特点。临床上最多见于痉挛型脑瘫与手足徐动型脑瘫的混合型脑瘫。

(8)分类不明型脑瘫:临床上不符合以上任何一种类型的脑瘫。

(二)脑瘫并发症状

1.精神发育迟滞

脑瘫患儿常伴有智力低下。文献报道,脑瘫患儿伴精神发育迟滞的发生率可高达75%。有学者对1984—1992年门诊及住院的小儿脑瘫患者进行了智商测定,发现415例脑瘫患儿中,智商小于70的患儿占78.79%;Bice统计1 000例脑瘫患儿,其中智商小于70的约56%;膝田整理了包括Bice在内的23个报告提出脑瘫的智能分布,智商小于70的几乎占到半数。

但有学者经过调研发现上述的统计与临床实际观察不符。他们认为由于大多数有关智能发育的评价测验都是以运动的完成为基础,所以在脑瘫患儿测得的结果往往与实际有差距,常常比精神发育迟滞儿低。此外,脑瘫患儿除脑损伤致运动障碍外,还可能有视听觉障碍、语言障碍,使其常难以做出合适的应答或表现自己;又因运动障碍使其成长中本应具备的潜能发育受阻,使发育过程中的生活实践受阻,影响了精神发育。另外,除躯体因素外尚有心理障碍,致使智测更不可靠,实际智力常被低估。他们认为对脑瘫患儿,父母的观察与理解,以及医师自己的仔细观察,常有助于患儿智力总体评价,不能将脑瘫智测结果等同于精神发育迟滞来对待。如果脑瘫患儿运动改善,实践增多,各个方面的发育水平会明显提高。

2.语言障碍

据报道,1/3～2/3的脑瘫患儿有不同程度的语言障碍。其表现形式可以是发音不清、构音困难、语言表达障碍,甚至失语。发生语言障碍的原因如下。①由于脑组织损伤,语言中枢的发育受到影响。②脑瘫后,颜面肌、舌肌、发音器官肌肉受累,构音障碍所致。③脑瘫患儿由于四肢运动障碍、视听障碍或智力障碍等也会导致或促进语言障碍的发生。

手足徐动型及失调型脑瘫患儿常伴有语言障碍,其次是痉挛性四肢瘫、双瘫的脑瘫患儿也可伴有语言障碍。

3.视力障碍

脑瘫患儿常合并斜视,其中以内斜为多见,其他可见眼震、凝视障碍、近视、远视等,严重者可见白内障、视神经萎缩,甚至全盲。

斜视是痉挛性脑瘫最常见的眼球位置异常,视神经萎缩在重症脑损伤、伴有重度智能低下的痉挛型四肢瘫中发病率高。

4.口面功能障碍及牙齿疾病

由于颜面部肌肉及口腔、舌部肌肉的肌张力异常,导致患儿咀嚼、吸吮和吞咽困难,口腔闭合不好及流涎。脑瘫患儿常见龋齿病,其原因主要是牙质本身的异常及口腔的不卫生。因核黄疸或其他围生期损害可使牙釉质形成不全,牙齿容易发生钙化不全,牙齿本身易呈龋齿状态。

5.听觉障碍

脑瘫患儿多为从内耳到中枢部损害而致的感音性听觉障碍。脑瘫患儿常因伴有智力低下、语言发育落后、运动障碍等而表现出对音响的反应不良,其听觉障碍常被忽略。因此为了减少致残,应早期对患儿进行听力的有关检查,以便及早发现,及早治疗。

6.癫痫

癫痫是脑瘫患儿常见的并发症之一,常以各种惊厥为表现形式。惊厥不仅妨碍脑瘫的治疗,而且反复惊厥可加重脑损伤,因此必须重视脑瘫患儿的惊厥,予以正确的诊断和治疗。

四、辅助检查

(一)头颅 CT、MRI 检查

1.头颅 CT 检查

头颅 CT 是脑组织形态学变化的影像学反映,脑瘫患儿头颅 CT 检查常有异常,其 CT 表现因脑瘫的类型、不同致病原因及并发症而不同。

(1)头颅 CT 异常的主要表现:分为非脑畸形表现及脑畸形表现。非脑畸形表现主要有脑萎缩,脑室扩大,脑沟增宽、增深,脑软化灶、脑积水,空洞形成等。脑畸形多由于胚胎期神经系统发育异常及神经元移行异常所致,主要有脑裂畸形、巨脑回畸形、灰质异位及脑穿通畸形等。

(2)不同致病原因头颅 CT 的不同表现:有窒息史者 CT 异常主要表现为脑萎缩,皮质、皮质下软化灶及室旁脑白质软化灶,侧脑室扩大。室旁白质软化灶是早产儿及其相关并发症导致的缺血缺氧损伤的典型表现。母亲患妊娠中毒症者,患儿常可见到脑的中间部异常如胼胝体缺损。产伤所致者可出现一侧低密度区,也可伴脑室扩大或出现硬膜下积液表现。新生儿早期颅内感染者主要表现为脑积水和硬膜下积液。

(3)不同类型脑瘫头颅 CT 的不同表现:①痉挛型脑瘫头颅 CT 的异常率最高,主要表现为脑萎缩或皮质及皮质下软化灶,其病变部位、大小与临床肢体瘫痪基本一致。②徐动型表现为第三脑室扩大,基底节区病变。③失调型表现为第四脑室扩大及小脑低吸收区为主,并可见小脑萎缩及蛛网膜囊肿。④低张型表现为侧脑室扩大,脑积水及胼胝体发育不全,而出现侧脑室扩大,预示将来可发展成痉挛型。⑤混合型其表现多种多样,大多较严重,常在侧脑室扩大基础上伴第三脑室扩大、脑萎缩、脑积水或实质内脑软化灶等。

(4)不同肢体功能障碍头颅 CT 的不同表现:痉挛型双瘫者,可见到对称性侧脑室扩大。痉挛型偏瘫者,可见对侧侧脑室扩张及低密度影,四肢瘫表现为脑发育畸形、基底节病变、脑软化、脑积水、空洞样改变等。

2.头颅的 MRI 检查

头颅磁共振成像(MRI)检查较 CT 更为敏感,具有多方向切层、多参数成像的特点,能更精确地显示病变部位、范围大小及组织学特性,是发现脑内部结构病变的首选方法,但价格较为昂贵。

(二)脑超声检查

婴儿前囟未闭,这为超声检测提供了一个天窗。婴儿随着年龄的增大其脑室也渐增大,因此,不同年龄的婴儿应有不同的侧脑室正常值。据此可以判断不同年龄婴儿脑室扩张情况。相关资料表明,脑室改变与发病原因有关,尤其与颅内出血相关,与病型及并发症无关。脑超声检查的优点是对脑室改变较 CT 灵敏,对脑室周围白质软化的诊断优于 CT 及 MRI。它主要用于脑损伤的筛查及连续观察病情变化,且无损伤,经济方便。但对皮质、髓质萎缩的鉴别逊于头颅 CT。

(三)神经诱发电位检查

诱发电位通常是指利用计算机将神经系统对感觉性刺激所产生的瞬间电反应进行平均处理,从而获得一种恒定反应电位波图形的电生理检测技术。通过对反应潜伏期、波幅和其他参数的判定,了解感觉传导通路完整性及其邻近区域的相关损害。由于刺激的感受器不同而分为脑干听觉诱发电位、视觉诱发电位和体感觉诱发电位。这些检查可选择性地观察特异性传入神经通路的功能状态,可用于各种感觉的客观检查。

1.脑干听觉诱发电位(脚)检查

脑干听觉诱发电位检查是反映由声音刺激引起的神经冲动在脑干听觉通路上传导功能的一项检查。目前尚无统一的诊断标准。郑州市儿童医院的孔峰等在参照潘映福标准的基础上,按小儿不同年龄组有关的 PL 波作为正常参考值,将脑干听觉诱发电位分为四级:①正常范围为Ⅰ～Ⅴ波波形稳定整齐,各波 PL 正常。②轻度异常为Ⅰ～Ⅴ波存在,但部分 PL 和 IPL 延长均超过平均值+2.5 个标准差。③中度异常为仅Ⅰ、Ⅴ波存在,全部间期延长,波形不整。④高度异常为Ⅰ～Ⅴ波分化不清或消失。首都儿研所的杨健等则以阈值增高、Ⅰ波潜伏期延长和Ⅴ/Ⅰ波幅比值小于 0.5 占多数为异常。

脑干听觉诱发电位的诊断意义:一般认为Ⅰ波源于听神经,Ⅱ波源于耳蜗核,Ⅲ波源于上橄榄复合体,Ⅳ波源于外侧丘系核,Ⅴ波源于中脑下丘,而Ⅵ波、Ⅶ波则分别代表着内侧膝状体及听放射的电位。因此上述这些部位的异常就可表现出听觉诱发电位的变化。

脑瘫患儿常不合作,因此传统的听力检查往往容易漏诊,因而延误治疗时机。有报道脑瘫患儿约有 2/3 存在有周围或中枢听路损害(尤其是前者),提示其病变主要涉及耳蜗和听神经远端纤维,极少数属单纯中枢性。由于脑瘫患儿主要表现对高音频听力丧失,不同程度保留一般讲话中低频音响反应,致使一些家长误认为患儿没有听力异常,而延误诊治。脑干听觉诱发电位正是在高音频为主的短声刺激下诱发一系列反应波,因而能相当敏感地发现脑瘫患儿听觉神经通路中的损害,是超早期脑瘫诊断的重要标准之一,对尽早开展矫治具有重要意义,是头颅 CT 无法替代的检查。

2.视觉诱发电位检查

视觉诱发电位检查可应用于脑瘫儿伪盲及癔症、视网膜病、前视路病变、视交叉部病变的鉴别,特别提示视神经萎缩。

3.体感诱发电位检查

感觉通路和运动传导通路分别属于传入神经和传出神经,无论在中枢部位或在外周神经,两种神经传导束走行都很接近。运动传导通路的损害可能影响到感觉传导通路的完整性。另外,正常运动功能产生与感觉传导功能,尤其与深感觉密切相关。因此,脑瘫患者虽然以四肢的运动与姿势异常为特点,体感诱发电位检查仍可对脑瘫的早期诊断有重要的临床价值。

临床所做的体感诱发电位检查一般是检测上肢正中神经的体感诱发电位。浙江残疾儿童康复中心的陈星所选取的体感诱发电位异常标准为:①各波绝对潜伏期异常。②某一波成分的消失或波幅较对侧低50%以上。有学者确立体感诱发电位的异常判断标准:以对照组为依据,凡PL及IPL大于对照组均值加上2.5个标准差者为延迟;N_{20}波形缺失、分化不清或波幅峰值低于正常50%为异常。

(四)脑电图与脑地形图检查

1.脑电图检查

(1)脑电图的主要特征:文献报道,弥散性低电压性节律失调是脑瘫患儿脑电图表现的特征之一。第四军医大学西京医院的杨欣伟认为,脑瘫患儿的脑电图改变主要表现为脑电图的"不成熟现象",基本频率变慢,规律性变差,慢波明显增多,多呈两侧弥散性出现,伴有癫痫发作者可有癫痫波的存在。Gibbs报道,本病常为低电压低波幅驼峰波,低波幅睡眠纺锤波或驼峰波与睡眠纺锤缺如。

(2)脑电图在脑瘫诊断上的意义:脑电图检查对于脑瘫的诊断具有辅助作用,它的异常改变对预测脑瘫是否已合并癫痫、智能障碍等有重要价值。

2.脑地形图检查

脑地形图是由脑电图和诱发电位等生物电形成的,较之脑电图更为敏感些,它对于脑瘫的诊断也是一个敏感的辅助检查指标。

五、诊断与鉴别诊断

(一)诊断

1.诊断方法

根据病史、患儿的临床症状、体征,结合脑电图、神经诱发电位、脑超声及头颅CT、MRI等相关检查,可进行明确诊断。

2.早期诊断

(1)脑瘫早期诊断的概念:一般认为出生0~6个月做出诊断者为早期诊断,其中在出生0~3个月诊断者为超早期诊断。

(2)脑瘫早期诊断的意义:脑和神经系统在3岁以前发育最快,尤其是6个月以内的婴儿,神经系统正处于迅速生长发育分化阶段,脑的代偿能力和可塑性强。脑瘫患儿在6个月以内,其脑的损伤还处于初级阶段,异常姿势和异常运动还没有固定,因此其恢复能力较强,治疗后能得到最好效果。而早期诊断是早期治疗的必要条件,早期诊断越来越受到人们的重视。

(3)脑瘫早期诊断的方法。

1)询问病史:主要针对脑瘫的高危因素进行询问。患儿家族中是否有神经系统遗传病史,其父母是否为近亲结婚;患儿母亲妊娠时是否伴有高血压、糖尿病、贫血等疾病,是否接触过放射性物质,是否有宫内感染;婴儿出生时是否有窒息、产伤、惊厥,是否为早产、双胎或多胎,生后是否患过高胆红素血症、严重感染性疾病等。

2)观察患儿的早期临床表现。常见的有以下几点:①喂养困难,吸吮及吞咽动作不协调。②烦躁,易惊,易激惹。③对周围环境反应差。④有凝视、斜视。⑤头不稳定,四肢活动少,躯干、四肢发软。⑥张口伸舌,身体发硬、打挺,动作不协调、不对称。⑦运动发育延迟,与正常儿相比落后至少 3 个月。

3)体格检查:①原始反射检查:手抓握反射、紧张性迷路反射出生 4 个月后仍存在,而吸吮反射、紧张性颈反射于出生后 6 个月仍不消失。②Vojta 姿势反射异常。③肌张力检查:患儿肌张力可表现为过高、降低或呈动摇性。

4)结合相关物理检查:如脑电图、脑地形图、神经诱发电位、脑超声及头颅 CT、MRI 检查。

(二)鉴别诊断

脑瘫的临床表现非常复杂,很容易与其他症状相似的疾病相混淆。因此,必须认真加以鉴别,以使患儿得到正确、有效的治疗。

1.中枢神经系统感染性疾病

以各种病毒、细菌、真菌及寄生虫等致病微生物感染引起的脑炎、脑膜炎(新生儿期除外)、脊髓炎为常见。这些疾病往往起病急,可有发热及各种神经系统症状,症状呈进行性,进展速度较快,正确诊断、及时治疗后一般无运动障碍。若治疗不及时,遗有神经系统受损症状时,可依靠询问病史进行鉴别。

2.颅内肿瘤

颅内肿瘤的患儿,其症状呈进行性,并有颅内高压的表现,可作头颅 CT 及 MRI 检查明确诊断。

3.代谢性疾病

(1)苯丙酸酮尿症:该病是一种较常见的氨基酸代谢病,属于常染色体隐性遗传病。主要由于肝内苯丙氨酸羟化酶(PAH)的缺陷,不能将苯丙氨酸(PA)变为酪氨酸,致使 PA 及其代谢物蓄积体内,引起一系列功能异常。临床主要表现为智力低下、多动、肌痉挛或癫痫发作,病程为进行性,CT 和 MRI 检查可见弥散性脑皮质萎缩,易与脑瘫混淆。但该病患儿因黑色素合成不足,常见皮肤苍白、头发淡黄等。通过检测患儿血中 PA 水平和酪氨酸的生化定量以确诊。早期给予低苯丙氨酸饮食治疗可使智力发育接近正常。

(2)中枢神经海绵样变性:该病属于常染色体隐性遗传。成纤维细胞内天冬氨酸酰基转移酶缺乏。病理改变主要见于脑白质,其内充满含有液体的囊性空隙,似海绵状。患儿初生时正常,出生后 2～4 个月开始出现智力发育迟缓,肌张力低下,头不能竖直。出生后 6 个月开始有明显的进行性头围增大,以后肌张力逐渐增高,出现癫痫发作、视神经萎缩。脑脊液正常。该病与脑瘫鉴别点为呈进行性神经功能衰退、巨头征、视神经萎缩。CT 和 MRI 可见脑白质有囊样改变。生化检查可见尿中 N-乙酰天冬氨酸增多。患儿多在 5 岁内死亡。

(3)异染性脑白质营养不良:该病又名硫酸脑苷脂沉积病,属常染色体隐性遗传性疾病。由于髓磷脂代谢障碍,使大量半乳糖硫酸脑苷脂在中枢神经系统、周围神经和一些脏器内贮积。患儿出生时表现为明显的肌张力低下,随病情的发展逐渐出现四肢痉挛、肌张力增高、惊厥、共济失调、智力进行性减退等。其与脑瘫的鉴别要点在于病情呈进行性发展,检测血清、尿或外周血白细胞中芳香硫酸酯酶 A 的活性可确诊。

4.神经系统变性疾病

(1)进行性脊髓性肌萎缩:该病是一种常染色体隐性遗传病,是由脊髓前角细胞和脑干运动神经核的退变而引起继发性神经根和肌肉的萎缩,大多数患儿出生时活动正常,3～6 个月或更晚时才出现症状。躯干、肩胛带、骨盆带及下肢均呈对称性无力,以近端较重。仰卧时髋关节外展,膝关节屈曲,如蛙腿姿势,病程呈进行性,最后呈完全弛缓性瘫痪,可累及呼吸肌而死亡。肌电图可检出肌纤维纤颤电位,肌肉活组织检查显示明显肌萎缩和神经变性。该病一般智力正常,腱反射消失,肌电图和肌肉活组织检查异常,可与脑瘫相鉴别。

(2)少年型家族性进行性脊肌萎缩症:该病属常染色体隐性或显性遗传,病变仅累及脊髓前角,而不侵及锥体束。多发于儿童和青少年,表现为四肢近端肌萎缩、肌无力,步态不稳似鸭步,渐发展至远端肌肉萎缩。腱反射减弱或消失,但智力正常。肌电图检查可见肌纤颤电位,肌肉活检可见横纹肌纤维萎缩。

(3)扭转性肌张力不全:该病是一组较常见的锥体外系疾病,其特点是在开始主动运动时,主动肌和拮抗肌同时发生持续性不自主收缩,呈现特殊的扭转姿势或体位。可为常染色体显性或隐性遗传或 X-连锁遗传。神经生化检查可见脑的神经递质分布异常。本病为慢性进行性,起病年龄因遗传型而不同,早期症状多以某一肢局部位的肌张力不全症状开始。显性型者,早期多表现为中轴肌肉的异常姿势,特别是斜颈,也有的以躯干或骨盆肌的扭曲姿势为主要特征。隐性遗传型者多以一侧下肢的步态异常或手的姿势异常为首发表现,走路时呈内翻足体位,书写困难,最后可进展至全身性肌张力不全。与脑瘫的鉴别点为该病有家族史,围生期正常,无智力低下,无惊厥发作,无锥体束征,无感觉障碍。

5.神经肌肉接头及肌肉疾病

(1)重症肌无力:该病是由于神经肌肉接头传递障碍所致。临床以与眼球运动、颜面表情、咀嚼、吞咽、呼吸等有关的肌肉易疲劳,经休息或应用抗胆碱酯酶药物后缓解为特征。做肌电图检查和新斯的明试验可与脑瘫鉴别。

(2)进行性肌营养不良:该病是一种遗传性神经肌肉性疾病,多发于儿童和青少年。患儿独立行走较迟,往往 3～4 岁时还不能跑跳。由于肌张力低,患儿走路呈鸭子步态。其从仰卧位起立时须先翻身呈俯卧位,然后用双上肢支撑下肢,逐渐将躯干伸直而站起,临床上称为 Gower 征。检查有腱反射消失、肌萎缩、假性肌肥大,智力正常,血清肌酸肌酶增高,肌活检可见肌纤维肥大呈玻璃样变,这些可与脑瘫鉴别。

6.其他疾病

(1)风湿性舞蹈病:典型症状为全身或部分肌肉呈不自主的运动,以四肢动作最多,还可出现皱眉、耸肩、闭眼及缩颈,动作大多为双侧,也可限于一侧,在兴奋或注意力集中时加剧,入睡后消失。肌力和感觉常无障碍。好发年龄多在 6 岁以后,女孩多见,常在链球菌感染后 2～6 个月出现,一般病程为 1～3 个月。与脑瘫的鉴别点在于该病发病年龄较晚,伴风湿活动,病程呈自限性,无智力及其他运动障碍。

(2)良性先天性肌张力低下症:出生时即有肌张力低下,随年龄增长肌张力低下得到改善,延迟到 2.0～2.5 岁才开始站立、走路,半数在 8～9 岁时几乎与正常儿童相仿。无家族史,无中枢神经系统及末梢神经病变,反射正常,无异常姿势,肌肉活检和肌电图正常,智力正常,预后良好。

六、治疗

(一)治疗原则

1.早期发现和早期治疗

婴儿运动系统正处发育阶段,早期治疗容易取得较好的疗效。

2.促进正常运动发育

抑制异常运动和姿势。

3.采取综合治疗手段

除针对运动障碍外,同时控制其癫痫发作,以阻止脑损伤的加重。对同时存在的语言障碍、关节脱位、听力障碍等也需同时治疗。

4.医师指导和家庭训练相结合

以保证患儿得到持之以恒的正确治疗。

(二)主要治疗措施

物理治疗主要通过制定治疗性训练方案来实施,常用的治疗技术包括软组织牵拉、抗异常模式的体位性治疗、调整肌张力技术、功能性运动强化训练、肌力和耐力训练、平衡和协调控制、物理因子辅助治疗等。

(三)药物治疗

目前还没发现治疗脑瘫的特效药物,可用小剂量苯海索缓解手足徐动症的多动,改善肌张力;注射肉毒素 A 可缓解肌肉痉挛,配合物理治疗可治疗痉挛性脑瘫。

(四)手术治疗

脑瘫一旦出现异常姿势与活动,特别是不能站立与行走的时候,需要手术治疗。对于痉挛性脑瘫患儿来说,手术治疗有可能改善肢体功能。手术治疗的原则,是减少痉挛,恢复和改善肌力平衡,矫正肌肉、关节或骨骼的挛缩畸形,为功能恢复创造条件。

1.术前准备

(1)全面和细心检查患者,反复认真分析病情,了解改善肢体功能的各种措施、适应证、禁忌证,并按具体情况灵活运用。

(2)以积极、耐心的态度对待患者和家属,解释手术前后的体育疗法、物理疗法以及有效的功能训练对功能改善的重要性,并指导患者与家属坚持进行。

(3)对各组肌力进行全面测定,特别是对造成畸形的肌肉及其对抗力的测定,必要时进行肌电图检查测定。

(4)全面了解肢体各关节的功能与形态,如头与躯干的姿势,有无骨骼畸形或关节脱位,然后选择相应的手术方法。治疗痉挛性脑瘫的手术可分为:肌腱骨关节方面的手术,其中包括肌腱手术(肌腱切断术、肌腱延长术、肌腱移位术等)和骨关节手术;神经方面的手术,包括末梢神经分支切断术和高选择性神经后根切断术。

2.手术指征

(1)年龄:下肢手术适宜手术年龄在 4 岁以上,上肢手术在 7 岁以上。此基于两种考虑,一是年龄过小,患儿术后不能进行主动的肌训练,无法与医务人员和家长配合进行功能训练;二是过早手术,术后随着身体生长发育的影响,肢体畸形有可能复发,需再次、多次手术。但年龄过大,软组织长期处于挛缩状态,肢体各关节将出现僵硬,甚至出现瘫痪性脱位等严重畸形,失去治疗和康复的机会。现在许多独生子女家长要求给患儿提前手术,临床上也适当放宽手术年龄,下肢手术可提前至 3 岁多进行。

(2)智力情况:要求智力较好,体现在患儿能懂人意,会讲话,对周围事物有反应,能主动控制大小便。几乎所有学者都强调智力的好坏与术后的疗效成正比。智力是人类特有的、大脑最为复杂的综合性高级活动的体现,如果大脑发生病损,根据病变范围的大小,必将产生轻重不同的智力障碍。手术仅为疾病的康复提供了条件,术后需要许多持久的功能锻炼。智力过于低下,术后无法配合肌肉锻炼,即使年龄增大肢体的功能也不会有太大的改善。但要准确测定脑瘫患儿的智力是比较困难的,专家提出智商在 70 以上具有手术适应证。可依据患儿能否讲话、主动控制大小便能力、理解人意等诸因素将智商分为低能、中等和较好三类,后两类患儿符合手术指征。

(3)术前瘫痪程度:每个痉挛型脑瘫患儿的瘫痪程度各不相同,单侧瘫痪,或虽累及多个肢体,但痉挛程度相对较轻,应当能获得满意的手术效果;四肢严重痉挛瘫痪的患儿,受累的肌肉或肌组多,无法独自站立,而且这些病儿同时伴有较难控制的癫痫和大小便失控,这给手术增加了难度,术后也难以建立新的肌肉平衡,手术疗效较差。但亦不应贸然放弃手术治疗的机会,如果有安全可靠的麻醉,术后有进行功能锻炼的条件,对患儿进行全面仔细的检查后,制定出较为妥善的手术方案,仍能取得一定的手术效果。

3.手术种类的选择

常用脑瘫矫形手术主要有三类。①神经手术:主要行运动神经分支切断术,常用的有闭孔神经前支切断术、比目鱼肌神经分支切断术。②肌肉肌腱手术:有肌肉和/或肌腱切断术、肌腱移位术、肌腱延长术,例如,内收肌腱切断术,跟腱延长术等。③截骨术和关节融合术:如股骨旋转畸形的截骨矫正术,大龄儿童的三关节融合术。

对具体的某个患者采用何种手术,不能简单而论,术前应仔细全面检查究竟属哪一块或哪一组肌肉造成的畸形,以及它的对抗肌的肌力,了解患肢各关节的整体态势,才能确定手术方法。手术要求适度减少肌张力,建立新的肌平衡,不可矫枉过正,以致造成新的畸形,例如,纠正屈膝畸形单纯采用部分腘绳肌切断术会造成膝反屈畸形,这是不恰当的。智力低下、肌力弱,主动运动功能较差者,手足徐动、共济失调等瘫痪类型,或脊柱有严重畸形患儿,视为手术禁忌证。由于该手术还缺乏远期疗效的追踪资料,对于术后肢体功能究竟能改善到何种程度以及确切的手术适应证、禁忌证尚难定论,尤其是对于术后脊柱稳定性和脊柱发育等问题均有待临床观察验证。

(丁韶山)

第二节 蛛网膜囊肿

一、概述

蛛网膜囊肿又名蛛网膜下囊肿、慢性囊性蛛网膜炎、囊性增生性蛛网膜病、假性脑瘤、囊性软脑膜炎、软脑膜囊肿、蛛网膜憩室等,是颅内先天存在的非肿瘤性良性囊肿,与蛛网膜关系密切,包膜透明菲薄,内容物无色清亮,似脑脊液。

蛛网膜囊肿的形成是由先天性胚胎发育异常或组织异位发育所致,在蛛网膜下腔形成的早期阶段,脑脊液流动轻微的偏离或小梁不完全断裂,形成假性通道或引流不畅的盲袋,促使蛛网膜囊肿的形成;另有学者认为,蛛网膜囊肿是脑池形成过程中发生偏差引起,因为蛛网膜囊肿的分布总与脑池有关,如脑桥小脑角池、四叠体池、外侧裂池、枕大池、脚间池、桥前池、视交叉池等;另外,胚胎期蛛网膜发育异常,局部破裂分裂成 2 层,脑脊液积聚其中而形成囊肿。

蛛网膜囊肿,好发于男性,约占 2/3,可见于任何年龄,以儿童最多见,50%～70%在 20 岁以前发病。颅内先天性蛛网膜囊肿比较少见,发生率约占颅内占位性病变的 0.1%～1.0%。大多位于幕上(约 80%),其中外侧裂最多见。随着 CT 和 MRI 的广泛应用,无症状性蛛网膜囊肿发现率较前增高。尸检发生率5/1 000。

二、病理和生理

一般将蛛网膜囊肿分为蛛网膜下囊肿和蛛网膜内囊肿两类。前者是由胶质异位发育、脑发育不全而引起,实质是蛛网膜下腔局部扩大,与蛛网膜下腔可交通、不交通或间歇性交通,囊壁由蛛网膜和软脑膜组成。后者是因为蛛网膜分裂异常所致,蛛网膜分裂成 2 层,中间包裹脑脊液,与蛛网膜下腔不交通,囊壁下方软脑膜完整,其间的蛛网膜下腔可闭塞或潜在。蛛网膜囊肿外形有圆形、椭圆形或不规则形等,囊壁为半透明状,颜色为暗色或乳白色或混浊状态,囊壁由扁平上皮细胞组成,常为单层,偶可多层,外层有致密胶原纤维,有时囊壁中有室管膜细胞或脉络膜组织。电镜下上皮细胞可见吞饮陷窝、囊泡、多泡体和溶酶体等,细胞内桥粒相互连接。囊液为似脑脊液,理化性质与脑脊液相同,有些可有蛋白增高、囊液变黄、白细胞等,可能是出血引起。

三、临床表现

蛛网膜囊肿可发生在蛛网膜存在的任何部位,常为散发和单发,偶有双侧对称发生,最常见部位为外侧裂,占 34%～50%,大脑半球凸面亦常见,占 17.4%,鞍上、鞍区蛛网膜囊肿占 10%,颅后窝占 12.8%～30%,其他少见部位包括脑桥小脑角、大脑纵裂、脑室或斜坡等。

蛛网膜囊肿的自然史尚不清楚,有些囊肿终身无症状,绝大多数由于囊肿进行性增大压迫周围神经结构,最终阻碍正常脑脊液循环通路而慢性起病,个别因囊内出血突然起病,极少见有囊肿自发消失的报道。蛛网膜囊肿的症状和体征与囊肿的大小和部位有关。

(一)颅内压增高征

因为囊肿逐渐增大,引起占位效应或者阻塞脑脊液循环通路诱发脑积水,导致颅压增高,特别是颅后窝蛛网膜囊肿容易引起。主要表现为头痛、呕吐、视神经盘水肿等。婴幼儿可有颅缝裂开、前囟隆起等表现。

(二)脑积水

因脑脊液循环通路阻塞诱发梗阻性脑积水,多见于颅后窝蛛网膜囊肿。表现为头围扩大、颅缝裂开、前囟隆起等。

(三)局灶性神经功能障碍

幕上小蛛网膜囊肿可无明显局灶性体征,位于大脑半球者因囊肿压迫可产生癫痫、运动或感觉障碍、失语等;位于颅中窝者可有轻偏瘫、三叉神经痛等局灶性脑损害;位于颅后窝者因局部脑神经被挤压和粘连而引起一系列脑占位性病变的症状和体征;位于鞍区者可出现类似鞍区肿瘤的表现,如视力视野障碍、生长发育障碍、内分泌障碍、颅高压等;位于脑桥小脑角者可有脑神经障碍,如耳鸣、耳聋、面肌痉挛、三叉神经痛等脑桥小脑角肿瘤表现;位于四叠体池者可出现眼球上视不能、瞳孔散大等 Parinaud 综合征,可有听力和平衡障碍等。

(四)其他

小儿患者可出现发育障碍,一般没有智力障碍,仅在巨大型患者中可出现智力下降,其他可能症状体征有癫痫、性早熟、共济失调、肢体震颤、舞蹈症及手足徐动症等。

四、辅助检查

(一)颅骨平片

总体讲可出现颅内压增高和脑积水征象,颅骨膨起变薄,脑回压迹增多等。不同部位的表现,大脑凸面蛛网膜囊肿主要表现为颅骨内板局限性变薄;鞍区者表现为蝶鞍扩大、鞍背脱钙、颅穹隆部膨隆、内板变薄等;颅中窝者可出现颞骨变薄、隆起、蝶骨小翼抬高、颅中窝扩大等。

(二)颅脑 CT

平扫典型表现为低密度、边缘光滑而清晰的病变,多为圆形、椭圆形或不规则形。CT 值和脑脊液相似,周围无水肿,当有囊内出血时,可呈高密度或等密度改变。部分患者 CT 上表现有占位效应,囊肿周围皮层明显受压,另外平扫还能发现伴发的脑积水。增强扫描无强化。

(三)颅脑 MRI

典型表现为边界清晰的脑外均一病灶,T_1 加权呈低信号,T_2 加权呈高信号,与脑脊液信号相似,囊壁很薄,常不显影。MRI 三维空间对于颅后窝、颅底等分辨能力明显优于 CT,故 MRI 为首选的检查方法(图 7-1～图 7-3)。

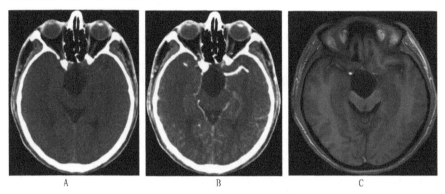

图 7-1 鞍区蛛网膜囊肿(39 岁男性)

A.CT 平扫示鞍区类圆形低密度影;B.CT 增强扫描无强化;C.MRI T_1 加
权示低信号;D.T_2 加权高信号;E.增强无强化;F.矢状位增强

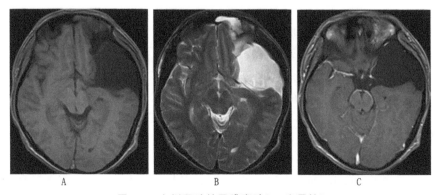

图 7-2 左侧颞叶蛛网膜囊肿(18 岁男性)

A.MRI T_1 加权示左颞叶不规则形低信号影;B.T_2 加权为高信号;C.增强扫描无强化

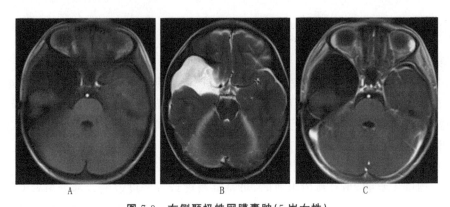

图 7-3　右侧颞极蛛网膜囊肿(5 岁女性)

A.MRI T_1 加权示右侧颞极不规则形低信号影;B.T_2 加权为高信号;C.增强扫描无强化

五、诊断与鉴别诊断

本病单靠临床表现往往难以诊断,对于可疑患者如小儿出现脑积水、颅内压增高、癫痫,应考虑到本病。借助颅脑 CT 扫描或 MRI 检查可以帮助诊断,但确诊有赖于组织学检查。本病应与皮样囊肿、表皮样囊肿、胶样囊肿、室管膜囊肿、囊性肿瘤、脂肪瘤、出血后继发空洞等相鉴别。蛛网膜囊肿的好发部位及脑脊液的 CT 值和 MRI 信号有助于鉴别,蛛网膜囊肿的信号与脑脊液相比是等信号,而肿瘤、出血、炎症引起的囊肿为高信号,且周围可伴脑水肿。

六、治疗

先天性蛛网膜囊肿是否手术治疗仍有争论。部分学者认为由于手术具有一定危险性及并发症,如术后血肿、感染等,且手术治疗有时无效,因此对于无颅内高压和/或局灶症状者不必手术,密切观察即可。但近年随显微神经外科技术的应用,囊肿可完全切除而治愈,因此,不少学者主张积极手术治疗,以防蛛网膜囊肿自发性出血甚至致死。

(一)手术指征

颅内出血,如硬脑膜下血肿或囊内出血;脑积水出现颅内压增高征;有局灶性神经症状、体征,如偏瘫、失语、视力视野障碍、生长发育障碍、内分泌障碍、三叉神经痛、面肌痉挛等;有头围增大、颅骨局部变形、占位效应、癫痫者。

(二)手术方法

手术分直接手术和间接手术两种,前者指囊肿开窗和囊壁切除,后者是指囊肿(脑室)-腹腔分流术。一般来讲,儿童有蛛网膜囊肿应行囊肿全切除或次全切除术,以控制颅内压,仅在开颅效果不佳时才考虑分流术;而成人,尤其是老年人首先应行囊肿-腹腔分流术;术后 CT 如脑室进行性扩大,作脑室-腹腔分流术。

1.直接手术

(1)囊肿穿刺抽吸引流术:本方法常不单独应用,多与分流术或立体定向术联合应用,主要用于位置深在的蛛网膜囊肿,如四叠体位置。因为仅行囊肿穿刺抽吸引流,容易复发,远期效果不佳,较少应用。

(2)囊肿切除术:较常用,主要有囊肿部分切除术(囊肿开窗)、大部切除术与完全切除术3 类。囊肿切除术适用于各部位的囊肿,尤其是鞍区、颅后窝、大脑凸面、颅中窝、脑室内等部位的蛛网膜囊肿。根据囊肿的不同部位采用不同的手术入路,例如,外侧裂者经翼点入路,鞍上者经额下、经侧脑室室间孔或经胼胝体入路;鞍内蛛网膜囊肿经蝶窦入路;脑桥小脑角囊肿经乙状窦后入路。手术时应该尽可能完全切除囊肿,保证术后的低复发率,但常常因囊肿位置深在,局部粘连,周围有重要结构,难以做到全部切除。这时可行囊肿部分切除,但术后易复发。近年来显微技术的应用使囊肿的全切率得以提高,也有学者采用神经内镜行蛛网膜囊肿切除术,收到较好的效果。

(3)囊壁大部切除加带蒂大网膜颅内移植:主要用于巨大型难治性蛛网膜囊肿,尤其是术后复发者。大网膜颅内移植治疗的目的主要是利用其吸收功能,较少应用,随着显微技术的进步,应用更少。

2.分流手术

对于囊肿无法全切除的患者,为防止蛛网膜囊肿复发或减少症状,也可以行分流手术。适用于颅中窝、鞍上、脑室内、四叠体池、大脑半球间池、脚间池等部位的蛛网膜囊肿。通过立体定向术将分流管插入囊肿内的方法更为简便,避免了开颅,尤其适用于老年人。如有脑积水,可同时采用脑室-腹腔分流术。

(三)手术效果

通过手术治疗大多数蛛网膜囊肿可达到治愈或去除症状和体征的目的。一般术后几天内症状就逐渐消失。病程较长,神经功能已有严重损害者,术后残余症状可持久存在,儿童可遗留发病时的智力减退或反应迟钝。有癫痫者术后部分患者癫痫可消失或减轻。总的来讲,不同部位、不同大小、不同手术方式的患者,手术效果不同。

七、预后

蛛网膜囊肿属于颅内良性病变,如果颅内压控制良好,没有手术并发症如出血、感染的存在,预后一般良好。如完全切除,大多可达治愈的目的。

(丁韶山)

第三节　胼胝体发育不全或缺如

一、概述

胼胝体发育不全或缺如是指部分性或完全性胼胝体缺如,大多为散发性。胼胝体是大脑两半球间最主要的一大块有髓纤维的集合体,连接着两侧大脑半球,并形成侧脑室的顶。在胚胎的发育过程中,由于缺血、缺氧、宫内感染等因素可使大脑前部发育失常,而发生胼胝体缺失或胼胝体压部发育不良。

二、病理和生理

胼胝体发育不良可为完全或部分缺如,最常见的是胼胝体和海马联合完全性发育不良,而前联合得以保留。在胼胝体所保留的纤维束中,只有 Probst 束,这是向前后方向投射而不越过中线的纤维束,由于没有胼胝体纤维的约束力,第三脑室顶向背侧抬高,室间孔明显扩大,使第三脑室和侧脑室形成一个"蝙蝠形"囊腔。在胼胝体部分发育不全中,最常见的是压部缺失,但体部和嘴部的任何一部分均可受累。

胼胝体发育不全或缺如常合并其他方面的脑发育畸形,如透明隔发育不良或缺失、大脑导水管狭窄、异位症、蛛网膜囊肿、小脑回、脑裂畸形、脑穿通畸形、脑积水、脑神经缺如、脑膨出和胼胝体脂肪瘤等。

三、临床表现

先天性胼胝体发育不全或缺如一般没有症状,一些患者可有视觉障碍、交叉触觉障碍等大脑半球分离征象,重者有智力低下、精神发育迟缓、癫痫等。如合并其他脑发育畸形可有相关症状和体征。新生儿或婴幼儿可表现为球形头、眼距过宽或巨脑畸形等,如有脑积水可发生颅内压增高等。

四、辅助检查

(一)颅骨 X 线
颅骨无变化,如有脑积水等可增大,呈舟状颅畸形,前囟隆起,平片一般不能诊断。

(二)颅脑 CT
侧脑室前角呈"八"字状分离,狭窄的前角和体部呈向外成角,胼胝体束纵向走行,造成侧脑室体部间距增宽,侧脑室体部内侧壁向外呈弓形外凸,后角或体后部相对扩大,第三脑室扩大、上移插入两侧侧脑室体部之间,增强扫描可见大脑内静脉明显分离。

(三)颅脑 MRI
为诊断胼胝体发育不良或缺如的首选方法。其直接征象:胼胝体全部或部分缺如;海马回、前联合或后联合全部或部分缺如;间接征象:第三脑室增大并上抬,介入侧脑室之间;侧脑室额角狭小而远离,内侧凹陷,外侧角变尖,伴额回小;侧脑室体部扩大变圆分离;侧脑室内侧壁分离,形成一个向前开放的角;半球间脑沟围绕三脑室呈放射状排列;大脑皮层形成异常,包括无脑回、巨脑回、多发小脑回及灰质异位症等;海马回形成异常伴颞角扩大;胼周动脉与大脑内静脉因第三脑室上抬而向两侧分离;纵裂池紧邻第三脑室顶(图7-4)。

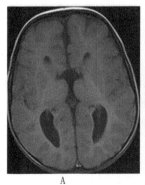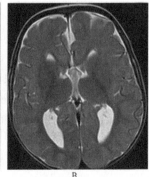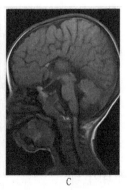

图 7-4 胼胝体缺如(2 岁女性)

A.MRI T_1加权示胼胝体缺如;B.T_2加权;C.T_1加权矢状位

五、诊断与鉴别诊断

胼胝体发育不全或缺如单靠症状及体征难以诊断,颅脑 CT 只能靠间接征象间接判断。颅脑 MRI 显著提高诊断率,且能发现合并的其他脑部畸形。

六、治疗

无特殊治疗,有症状者对症治疗,有脑积水者行脑室腹腔分流术。

七、预后

伴有脑畸形者预后不佳。

（丁韶山）

第四节　Dandy-Walker 综合征

一、概述

Dandy-Walker 综合征是指由于四脑室正中孔和侧孔闭锁,引起脑室系统扩大,表现为脑积水、颅内压增高、小脑症状及其他系列神经系统症状的综合征。又名 Dandy-Walker 囊肿、先天性四脑室中、侧孔闭锁或 Dandy-Walker 畸形。1914 年由 Dandy 首先报道,接着 Walker 发表类似患者,并支持 Dandy 的学说,1972 年 Hart 正式命名 Dandy-Walker 综合征。

一般认为是胚胎发育异常,即第四脑室正中孔、侧孔发生闭锁为发病主要原因,由于第四脑室正中孔和侧孔的闭锁阻断了脑脊液从第四脑室到蛛网膜下腔的循环,致使囊肿形成并长大。但后来发现有部分患儿并没有正中孔和侧孔闭锁,因此陆续有学者提出胚胎时期小脑蚓部融合不良、胚胎时期神经管闭合不全形成神经管裂、脑脊液流体动力学的变化也参与了本病发生。

现在认为本病是一种非遗传性疾病,发生率较低,占所有脑积水 2%~4%。多见于婴幼儿,出生后 2 月即可发病,80% 患者可在 1 岁前得以诊断,约 17.5% 在 3 岁以后甚至成年才被诊断,女性稍多于男性,占 53.5%~65%。

二、病理和生理

病理学改变主要以第四脑室和小脑发育畸形为特点,均伴有第四脑室的囊样扩张,第三脑室和侧脑室也可能有某种程度的扩张,侧脑室的扩张程度与第四脑室囊肿的大小往往不成比例。部分伴有小脑蚓部完全不发育,而显微镜下可见囊肿壁存在小脑组织。大多数仅为后蚓部发育不全,前蚓部存留附在小脑幕上。囊肿的壁由室管膜组成的内层和软脑膜与蛛网膜形成的外层构成。内外两层之间往往可发现小脑组织。第四脑室正中孔大多是闭锁的。一半以上的 Dandy-Walker 综合征伴有其他脑部畸形,包括脑组织异位、脑回结构异常、胼胝体发育不良,还有中线先天性肿瘤和脂肪瘤、畸胎瘤等。其中以胼胝体发育不良最常见(7.5%~17.0%)。同时还可伴有全身其他畸形,如骨骼畸形、多指、并指、颅裂、面部血管瘤、房室间隔缺损、动脉导管未闭、脑血管畸形、主动脉狭窄和右位心等。

三、临床表现

（1）颅内压增高症状，如头痛、恶心、呕吐，患儿可有兴奋性增高。

（2）小脑症状，如步态不稳、共济失调、眼球震颤。

（3）其他神经系统症状，如运动发育迟缓、智力低下、脑瘫、坐立困难、颈部不能竖起、癫痫发作等。

（4）体征有脑积水征，如头围增大、颅缝裂开、前囟扩大隆起等，其他可有肌张力增高，病理征等。

四、辅助检查

（一）颅骨 X 线片

侧位片上可见颅后窝扩大，骨缝分离，颅骨变薄，蝶鞍扩大，颅骨周围距离比例小于 6，即鼻根点到枕外隆凸距离与枕外隆凸到枕骨大孔后唇距离之比小于 6。

（二）颅脑 CT

颅后窝大部分为脑脊液密度囊肿所占据，小脑半球分离，被推向前外侧变小且移位，蚓部萎缩甚至消失，脑干受压往前移，第三脑室和两侧侧脑室对称性扩大，还能发现其他合并脑发育畸形。

（三）颅脑 MRI

MRI 可详细的显示脑内畸形及异常，如巨脑症伴脑积水；颅后窝扩张，舟状脑及岩锥压迫性侵蚀；天幕超过人字缝，伴有天幕切迹加宽，近于垂直；小脑下蚓部缺如；小脑半球发育不良，小脑上蚓部向上向前移位，进入天幕切迹；第四脑室突入小脑后方的囊腔内，使小脑半球向前侧方移位。横窦和窦汇位于人字缝之上，是本病的特征性表现（图 7-5）。

五、诊断与鉴别诊断

根据发病年龄症状、体征及辅助检查，诊断一般不困难。影像学典型诊断标准：第四脑室极度扩张或颅后窝巨大囊肿并与第四脑室交通；小脑蚓部与第四脑室顶部发育不良；合并脑积水。

鉴别诊断主要与颅后窝蛛网膜囊肿相鉴别。后者主要表现为 CT 扫描显示颅后窝有界限清楚的低密度影，且并不与第四脑室相通，而第四脑室往往可受压变形、移位，脑积水则不如本病明显。头颅平片则看不到颅后窝扩大，颅骨周围比例等于 6。MRI 显示窦汇与人字缝的关系正常，不发生逆转，有时还能发现其他畸形。

六、治疗

治疗方式主要为手术，手术目的为控制颅内压增高，切除囊肿并在第四脑室和蛛网膜下腔之间建立交通。一般囊肿切除压迫解除后，症状会立即得到缓解，但脑积水仍会复发，往往需行脑脊液分流术。

本病的手术方式主要有 3 种，即囊肿切除术、脑脊液或囊肿分流术以及囊肿切除加分流术等。有学者指出，3 岁以下者行分流术，3 岁以上者行囊肿切除术。但是上述手术方式术后均可能出现脑积水复发，需要反复手术，最近有学者提出行侧脑室和囊肿双分流术，使颅后窝囊肿和幕上侧脑室同时得到减压，效果较好。

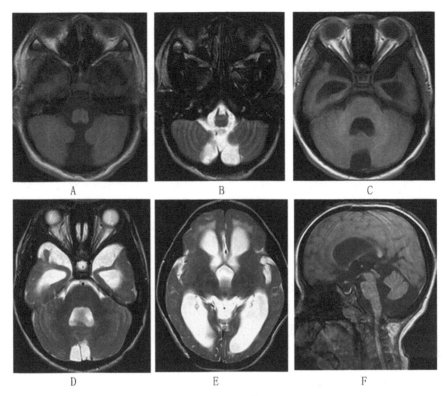

图 7-5　Dandy-Walker 综合征(6 岁男性)

A.MRI T_1加权示小脑下蚓部缺如,两侧小脑裂开;B.T_2加权示小脑下蚓部缺如,
两侧小脑裂开;C.T_1加权示四脑室扩大;D.T_2加权示四脑室扩大;E.T_2加权示三
脑室、侧脑室扩大;F.T_1加权示整个脑室系统扩大,小脑下蚓部缺如

七、预后

以往手术方法多采取侧脑室分流术或囊肿切除术,但问题并未得到很好的解决,术后容易复
发,死亡率达 40%～50%。大部分患者需多次手术,总体预后不佳。

(丁韶山)

第五节　寰枕畸形

一、概述

枕骨、枕大孔或第一、二颈椎的先天性或获得性骨质异常使下脑干与颈段脊髓的活动空间有
所缩小,有可能造成小脑、后组脑神经和脊髓的症状。

由于脊髓有一定的柔顺性,易感受间歇的压迫,颅颈交界处的若干类型的病变可以产生一些
症状,后者不但在不同病例中各不相同,而且还可时隐时现。当寰椎与枕骨发生融合,齿状突后

枕大孔前后直径<19 mm时,可以引起颈段脊髓病变。平底颅是可引起或不引起临床症状的颅底扁平畸形;在侧位头颅X线片上,斜坡平面与前颅凹平面的相交角>135°。颅底凹陷(齿状突伸入枕大孔)产生短颈项,伴有小脑、脑干、后组脑神经与脊髓体征组合而成的各种临床表现。Klippel-Feil 畸形(颈椎骨的融合)除颈部畸形与颈椎活动受限外,通常不引起神经症状。寰枢椎脱位(寰椎相对向前移位)可引起急性或慢性脊髓压迫症。

(一)病因

先天性异常包括齿状突小骨、寰椎吸收或发育不全与 Arnold-Chiari 畸形(小脑扁桃体或蚓部向下伸入颈段椎管脑部畸形)。软骨发育不全可造成枕大孔变窄,产生神经压迫。Down 综合征,Morquio 综合征(Ⅳ型黏多糖沉积病)以及成骨不全都能引起寰枢椎不稳与脊髓压迫症。

获得性异常可由外伤或疾病造成。当枕骨-寰椎-枢椎复合结构受到损伤时,在出事现场发生的死亡率很高。原因为骨质的损伤(骨折),韧带的损伤(脱位),或复合伤(C_2 半脱位,经枢椎的颈髓延髓交界处损伤与骨韧带的破裂)。半数是由车祸引起,25％由跌跤造成,10％由娱乐活动引起,特别是跳水意外。原来有颅颈交界处异常的患者在发生轻微颈部损伤后可以激发程度不等的进展性症状和体征。颈椎的类风湿关节炎和转移性疾病可引起寰枢椎脱位。颅颈交界处的缓慢生长的肿瘤(如脊膜瘤,脊索瘤)通过对脑干与脊髓的压迫也可产生症状。类风湿性关节炎与 Paget 病可造成颅底凹陷伴脊髓与脑干压迫、类风湿关节炎是颅颈不稳定性最为常见的病因,外伤、肿瘤侵蚀或 Paget 病也可引起颅颈不稳定。

(二)临床表现

由于骨质与软组织异常可以通过各种不同的配合对颈段脊髓,脑干,脑神经、颈神经根或它们的血液供应产生压迫,因此,发病征象变动不定。头部异常的姿势属常见,在某些病例中颈短或呈蹼状。最常见的临床表现是颈部疼痛与脊髓受压(脊髓病变)。运动传导束的受压引起上肢和/或下肢的无力、强直与腱反射亢进。下运动神经元被累及则引起臂部与手部肌肉萎缩与无力。感觉障碍(包括关节位置感觉与振动觉的异常)往往反映脊髓后柱的功能障碍,患者可能诉说在屈颈时出现沿背脊向下往往直达腿部的放射性发麻感(Lhermitte 征)。脊髓丘脑束被累及(如痛觉与温度觉的丧失)的情况不常见,但某些患者有手套-袜子型感觉异常或麻木。脑干与脑神经障碍包括睡眠呼吸暂停,核间性眼肌麻痹,向下的眼球震颤,声音嘶哑以及吞咽困难。常见向上臂扩展的颈部疼痛,与向头顶放射的枕下部头痛。头部的动作可使症状加重,咳嗽或躯体前倾可引发症状。疼痛是由于 C_2 神经根与枕大神经受压与局部骨骼-肌肉的功能障碍。

血管性症状包括晕厥,倾倒发作,眩晕,间歇的精神错乱或意识障碍,阵发性无力以及短暂的视觉障碍。身体移动或头位改变可以引发椎基底动脉缺血。

(三)诊断

遇到涉及下脑干、上颈段脊髓或小脑的神经障碍,不论是固定的或进展性加重的,都应当考虑到颅颈交界处异常的可能。

进行 X 线片检查(头颅侧位片连带颈椎在内,颈椎前后位与左、右斜位片)有助于明确可能影响治疗的一些因素、这些因素包括异常情况的可复位性(可恢复正常的骨质弧度,从而解除对神经结构的压迫),骨质的侵蚀,压迫的力学机制,以及有无异常的骨化中心或伴有畸形发育的骨骺生长板。CT 椎管造影可对神经结构的异常以及伴发的骨质变形提供解剖学方面的细节。矢状面 MRI 能很好地显示伴发的神经病变(脑干和颈髓受压情况,合并下疝畸形、脊髓空洞症以及血管性异常),MRI 能将骨质与软组织的病理学联系起来,并明确显示畸形与伴发神经缺陷(如

Arnold-Chinri 畸形、脊髓空洞症）的水平与范围。椎动脉造影或 MRA 可选择性地用于明确固定的或动态的血管受压情况。

（四）治疗

某些颅颈交界处异常（如急性损伤性寰枢椎脱位与急性韧带损伤）只需要通过头位的调整就可以得到整复。大多数病例需要应用帽形光环状支架做骨骼牵引，牵引重量逐步增加至 3.6～4.0 kg 以达到复位。牵引通常能在 5～6 天内奏效。如能达到复位目的，需用光环连带的马甲背心维持固定 8～12 周；然后做 X 线摄片复查以证实复位的稳定性。如果复位仍不能解除神经结构的受压，必须进行手术减压，采用腹侧或背侧入路。如果减压后有不稳定现象出现，则需要做后固定术。对其他一些异常（如类风湿关节炎），单纯进行外固定不大可能达到永久的复位，需要后固定（稳定术）或前减压加稳定术。

颅颈交界部位的融合手术有多种方式，对所有不稳定的部位都必须予以融合。对转移性疾病，放射治疗与硬的颈托常有帮助。对 Paget 病，降钙素、二磷酸盐有帮助。

二、扁平颅底和颅底凹陷

（一）概述

颅底凹陷是指枕大孔周围的颅底骨向上方凹陷进颅腔，并使之下方的寰枢椎，特别是齿状突升高甚至进入颅底。这种畸形极少单独存在，常合并枕大孔区其他畸形，如寰椎枕骨化、枕骨颈椎化、枕大孔狭窄及齿状突发育畸形等。颅底凹陷通常分为两类：原发性与继发性，前者指先天性畸形，较常见。常合并寰枢椎畸形、寰枕融合、寰椎前弓、后弓或侧块发育不良、齿状突发育异常，以及 Klippel-Feil 综合征等。有时也可因为严重的佝偻病、骨质软化症、骨质疏松症、肾性骨病等因素造成颅底凹陷，因骨质变软，受头颅重力作用而下沉，引起颅底凹陷，称为继发性。本型极少见，其临床重要性远不如先天性重要。扁平颅底是指颅后窝发育位置较高，即由蝶鞍中心至枕大孔前缘与鼻根至蝶鞍两线交角的基底角增大导致整个颅底平坦。在正常成年人为 132°～140°。基底角减少无临床意义，而增大则表示颅底发育畸形。

（二）临床表现

先天性颅底凹陷常在中午以后逐渐出现神经系统症状，通常在 20～30 岁以后，常因轻微创伤、跌倒，促使脑干或脊髓受损。虽然幼童也可能发病，然而多数患者往往因年龄增长，椎间关节退变及韧带松弛，逐渐发展而引起症状。

先天性颅底凹陷易累及小脑、脑干及前庭功能。不仅表现四肢运动及感觉障碍和共济失调，还可能出现眩晕、眼震及第 Ⅴ、第 Ⅸ、第 Ⅹ、第 Ⅺ 对脑神经受损的症状与体征，性功能障碍，括约肌功能异常以及椎基底动脉供血不足的临床症状。

呼吸肌功能衰减常常使患者感觉气短，说话无力，严重者可能出现不同程度的中枢性呼吸抑制、睡眠性呼吸困难等。

（三）诊断

本病常合并寰枢椎畸形，或 Arnold-Chiari 畸形，此时神经受损的表现更为复杂。

先天性扁平颅底或颅底凹陷在未出现神经症状之前不易诊断，但部分患者伴有低发际，头面部发育不对称，斜颈或短颈畸形，这些表现常常引导医师做进一步的 X 线检查。

以寰椎为中心颅颈侧位 X 线片可以做以下测量。①Chamberlain 线：由枕大孔下缘至硬腭后极的连线。齿状突顶点位此线之上超过 3 mm 为异常。有时枕大孔下缘在 X 线平片上显示不清,也可因颅底凹陷后缘也随之内陷,影响测量结果。②McGregor 线:枕大孔鳞部的最低点至硬腭后极的连线。正常时齿状突顶点位于此线之上,但小于4.5 mm。大于此值则说明颅底凹陷。此线避免了 Chamberlain 线的缺点。③McRac 线:枕大孔下缘至斜坡最低点的连线。此线无助于诊断,而用以表明齿状突凸入枕大孔程度。据 McRac 观察,齿突位于此线之下时很少出现症状;反之则多有症状。

断层摄片及 CT 扫描对了解该部位骨性结构的形态、相互关系,确定其发育缺陷有一定的帮助。CTM(脊髓造影加 CT)及 MRI 对了解神经受压的部位和程度是必要的。MRI 尚可以观察神经结构内部的病损状况,有时可以代替 CTM 及脊髓造影。

(四)治疗

无症状的颅底凹陷不需要治疗,但应定期随诊。有神经压迫症状者则需手术治疗。枕大孔后缘压迫则需行后路路枕大孔扩大减压术,若同时行寰椎后弓切除则以同时行枕颈融合术。然而,脑干或脊髓腹侧受压比较常见,并且常伴有先天性寰枕融合或齿状突畸形。此时以前方减压为宜。口腔经路显露,可以在直视下切除寰椎前弓、齿状突,必要时可将枢椎椎体及斜坡下部一并切除。但该手术途径显露并不十分清晰,还需特殊的自动拉钩、光源、气动钻等特殊器械,由于减压在前方,破坏较多的稳定结构,通常需要先行后路枕颈融合术。

三、小脑扁桃体下疝

小脑扁桃体下疝又称 Arnold-Chiari 畸形,这是一种常与颅底凹陷畸形伴发的中枢神经系统发育异常。

(一)病理改变

小脑扁桃体下疝是由于后颅凹中线结构在胚胎期的发育异常,其主要病理变化为小脑扁桃体呈舌状向下延长,与延髓下段一并越出枕大孔而进入椎管内,与其延续的脑桥和小脑蚓部亦随之向下移位,亦可能造成中脑导水管和第四脑室变形,枕大孔与椎管起始部的蛛网膜下腔狭窄等一系列变化。扁桃体下疝有的低至枢椎或更低水平。重型者,可见部分下蚓部也疝入椎管内,由于上述的改变,使舌咽、迷走、副、舌下神经等脑神经,上部颈脊髓神经根被牵下移;枕大孔和颈上段椎管被填塞引起脑积水。本病若与脊髓脊膜膨出、其他枕大孔区畸形伴发,则症状出现较单纯者早而重。依据病理变化可分为 A 型(合并脊髓空洞症)及 B 型(单纯扁桃体下疝)。

(二)临床表现

由于脑干、上颈段脊髓受压,神经组织缺血,脑神经、脊神经受累和脑脊液循环受阻,通常出现下列症状。

1.延髓、上颈段脊髓受压症状

表现为某一侧或四肢运动及感觉有不同程度的障碍,腱反射亢进,病理反射阳性,膀胱及肛门括约肌功能障碍,呼吸困难等。

2.脑神经、上颈段脊神经症状

表现为面部麻木、复视、耳鸣、听力障碍、发音及吞咽困难,枕下部疼痛等。

3.小脑症状

表现为眼球震颤、步态不稳或共济失调等。

4.颅内高压症

由于脑干和上颈段脊髓受压变扁,周围的蛛网膜粘连增厚,有时可形成囊肿;延髓和颈段脊髓可因受压而缺血及脑脊液压力的影响,形成继发性空洞病变、颈段脊髓积水等。

（三）诊断

为明确诊断和鉴别诊断需要,可做 MRI、CT 扫描,椎动脉造影。对有颅内压增高的患者,检查时要注意突然呼吸停止,故应谨慎从事并有应急措施。目前,最好的检查手段是 MRI 检查,在矢状位上可以清楚地看到小脑扁桃体下疝的具体部位,有无延髓及第四脑室下疝,脑干的移位,脊髓空洞症及脑积水等。

（四）治疗

本病并非一经诊断都需手术治疗,因为有相当多的病例,临床症状并不严重。对于年龄较小或较长者,应密切观察。仅对症状和体征严重者,方可施行手术。手术的目的是解除对神经组织的压迫,重建脑脊液循环通路,并对不稳定的枕颈关节加以固定。

手术适应证:①延髓、上颈段脊髓受压。②小脑和脑神经症状进行性加重。③脑脊液循环障碍,颅内压增高。④寰枢椎脱位或不稳定。

手术方法主要为枕骨部分切除以扩大枕大孔,以及寰椎后弓切除减压术。硬脑脊膜应广泛切开,分离粘连,探查第四脑室正中孔,如粘连闭塞,应小心分离扩张,使之通畅。不能解除梗阻者则应考虑重建脑脊液循环通路的分流手术。对不稳定的寰枢椎脱位,则行枕骨和颈椎融合术。

（丁韶山）

第八章 感染性疾病

第一节 脑蛛网膜炎

脑蛛网膜炎是一种继发于颅内非化脓性感染的组织反应性改变,以蛛网膜增厚、粘连和囊肿形成为主要特征。脑蛛网膜因浆液性炎症发生增厚、粘连和囊肿,引起对脑和脑神经的压迫和供血障碍。好发于中青年。其主要病理改变是局限性或弥漫性蛛网膜与软脑膜的慢性反应性炎症,蛛网膜增厚、粘连,部分脑组织、脑血管、室管膜和脉络丛也可有不同程度的炎症改变。因此,以往文献中又称浆液性脑膜炎、局限性粘连性蛛网膜炎、假性脑瘤和良性颅内压增高症。

一、病因与分型

(一)病因

1.感染

(1)颅内感染细菌、真菌、病毒和各种寄生虫病等引起的各种类型脑膜炎、脑脊髓膜炎脓肿等均可引起蛛网膜炎,其中最常见为结核性感染。

(2)颅脑邻近病灶感染蝶窦、额窦等的感染灶易引起视交叉部位的蛛网膜炎,中耳炎与乳突炎易引起颅后窝蛛网膜炎,尚有扁桃体炎、上呼吸道感染等,亦可引起蛛网膜炎。

(3)全身感染可由感冒、风湿热、盆腔炎、败血症等引起。

2.外伤

颅脑损伤、颅脑手术后等。

3.颅内原发病灶并发症

如脱髓鞘疾病、脑血管硬化等血管病变及脑表浅肿瘤。

4.医源性因素

鞘内注射某些药物,如抗生素、抗肿瘤药物、造影剂、麻醉剂等均可引起蛛网膜炎。

(二)分型

1.根据不同病程中组织形态学改变分为3型

(1)炎症型:主要在急性期,表现为炎性细胞浸润,有轻度纤维增殖。

(2)纤维型:多见于亚急性期,主要以网状层纤维增殖为主要表现。

(3)增殖型:主要为内皮细胞增殖,多见于慢性期,此型多见。

2.根据手术所见分为3型

(1)斑点型:蛛网膜上散在白色斑点或花纹。

(2)粘连型:蛛网膜呈不规则增厚,并与软脑膜、脑表面及血管、神经呈片状或条索样粘连。

(3)囊肿型:在蛛网膜粘连的基础上形成囊肿,内含无色透明脑脊液,或黄绿色囊液,囊内可有间隔,囊肿增大可出现占位效应。

上述3型可同时存在,或以某一型为主要表现。

二、临床表现

(一)起病方式

该病可呈急性、亚急性和慢性起病。

(二)炎症表现

急性、亚急性的患者可有不同程度的发热、全身不适及脑膜刺激征等症状,慢性起病者炎症表现不明显。

(三)脑部受损表现

脑蛛网膜炎的部位不同,临床表现也不同。

1.视交叉区蛛网膜炎

这是颅底蛛网膜炎最常见的受累部位,表现为额部及眶后疼痛,视力、视野障碍,视盘呈炎性改变、水肿,原发性或继发性萎缩,累及丘脑下部时可有垂体机能异常,如嗜睡、轻度尿崩、性机能减退等。多数颅内压正常。

2.颅后窝蛛网膜炎

颅后窝蛛网膜炎约占脑蛛网膜炎的1/3,又分为3亚型。

(1)中线型:最常见,侵犯枕大池区,粘连阻塞中孔、侧孔或枕大孔,引起梗阻性脑积水导致颅内压增高症,病程发展快,一般病情较重。累及延髓时可发生真性延髓性麻痹。

(2)小脑凸面型:病程可达1~3年,表现为慢性颅内压增高征及小脑体征。

(3)桥小脑角型:出现桥小脑角综合征,如眩晕、眼震、病侧耳鸣及耳聋、周围性面瘫、颜面疼痛及感觉减退、共济失调等。如累及颈静脉孔区,可出现病变侧颈静脉孔综合征,即同侧舌咽、迷走及副神经受累。颅内压增高较少。病程较缓慢,可长达数年。

3.大脑半球凸面蛛网膜炎

病变发展慢,可反复发作,可长达数月或数年,主要累及大脑半球凸面及外侧裂,表现为头痛、精神症状及癫痫发作。无或轻度偏瘫、偏侧感觉障碍及失语等。

4.混合型

以上各型蛛网膜炎可混合存在,如大脑凸面、颅底和环池等广泛粘连,引起交通性脑积水,主要表现颅内压增高征,局灶性体征不明显。

(四)脊髓受损表现

脑蛛网膜炎可并发脊髓蛛网膜炎,出现相应的脊髓症状。

三、辅助检查

(一)腰椎穿刺

早期可压力正常,多数患者脑脊液压力有轻度升高,有脑积水者压力多显著增高。急性期脑脊液白细胞计数多稍有增加($50 \times 10^6/L$ 以下),以淋巴细胞为主,慢性期可正常。蛋白定量可稍增高。

(二)CT 扫描

CT 扫描可显示局部囊性低密度改变,脑室系统缩小、正常或一致性扩大。通过扫描可排除其他颅内占位性病变。

(三)MRI 扫描

对颅底、颅后窝显示比 CT 扫描更清晰,排除颅内占位性病变,有助于本病的诊断。

四、诊断

单独依靠临床表现诊断不易,须结合辅助检查、综合分析才能明确诊断。在诊断时,应了解患者是否有引起蛛网膜炎的原发病因如颅内外感染、颅脑损伤及手术、蛛网膜下腔出血等病史。症状常有自发缓解或在感冒、受凉和劳累时加重或复发,局灶体征轻微或呈多灶性,症状多变等特点。

五、鉴别诊断

(一)颅后窝中线区肿瘤

颅后窝中线型蛛网膜炎须与该区肿瘤相鉴别,包括小脑蚓部肿瘤、第四脑室肿瘤。该区肿瘤儿童多见,且常为恶性髓母细胞瘤,症状发展快、病情严重,可出现脑干受压征、小脑体征、脑积水及双侧锥体束征。

(二)桥小脑角区肿瘤

桥小脑角型蛛网膜炎应与该区肿瘤相鉴别,该区肿瘤多为听神经瘤、脑膜瘤及表皮样囊肿。听神经瘤及脑膜瘤,可早期出现听神经损害症状,随后出现面神经、三叉神经及小脑损害症状;表皮样囊肿早期多出现三叉神经痛症状。颅骨 X 线片,听神经瘤可出现内听道口破坏与扩大,脑膜瘤可有岩骨破坏及钙化。CT 或 MRI 扫描可确定诊断。

(三)鞍区肿瘤

视交叉部位的蛛网膜炎须与该区肿瘤相鉴别,该区最常见肿瘤为垂体腺瘤、颅咽管瘤及脑膜瘤。垂体腺瘤绝大多数早期出现内分泌障碍,眼底及视野改变比较典型;颅咽管瘤多见于儿童,X 线平片鞍上可有钙化;鞍结节脑膜瘤,表现为视神经慢性受压的视力减退和视野障碍,后期出现原发性视神经萎缩。这些病变经 CT 和 MRI 扫描,各有病变特点,鉴别不难。

(四)大脑半球凸面肿瘤

大脑半球凸面蛛网膜炎与大脑半球表浅胶质瘤、血管瘤、转移瘤及结核球等病变相鉴别,这些病变绝大多数可通过 CT 或 MRI 扫描,做出明确诊断。

六、治疗

(一)非手术治疗

1.抗感染治疗

可根据感染灶的部位和感染性质,选择恰当的抗生素治疗。对于结核引起的蛛网膜炎应常规给予抗结核药物治疗。激素也有明显的抗炎作用,并且对预防和治疗蛛网膜粘连均有较好的疗效,尤其是在蛛网膜炎的早期,在应用抗生素的同时,应给予激素治疗,包括适量鞘内应用地塞米松。

2.降低颅内压力

根据颅内压增高的程度,选择口服或静脉应用脱水剂。重复腰椎穿刺,每次缓慢放液 10～20 mL,也有降低颅内压与减轻蛛网膜粘连的作用。

3.其他药物

适当选择改善脑组织营养及血运的药物,如 ATP、辅酶 A、维生素 B_6、维生素 C、烟酸、地巴唑、山莨菪碱(654-2)、曲克芦丁(维脑路通)等。

(二)手术治疗

1.开颅蛛网膜粘连松解切除术

对颅后窝中线型蛛网膜炎有第四脑室正中孔和小脑延髓池粘连者,可手术分离、松解、切除,疏通正中孔,必要时可切开下蚓部,保证正中孔通畅。对脑桥小脑角和小脑半球的蛛网膜粘连和囊肿,可行剥离松解、切除。对于视交叉部位的蛛网膜炎,经非手术治疗效果不佳或病情恶化者,可开颅行粘连及囊肿分离,切除绞窄性纤维带和压迫神经的囊肿,有效率为 30%～40%,故术后仍应继续各种综合治疗。

2.脑脊液分流术

对于枕大池广泛粘连,无法剥离,可试行第四脑室-枕大池分流术,或先行枕肌下减压术,最后再作脑室-腹腔分流术。弥漫性蛛网膜炎导致梗阻性或交通性脑积水明显者,可行脑室-腹腔分流术。

3.单纯蛛网膜囊肿切除术

此适用于蛛网膜囊肿引起癫痫、颅内压增高或其他神经功能障碍者。

4.腰椎穿刺

术后应反复腰椎穿刺释放脑脊液,并应用激素。每次 10～20 mL,亦可同时注入滤过氧或空气10～20 mL。

七、预后

各种治疗方法均有一定疗效,但病灶完全消退者少见。可自行缓解或治疗后好转又复发。因此,患者可能长期存在一些症状,时轻时重。一般不会影响生命。

(王国清)

第二节 椎管内寄生虫病

椎管内寄生虫病极为少见,常为脑部寄生虫病变的综合征,但远比脑寄生虫病变为少。常见寄生虫为猪囊虫、狗包虫、血吸虫及肺吸虫等。寄生虫侵入椎管内途径有两种,囊虫、包虫和血吸虫经血液循环(动脉或静脉)而进入椎管内;肺吸虫直接在组织间移行,经椎间孔侵入椎管内。病变早期由于免疫反应的缘故,可引起脊髓及周围组织的急性炎症反应;病变晚期可形成寄生虫肉芽肿或脓肿,从而引起脊髓压迫。

一、脊髓囊虫病

本病是由猪绦虫的蚴虫寄生于脊髓所致。流行于我国北方大部分地区。感染途径主要是经粪-口传播,即人吃了被蚴虫卵污染的食物后,虫卵在胃肠道内被消化成蚴虫,穿过胃肠道黏膜经血液循环而遍布全身,经过2~4个月发育为成虫。本病常并发于脑囊虫病,占神经系统囊虫病的2%~5%。囊虫可造成对脊髓的化学性刺激和机械性压迫,引起脊髓炎、脊膜炎、动脉炎、局部囊肿、局部肉芽肿或脓肿等病理改变。本病多为脑内囊虫向脊髓内播放,故患者除有脑部症状外,还出现脊髓症状。虫体可在脊髓、蛛网膜下腔的任何水平定居,从而引起相应部位以下的运动、感觉和括约肌功能障碍表现。病灶为多发性,术中可见神经根被增厚的蛛网膜和退化的囊肿所包绕。

患者血液或脑脊液的非直接抗囊虫抗原的血球凝集试验和补体结合试验阳性,还可用凝胶沉淀、免疫电泳、计数电泳或免疫荧光等试验检测血和脑脊液的反应。脊髓造影可显示椎管内梗阻。CT及MRI扫描更有助于诊断。

对本病的治疗应采用药物治疗为主,手术治疗为辅的方法。一般患者对驱虫剂的反应良好,多数可经药物治疗而达痊愈。部分患者在服用药物一段时间后可出现不良反应,此主要是因死亡的囊虫引起的感染反应所致,加服类固醇类药物可防治这种不良反应,目前比较有效的药物为Praziguantel。一般经过药物治疗3个月后病情无好转或出现脊髓受压的情况时,应做手术将囊虫摘除。

二、脊椎棘球蚴病

本病是由狗绦虫的幼虫(六钩蚴虫)侵入脊椎骨内所致。感染途径主要为人吃了被狗绦虫卵污染的食物,虫卵在十二指肠孵化为六钩蚴虫后穿过肠壁进入门静脉系统,随血液循环散步全身。约2%的棘球蚴病发生在骨,而骨棘球蚴病中的50%发生在脊椎,脊椎棘球蚴病约占中枢神经系统棘球蚴病的18%。此病在我国西北的牧区流行。胸椎和腰骶椎是最常见受累部位。虫体在骨小梁间生长并破坏骨质,一旦虫体的破坏突破骨皮质和骨膜,则进入硬脊膜外腔和脊髓周围组织,脊髓将受压迫。一般虫体只在骨膜或韧带下繁殖,故椎间盘很少受累。病灶由大小不等的囊腔组成,囊液内富含包虫的头节。当病变限于骨质内时,病程很长且患者可无任何症状。当病变突破骨皮质而侵犯神经根和脊髓时,可出现疼痛和瘫痪。脊柱X线平片检查可见椎体内多处小腔隙样骨质破坏,很少有骨质增生,椎间隙正常。CT扫描病灶低密度改变,当病变侵入椎管内时,脊髓有低密度区且硬脊膜外间隙增宽。脊髓造影可有蛛网膜炎表现。血和脑脊液补体结合试验阳性。

手术是唯一有效的治疗方法。当病灶局限于骨内时,手术切除效果好。当发生椎管内突破后,不仅要做骨的刮除,也要用高渗盐水作椎管内冲洗、浸泡,目的是用渗透压的改变杀死包虫头节。当脊椎骨缺损较大时,可用身体其他骨做骨移植。手术中囊肿破坏后,囊液中的头节外溢,是造成术后复发的主要原因。

三、脊髓血吸虫病

当人被血吸虫感染后,虫卵可随血液循环到达全身各部位而寄生,虫卵沉积在脊柱静脉丛和脊髓内时,引起本病的发生。病灶多位于腰骶节段。绝大多数病灶内只有虫卵,极少见有成虫。国外报道孟氏血吸虫更易在脊髓内寄生。我国流行的主要是日本血吸虫,尚未见脊髓血吸虫报告。虫卵引起的主要病理改变为急性脊髓炎、脊髓血管炎性反应和寄生虫肉芽肿形成,机体对感染的反应程度与免疫系统功能状态有关,特别是由细胞介导的免疫反应。在急性期,患者可表现有急性发作的共济失调、下肢轻瘫、感觉异常或感觉丧失及括约肌功能障碍。当为慢性病程时(2个月至6年),主要为髓内或脊膜肉芽肿引起的占位效应。患者血液检查可有嗜酸性粒细胞增多,脑脊液细胞数和蛋白含量增高,脊髓造影常显示腰段有梗阻,CT及MRI扫描可有脊髓肿胀或病灶。

对急性脊髓炎型病例,可用抗血吸虫药物治疗。当患者有急性截瘫或全身情况恶化时,应紧急做椎板切除术,对因慢性肉芽肿而有脊髓压迫时,可做椎板切除减压术;对肉芽肿的处理一定要慎重,可做活检而不应切除,以免引起虫卵扩散。

四、椎管内肺吸虫病

本病是肺吸虫成虫穿过膈肌以下的各椎间孔直接进入椎管内所致。当人生食含有肺吸虫囊蚴的蟹或蛄后,囊蚴的外壁被胃液消化,幼虫穿过肠壁进入腹腔,靠其蠕动力穿过软组织而进入椎管内。病灶多位于硬脊膜外腔,也可位于硬脊膜下或脊髓内。本病约占中枢神经系统肺吸虫病的10%。

由于成虫在椎管内的移行,其代谢产物和虫卵的沉积所引起的炎症反应,其病理改变多样,主要有多隧道的肉芽肿或多房性脓肿形成,脊髓的炎症反应,最终导致占位压迫和脊髓萎缩。病变早期的临床表现呈多样性且不典型,主要为腰背部疼痛和感觉异常;晚期由于脊髓受压、萎缩,可出现肢体瘫痪、感觉障碍和括约肌功能障碍。

临床诊断主要依靠患者有食石蟹和/或蝲蛄史,或有肺部肺吸虫表现,出现进行性脊髓受压的症状和体征,血液嗜酸性粒细胞增高,应考虑有椎管内肺吸虫的可能。血液和脑脊液补体结合试验阳性对诊断有帮助。MRI和CT扫描可显示椎管多囊或脓肿腔改变。药物对椎管内肺吸虫病无显著治疗效果。

对有脊髓受压者,应积极做手术治疗,对肉芽肿和脓肿应予切除和引流;术中应仔细寻找成虫并予以去除;当病灶与脊髓有粘连时,以不损伤脊髓为原则。

(王国清)

第九章　功能性疾病

第一节　舌咽神经痛

舌咽神经痛是一种出现于舌咽神经分布区的阵发性剧烈疼痛。疼痛的性质与三叉神经痛相似,Harris(1921)提出舌咽神经痛是另一种独立的神经痛之前,它和三叉神经痛常被混为一谈。本病远较三叉神经痛少见,为三叉神经痛的 1/(70～85)。男女发病率无差异,多于 40 岁以上发病。

一、病因与病理

原发性舌咽神经痛的病因,迄今不明,多无明确的病理损害,可能为舌咽及迷走神经的脱髓鞘性病变引起舌咽神经的传入冲动与迷走神经之间发生短路的结果。以致轻微的触觉刺激即可通过短路传入中枢,中枢传出的冲动也可通过短路再传入中枢,这些冲动达到一定总和时,即可激发上神经节及岩神经节、神经根而产生剧烈疼痛。近年来神经血管减压术的开展,发现舌咽神经痛患者椎动脉或小脑后下动脉压迫于舌咽及迷走神经上,解除压迫后症状缓解,这些患者的舌咽神经痛可能与血管压迫有关。舌咽神经根在进出脑桥处,即中枢与周围神经的移行区,有一段神经缺乏施万细胞的包裹,平均长度为 2 mm,简称脱髓鞘区,该部位血管搏动性压迫、刺激即可出现舌咽神经分布区阵发性疼痛。造成舌咽神经根部受压的原因可能有多种情况,除血管因素外,还与脑桥小脑角周围的慢性炎症刺激有关,后者致蛛网膜炎性改变逐渐增厚,使血管与神经根相互紧靠,促成神经受压的过程。因为神经根部受增厚蛛网膜的粘连,动脉血管也受其粘连发生异位而固定于神经根部敏感区,致使神经受压和冲击而缺乏缓冲余地。舌咽神经根部与附近血管紧贴现象是本病的解剖学基础。而颈内静脉孔区蛛网膜增厚粘连造成舌咽神经根部的无法缓冲,受其动脉搏动性的压迫是病理学基础。继发性原因可能是脑桥小脑角或咽喉部肿瘤、颈部外伤、茎突过长、茎突舌骨韧带骨化等压迫刺激舌咽神经而诱发。

二、临床表现

舌咽神经痛的部位一般分为两型:①痛区始于咽壁、扁桃体窝、软腭及舌后 1/3,而后放射到耳部,此型最多见;②痛区始于外耳、耳道深部及腮腺区,或介于下颌角与乳突之间,很少放射到咽侧,此型少见。偶尔疼痛仅局限在外耳道深部,这是只影响到舌咽神经的鼓支之故。可因吞咽、讲话、咳嗽、打呵欠、打喷嚏、压迫耳屏、转动头部或舌运动等刺激诱发疼痛。疼痛多骤然发生,呈阵发性电击、刀割、针刺、烧灼、撕裂样剧烈疼痛。发作短暂,一般持续数秒至数分钟,每天发作从几次到几十次不等,尤在急躁紧张时发作频繁。总的趋势是越发越频,持续时间越来越长,常有历时不等的间歇期,在此期内患者如一常人。有时在疼痛发作时尚伴有大量唾液分泌或连续不止的咳嗽,发作时患者低头不语。可伴有面红、出汗、耳鸣、耳聋、流泪、血压升高、喉部痉挛、眩晕,偶伴有心律失常如心动过速、过缓,甚或短暂停搏,以及低血压性昏厥、癫痫发作等症状。在外耳、舌根、咽后及扁桃体窝等处可有扳机点,刺激时即可发病,故患者不敢吞咽、咀嚼、说话和做头颈部转动等。疼痛亦可放射至颈或肩部。双侧舌咽神经痛者却极为罕见。神经系统检查常无异常发现,是此病的一个特征。

三、诊断

据疼痛发作的性质和特点,不难做出本病的临床诊断。有时为了进一步明确诊断,可刺激扁桃体窝的扳机点,视能否诱发疼痛。或用1%丁卡因喷雾咽后壁、扁桃体窝等处,如能遏止发作,则足以证实诊断无误。如果经喷雾上述药物后,舌咽处的疼痛虽然消失,但耳痛却仍然如前,则可封闭颈静脉孔,若能收效,说明不仅为舌咽神经痛而尚有迷走神经的耳后支参与。呈持续性疼痛或有阳性神经体征的患者,应当考虑为继发性舌咽神经痛,应做进一步检查明确病因。

四、鉴别诊断

临床上应与三叉神经痛、喉上神经痛、膝状神经痛、蝶腭神经痛、颈肌炎病和颅底、鼻咽部及脑桥小脑角肿瘤等病变引起者相鉴别。

(一)三叉神经痛

两者的疼痛性质与发作情况完全相似,部位亦与其毗邻,第3支痛时易和舌咽神经痛相混淆。二者的鉴别点:三叉神经痛位于三叉神经分布区,疼痛较浅表,扳机点在睑、唇或鼻翼,说话、洗脸、刮须可诱发疼痛发作;舌咽神经痛位于舌咽神经分布区,疼痛较深在,扳机点多在咽后、扁桃体窝、舌根,咀嚼、吞咽常诱发疼痛发作。

(二)喉上神经痛

喉深部、舌根及喉上区间歇性疼痛,可放射到耳区和牙龈,说话和吞咽可以诱发,在舌骨大角间有压痛点,用1%丁卡因卷棉片涂抹梨状窝区及舌骨大角处,或用2%普鲁卡因神经封闭,均能完全制止疼痛,可相鉴别。

(三)膝状神经节痛

耳和乳突区深部痛常伴有同侧面瘫、耳鸣、耳聋和眩晕。发作后耳屏前、乳突区及咽前柱等处可出现疱疹,疼痛呈持续性。膝状神经节痛者,在咀嚼、说话及吞咽时不诱发咽部疼痛,但在叩击面神经时可诱起疼痛发作,无扳机点。

(四)蝶腭神经节痛

此病的临床表现主要是在鼻根、眶周、牙齿、颜面下部及颞部阵发性剧烈疼痛,其性质似刀割、烧灼及针刺样,并向颌、枕及耳部等放射。每天发作数次至数十次,每次持续数分钟至数小时不等。疼痛发作时多伴有流泪、流涕、畏光、眩晕和鼻塞等,有时舌前1/3味觉减退,上肢运动无力。疼痛发作无明显诱因,也无扳机点。用1%丁卡因棉片麻醉中鼻甲后上蝶腭神经节处,5~

10 分钟后疼痛即可消失。

(五)颈肌部炎性疼痛

发病前有感冒、发热史,单个或多块颈肌发炎,引起颈部或咽部痛,运动受限,局部有压痛,有时可放射到外耳,用丁卡因喷雾咽部黏膜不能止痛。

(六)继发性舌咽神经痛

颅底、鼻咽部及脑桥小脑角肿物或炎症等病变均可引起舌咽神经痛,但多呈持续性痛伴有其他脑神经障碍或其他的神经系局限体征。X 线颅底拍片、头颅 CT 扫描及 MRI 等检查有助于病因诊断。

五、治疗

(一)药物治疗

凡治疗原发性三叉神经痛的药物均可应用于本病,可使疼痛发作次数减少或减轻,有的可消失。如卡马西平 100 mg,每天 3 次,以后每天增加 100 mg,直至疼痛停止。

最大量不应超过 1 000 mg/d,以后逐渐减少,找到最小有效量,维持服用。不良反应有眩晕、思虑、恶心,部分有皮疹、白细胞减少等。苯妥英钠 100 mg,每天 3 次,最大量每天不超过 600 mg。七叶莲片 3~4 片,每天 3 次,其他镇静镇痛剂亦有疗效。

(二)局部注射疗法

经药物治疗效果不理想或症状严重者,可进行药物神经注射治疗。药物可应用无水乙醇 0.5~1.0 mL、654-2 溶液 10~40 mg,维生素 B_{12} 每次 1 000~4 000 μg。注射方法有以下两种。

1.咽部入路

咽部喷以 1%～2%丁卡因,取长针头,用标志定出 2 cm 长针尖,经扁桃体上极外及钩状突下方进针,如注射右侧,则空针应位于左上双尖齿下方,先进针 1 cm,后再缓慢刺入 1 cm,刺中患者即感剧烈耳痛,然后注入 2%普鲁卡因 1~2 mL,10 分钟后检查局部疼痛消失,而又无其他脑神经麻痹时,再注入药物。

2.乳突尖端入路

患侧朝上侧卧位,常规消毒,于同侧下颌角与乳突连线的中点。以 2%普鲁卡因2～5 mL垂直注射于皮下 1.0~1.5 cm 深处后,用 9 号腰椎穿刺针垂直或稍向前方刺入,深度 4~5 cm,穿刺时患者可感同侧口角、舌、下唇、下颌或咽及颞部稍有麻木感。用空针抽吸无血液后,注入少量 2%普鲁卡因,5~10 分钟后可出现同侧咽壁不同程度瘫痪及感觉障碍,吞咽困难,声嘶,出现同侧 Horner 征或出现同侧抬肩及胸锁乳突肌无力等。再缓慢注入药物。注 654-2 及维生素 B_{12} 时每周治疗 2~3 次,10 次为 1 个疗程。

(三)射频电凝术

Isamat 等(1981)与 Salar 等(1983)报告穿刺颈静脉孔用射频电凝舌咽神经,治疗舌咽神经痛。具体方法:患者仰卧于放射摄片台上,术中在血压及心电监护下施行,当出现血压下降和心率下降时,表明发生了必须予以避免的迷走神经受累。电极作用面积 7 mm²,穿刺的进针点在口角外侧 35 mm,下方0.5 mm。术者将定标放在患者口腔控制电极穿刺方向,当遇到骨组织时,摄侧位片和沿电极方向的斜位片。根据摄片中颈静脉孔的位置,在电视下纠正穿刺方向,使电极尖到达颈静脉孔神经部。先用 0.1~0.3 V 低电压刺激,若出现半侧咽、扁桃体和外耳道感觉异常,且无副神经反应和血压与心电图改变,表明穿刺部位正确。于是缓缓持续增温,若无迷走神经反应出现,升温至 65～70 ℃,电凝 60 秒即可造成孤立的舌咽毁损灶。若在升温过程中出现迷走神经反应,应立即停止电凝,并给阿托品 0.5～1.0 mL,数分钟内可恢复,复发后可重复电凝。

(四)手术治疗

舌咽神经痛严重,而保守治疗无效者应考虑手术治疗。

1.延髓束切断术

20 世纪 60 年代初,有人应用延髓束切断术来治疗舌咽神经痛,当时疗效满意。因为这些神经纤维下降的水平不确定,如在近四脑室下段切断,可产生共济失调步态,靠下则可能得不到需要的麻木范围,故未被普遍采用。

2.舌咽神经根切断术

局麻或全麻下耳后切口,乙状窦下缘入路开颅。打开硬脑膜,放出脑脊液减压,抬起小脑,暴露出颈静脉孔,辨认汇集在该孔的舌咽、迷走及副神经。舌咽神经位于最前方,单根较粗,与迷走神经之间有明显的狭窄间隙。迷走神经由数根细小纤维束所组成。局麻时分离迷走神经时可引起呕吐,用神经钩将舌咽神经钩起,这时将引起剧烈疼痛,如疼痛部位与临床相符,可用钩刀或微型剪刀将神经切断。如疼痛部位涉及外耳深部,为迷走神经耳支影响所致,应同时切断迷走神经前方 1～2 根根丝。切断舌咽神经时少数可有血压上升,切断迷走神经时有时可心脏发生期外收缩、血压下降、心跳停止等不良反应,手术时应密切观察。神经切断后疼痛不再发作,同侧舌后 1/3 味觉丧失,软腭、扁桃体区及舌根部麻木,咽部干燥不适,轻度软腭下垂及短暂性吞咽困难。自神经血管减压术应用临床后,不仅解除了疼痛,又保留了神经的完整,优点较多。但有的患者术中未发现压迫的血管,手术仍有一定的复发率,故神经切断术仍然是本病治疗的有效方法之一。

3.神经血管减压术

麻醉、切口、骨窗形成和硬脑膜切开均与面肌痉挛微血管减压术相同。显露颈静脉孔和舌咽、迷走、副神经,将小脑半球向内上方牵开,刺破蛛网膜,放出脑脊液,待脑压降低后,将小脑半球向后内和上方牵开,找出颈静脉孔和舌咽、迷走、副神经。舌咽和迷走两神经自脑干发出后,向前、向内走行至颈静脉孔、副神经根与脑桥小脑角处向前行走。舌咽神经仅一根,且较迷走神经粗大,单独自蛛网膜包裹,独自穿过一个硬脑膜孔,很容易与迷走神经的根区别。显露压迫神经的血管襻。多在舌咽、迷走神经出脑干处,可见椎动脉或小脑后下动脉压迫神经。在显微镜下细心游离压迫神经的动脉,并在神经与血管间填入适当大小的涤纶片或特氟隆棉(Teflon)。对与舌咽神经粘连的增厚蛛网膜和小脑亦应进行松解。然后使患者试咽口水或饮少许液体,如疼痛消失,手术即告成功。

六、预后

舌咽神经痛如不给予治疗,一般不会自然好转,疼痛发作逐渐频繁,持续时间越来越长,严重影响患者的生活及工作。

(王永生)

第二节　偏侧面肌痉挛

偏侧面肌痉挛指仅限于一侧面部的阵发、不自主的阵挛性抽搐,通常无神经系统其他阳性体征。偏侧面肌痉挛也可以是特发性面神经麻痹的暂时性或永久性后遗症。

一、病因及病理

病因尚不明确。可能与面神经的异位兴奋点传导所致有关。部分患者是由于面神经进入脑干处被异常微血管襻、动脉硬化斑块压迫所致,减压手术可收到明显的疗效。少数患者可由椎基底动脉系统的动脉瘤或脑桥小脑角肿瘤压迫所致。

二、临床表现

起病隐袭,中年以后多见,女性多于男性,大多数为单侧受累。早期多从眼轮匝肌开始,表现为间歇性轻度抽搐,逐渐缓慢地扩散到一侧面肌,口角肌肉最易受累,口角抽搐也最易引起注意。严重者可累及同侧的颈阔肌。抽搐的程度轻重不等,精神紧张、情绪激动、劳累和自主运动均可使抽搐加重,入睡后抽搐消失。神经系统检查无其他阳性体征。

三、诊断和鉴别诊断

根据本病发作的特点、面肌痉挛的表现和神经系统检查无其他阳性体征即可确诊。但需与以下疾病鉴别。

(一)继发性面肌痉挛

各种原因所致的脑干病变、脑桥小脑角肿瘤、延髓空洞症和颅脑外伤等均可出现面肌抽搐。局限性面肌抽搐也可是部分性运动性癫痫的表现。详细的神经系统检查、头颅 CT 和 MRI 及脑电图检查有助于鉴别。

(二)Meige 综合征

也称眼睑痉挛-口下颌肌张力障碍综合征。好发于老年女性,通常伴有双侧眼睑痉挛、口舌和喉肌张力障碍。

(三)功能性眼睑痉挛

好发于老年女性,通常累及双侧眼睑,而颜面下部不受累。

(四)习惯性面肌抽搐

常见于儿童和青壮年。与精神因素有关,通常表现为双侧短暂的面部肌肉收缩。

(五)药物所致的面肌运动障碍

奋乃静、三氟拉嗪及甲氧氯普胺等可导致面肌不自主运动。服药史是确诊的依据。

四、治疗

(一)药物治疗

(1)氯硝西泮:口服 0.5 mg,每天 2～3 次,逐渐增加剂量至发作控制或出现不良反应,国外成人最大剂量可达 20 mg。

（2）卡马西平：口服 0.1 g，每天 3 次，剂量逐渐增加至 0.8～1.2 g/d，2/3 的患者有效。

（3）苯妥英钠：口服 0.1～0.2 g，每天 3 次。

（4）巴氯芬（baclofen）：小剂量开始服用，可逐渐加至 30～40 mg/d。

（二）A 型肉毒毒素（botulinum toxin type A，BTX）局部注射

目前是治疗肌张力障碍最安全、有效和常用的方法。疗效平均可维持 3～6 个月。常见的并发症是暂时性眼睑下垂。

（三）乙醇注射疗法

以上治疗无效者，可试用 50% 乙醇 1 mL 皮下面神经分支阻滞，或茎乳孔处面神经干注射 0.3～0.4 mL 阻滞。

（四）手术治疗

（1）面神经主干或分支切断术，其目的是破坏面神经的传导功能，使其瘫痪，有肯定的疗效，但也有复发。

（2）微血管减压手术，治愈率可达 60%。

（王永生）

第三节　癫　痫

一、癫痫外科治疗的基本原理

癫痫的基本原因是脑皮质内出现高幅的爆发性的放电区域，称"产痫灶"。在未发作时，产痫灶好像是一簇火种，不断地发出单位放电，在脑皮质上或头皮上可以记录到尖波或棘波。在合适的条件下产痫灶的活动突然活跃起来，向周围扩展，引起邻近神经元的同样放电，并沿着一定的神经通路传向远处，于是引起一次癫痫发作。因此对于产痫灶的深入了解，特别是关于它的生物学特性、确切的位置及界线、放电时的能量来源、放电活动的扩散及传播途径的规律等，将对手术控制癫痫发作具有重大实际意义。

（一）间歇期的活动

在头皮上或暴露的脑皮质上做脑电波描记可以见到棘波活动，一般认为是鉴定癫痫的一个标志。这种棘波电位来自神经元的突触后活动，与神经元体部、轴突的动作电位关系不大，胶质细胞不参与这种电位的形成。因此，用脑电图中棘波活动来确定脑皮质中病灶的定位及手术中确定癫痫灶的位置是有一定价值的。但是在任何神经元的集结点上，对同步的突触输入都可用放发棘波的形式来反应，因此单凭这点还有不足，还可出现误解。例如，在脑皮质上的某一小范围内用士的宁碱处理，可使该区诱发棘波，表面上看它与痫性棘波十分相似。如果记录是在远离发放点的脑皮质上进行，那么就很难区别这是士的宁碱诱发的皮层放电，还是由远处产痫灶经单突触投射扩散而来的棘波。因此，除了棘波发放以外，还需要增加其他的鉴定标准，这就要求对"产痫灶"内各神经元群（神经核）或各个别神经元进行检查。采用微电极技术在猴的实验性癫痫中已经取得很多线索，可以见到在产痫灶的神经元中有多种过度活动形式。其中最常见的是间隙期单位放电。这是一种有规则的、反复的动作电位爆发,其频率高达 200 次/秒以上,甚至可达 900 次/秒,在一次爆发过程中频率往往只有增高而不减少,爆发常于 1 秒内重复 5~15 次,比较刻板;在每一阵爆发中很少再有棘波发放。爆发还有一个特征就是每一阵的第一个放电后面都随有一较长的间歇。另外,其随后的放电波都具有一波切迹。见到这些特征即可以肯定地认为这是棘波灶的发源地或称起步点。产生这爆发波的神经元称起步神经元。在治疗癫痫的手术过程中,对产痫灶中的神经元,也进行了同样的检查,证实人的癫痫与猴的实验性癫痫中所见的情况完全相似,高频率的爆发性放电与在猴的实验性癫痫中所见的完全一样,而且第一个波后有一较长的间歇。由于正常脑内神经元不会出现这样的高频爆发,可以预料这种放电信号将对邻近的神经元引起超出寻常的影响。以正常脊髓运动神经元为例,如果它的许多突触终端中有 2% 受到不同步的传入信号影响,就能使它从静止状态下变为能产生慢节律的放电细胞,或使它原有的放电频率大大增加。据估计,运动神经元的输入中只要有 8% 达到 20 次/秒频率,就可使该神经元变为有较高放电频率的细胞。癫痫神经元的放电频率远远超过 20 次/秒,常常可达到 200~900 次/秒。若将癫痫发作时的频率按 200 次/秒计算,那么只需要它投射到另一神经元的 80 个突触点上,就可使该神经元发生突触后高频放电。每一个脑皮质神经元约有 6 万个突触点,这样只要有不到 0.2% 的突触点受到癫痫放电的兴奋就可以成为另一个放电细胞。由此可见,癫痫爆发放电的传布比正常脑皮质神经元的放电形式其效率要高得多。在产痫灶内可以有一群这样的原发癫痫爆发神经元,它们与四周正常神经元的突触联系相当广泛,使正常神经元不断地参与到癫痫灶内从而扩大了产痫灶的范围。这就造成即使在细胞水平,仍不容易区别出哪一个神经元是癫痫的起始者,哪一个是跟随者。

产痫灶在形态上也有其特征。灶内神经元的数目减少,保留的神经元体积变小,为增生的星形细胞所隔开。在 Golgi 染色中可见树突的数量大为减少,树突的外形也变得异常。这种变化越离产痫灶远越不明显。这与电生理记录到的情况是完全一致的,在产痫灶区内可以记录到最大的过度单位活动,离开该区数毫米处活动就渐趋正常了。从癫痫神经元的形态改变及它不能被通常所用的方法所激发,提示这种神经元是失去部分神经突触的神经元。正如肌肉失去了神经支配很容易发生过度收缩一样,去神经的神经元极易产生过度活动。在癫痫患者中常可见脑部有因外伤、肿瘤、血管病变、缺氧性改变所引起的瘢痕,这引起神经元群失去部分树突。有证据表明,癫痫的起步活动是始于这有病变的树突。正常神经元的突触活动使局部突触后膜去极化。而起于病变树突的缓慢突触电位降低了细胞体膜电位,使低阈的轴丘膜被激化而触发了一动作电位。在癫痫神经元中,去神经的病损突触处发生"漏电"并形成一定电位。另外,机械的变形也可引起局部去极化而形成电位。这些电位合在一起可触发轴突近端或始端的反复放电。另一种可能是动作电位可发生于癫痫神经元膜以外的其他不正常部位,其中最可能的是树突。当余下的突触冲动输入到这神经元时可以触发一阵放电。树突的异常包括膜的变化,有钾的漏出。如组织间液钾的浓度超出了阈值,即可触发一重复的放电过程。病灶处的瘢痕改变或星形细胞的代谢活动都可使细胞外钾离子浓度维持于高水平,故都趋向于加重这一过程。此外,参与反复活动的细胞轴突终端兴奋性也有改变,单独一个棘波发放就可使轴突发生一连串反复的动作电位。有人认为这可能是由于能形成电位的钠泵被激活的结果。这种反复的轴突发放也使肌肉及脊髓内单突触反射发生反复放电。钾离子的增加加剧了这一过度极化过程。已经证实在癫痫灶内确有大量钾离子的渗入。目前公认的抗痫药苯妥英钠的药理作用就在于抑制脊髓内的强直后放电及强直后电位。以上机制提供了见于癫痫灶内的一些放电类型,并解释了癫痫爆发的第 1 个棘波后面有一较长的间歇的特征。

癫痫神经元是处于连续不断地活动着并间歇地爆发放电,其动作电位经轴突传递到下一个神经元。在间歇期可记录到的异常脑电活动只是在偶然的条件下才发展成临床上的抽搐。抽搐时所产生的信号足以阻断邻近正常神经组织的功能。这便是为什么切除了产痫灶后常反而可使运动功能改善的原因。间歇期的连续活动对正常脑活动的影响具有一定临床意义。当药物控制了癫痫发作,在脑电图上仍能记录到间歇期的脑电活动特征,伴同的行为变态亦可继续存在。再增加药量使脑电活动进一步好转,则行为变态亦将明显好转。由此可见间歇期的癫痫波活动并非毫无作用的。在动物实验性癫痫中已经查明这种间歇期癫痫放电活动需要较多的能源,因此它可引起神经元结构上的改变,甚至促使它早些死亡。在实验性癫痫中还见到在癫痫发作过程中有些癫痫灶邻近的神经元可以死亡。由此可以了解积极寻求癫痫发作的有效治疗是十分迫切的。

(二)发作期的活动

上述间歇期活动不定期的变得强烈起来,终于发展成一次癫痫抽搐,这时的活动称发作期的活动。发生这种活动的机制尚不很清楚。精神紧张、代谢紊乱,均可能具有作用;女患者的经期中亦较易引起发作;饮酒常为促使发作的诱因。很多发作出现于睡眠的某些周期,可能与脑皮质的兴奋性在这些周期中有增高之故。通过癫痫神经元单细胞电活动记录,可以发现原来间歇期爆发放电的频率不断增加,直至达到1 000次/秒,于是就引起该癫痫神经元的强直性放电,癫痫发作即告开始。

癫痫灶内的爆发放电循两个途径传布:快速地将癫痫放电通过皮层的投射径路传向远处组织,这一传布方式称弥漫性或全身性传布。较缓慢地在局部传布至邻近大脑皮质,称局部传布。

局部传布最显见的实例为Jackson的扩散型癫痫。在脑皮质上局部放电范围扩散的速度约为5 mm/min。因此,它引起邻近皮层的放电常需数分钟。这种扩散的机制很可能与癫痫神经元于过度活动时释放出大量钾离子入组织间液,引起邻近神经元的去极化,使癫痫阈值降低有关,但亦不排除局部神经元之间的突触间传布的可能性。

全身性传布是通过癫痫神经元的轴突将发作初期的信号广泛地扩散到脑的各部,包括所有与该轴突有直接联系的结构,如皮层下核群、基底核、丘脑、中脑的网状结构等。远离病灶区的神经元在受到高频的传入冲动后,出现膜的过度去极化及发放强直性动作电位的反应,通过它们的轴突投射又激发了另一批神经元,这样使发作过程变为全身性。临床的表现形式将取决于最初发放的神经元。做癫痫神经元细胞内电记录可发现有强直与阵挛两种过程,随着出现一较持续的过度极化现象,在这以后有一特征性的发作后电静止现象。产生这种抑制现象的机制尚不很清楚,但有学者提出这可能是丘脑内侧或中脑网状结构抑制环路积极活动的结果,也是癫痫发作所以能突然自行停止的机制。

(三)其他改变

当癫痫发作不久,受到影响的皮层区域血流量明显地增加,同时脑部能量的消耗大于它的补充,因此脑内能量储备显著减少。尽管此时葡萄糖的摄取增加并迅速转化为乳酸等代谢产物,但距需要仍有不足,因此当发作停止后,脑内出现反应性充血。过去曾一度认为代谢的不足是癫痫后发生抑制的原因,在近年的研究中未能得到令人信服的证据。同样,能量代谢的改变是癫痫发作的基础一说亦存在很多疑问。从形态上及生理上看许多迹象都表明膜的异常可能与产痫灶内神经元的特性改变有关。神经元内外单价阳离子在分布上的差别主要是依据镁的成分及钠、钾三磷酸腺苷酶系统。细胞的呼吸代谢对维持这一系统起着重大的作用,因有 30%～50% 的细胞能量是由阳离子转移速度来控制的。在产痫灶内神经元膜的稳定性具有一些缺陷,相信不久在这方面可能会引出新的结论来。

(四)遗传因素

癫痫具有遗传因素已为一般所公认,特别是失神性小发作及颞叶癫痫,往往是由不规则的常染色体显性基因传递。曾有人调查脑电图中显示有棘慢波癫痫患者的后代,发现同胞中在脑电图中出现有棘慢波改变者高达 37%。而正常对照组患者的后代同胞中只有 5% 有这现象。另外,调查局灶性癫痫而手术的患者的家族及其子代同胞,发现在脑电图上出现异常的比例要比对照组显著增高。此外,癫痫患者尚有家族性低"惊厥阈值",任何皮层损害都较容易触发癫痫发作。

二、癫痫的分类

长期以来,出于人们对于各种癫痫发作的确切机制不够清楚,脑部涉及的解剖部位不够明确,引起发作的原因又各不相同,致使癫痫发作的统一分类难以决定。临床医师往往根据各自的需要制订了按年龄、发作表现、脑电图改变、解剖部位、病因、药物治疗的反应等各种分类方法。这些方法至今尚有较大实用意义。自 1964 年以来,在国际抗癫痫协会的努力下曾集合部分专家意见制订了一套癫痫统一分类的国际方案,1969 年又做了修订。这套分类虽被认为是国际上通用的标准分类,但仍有许多方面未能被普遍接受。1979 年 10 月我国的部分神经病学工作者与脑电图专业人员在青岛举行了癫痫座谈会,对癫痫的分类做了讨论,最后在国际统一分类的基础上,提出了我国的分类意见。这些分类将于下面逐一介绍。作为神经外科医师在开展癫痫的手术治疗时,必须对它有所了解。但在外科实践中以起病年龄及病因的分类仍有较大用处,亦予一并介绍。

(一)根据癫痫起病年龄的分类

起病年龄的不同癫痫的病因亦有不同,因此可根据患者起病的年龄大致推测病因,有助于做出临床诊断(表 9-1)。

表 9-1　根据癫痫起病年龄分类

起病年龄(岁)	癫痫名称	常见病因(按次序排列)
0～2	新生儿癫痫	围生期损伤、代谢紊乱、先天畸形
3～10	儿童期癫痫	围生期损伤、发热惊厥、脑损伤、特发性癫痫
11～20	青少年期癫痫	特发性癫痫、脑损伤、围生期损伤
21～35	成人期癫痫	颅脑损伤、脑肿瘤、围生期损伤
36～55	中年期癫痫	脑肿瘤、颅脑损伤、动脉粥样硬化
56～70	衰老期癫痫	动脉粥样硬化、颅内新生物

(二)根据癫痫发作的病因分类

1.有大脑病变者

(1)扩张性病变:新生物、脑脓肿、脑寄生虫病。

(2)脑瘢痕形成:脑损伤、脑部感染后。

(3)脑局部萎缩:脑受压、脑缺血、脑部感染后。

（4）脑内囊变：脑血管栓塞后、脑出血后。

（5）弥漫性脑病变：脑变性病、脑感染后、脑硬化。

（6）脑血管病：脑动脉粥样硬化、脑动静脉血管畸形、脑梅毒。

（7）其他：脑先天畸形。

2.未能查见脑部病变者

（1）脑中央性癫痫（特发性癫痫）：脑皮质下功能紊乱。

（2）中毒及发热性癫痫：脑外原因。

（3）低血糖性癫痫：脑外原因。

（4）其他：血管神经及循环中断等。

（三）根据癫痫灶部位分类

局灶性大脑癫痫（症状性癫痫）放电部位主要为大脑半球灰质、大脑皮质；脑中央性癫痫放电部位为脑干上部、脑中央系统；非局限的大脑性癫痫放电部位弥漫分散，或脑外原因。

（四）根据发作时的表现及脑电图特征分类

大发作脑电图中脑波节律较快，精神运动发作脑电图中脑波节律缓慢，小发作快活动与慢活动交替出现（每秒 3 次波），变异性小发作不典型的快波与慢波结合。

（五）国际统一分类

1.部分性发作或开始于局部的发作

（1）部分性发作表现为简单的症状：①运动性症状（包括 Jackson 扩展型、阵挛型、强直型、逆转型及姿势性发作）。②感觉性症状（包括躯体感觉、特殊感觉如视、听、旋转、味、嗅等）。③自主神经性症状（如胃肠、血管、呼吸、泌尿生殖系症状）。④综合性症状（以上各种症状的综合）。

（2）部分性发作表现为复杂的症状：①有意识障碍。②精神运动性包括自动症、复杂行为等。③精神感觉性包括幻觉、错觉、妄想等。④自主神经性如自主神经功能紊乱、性功能改变等。⑤思维性如意识紊乱、记忆减退、识别障碍、强迫思维、朦胧状态等。⑥情绪性如恐惧、欣快、抑郁、攻击性反应、儿童行为问题等。

（3）部分性发作有继发的全身性扩展：多数为强直阵挛性。

2.全身性发作起病时就有两侧对称性发作

（1）失神简单的及复杂的。

（2）强直阵挛性发作即大发作。

（3）婴儿痉挛发作（又称过度节律紊乱）。

（4）阵挛性发作。

（5）强直性发作。

（6）强直阵挛性发作。

（7）无张力性发作（又称垂头发作）。

（8）不动性发作。

3.单侧或以单侧为主的发作

见于新生儿或婴幼儿，临床及脑电图表现与上述婴儿痉挛相同，但放电活动主要限于一侧。

4.不能分类的发作

由于资料或记录不全的发作都包括在内。

(六)我国 1979 年制订的癫痫分类方案

1.部分性(局灶性)发作

(1)具有简单症状的部分性发作:单纯运动性、单纯感觉性、特殊感觉性、扩延性(Jackson 型发作)、局限发作继发全身性发展,其他如转侧性、躯体抑制性、失语性等。

(2)具有复杂症状的部分性发作:复杂部分性发作(颞叶癫痫发作)包括单纯意识障碍、精神运动性发作(行为自动症、口咽自动症)、精神感觉性发作、情感障碍及以上各类的综合。

2.全身性发作

(1)全身性惊厥发作:强直阵挛性发作(大发作),强直性发作(儿童多见),阵挛性发作(儿童多见),肌阵挛发作,婴儿痉挛,变异性小发作(Lennox-Gastaut 综合征)。

(2)全身性非惊厥性发作:典型失神小发作、失张力性发作、自主神经性发作、混合性发作、其他如癫痫持续状态、反射性癫痫及以上不能分类的发作。

注意不要将失神小发作与大发作的不完全发作相混淆。

三、癫痫的临床表现

神经外科医师在选择病例进行手术治疗之前,必须对各种不同类型的癫痫有一概要的认识。在临床上许多局灶性发作尽管在脑电图记录中可见到不正常放电灶,但通过仔细的检查却找不到病因;反之在全身性发作中尽管脑电图中没有明确的局灶性放电灶,但有的却病因明确。为此这里将把较常见的癫痫类型的表现做一简要介绍。

(一)婴儿期癫痫

在此期内婴儿大脑发育尚未成熟,脑神经元的兴奋阈值比较低,发生惊厥的机会极为普遍。如在此期内发作频繁,可使脑的发育受阻,脑内正常神经元的数目减少,脑重量不足,引起患儿的智力发展迟缓,癫痫的机会增多。在这期内发病率最高的是 4 个月之前,此后则发病率渐次减少。发作的表现常为眼、口角、脸部或肢体的分散抽搐,很少为全身性抽搐。如出现全身性抽搐则常同时伴有呼吸抑制。这种抽搐发作的预后较差,约 1/4 的患儿最终将导致死亡,另有半数则发作反复出现。因此对这类癫痫发作应力求找出原因并加以纠正,尽快地控制发作,每多发 1 次都可给婴儿造成不可逆的损害而导致痴呆。这时期癫痫发作的常见病因如下。

1.代谢紊乱或中毒

代谢紊乱或中毒见于血钙过低、低血糖、低血镁、血钠过低或过高、血胆红素过高、碱中毒、维生素 B 缺乏症、窒息、血氨过高症等。

2.遗传因素

遗传因素常见于精胺酸尿症、苯丙酮尿症、酪胺酸尿症、多发性神经纤维瘤病、结节硬化症、家族性脾性贫血(Gau-Cher 病)、家族性黑矇性白痴(Tay-Sachs 病)、类脂质细胞增多症(Niemann-Pick 病)、先天性大脑发育畸形及第 13/16 染色体三倍畸形等。

3.损伤性病变

损伤性病变如分娩时的颅内出血、窒息等。

4.脑血管性病变

脑血管性病变如非损伤性颅内出血、维生素 K 缺乏、血小板缺乏性紫癜、脑动静脉血管畸形、先天性颅内动脉瘤、主动脉弓先天狭窄、特发性蛛网膜下腔出血等。

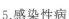

5.感染性病

感染性病如脑脊髓膜炎、脑炎、败血症、脑脓肿、弓形体脑瘤等。

（二）婴儿性痉挛

常发生于5～6个月以后的婴儿。主要表现为发作时患儿头颈部及躯体突然前屈,伴有两臂外展,亦可相反,头及躯体向后伸。如发作较晚,患儿已能坐起时,则常引起向前跌倒。发作一般历时短暂,但较频繁,甚至可数秒即发作1次。发作对脑损害很大,可导致患儿的智力发育迟缓,甚至退步。在脑电图上可见高度的节律紊乱,常有较多的棘波或连续多个棘波发放,甚至阵发的棘波或棘慢复合波,中间夹杂较正常的波形。本发作常于3～4岁时自动停发而代之以其他类型的癫痫。临床上这种发作可分为隐源性及症状性两类。后者的主要病因:①围生期的脑损伤;②预防接种如百日咳疫苗接种后;③其他如先天畸形、代谢障碍、中枢神经感染、结节硬化等。预后取决于发病年龄的早晚。发病晚者患儿已有相当智力,如诊断及处理及时,则预后常较良好。反之则预后不良。后遗症中常见者为痉挛性双侧瘫或四肢瘫,或脑发育不全。治疗用大剂量促肾上腺皮质激素(AGTH)常有较好效果,安定类药物[如硝西泮(硝基安定)、氯硝西泮(氯硝基安定)]亦能控制发作,不需手术治疗。

（三）Lennox-Gastaut 综合征

Lennox-Gastaut 又称变异性小发作,多发生于1岁后的幼儿,婴儿痉挛如迁延不愈,到这时常不易与本综合征相鉴别。主要表现为患儿突然做点头的发作伴有堕跌及不典型的失神。有各种自动症如喃喃自语、吞咽动作或手的短暂摆动等。睡眠中出现发作者较多,并常有短暂的阵挛或抽搐。脑电图上可见每秒1.5～2.0次的棘慢复合波,但有时亦可与婴儿痉挛的脑电图很相似。患儿的智力发育可受障碍,甚至退步。安定类药物效果良好,皮质类固醇类药物及 ACTH 亦有良效。但治愈后仍可复发。

（四）肌阵挛性发作

多见于3岁以上的儿童,其主要表现为全身或部分的肌阵挛性抽搐伴有跌倒,头部或躯干常突然倾倒。本病的发生机制可能是由于神经系统内抑制作用损害后引起的释放现象,常为大脑弥漫性病变后的结果。但如病变只局限于一侧大脑半球则表现只出现于单侧。脑电图改变很像典型的小发作,可见反复发生的不典型棘慢波或多个棘慢复合波,频率1.5～2.0次/秒。气脑检查时约有半数不到的患儿有脑室系统的扩大,脑皮质活检常可证实有亚急性硬化性全脑炎、慢性非特异性脑炎或脑脂质沉积症等。肌阵挛发作一般可分为3类。

1.意向性肌阵挛

意向性肌阵挛由运动或动作所诱发,少数亦可由光、声音或感觉刺激所诱发。肌肉的抽搐很短暂,好像腱反射中的肌肉跳动一样。

2.反复性肌阵挛

反复性肌阵挛没有任何诱因,肌肉的抽搐时发时止,没有规律性。

3.大群肌阵挛

阵挛主要影响躯干的大群肌肉,使身体突然前屈如鞠躬状,有些像婴儿痉挛中的"Salaam"发作。

（五）典型小发作

典型小发作属全身性癫痫的一种,主要见于儿童,常发生于3岁以上的儿童,至15岁以后则又渐趋少见。本病具有较明显的遗传倾向,由常染色体显性基因遗传。主要表现为短时间的意识丧失伴有轻微运动症状。发作突然,常无先兆。终止亦很突然,不留有任何后遗症状。发作时脸部及眼睑有节律性跳动,可能有尿失禁,历时短暂,一般 5～30 秒不等。患者都能维持当时姿势,很少倒地。瞬即恢复意识,患者自觉如入梦境。发作一般每天 1～2 次,但频繁时可多达百余次,甚至有连续发作者,称之为小发作持续状态。脑电图中可见典型的弥漫性 3 次/秒棘慢复合波,过度换气时更易出现。本症预后较好,至青春期发作常自行停止。如发病起于 5 岁以前的小儿,其智力常低于正常儿童,发现于 5～10 岁者,智力常无影响。发病在 10 岁以后者则发作可持续较久,50% 患者可转变为大发作。典型小发作需与颞叶癫痫中的失神发作相鉴别。后者发作不规则常伴有自主神经紊乱症状、嗅及味幻觉、舔舌、咀嚼、吞咽等动作。脑电图中有不规则棘波发放起源于颞叶,向他处扩散。治疗以乙琥胺或三甲双酮为主。两者均有效,但以前者毒性较小,故应首先选用。

(六)特异性大发作

特异性大发作又名强直阵挛性发作,是最多见的全身性癫痫发作,多见于 5 岁以后的儿童及青少年。发作没有先兆,抽搐从一开始就起源于全身。其特征为先有一阵全身肌肉的突然强直性收缩,伴有喉头尖声鸣叫,随即意识丧失,倒地。接着肌肉逐步松弛,5～10 秒后出现肢体伸屈性阵挛,同时并有自主神经功能紊乱如血压升高、瞳孔散大、面部潮红、呼吸暂停、发绀、流涎出汗、立毛肌收缩、喉头分泌增多等。随着喉头肌肉的抽动,口中涌出白沫或血性泡沫。在肌肉短暂松弛期中膀胱括约肌亦放松,在以后的阵挛抽搐中小便即自动流出。在整个发作期中意识是昏迷的,发作停止以后意识仍不会马上恢复。这一意识昏迷阶段称发作后期,可持续数分钟至数十分钟不等。

(七)发作停止期

阵挛抽搐突然停止,全身肌肉放松,甚至完全松弛。心跳变慢、瞳孔恢复至正常状况并出现光反应。全身肌肉又慢慢恢复张力,并出现反射。皮肤反射亦再度出现,双侧出现 Babinski 征。患者意识渐渐恢复,如发作历时短暂,可于数分钟内清醒,如发作历时较长则常有较长时间的深睡眠状态,需数小时甚至十余小时才能完全清醒。清醒后患者常感疲惫乏力、头痛,甚至精神错乱或行为失常,称癫痫后精神症。一般于休息后均较快恢复。功能恢复以感觉、运动及语言功能恢复较快。记忆功能恢复较慢,过去记忆恢复在先,近期记忆恢复在后。

大发作时左右两侧一般应是对称性的,但有时两侧可不一致,这种不同步的发作可认为是两种发作凑合在一起,是癫痫大发作中的一种变异。

引起大发作的诱因常见的有强光刺激、突然中断巴比妥类药物治疗、戒酒、各种代谢障碍、外毒素等。不像部分性癫痫,这种发作发生于深度睡眠中者较少,即有发生多数是在慢睡眠中,而不是在快速张动期中。

脑电图表现是比较典型的。在发作前常先出现多次弥漫的多棘慢波发放,接着有一短暂的低活动期历时 1～3 秒。发作时在整个头皮上都可记录到分布弥漫、波幅对称的并不断递增 10 次/秒波。以后其频率可减慢至 8 次/秒以下。由于此时患者全身肌肉抽搐,大量的肌电活动干扰着真正的脑电活动。当发作停止,脑电活动出现一休止期,波幅变为平坦,可历时数十秒钟以上,以后逐渐又恢复到发作前或间歇期活动。

大发作的治疗一般用苯妥英钠、苯巴比妥、卡马西平等,一般不做外科治疗。

(八)成年期的癫痫发作

成年期的癫痫发作又称晚发性癫痫,一般指首次发作在 20 岁以上的成人癫痫,占癫痫总数的17%～33%。患者脑部多数可有局部结构上的病变或受到某些生化、生理、病理上的影响,常被称是症状性癫痫。但在各项详尽的检查下仍可有 27%～36% 不能明确其病因。在已查明的病因中有肿瘤、损伤、产伤,血管性疾病包括脑动静脉血管畸形、动脉粥样硬化、急性脑缺血,感染、炎症(梅毒或结核)、寄生虫病、变性疾病、慢性乙醇中毒等。癫痫的发作类型以各种局灶性感觉与运动性癫痫及精神运动性癫痫为多。根据统计,由于肿瘤及脑血管性病变引起者 50%～60% 为局灶性发作,由损伤引起者约 40% 为局灶性发作。

(九)局灶性发作

常先有某一局部的主观感受如针刺、发麻或痉挛感等称之为先兆,它的性质及出现部位有助于推测病灶的所在位置。此时患者常无意识障碍,但实际上这已是痫性发作的起始。逐步这种感受扩散,其传布途径常沿着中枢神经的功能分布进行,并出现运动性或肌肉阵挛性抽搐,扩散多限于一侧半球,产生偏身的进展性抽搐,又称 Jackson 发作。一般历时半至数分钟即行停发。发作肢体有暂时性瘫痪,称 Todd 瘫痪。有时发作亦可扩散至全脑,引起全身抽搐,这时一如上述大发作患者意识丧失,全身抽动,称局限性发作有继发性全身扩散。在脑电图中可在局部记录到局灶性发放灶,以棘波或尖波形式出现,没有3次/秒的棘慢波发放。神经系统检查包括神经放射学检查及 CT 扫描,常可明确局部病变,但也有只能见到脑室的扩大或局部脑皮质萎缩,有1/4～1/3 的病例仍可完全无病变发现。对于这后一类病例常需继续追踪观察,定期复查,以免遗漏微小而一时发现不到的病变。局灶性发作的临床类型很多,常根据首发症状的表现来命名,可分为感觉性发作、感觉运动性发作、运动性发作、旋转性发作、姿势性发作、语言抑制性发作、内脏性发作及精神运动性发作等。

(十)内脏性发作

内脏性发作是局灶性发作中的一种特殊类型,病灶主要涉及脑岛及其邻近的颞叶组织。发作以出现内脏紊乱为主要表现,有腹部不适、心悸、多汗、胃纳不佳、恶心、呕吐、呼吸急促或迟缓甚至暂停、小便失禁及瞳孔变化等。

(十一)精神运动性发作

精神运动性发作是局灶性癫痫中较常见的形式,占癫痫总数的 20%～30%。病变多数位于颞叶的内侧部故又称颞叶癫痫。近年来,由于开展了大量颞区的电刺激研究,对颞叶的生理作用有了新的认识,促进了对颞叶癫痫的理解。为便于对颞叶癫痫的描述,有必要先介绍颞叶的功能。

1.颞叶的解剖生理

颞叶外侧及内侧的皮层具有译义及听觉的功能,在优势侧的颞叶外侧皮层尚有语言功能。颞叶内侧部的海马结构、杏仁核均属于边缘系统并与自主神经功能及行为的调节有关。颞叶皮质与杏仁核及海马结构有纤维相互联系。海马结构与杏仁核之间也有纤维相互联系。在与颞叶以外的结构联系中颞叶皮质与颞叶内侧结构有较大差异。颞叶皮质与丘脑的背部联系,其通路经内囊。颞叶内侧结构则与膈区、视前区、下丘脑及中脑盖部联系,其通路有两个:①背侧终纹从背侧绕过内囊及基底核背侧;②腹侧束,经内囊及基底核腹侧达无名质,使杏仁核与丘脑内侧发生联系。另外,额叶眶区皮质有纤维进入杏仁核,并从杏仁核与丘脑的背内侧核相连接。左侧丘脑受损时,这一通路将对记忆的缺损具有重大作用。海马结构包括齿状回、Ammon 角及穹隆柱,与膈区、下丘脑前部及乳头体有相互纤维联系,并通过上升与下降通路与下丘脑的其他区域及中脑盖的正中部相连。这样,海马与杏仁核都与脑干的网状结构、下丘脑相连,并以下丘脑成为这一系统的交接点。感觉冲动传到海马的路径是很不明确的,多数是经脑干的网状结构,且为非特异性的。从以上描述可见颞叶的外侧皮质与杏仁、海马结构在功能上是有很大区别的。

2.临床表现

颞叶癫痫的产痫灶可位于不同部位,放电区域不仅可涉及颞叶外侧皮层并可涉及岛叶皮质、杏仁核、海马结构及与这些结构相联系的中线及脑干内核群,甚至还可涉及对侧的同名区域,因此其临床表现复杂多样。一般可分为下列4种类型。

(1)自动症及精神运动性发作:表现为意识障碍及精神错乱,但对环境尚能保持接触,开始时可有简单的症状如幻嗅、幻味、幻听、眩晕及自主神经功能紊乱如血压波动、出汗、面红、流泪、瞳孔改变等。接着患者有记忆障碍,常有"熟悉感"或"陌生感",或出现强迫性意念或梦境状态,然后出现自动症,患者在无意识状态下做各种似有目的的动作如游走、登高、驾车、饮食或其他习惯活动。发作大多持续数分钟至数十分钟,也有持续达数小时或数天者,可反复发作,但很少有出现持续状态者。发作后常有历时较长的精神错乱或嗜睡状态。醒后患者常完全不能回忆发作时的情况,或仅凭经验知道自己已经发过病。

(2)错觉或幻觉性发作:其表现与上述自动症开始前的先兆相似,但发作仅止于此而不再扩展为自动症。幻错觉常为刻板性并可反复发作。熟悉感或梦境状态较为突出,常伴有视物缩小或视物放大。听觉或视觉的灵敏度亦有改变。

(3)内脏及自主神经性发作:常伴随自动症发作,包括内脏感觉异常如胃气上升、腹痛、胸闷、心悸、头痛、头胀、血压升高、心动过速、肠鸣增多、皮肤变色、瞳孔改变等。

(4)情绪及情感障碍:主要表现为恐惧、莫名的忧虑或欢乐、暴躁发怒、忧郁或悲伤,可伴有上述自主神经的功能失调。

3.发病机制

引起颞叶癫痫的主要病变为颞叶内侧部的瘢痕形成,称切迹硬化。其致病原因是幼年时曾患有缺氧缺血或临产期曾发生颅脑损伤而有过脑切迹疝的结果。小儿多次反复的发热惊厥,可导致痫阈很低的颞叶内部结构的缺氧或缺血而形成切迹硬化。在后天的病变中最常见的是缓慢生长的肿瘤、脑动静脉血管畸形及各种局部退行性病变。除海马及杏仁核可经常发现病变外,有时还可在小脑、丘脑的背内核及颞叶以外的脑皮质中也见到病变。

脑电图表现主要为局灶性的4~6次/秒的棘波、尖波或棘慢波,位于一侧颞叶或额颞部及侧裂的前部,有时亦可见于双侧,特别是慢性长期病例。如有局灶性慢波活动则一般均指示有局部病理改变存在。但往往有许多病例在间歇期头皮上记录不到脑电异常活动,这时有必要做特殊电极描记。如蝶骨电极,将针形电极插入蝶骨的底面来描记脑电活动;咽喉电极,将电极置于鼻咽部内做描记或脑深电极描记,将针形多股电极插入脑内做描记,常能取得有助于诊断的记录。声、光及过度换气可以诱发,但采用致痫剂诱发则不属常规,仅于迫不得已时采用之。确诊颞叶癫痫并找出其产病灶常需做反复多次的脑电描记。只有在多次记录中取得了同样的结果,并结合临床才能做出较正确的结论。除此以外,为了明确是否有颞部病灶存在尚应做各种神经放射学检查,包括脑血管造影及CT扫描等。

(十二)外伤性癫痫

外伤性癫痫是头部外伤后最严重的并发症之一,它可出现于伤后早期即伤后数天之内,也可出现于伤后晚期即几个月甚至几年以后。由于它的频繁发作及难以控制,加上本症对患者所带来的身心痛苦及严重的心理影响,常驱使患者迫切求医,强烈要求治疗。本病的发生率各家统计数字不等。据估计,约有 30% 的头部损伤将发生此并发症。火器性损伤较闭合性损伤更为常见,前者约 42.1% 发生癫痫而后者约 14.3%。损伤的部位、范围及昏迷时间的短长为发生癫痫的重要因素。脑膜破损者特别是额叶及顶叶者机会更多。由于近代战伤外科的进展,头部火器伤的一次清创彻底性较前提高很多,对减少头部火器伤的死亡率起了相当大的作用,但对于外伤性癫痫的发生率则并未显示有大幅度的下降,可能是由于术后的存活率增多,使癫痫病例也有相应的增多之故。

非火器性头部损伤发生癫痫多见于较严重的病例,患者在伤前都无癫痫史,伤后可出现大发作、小发作或精神运动性发作,也有只表现为短暂的意识丧失。早期出现的癫痫多出现于伤后的1 周以内,最早者甚至可在伤后 1 小时之内。儿童较成年人为多见,有颅骨骨折、局灶性神经功能障碍者及颅内血肿者,早期发生癫痫者较多。晚发的外伤性癫痫其发生率约为 5%,但在有急性颅内血肿的病例其发生率可达 31%。另外,约有 1/4 的早发癫痫将有晚发癫痫。有颅骨凹陷骨折者 15% 将有晚发癫痫。此外,硬脑膜破裂及有局灶性神经功能障碍的病例均有较高的发生率。晚发癫痫多数发生于伤后 1 年以内,但有 25% 可发生于伤后 4 年以后。发作类型以局限性发作为多,约占 40%。颞叶癫痫次之约占 25%。

早发癫痫脑电图改变常以广泛的慢活动较常见,正常频率受抑制并有高幅的慢活动,后者被认为是外伤性癫痫的特征。在晚发癫痫中则可见有局灶性棘波,但并非每 1 例都如此,约有 1/4 的患者在脑电图中从不出现异常波形,另有约 20% 的患者头 3 个月内没有脑电图异常,因此脑电图检查只有在反复多次的检查中才能提供诊断上的帮助。外伤性癫痫的预防应重于治疗,对开放性颅脑损伤应争取尽早进行彻底清创,将血肿、异物及失去生机的脑组织碎块、碎骨片统统清除。塌陷的骨片应予整复或切除。硬脑膜破损应予修补并严密缝合使之不漏液,这样可使脑皮质减少瘢痕形成。清创术虽从统计上未能明确使癫痫的发生率下降,但它至少使伤后的其他颅内并发症减少从而从理论上有预防癫痫的作用。预防性应用抗癫痫药物如苯妥英钠的单独使用或与苯巴比妥合并使用,或加用地西泮(安定)、扑米酮等,目前尚有争论,不能作为常规方法。对绝大多数外伤性癫痫,药物治疗仍然是首选方法。只有在发作频繁、药物失效及病灶定位明确的情况下可行产痫灶切除及局部皮层切除术。

(十三)反射性癫痫

在对癫痫发作过程的详细了解时,常可发现发作可由种种不同的诱因所激发,其中颇多为不寻常的因素,于是就有人给以各种命名,如动作诱发性癫痫、声音诱发癫痫、弈棋性癫痫、闭眼诱发性癫痫、接触性癫痫、阅读性癫痫等,但总的这类癫痫发作都是由于患者脑部某些神经元的痫阈较低,遇到较特殊的稍强大的刺激时,可循一定的通路传至这些敏感易发的神经元引起一次痫性放电,因此可概称反射性癫痫。

1.光敏性癫痫

光敏性癫痫多见于儿童、强光如日光、或突然从暗处到达亮处如从电影院出来最易引起发作。但也有在观看电视时为电视屏的光所诱发。闪动的光源较之普通静止的光更具刺激性。发作形式常见的是失神性小发作或肌阵挛性发作,但也可为不典型的大发作。服用相应的抗癫痫药可以阻止其发作。

2.阅读性癫痫

阅读性癫痫发生于阅读书报以后,可在阅读开始数分钟或阅读了相当时间后发生。一般都先有下颌关节出现摩擦声或感到下颌颤动,阅读即受干扰,随着颤动越来越剧烈,终于扩散及全身,引起全身性大发作。并非每次阅读都能诱发,当疲劳、情绪不佳时则发作机会增多。阅读时过分集中注意或精神紧张亦易引起发作,但一般对刊物的内容无甚关系。阅读时出现下颌颤动或出现脑电图改变者对诊断最有帮助。本发作的基本原理认为是与阅读过程中眼球运动所引起的反复的本体感觉冲动激发了脑干网状结构的不正常活动及三叉神经运动核的兴奋放电,产生下颌肌的肌阵挛样活动。这种刺激冲动的叠加导致了一次大发作。大声朗读更容易引起发作,因这时本体感觉冲动的兴奋性更为强烈,持续集中注意也具有同样的强化作用。这种患者多数为脑中央型癫痫,但也有报道有后枕部局灶病变的继发性癫痫可出现这种发作。

3.运动或动作诱发性癫痫

运动或动作诱发性癫痫多数发生于儿童,发作常是在一次突然的动作后发生,且大多发生在休息阶段,发作下肢开始为多,先有一阵强直性痉挛,可影响全身,然后局限于动作的肢体。在站立的情况下突然开步,或在步行时突然加快步伐如从步行进入跑步时都较易引起发作。发作时患肢强直痉挛,呈半屈曲状,痉挛很快向同侧上肢扩展引起跌倒。患者意识不丧失,也没有阵挛发生。产生这种癫痫的原理是由肌腱及肌纤维来的本体感觉冲动循上升束传至丘脑的腹后核。这里的神经元处于过度兴奋状态,很易受传入冲动而放电,这又使皮层下结构如基底核等发生不正常放电,从而引起发作。在间歇期的脑电图中可见到慢波与棘波。给予抗痫药可使发作停止或频率及程度减少。本病常有遗传倾向,呈显性遗传。

4.听觉诱发性癫痫

突然的声响引起各种癫痫发作,惊吓虽也起着作用,但发作常对声响的频率具有高度的选择性,例如,有的患者只听到教室内的钟声才发病,有的只听到音乐而发病,后者又称音乐诱发型癫痫。大多数这类患者在脑皮质上,特别是颞叶区有不正常的产痫灶。有时患者听到声响后有情感上的反应。

5.其他

有报道当患者看到特殊物品如别针等即可引起发作。也有单纯触觉可引起发作,如擦一侧脸部,甚至只要谈及擦脸就可引起发作。其他曾报道过的反射性癫痫的诱发因素有闭眼、啼哭、笑、弈棋、咳嗽等。

四、癫痫的手术治疗

(一)脑皮质切除术

手术的目的在切除脑皮质中的产痫灶。手术的疗效与产痫灶切除得是否完全关系密切。根据产痫灶所在的部位不同做不同的切口。除要求能暴露产痫灶的部位外,尚需将大脑半球的中央区(中央前回及后回),及大脑的外侧裂也暴露,便于在手术中做脑皮质电刺激及脑皮质电波描记,因此切口都偏向于大些。脑皮质电刺激的目的是在确定脑皮质的不同功能部位,特别是运动中枢及语言中枢的位置,以便手术中避免损伤它。脑皮质电波描记的目的在于确定产痫灶的位置,只有将产痫灶的位置详加标明以后才能做到恰如其分地完全切除,从而取得最佳的手术效果。本手术适用于各种局灶性难治性癫痫,其中最常见者为损伤后的癫痫。

1.手术步骤

(1)术前准备:术前3天适当减少抗痫药的用量,使脑电图中的改变容易显示,但剂量亦不宜减得过多以致引起癫痫的发作而妨碍手术的进行。在手术当天早上不再服抗痫药,但小量苯巴比妥作为术前的镇静剂仍可照服。术前24小时开始口服地塞米松或可的松,术中及术后均用静脉滴注维持药量,直至患者能恢复口服为止。

(2)麻醉:除儿童病例及极少数不能合作的病例需用静脉麻醉外,其他15岁以上的患者都可采用局部麻醉或针刺麻醉。在手术前晚应使患者睡眠良好。入手术室时给皮下注射阿托品0.4 mg。如做静脉麻醉,用氟哌啶醇及芬太尼滴注,使之入睡。在做电刺激及脑皮质电图描记时,需叫醒患者并不断与其讲话,以保持清醒并取得合作。

(3)切口:做头皮切口前先用0.25%普鲁卡因溶液做头皮浸润。切口应根据术前脑电图所示的产痫灶位置来设计。如产痫灶位于额叶,可用"C"字形切口,其内侧可暴露中线,外侧到达侧裂,后面要暴露出中央前回。如产痫灶位于脑中央区,可做"Ω"形切口,以暴露中央前回及后回为主,但还需暴露出外侧裂,以便对岛盖部皮层进行电刺激及电描记。如产痫灶在大脑半球的后半部,则可用C字形切口,但前面仍要暴露出脑中央区。一般皮肌瓣是作为一层掀开的,颅骨瓣则做成游离的,以后用金属丝固定。

(4)脑皮质电刺激:在暴露的脑皮质上先用矩形脉冲波行单极或双极刺激。刺激的参数为波宽2 ms,频率60次/秒,强度以能引起患者最明确的反应为度,不能太大以免诱发出抽搐。可先从1V开始(或0.5 mA开始),然后以0.5V的幅度递增,直至出现明确的运动反应(表现肌肉的抽动或跳动)或感觉反应(表现为局部的针刺或跳动异样感)为止。在每一刺激点上贴上数码小纸片作为标记并记录其相应的部位,刺激完毕后摄像记录。在优势侧半球需标记出语言中枢的位,为此在刺激过程中让患者不断诉数或重复讲一句话。发现语言中断时即表明该点为语言有关区,用数字小纸片标记。电刺激后即随以脑皮质电图描记,在每一刺激点附近都可记录到神经元的后放电现象,如放电幅度特高、持续时间特长者或有棘波放电者均表明为与癫痫发作可能有关的产痫区。但这时的电刺激的强度应回复到低值,再逐渐递增,如能诱发出患者惯常所感觉的先兆时,则该区即为发作的产痫灶。但能取得这样明确的定位是不多的,多数只是在皮层电图上出现棘波发放。在这些发放区贴上蘸以 γ-羟基-β-氨基丁酸(GABOB)溶液的棉片,棘波发放立即消失则更明确表明它与产痫灶有关。如用GABOB后不能消除棘波发放表明该处的异常电波可能来自深部,需要进行深部电极描记。

(5)皮层切除:根据脑皮质电图及脑深部电图中棘波灶的部位确定需手术切除的范围。原则是既要尽可能地完全切除产痫灶,又必须保全脑的重要功能区。因此在切除时应先从小范围开始,逐步补充扩大。先用白丝线将计划切除的部位圈出,摄像记录。尽量将切除的边界限于脑沟,将不拟切除的部位用塑料薄膜癫痫保护。用双极电凝将切除区脑表面的软脑膜电灼切开。切口向周围延伸直达切除圈的边缘,环绕此边缘将软脑膜都切开。再切开脑皮质直达脑白质。用细吸引管将皮层切口顺切除圈伸延。在灰白质交界面将整块皮层切除。亦可用吸引器逐步将该区内的皮层灰质吸除。遇较大的供应动脉可用银夹止血,一般均用双极电凝止血。

(6)切除后脑皮质电图记录:将电极放于切除区周围的脑皮质上,重复脑皮质电图记录如上述。如仍有较多尖棘波存在,表明产痫灶切除不够,应再扩大切除范围。手术常需多次反复,逐步扩大切除范围,每次切除后都应重复脑皮质记录,一直到消除产病灶为止。但如切除范围已牵涉到脑功能区时,则应采取保守态度,以免术后造成严重残缺。切除完成后应再摄影记录。

(7)缝合:缝合前止血应十分彻底。脑皮质切面的碎块组织均需清理干净,并将软脑膜边缘覆盖脑皮质的切面。硬脑膜要严密缝合,硬脑膜外用橡皮软管或橡皮条引流24小时。

(8)术后护理:抗病药应继续应用,术后头3～4天可经静脉或肌内注射给药,以后仍恢复口服。剂量应根据药物血浓度测定来调节。补液量在术后初期每天限制于1 500 mL。除有较剧烈的呕吐外,一般可于术后第2天进流质饮食。术后继续静脉给地塞米松或氢化可的松,头3～4天可给大量,以后逐渐递减,7～10天后完全停用。

2.晚期处理

抗痫药应继续维持,可常规应用苯妥英钠300 mg/d及苯巴比妥120 mg/d,至少2年,或按药物血浓度调节到有效剂量后维持2年。每3～6月复查脑电图1次。如术后没有癫痫发作,脑电图中亦未再见棘波灶,则第3年开始可将苯妥英钠减至200 mg/d,苯巴比妥60 mg/d,如仍然未发作,则于第3年末完全停药。如减药期中癫痫复发,则立即恢复原有剂量。

3.手术合并症及并发症

本手术安全性高,手术死亡率低。

(二)颞前叶切除术

本手术适用于颞叶癫痫。在术前检查中已证明患者的产痫灶位于一侧颞叶,但术前至少应有3次以上的检查记录符合这一结论。为了使诊断更为明确,常需加做颅底电极及蝶骨电极记录并采用过度换气、声光刺激及睡眠记录,有时尚需用戊四氮诱发试验。

手术前准备、麻醉、术前及麻醉前用药与脑皮质切除术时相同。

1.手术步骤

切口用大"C"形皮瓣状,暴露范围后达中央前回,内侧到达正中线旁2～3 cm处,前达颞叶尖及额极,下至颧弓。暴露脑皮质后,先用电刺激鉴定出中央前回,如手术是在大脑的优势半球,还需鉴定出额叶的岛盖部语言区,方法与皮层切除术中所介绍者同。分别将各部位用数字或字母小纸片标记,然后用电刺激及脑皮质电图记录寻找产痫灶。因颞叶癫痫的产痫灶多数位于外侧裂深部岛盖皮层或杏仁核周围的灰质内,故常需用深电极才能将它揭示出来。在确定此产痫灶时必须多次重复,只有每次反应都能重现时,才可肯定下来。电刺激及脑皮质电图中的产痫灶都应正确地记录于消毒的脑解剖图上,以便留作日后分析与评价手术疗效之用。同时这种脑图对于疗效不满意的病例是否需再次手术也是一种重大的参考性资料。在这种脑图上应记录手术区的范围、各功能区的位置、切除的范围等,切除颞前叶的方法与上述脑皮质切除术基本相同,但切除的组织要比脑皮质切除多很多。为了使切除的标本较为完整,以便研究其病理改变,可按以下程序进行。先将大脑外侧裂的蛛网膜切开,顺外侧裂将大脑额叶与颞叶分开。将进入颞叶前部的小动脉及静脉分支——电凝切断。注意搜索大脑中动脉并妥加保护,不使受到影响。从大脑外侧裂的静脉中鉴定出Labbe静脉。这是一支较大的交通静脉,越过颞叶外侧面皮层,导入横窦。在这静脉的前方切开颞叶外侧面上的软脑膜,用细吸引管将颞叶皮层行冠状切开,逐渐深入,直达侧脑室的下角。此切口需切经颞叶的上中下三回,并将此三回均切断。在侧脑室下角内可见到脉络丛。从侧脑室下角的内侧壁切入,另一方面从大脑外侧裂的底部向外切开。两个切口终于沟通,这时颞前叶部与岛叶之间连接部已被切断。向外侧牵开已部分断离的颞前叶外侧部皮层,可暴露出颞叶内侧部的钩回、海马及杏仁核等结构,与更内侧的视束及中脑的外侧膝状体仅有薄层蛛网膜及脉络膜沟相隔开。在脉络膜沟内可见到大脑后交通动脉、脉络膜前动脉及基底静脉,再向后可见到大脑脚的外侧部。这些结构均需小心保护,勿使受伤。仔细看清此时颞前叶与大脑半球基底部相连的颞叶干的下半部。自前向后将它断离,即可取下整块颞前叶,包括它内侧的杏仁、海马结构。经这样切除的病例不仅能看到切除标本内的主要病变,而且产痫灶亦切得比较完全,术后疗效亦较理想。重复脑皮质及脑深部结构的电波描记,证实产痫灶确已消除后即可摄像记录,并缝合切口。

2.术后疗效的评定

评定颞前叶切除术的手术疗效有两种方法,各有其优缺点,可以相互补充,以臻完善。

(1)脑电图记分法:脑电图记分法是比较患者术后与术前脑电图的阳性率所得到的比值。在每次脑电图检查中根据是否癫痫异常波将脑电图分为阳性与阴性。阳性脑电图占所有脑电图检查总数的比率,即为脑电图的阳性率。手术后的脑电图阳性率与手术前的阳性率之比即为评价疗效的客观指标。如这比值为0,则表示所有术后记录均为阴性,疗效优异。一般这数值介于0~1表示术后有进步。如此值为1表示不变,如数值大于1表示恶化。在第1类有进步的病例中又可根据数值的大小分为优、良、可、微等级。0.1以下为优,0.1~0.25为良,0.26~0.5为可,0.5以上为微效。

(2)临床记分法:临床记分法是根据对患者术后定期随访所得的结果判定的。如术后患者完全停发,记1分;如发作次数显著减少,记2分;发作不变,记3分,发作增多或加剧,记4分。将患者历年随访检查所得的记分总和除以随访的年数即可得一指数,按数的大小可分为5级,代表5种不同疗效。指数为1,表示术后从未发作过,属优。指数为1.01~1.39,表示发作很少或仅偶有发作,属良。指数为1.40~1.79,表示发作显著减少,属可。指数为1.80~1.99,表示发作中度减少,属微效。指数>2,表示发作依然或甚至增多,属无效。

3.手术合并及并发症

本手术较安全,手术总死亡率约1.4%。多数患者术后恢复顺利,但亦有少数出现并发症。其中以无菌性脑膜炎、硬脑膜下血肿、短暂语言障碍、轻偏瘫、同向性偏盲或象限盲、记忆减退及精神症状等较常见。多数可自行逐渐恢复,亦有一部分成为终身遗患。

4.手术疗效

对癫痫发作的控制取决于产痫灶的切除是否完全。产痫灶全切除的病例术后约有33%癫痫发作完全停止,只有20%左右手术失败。而产痫灶切除不全的病例癫痫发作完全停发者只占5%,手术失败约占50%。对患者的社交及经济问题的改善情况由于患者术前伴有精神或人格失常,术后约30%这种症状保持不变,33%症状消失,另37%仍有症状但改变形式。另外术前原来没有精神症状或人格改变的病例,约有23%可出现这类症状,由此可见术后有精神障碍的总人数将没有大的改变。对脑电图改变的效果,与临床效果大致一致,在术后癫痫发作停止的患者中约半数病例术后EEG中的异常减少,另有42.5%患者的EEG异常完全消失。在术后无效的患者中,只有5%患者的EEG完全正常,而67%的EEG保持不变或有加重。

(三)选择性杏仁核海马切除术

由于颞前叶切除术的效果与颞叶内侧部结构切除得是否完全有很大关系,且在颞前叶切除的标本中发现病变多数限于颞叶内侧面,而颞叶外侧面的脑皮质大多都属正常且具有一定的功能,使人们提出能否单纯只做颞叶内侧部结构即杏仁海马的切除而保留颞叶外侧的皮层。近年来,显微神经外科的发展,解决了这一问题。在显微外科的特殊暴露及良好照明下,杏仁核海马结构可以得到清晰的暴露,使切除更为彻底,疗效更为理想。

1.手术步骤

手术准备、麻醉及术前用药同前。头部需用特制头架固定。在患侧翼部做一小切口,下端到达颧弓前端,将颞肌与颅骨分离,紧靠颞叶颅底做一游离骨瓣。硬脑膜做半圆形切口,用缝线将硬膜牵开,即可暴露出外侧裂的前端。分裂外侧裂的蛛网膜,吸去脑脊液,使脑组织逐渐下缩,增加颅内空间。找到颈内动脉、大脑中动脉、大脑前动脉及大脑中动脉的分支颞极动脉、颞前动脉,并注意识别大脑后交通动脉及脉络膜前动脉。在颞上回的内侧面上相当于颞极动脉与颞前动脉之间做一长 1.5～2.0 cm 的切口,用脑针穿刺侧脑室下角,穿到后沿针切入侧脑室下角,并将切口向后深入 2 cm。在脑室内确定脉络丛、海马结构、脉络丛沟及血管等结构,用微组织钳将杏仁核的上、前、外及内侧基底部组织做小块活检,标本送病理及生化检验。在软脑膜下先将沟回切除。此时透过透明的软脑膜及蛛网膜可以看到大脑脚的外侧部、动眼神经、视束、后交通动脉、脉络膜前动脉及基底静脉。小心切开脉络丛沟,防止损及脉络膜前动脉及其供应视束的分支。将视束小心地与海马结构分开,在脑室颞角底上自前方沿海马脚做一弧形的切口,向后切到三角汇合区。将来自颞后动脉的供应海马及海马旁回的血供——电凝切断。最后在接近外侧膝状体平面处将海马回横断,整块取出杏仁核海马结构。局部用罂粟碱溶液敷贴以防止动脉痉挛。切除的组织约长 4 cm、宽 1.5 cm、厚 2 cm,去除颞叶前方的牵开器后,颞叶即自动复位,覆盖切除部位。从颞叶的外表面看,一点也看不到颞叶内侧面的手术痕迹。在 CT 图像上,相当于颞叶内侧面可见有一条状低密度区。术后处理与脑皮质切除术同,抗痫药应继续服用,如术后 2 年不再发作,第 3 年起可改用单味药再观察 1 年,如仍保持不发可逐渐停药。

2.手术疗效

有学者曾报道此手术 27 例,均为长期应用抗痫药(平均 13 年)治疗而失效者,患者发作频繁而丧失社交与劳动能力。术后随访了 6～73 个月,平均随访期 21 个月。有 22 例癫痫完全停发,2 例发作明显减少,另 3 例保持不变,没有 1 例加重者。术后脑电图及神经心理学检查证实神经功能良好,半数以上患者智力进步,没有明显的神经功能障碍。

(四)大脑半球切除术及大脑半球次全切除术

这是 1950 年 Krynauw 首先创用的治疗婴儿性脑性瘫痪的手术方法。对于脑部有多发的产痫灶或产痫灶活动广泛,累及整个半球的病例亦可用此法治疗。对于婴儿性脑性瘫痪的病例,常有较明显的偏瘫、完全性同向偏盲、智力发育迟缓,并有反复发作的顽固性癫痫。通过检查如发现一侧大脑半球尚完好,即可考虑行病侧半球切除术来治疗。手术对癫痫的效果最好,但对偏瘫及偏盲不会有明显的改善,暴躁的性格可以变得温顺,智力在消除癫痫发作的长期影响、停服抗痫药及加强术后的教育与训练下亦可较术前容易取得好转或进步的效果。本手术亦适用于除婴儿性脑性瘫痪以外的其他大脑半球弥漫性病变。有人亦用于治疗广泛的面脑血管瘤病。

术前为了确定患儿一侧大脑半球比较正常,应进行一系列检查及记录,包括出生时的窒息情况、发病情况、治疗经过、抗痫药的种类及剂量、神经系统检查、反复多次的脑电图记录、气脑造影、脑血管造影、神经心理学检查及 CT 扫描等。常可发现患侧大脑半球有脑回萎缩、脑室扩大、脑室巨大穿通畸形、蛛网膜囊及在脑动脉造影中有时出现大脑中动脉闭塞等情况。一旦诊断确定,手术宜早做,可以减少病变大脑对正常脑的抑制作用。如患者有智能不断退步、性情暴躁、行为不正等情况时宜更抓紧早日手术。

1.手术步骤

全身麻醉,采用广大皮骨瓣切口,但不需跨越中线。切除主要为大脑半球的皮层,要保留基底核及丘脑。进入颅腔后,先分开外侧裂,找出大脑中动脉,在此动脉分叉的近侧用银夹阻断。保留纹丘动脉。自前向后将脑表面的大脑上静脉——电凝切断,牵开大脑半球,阻断并切断大脑前动脉。暴露胼胝体,并予以切断。在大脑半球后半部的内侧面上,顺大脑后动脉的主要分支追踪到大脑后动脉,在它从天裂孔边缘跨入幕上处,予以夹闭切断。分离进入横窦及乙状窦的各静脉分支。在切断的胼胝体下面进入侧脑室,确认尾状核沟,在此沟内切入,绕过豆状核切经内囊,最终与脉络丛沟相连。整块取出大脑半球。保留尾状核、丘脑及豆状核。将其表面之脉络丛用电灼烧去。缝合前颅内应仔细彻底止血,硬脑膜严密缝合以防术后脑脊液漏。术后处理同颞前叶切除术。术后常见的并发症为创口感染、颅内出血及急性脑干移位等。抗痫药应继续应用2年,如2年后癫痫已不发作,可逐渐减量,最后达到停药。术后1~2年可开始矫治因偏瘫或神经功能障碍所造成的缺陷或畸形。晚期的并发症中最常见的是大脑表面慢性含铁血黄素的沉积。

2.手术效果

根据文献报道的116例完全性半球切除的结果,93例癫痫停发或显著减少,性格脾气及智力障碍亦均有不同程度的好转。5例术后早期死亡,另有5例术后1年内因进行性脑功能障碍加重而死亡。手术死亡率4.3%。在做次全切除的48例中,28例癫痫停发或显著好转。另12例癫痫发作次数减少约50%。1例术后早期死亡。手术死亡率2.1%。

(五)大脑联合切断术

连接左右两大脑半球的白质纤维称联合纤维,包括胼胝体、海马联合、前联合、穹隆及丘脑的中间块等,切断这些联合纤维称大脑联合切断术,曾被用以治疗难治性癫痫。在少量临床试治中发现具有令人可喜的疗效。由于脑的联合纤维特别是胼胝体是癫痫放电从一侧半球扩散到另一侧的主要通路,如切断此通路将使产痫灶发放的高幅棘波局限于病侧半球而不再传播到对侧,从而使全身性抽搐转变为部分性抽搐。另外,由于沿途的神经元未被产痫灶的"火种"所"点燃",放电神经元的总数减少,使全身性或部分性抽搐的阈值提高,因而抗痫药的需要量相应减少,原来属于难治性的癫痫,转变为易于控制,这就是大脑联合切断术的理论依据。将大脑的联合纤维包括胼胝体、海马联合、前联合、穹隆等都切断称完全性联合切断术,如只切断上述神经束的一部分称部分性联合切断术。在早期认为切断越完全疗效越佳,但这样做都需将脑室切开,术后患者常发生无菌性脑室炎,患者有长时期发热反应。现根据患者发作的情况不同,可以行选择性的联合切断术,同时改用显微神经外科技术进行手术,可以避免切开脑室的室管膜,减少了无菌性脑炎的机会,使手术的疗效得到了改善。

1.手术适应证

(1)患有顽固性癫痫多年经正规药物治疗未能得到满意控制,患者每月至少仍有4次以上白天发病,使其不能正常生活者。

(2)患者对本手术的后果有充分的理解,并愿做此手术者。

(3)术后有恢复工作能力的可能者。

2.手术方法

术前准备同其他癫痫手术。为了能进一步弄清此手术是否能引起神经心理功能紊乱,术前应有较深入的全面检查,以便对术后的"裂脑"情况做对照。

手术在气管内麻醉下进行,体位用仰卧或半坐位均可。头部略向前屈,用头架固定头位。静脉内快速滴入20%甘露醇。

(1)切口:在顶后部右侧中线旁做一长9 cm头皮切口,用牵开器撑开创口。在暴露的颅骨上用一直径5 cm的环锯做锯孔,孔的内缘应跨越矢状窦,其前缘应位于鼻点与枕骨粗隆连线的中点之后约2 cm。瓣状切开硬脑膜。将大脑顶叶向外侧牵开,分离大脑纵裂内两大脑半球间的粘连及胼胝体表面的蛛网膜,放入自动牵开器。然后在放大16倍的显微镜下用细吸引管切割胼胝体的纤维束,自压部开始向前方伸展,深达侧脑室顶部的室管膜,但慎勿切开此膜。向后应完全切开胼胝体压部,并见到大脑大静脉。向前应切得越远越好,然后放入一块棉片作为标记。再做此手术第 2 部分。

将头部微仰,在鼻点后 9 cm 处为中心另做一切口。用同样大小的环锯在暴露的颅骨上做锯孔,孔的后缘要位于冠状缝之前。切开硬脑膜后,用同上的方法将胼胝体膝部、喙部纤维切断,向下将前连合亦切断,然后向后切,一直切到与胼胝体后部的切口相连,取出放置于该处的棉片标记。冲洗、止血后分别缝合前后两切口。

如患者的产痫灶位于大脑半球的前部,则只需做额联合切断术,上述手术的第一部分可以免去。位于其他部位的产痫灶则均需做联合完全切断术。

术中静脉连续滴入地塞米松 10 mg,术后继续用此药,每 6 小时 4 mg,3 天后改为口服,并逐渐减量,第 7 天停药。术后继续用抗痫药,苯妥英钠每天 300 mg。苯巴比妥每天 90 mg 或仍按血药浓度来调整抗痫药的剂量。

(2)术后情况:本手术损伤小,术后恢复迅速,很少并发症。人格行为方面亦不致有重大改变。做特殊"裂脑"的神经心理学检查时,可发现或推测胼胝体切割是否完全。在神经病学的临床检查中常不能发觉患者对认识、记忆、行为、思维等方面有明显的改变。

(3)疗效:本手术能改善癫痫发作的量和质,但不能使癫痫完全停发,因此它只是一种辅助性治疗,不能完全代替抗痫药。经联合切断术后癫痫发放的传播通路受阻,但仍可通过脑干内的联合纤维传达到对侧。

(六)癫痫的立体定向性手术

用脑立体定向手术治疗癫痫的原理主要为:①确定脑内产痫灶的部位,然后用立体定向手术加以破坏,以控制癫痫的发作;②破坏皮层下某些传导癫痫的通路,以阻止癫痫的放电向远处传播。目前对这种手术治疗癫痫的认识还很不统一;损毁的目标结构,各有所好;制造损毁的手段,各不相同,加上人脑的解剖学上的差异,目标结构的空间坐标又很不统一,立体定向仪的本身误差等因素,使立体定向手术中所制造的损毁实际部位与假想中的部位存在着差距,这些因素都给手术疗效的评价造成困难。故有关这方面的工作尚有待继续研究发展,这里就不再赘述。

(七)小脑电刺激术

Cook 等在实验中发现刺激大脑皮质所引起的后放电可用刺激小脑皮质、小脑顶核、下橄榄核、脑桥脚或小脑脚等部位加以阻断。反之,切除或破坏小脑的这些部位则可使原来存在的慢性癫痫增加发作。这表明小脑具有对癫痫发作的抑制机制。用小脑电刺激来控制癫痫发作是利用机体内存在的自身抑制机制。近年来研究苯妥英钠的药理作用,发现在静脉注射苯妥英钠后,小脑内浦肯野细胞的放电速度及幅度均有增加,注药 90 分钟后到达高峰,并可持续达数小时之久。在长期喂饲苯妥英钠的动物中也可看到浦肯野细胞的高幅放电。因此认为苯妥英钠的抗痫作用很可能是由于它增强了小脑对癫痫发放的抑制作用。如切除动物的小脑,苯妥英钠的抗痫作用就显得减弱了。由此可以推测,如果采用电刺激方法来增强小脑的输出,将有利于对癫痫发作的控制。

(八)脑冷冻技术

Moseley 等发现产痫灶内的癫痫神经元对低温较为敏感,这一特点主要是癫痫神经元的细胞膜上的异常所导致的。实验证明降低脑的局部温度可使正在放电的神经元停止放电,于是癫痫发作亦停止了。复温以后癫痫也不复发。这一发现充分解释了 Tokuoka 等的报道,在 3 例有全身性癫痫及精神运动性癫痫发作的病孩,用 5～10 ℃的冷水灌洗脑室 1 小时,使癫痫完全停发。冷水灌洗可限于硬脑膜下或同时与脑室一起灌洗。水温 5～15 ℃,时间 1 小时。癫痫停发后复温,也不会使癫痫复发。如以后癫痫复发,可再继续用药物控制。

（王永生）

第四节　帕金森病

一、概述

帕金森病(Parkinson disease,PD)或称震颤麻痹(paralysis agitans),是一种多发于中老年期的中枢神经系统变性疾病。首先由英国医师帕金森(James Parkinson)于 1817 年报道,1960 年,科学家在实验动物中偶然发现利血平可引起类似帕金森病的一系列症状,受这一事实的启发,他们对震颤麻痹死亡之病例的脑组织进行了单胺类物质的测定,才了解到这种患者纹状体内多巴胺含量较正常人为低。从此,该病的研究大大加速。目前,已知黑质和纹状体中多巴胺能神经元变性是本病的主要病理变化。震颤、肌强直和运动障碍为其主要特征。

本病在欧美国家 60 岁以上人群患病率 1‰,在我国为 81/10 万,目前我国有帕金森患者120 万,患病率随年龄增长而增高。患者寿命明显缩短,起病后 10 年内约有 2/3 患者严重残废或死亡,主要死亡原因是支气管肺炎和尿路感染。

二、病因与分类

目前虽然已查明本病的主要病变是黑质变性,但引起黑质变性的原因至今不明,临床上常称此类帕金森病为原发性帕金森病;将那些因为感染、中毒、创伤、肿瘤、药物以及其他因素所致的帕金森病称为继发性帕金森病;而遗传变性和多系统变性等亦可产生与帕金森病类似的症状和病理改变,将此统称为帕金森综合征(Parkisonism)或震颤麻痹综合征。

三、病理

主要病理改变在黑质、苍白球、纹状体和蓝斑。黑质和蓝斑脱色是其肉眼变化特点。显微镜下最明显的变化是神经细胞变性和减少,黑色素细胞中的黑色素消失,胞体变性,黑质和纹状体中多巴胺含量显著减少,其减少与黑质变性的程度成正比,同时伴有不同程度神经胶质细胞增生。据报道,纹状体多巴胺含量下降到 50％以上时才出现症状。残留的神经细胞胞内有 Lewy小体形成,所有这些改变以黑质最明显,且黑质的致密带改变比网状带重。另一病理变化是进行性弥漫性脑萎缩,有脑萎缩者占 90％以上,并且脑萎缩程度与年龄的大小、疾病的严重程度、类型和病程的长短有明显关系。

免疫细胞化学也揭示黑质多巴胺能神经元减少。帕金森病不仅多巴胺含量减少,而且基底核中多巴胺代谢产物高香草酸(homovanillic acid,HVA)、多巴胺合成的限速酶(酪氨酸羟化酶)和多巴胺脱羧酶也明显减少。脑内多巴胺能神经元大量丧失,多巴胺含量下降,使多巴胺绝对和相对不足而乙酰胆碱的兴奋作用相对增强,引起震颤麻痹。

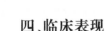

四、临床表现

(一)震颤

表现为静止性、姿势性震颤,多从一侧上肢的远端开始,后渐扩展到同侧下肢及对侧上、下肢。早期随意运动时震颤减轻,情绪激动时加重,睡眠时消失。手部可形成搓丸样动作。

(二)肌强直

因患肢肌张力增高,关节被动运动时,可感到均匀的阻力,称为"铅管样强直";若合并有震颤则似齿轮样转动,称为"齿轮样强直"。躯干、颈面部肌肉均可受累,患者出现特殊姿势,头部前倾,躯干俯屈,上肢之肘关节屈曲,腕关节伸直,前臂内收,下肢之髋及膝关节均略为弯曲。手足姿势特殊,指间关节伸直,手指内收,拇指对掌。

(三)运动障碍

平衡反射、姿势反射和翻正反射等障碍以及肌强直导致的一系列运动障碍。运动缓慢和减少,不能完成精细动作,出现"写字过小征"。步态障碍甚为突出,首先下肢拖拽,然后步伐变慢变小,起步困难,一旦迈步则向前冲,且越走越快,出现慌张步态。

(四)其他

自主神经系统症状可表现为大量出汗和皮脂腺分泌增加,且出汗仅限于震颤一侧。食管、胃以及小肠的运动障碍导致吞咽困难和食管反流,患者可有顽固性便秘。精神异常可表现为忧郁、多疑、智能低下及痴呆等。有时患者也有语言障碍。少数患者可有动眼危象。

五、诊断

(一)诊断要点

原发性帕金森病的诊断主要根据以下几点:①至少具备四个典型症状和体征(静止性震颤、少动、强直和位置性反射障碍)中的两个。②是否存在不支持诊断原发性帕金森病的不典型症状和体征,例如,锥体束征、失用性步态障碍、小脑症状、意向性震颤、凝视麻痹、严重的自主物神经功能障碍、明显的痴呆伴有轻度锥体外系症状等。③脑脊液中多巴胺的代谢产物高香草酸减少。

(二)诊断分级

目前分级的方法有多种,如 Hoehn 和 Yahr 修订分级、Schwab 和 England 日常活动修订分级、联合帕金森病评分分级和 Webster 评分。临床常用以评价病情程度和治疗效果较客观全面的是 Web ster 评分法,其详细内容如下。

1.手部动作和书写

0 分,无异常。1 分,患者自述在拧毛巾、系衣扣、写字时感到困难,检查时手内转外转动作缓慢。2 分,明显或中等程度手的轮替动作缓慢,一侧或双侧肢体有中等程度的功能障碍,书写明显困难。3 分,严重的轮替动作困难,不能书写,不能系衣扣,应用食具明显困难。

2.僵硬

0 分,未出现。1 分,可出现颈肩部僵硬,反复运动后僵硬增加,一侧或双侧上肢有轻度休止状态下的僵硬。2 分,颈肩关节中等度僵硬,患者在不服用药物情况下有休止性全身性僵硬。3 分,颈肩严重僵硬,全身的休止性僵硬用药后也不能控制。

3.震颤

0 分,未出现。1 分,休止状态下手、头部震颤,振幅<1 英寸。2 分,振幅<4 英寸,但患者能

采取某种姿势控制震颤。3分,振幅>4英寸,持续不能控制(小脑性意向性震颤除外),不能自己进食。

4.面部

0分,正常,无惊恐、嘴紧闭、忧郁、焦虑等表情。1分,面部表情障碍,嘴紧闭、忧虑、焦虑。2分,中等程度的面肌运动障碍,情绪变化引起面部表情变化迟钝,中等程度的焦虑、忧郁,有时出现张口流涎的表情。3分,面具脸,张口程度仅能张开1/4英寸。

5.姿势

0分,正常,头部前倾,离开中线不超过4英寸。1分,驼背,头部前倾,离开中线超过5英寸。2分,开始上肢屈曲,头前屈明显,超过6英寸,一侧或双侧上肢曲线形,但腕关节的水平位置低于肘关节的水平位置。3分,猿猴样步态,手呈屈曲样,指间关节伸直,掌指关节屈曲,膝关节屈曲。

6.上肢摆动

0分,双上肢摆动正常。1分,一侧上肢摆动不如对侧(行走时)。2分,一侧上肢在行走时无摆动,另一侧摆动变弱。3分,行走时双上肢无摆动。

7.步态

0分,步幅18~30英寸,转身不费力。1分,步幅12~18英寸,转身缓慢,时间延长,走路有时脚跟碰脚跟。2分,步幅6~12英寸,两脚跟拖地。3分,拖拽步态,步幅<3英寸,有时走路常停步,转弯时非常慢。

8.皮脂腺分泌

0分,正常。1分,面部出汗多,无黏性分泌物。2分,面部油光样,为黏性分泌物。3分,头面部皮脂腺分泌明显增多,整个头面部为黏性分泌物。

9.语言

0分,声音清楚、响亮,别人可以理解。1分,声音开始嘶哑,音量、音调、语调变小,但能理解。2分,中等度嘶哑,声音弱,音量小,语调单调,音调变化迟缓,别人理解困难。3分,明显声音嘶哑,无力。

10.生活自理能力

0分,正常。1分,能自己单独生活,甚至从事原来的工作,但缓慢。2分,生活自理能力减退(尚能缓慢地完成大多数天常工作),在软床上翻身困难,从矮椅上站起困难等。3分,生活不能自理。

以上各项分为正常(0分)、轻度障碍(1分)、中度障碍(2分)及严重障碍(3分)。临床病情轻重程度按总分值可分为:轻度(1~10分)、中度(11~20分)、重度(21~30分)。

六、治疗

帕金森病治疗的原则是使脑内多巴胺-乙酰胆碱系统重获平衡,或是补充脑内多巴胺的不足,亦或是抑制乙酰胆碱的作用而相对提升多巴胺的效应,或二者兼用,以达到缓解症状的目的。临床医师根据这一原则采用药物治疗和手术治疗。

(一)药物治疗

1.多巴胺替代疗法

此类药主要是补充多巴胺的不足,使乙酰胆碱-多巴胺系统重新获得平衡,而改善症状。多巴胺本身不能通过血-脑屏障,故选用其能够通过血-脑屏障的前体——左旋多巴,或者应用多巴胺脱羧酶抑制剂。

左旋多巴(Levodopa)可透过血-脑屏障,经多巴胺脱羧酶脱羧转化为多巴胺而发挥作用。开始应用时,每次 125 mg,每天 3 次,在 1 周内渐增至每次 250 mg,每天 4 次,以后每天递增 125 mg,直至治疗量达 3~6 g/d。不良反应有食欲差、恶心、呕吐、低血压及心律不齐。服药期间禁止与单胺氧化酶抑制剂和麻黄碱同时应用,与维生素 B_6 或氯丙嗪合用将降低疗效。

卡比多巴(Carbidopa,又称 α-甲基多巴肼)外周多巴胺脱羧酶抑制剂,本身不透过血-脑屏障,从而使低剂量的左旋多巴即可产生有效的多巴胺脑内浓度,并降低外周多巴胺的不良反应。主要与左旋多巴合用(信尼麦 Sinemet,卡比多巴:左旋多巴=1:4 或者 1:10)治疗帕金森病。有 10/100、25/250 和 25/100 三种片剂,分别含左旋多巴 100 mg、250 mg 和 100 mg,以及卡比多巴 10 mg、25 mg 和 25 mg。开始时用信尼麦 10/100 半片,每天 3 次,以后每隔数天增加一片,直至最适剂量为止。苄丝肼(benserazide)也是多巴胺脱羧酶抑制剂,与左旋多巴合用(美多巴 Madopar,苄丝肼:左旋多巴=1:4)治疗帕金森病,美多巴的用法与信尼麦类似。强直、呕吐、恶心、厌食、失眠、肌痉挛、异常动作为其不良反应。妊娠期间避免使用卡比多巴和左旋多巴。

长期服用左旋多巴可产生开关现象(on-off phenomenon)等不良反应,"开"是指多动,"关"是指本病三主征中的不动,出现开关现象的患者可于原来不动状态中突然变为多动,或于多动中突然变为不动。产生该现象的原因尚不清楚,但多巴胺受体状况的改变是值得注意的。因为多巴胺受体一方面神经超敏,另一方面又失敏。超敏很可能是突触后多巴胺受体(D2)亚型增多,失敏可能是突触前多巴胺受体(D3)亚型丧失,失去反馈调控功能,不能调节多巴胺的适度释放。目前对这类患者的有效药物是多巴胺受体激动剂麦角碱类衍生物。其中溴隐亭较常用,其作用机制不同于左旋多巴。溴隐亭作用时程较长,减少开关现象出现机会;它能有效地直接兴奋突触后多巴胺受体,而不涉及突触前多巴胺受体功能;溴隐亭是伴有部分阻滞作用的混合型激动剂,有多巴胺受体激动剂与阻滞剂的双重特性,这种混合型作用可能有助于阻滞多巴胺受体出现低敏反应。

2.抗胆碱能药物

此类药物抑制乙酰胆碱的作用,相应提升多巴胺的效应。常用的药物:苯海索(安坦,Artane)2 mg,每天 3 次,可酌情适量增加;内环定(Kemadrin)5~10 mg,每天 3 次;东莨菪碱(Scopol amine)0.2 mg,每天 3~4 次;甲磺酸苯扎托品(Benytro pine)2~4 mg,每天 1~3 次。苯甲托品通过阻滞纹状体突触对多巴胺的重摄取而起作用,治疗强直的疗效比震颤好,运动不能的疗效最差。此类药有头昏、眩晕、视力模糊、瞳孔散大、口干、恶心和精神症状等不良反应。老年人偶有尿潴留。青光眼和重症肌无力患者忌用。

3.溴隐亭(Bromocriptine)

激动纹状体的多巴胺受体,其疗效比左旋多巴差,但可用于对左旋多巴失效者。现多与左旋多巴或复方多巴合用,作为它们的加强剂。与左旋多巴合用时可产生幻觉。开始时每天 0.625 mg,缓慢增加,但每天量不超过 30 mg。不良反应有恶心、头痛、眩晕、疲倦。肝功能障碍时慎用,禁用于麦角碱过敏者。

各种药物治疗虽然能使患者的症状在一定时间内获得一定程度好转,皆不能阻止本病的自然进展。长期服用药物均存在疗效减退或出现严重不良反应的问题。另外约 15%患者药物治疗无效。

(二)外科治疗

对于药物治疗无效的患者,常采用外科治疗。学者们曾进行脊髓外侧束切断术、大脑脚切断术、大脑皮质区域切除术、脉络膜前动脉结扎术、开颅破坏豆状襻和豆状束等手术,终因手术风险大、疗效差而废弃。立体定向手术治疗帕金森病始于 20 世纪 40 年代,丘脑腹外侧核毁损术和苍白球毁损术曾是治疗帕金森病的热门手段,但疗效不能够长期维持,且双侧损毁术并发永久性构音障碍和认知功能障碍的概率较高,逐渐被脑深部电刺激术取代。脑深部电刺激术是 20 世纪 70 年代发展起来的,它最早用于疼痛的治疗,具有可逆性、可调节性、非破坏性、不良反应小和并发症少等优点,可以通过参数调整达到对症状的最佳控制,长期有效,不存在复发问题,并保留新的治疗方法的机会,现已成为帕金森病外科治疗的首选方法。该技术于 1998 年在国内开展并逐渐推广,取得了良好的临床效果。

1.丘脑毁损术

(1)手术原理:毁损丘脑腹外侧核可阻断与帕金森病发病相关的两个神经通路。一个是苍白球导出系即从苍白球内侧部,经豆状襻、豆状束、丘脑腹外侧核前下部到达大脑皮质(6 区)。阻断此通路,对解除肌强直有效。另一个来自对侧小脑,经结合臂核丘脑腹外侧核后部,到达大脑皮质(4 区)。阻断此通路,对解除震颤有效。根据帕金森病的发病机制,肌强直系因 γ 运动系统受抑制所致,震颤系因 α 运动系统亢进所致。阻断此两通路可恢复 α 和 γ 运动系统的平衡,达到治疗效果。这两个系统均经丘脑下方 Forel 区,然后向上和稍向外,进入丘脑腹外侧核的下部。此区为毁损灶所在。

(2)手术适应证:①诊断明确的帕金森病,以震颤为主,严重影响生活和工作能力。②躯体一侧或双侧具有临床症状。③一侧曾行 Vim 损毁手术的,另一侧可行电刺激手术。④年龄在 75 岁以下,无重要器官严重功能障碍。⑤无手术禁忌证。

(3)手术禁忌证:①严重精神智能障碍、自主神经功能障碍及有假性延髓性麻痹者。②严重动脉硬化、心肾疾病、严重高血压、糖尿病、血液系统疾病及全身情况很差者。③主要表现为僵直、中线症状以及单纯的运动减少或运动不能者。④症状轻微,生活及工作无明显影响者。

(4)术前准备和评价:手术前应注意进行全面的体格检查。在手术过程中需要患者的完全配合,因此,对于言语表达能力困难的患者,术前应进行必要的训练,以便在手术过程医师和患者之间能顺利交流。由于手术在局麻下进行,可不给予术前用药,以保证整个手术过程中观察患者症状。一般在术前 1 天停药,对用药剂量大、对药物有依赖性的患者,可逐渐停药或不完全停药,只要在术中观察到症状即可;如果即使在"开"状态下患者症状仍然非常明显,则没有必要停药。术中应进行监护,保持生命体征平稳。术前应进行 PD 的震颤评分。

(5)手术步骤:靶点选择:丘脑腹外侧核包括腹嘴前核(Voa)、腹嘴后核(Vop)和腹内侧中间核(Vim),一般认为毁损 Voa 及 Vop 对僵直有效,毁损 Vop 及 Vim 对震颤有效,靠近内侧对上肢效果好,外侧对下肢效果好。靶点选择一般在 AC-PC 平面,后连合前 5～8 mm,中线旁开11～15 mm。

靶点定位:①安装立体定向头架:患者取坐位将立体定向头架固定于颅骨上,安装时要使头架不要左右倾斜,用耳锥进行平衡;前后方向与 AC-PC 线平行。②MRI 扫描:安装好定位框后,将患者头部放入 MRI 扫描圈内,调整适配器,使扫描线与头架保持平行。进行轴位 T_1 和 T_2 加权像扫描,扫描平面平行于 AC-PC 平面。扫描层厚为 2 mm,无间隔,将数据输入磁带或直接传输到计算机工作站。③靶点坐标计算:各种立体定向仪的靶点计算方法不尽相同,可以用 MRI 或 CT 片直接计算,但较烦琐,可采用先进的手术计划系统(Surgiplan System),这套系统具有准确、直观和快速的特点。④微电极记录和电刺激:微电极技术可以直接记录单个细胞的电活动,可以根据神经元的放电类型,提供良好的丘脑核团生理学分析基础。

一般认为,丘脑内治疗震颤有效的部位是:①聚集着自发放电频率与震颤频率一致的神经元(震颤细胞);②电极通过时,机械的损伤或小的电流刺激能够抑制震颤。试验性的靶点位置位于生理学资料确定的 Vim 核。由于 Vim 核被认为是运动觉的中继核,Vim 核高频刺激引起对侧肢体的感觉异常。刺激 Vim 核还可引起对侧肢体的运动幻觉,如果电极针位置太低,也可引起其他特殊感觉,如眩晕、晕厥或恐惧等。判断电极针是否位于正确的另一参数是震颤的反应,在 Vim 核内低频刺激(2 Hz)方可引起震颤加重,而高频刺激则可使震颤减轻,如果高频刺激在 1～4 V 电压范围内使震颤减轻,则表明电极针位置良好。在 Vim 核内存在由内到外的体表部位代表区,Vim 的最靠内侧为口面部代表区,最外侧即靠近内囊部位是下肢代表区,中部为上肢代表区。靶点位置应与震颤最明显的肢体部位代表区相对应,因此上肢震颤时位置应稍偏内,下肢震颤时偏外,靠近内囊。

麻醉、体位和手术入路:患者仰卧位于手术床上,头部的高低以患者舒适为准,固定头架,常规消毒头部皮肤,铺无菌单,头皮切口位于冠状缝前中线旁开 2.5～3.0 cm,直切口长约 3 cm,局部 1％利多卡因浸润麻醉,切开头皮,乳突牵开器牵开。颅骨钻孔、电灼硬脑膜表面后,“十”字剪开,电灼脑表面,形成约 2 mm 软膜缺损,用脑穿针试穿,确定无阻力,以使电极探针能顺利通过,将立体定向头架坐标调整至靶点坐标后,安装导向装置。

靶点毁损:核对靶点位置后,先对靶点进行可逆性的毁损,射频针直径为 1.1 mm 或1.8 mm,长度为2 mm,加热至 45 ℃,持续 60 秒,此时要密切观察对侧肢体震颤是否减轻,有无意识、运动、感觉及言语障碍。若患者症状明显改善,而又未出现神经功能障碍,则进行永久性毁损,一般温度为60～85 ℃,时间60～80 秒,超过上述温度和时间,毁损灶也不会增大。毁损从最下方开始,逐渐退针,根据丘脑的大小,可毁损 4～6 个点,毁损期间仍要密切注意患者肢体活动、感觉及言语情况,一旦出现损害症状,立即终止加热。毁损完毕后,缓慢拔除射频针,冲洗净术野,分层缝合皮肤。

(6)术后处理:手术结束后,在手术室内观察约 30 分钟,若无异常情况,将患者直接送回病房。最初24～72 小时内,继续进行心电监护及血压监测,并观察患者瞳孔、神志及肢体活动情况,直至病情稳定为止。应将血压控制在正常范围,以防颅内出血。患者可取侧卧位或仰卧位,无呕吐反应者可取头高位。手术当日即可进食,有呕吐者暂禁食。切口 5～7 天拆线,患者一般术后 7～10 天出院。

术后是否服药应根据具体情况,若手术效果满意,患者本人认为不用服药已经可达到满意效果,即使另一侧仍有轻微症状,也可不服药或小剂量服用非多巴胺类制剂。当然,如果另一侧症状仍很明显,严重影响患者生活,则需继续服用抗帕金森病药物,其服药原则是以最小剂量达到最佳效果。

(7)手术疗效:丘脑毁损术能改善对侧肢体震颤,在一定程度上改善肌强直。而对运动迟缓、姿势平衡障碍、同侧肢体震颤无改善作用。各家报道震颤消失的发生率在 45.8％～92.0％,41.0％～92.0％患者的肌强直得以改善。

(8)手术并发症:①运动障碍:运动障碍多为暂时性,但少数可长期存在。偏瘫发生率约4％,平衡障碍约 13％,异动症发生率 1％～3％。多因定位误差、血管损伤、血栓和水肿等累及邻近结构所致。②言语障碍:术后发生率为 8％～13％。言语障碍表现为音量减小、构音障碍和失语症 3 种形式,多见于双侧手术与主侧半球单侧手术患者。言语功能障碍的发生与否,与术前言语功能无关。它们多为暂时性,常于数周后自行改善或消失。不过不少患者长期遗留有命名困难、持续言语症、言语错乱等。③精神障碍:发生率为 7％～8％。④脑内出血可因穿刺时直接损伤血管或损毁灶局部出血,CT 检查可及时确诊得到相应处理。

2.苍白球毁损术

(1)手术原理:在 PD 患者,由于黑质致密部多巴胺能神经元变性,多巴胺缺乏使壳核神经元所受到的正常抑制减弱,引起壳核投射于外侧苍白球(Gpe)的抑制性冲动过度增强,从而使 Gpe 对丘脑底核(STN)的抑制减弱,引起 STN 及其纤维投射靶点内侧苍白球(Gpi)的过度兴奋。STN 和 Gpi 的过度兴奋被认为是 PD 的重要生理学特征。这已被 MPTP 所致猴 PD 模型上的微电极记录和 2-脱氧葡萄糖摄取等代谢研究所证实。在 PD 患者也发现了类似的生理学和代谢改变。Gpi 过度兴奋的结果是通过其投射纤维使腹外侧丘脑受到过度抑制,从而减弱丘脑大脑皮质通路的活动,引起 PD 症状。一般认为 Gpi 电刺激术同苍白球毁损术(Posteroven tral Pallidotomy,PVP)的作用原理一样。也是通过减弱内侧苍白球的过度兴奋或阻断到达腹外侧丘脑的抑制性冲动而实现抗 PD 作用的。

(2)手术适应证:①原发性帕金森病至少患有下列四个主要症状中的两个:静止性震颤、运动迟缓、齿轮样肌张力增高和姿势平衡障碍(其中之一必须是静止性震颤或运动迟缓)。没有小脑和锥体系损害体征,并排除继发性帕金森综合征。②患者经过全面和完整的药物治疗,对左旋多巴治疗有明确疗效,但目前疗效明显减退,并出现症状波动(剂末和开关现象)和/或运动障碍等不良反应。③患者生活独立能力明显减退,病情为中或重度。④无明显痴呆和精神症状,CT 和 MRI 检查没有明显脑萎缩。⑤以运动迟缓和肌强直为主要症状。

(3)手术禁忌证:①非典型的帕金森病或帕金森综合征。②有明显的精神和/或智能障碍。③有明显的直立性低血压或不能控制的高血压。④CT 或 MRI 发现有严重脑萎缩,特别是豆状核萎缩,脑积水或局部性脑病变者。⑤近半年内用过多巴胺受体阻滞剂。⑥伴有帕金森病叠加症状如进行性核上性麻痹及多系统萎缩。⑦进展型帕金森病迅速恶化者。⑧药物能很好控制症状者。

(4)术前准备和评价:患者要进行全面的术前检查,所有患者术前应进行 UPDRS 评分、Schwab 和 England 评分、Hoehn 和 Yahr 分级,还应对患者进行心理学测试、眼科学检查,术前常规进行 MRI 检查,以排除其他异常。术前 12 小时停用抗帕金森病药物,以便使患者的症状能在手术中表现出来,至少术前 2 周停用阿司匹林及非激素类抗炎药物。全身体检注意有无心血管疾病,常规行血尿常规、心电图、胸透等检查,长期卧床及行动困难的患者,应扶助下床活动,进行力所能及的训练,以增强心功能。高血压患者应用降压药物使血压降至正常范围。如果患者精神紧张,手术前晚应用适量镇静药物。

(5)手术步骤:靶点选择和定位:MRI 检查的方法基本上与丘脑电刺激术相同。由于 Gpi 位于视盘后缘水平、视束外侧的上方,为了精确的计算靶点,MRI 检查要清楚地显示视束。为使MRI 能够很好地显示基底核的结构,可将 Gpe 和 Gpi 分别开来。在轴位像上,Gpi 通常占据一个矩形的前外侧的三角部分,这个矩形的范围是中线旁开 10~20 mm,在前后位像上 Gpi 从前连合一直延伸到前连合后 10 mm。Gpi 的靶点坐标是 AC-PC 中点前方 2~3 mm,AC-PC 线下方 4~6 mm,第三脑室正中线旁开17~23 mm。

微电极记录和微刺激:微电极记录和微刺激对于基底核的功能定位是一种重要手段。利用微电极单细胞记录的方法先后在猴和人证实,苍白球内、外侧核团的放电特征不同,并发现 PD患者通常在苍白球腹内侧核放电活动明显增加。因此,通过记录和分析单细胞放电特征、主被动关节运动和光刺激对细胞放电影响以及电刺激诱发的肢体运动和感觉反应,可以确定电极与苍白球各结构及与其相邻的视束和内囊的关系及其准确部位。微电极记录通常在预定靶点 Gpi 上方 20～25 mm 就开始,根据神经元的不同放电形式和频率,可以确定不同的神经核团和结构(如内、外侧苍白球)。根据由外周刺激和自主运动所引起的电活动,可以确定 Gpi 感觉运动区的分布,而且微电极记录可以确定靶点所在区域神经元活动最异常的部位。微电极还可以被用于微刺激以确定视束和内囊的位置。应用微电极和微刺激在不同部位(内、外侧苍白球,视束,内囊)可记录到特征性电活动,通过微刺激所诱发的视觉反应(如闪光、各种色彩的亮点)和所记录到的闪光刺激诱发的电活动,可以确定视束的位置。微刺激所引起的强直性收缩、感觉异常等表现则可用于内囊的定位。

体位、麻醉与入路:基本同丘脑毁损术,头皮切口应为中线旁开 3.0～3.5 cm。

靶点毁损:基本同丘脑毁损术。

(6)术后处理:术后处理同丘脑电刺激术。

(7)手术疗效:苍白球毁损术对帕金森病的主要症状都有明显改善作用,尤其对运动迟缓效果好,它一般对药物无效或"关"期的症状效果明显,它对药物引起的症状波动和运动障碍也有很好的效果,对步态障碍也有作用。苍白球毁损术能够改善帕金森病患者个人生活质量,提高其生命活力和社会功能,而又不引起明显的认知和精神障碍。

(8)手术并发症:最近的许多研究表明,苍白球毁损术是一种死亡率和致残率较低的相对比较安全的手术。苍白球毁损术有可能损伤视束及内囊,因为这些结构就在苍白球最佳毁损位点附近,发生率约为3%～6%。苍白球毁损术急性并发症包括出血、癫痫、视觉障碍、术后语言困难或构音障碍、意识模糊、感觉丧失、偏瘫、认知障碍等;远期并发症很难预测,需定期随访和仔细询问。

3.脑深部电刺激术(deep brains timulation,DBS)

(1)手术原理:①丘脑腹中间内侧核(Vim)电刺激术:由于 DBS 核毁损术作用于 Vim 都能减轻震颤,因而有人认为 DBS 可能是通过使受刺激部位失活发挥作用,而这种失活可能是通过一种去极化阻滞的机制而发生的。此外,DBS 可能是激活神经元,但这种激活可能通过抑制或改善节律性神经元活动来阻滞震颤性活动。②苍白球内侧部(Gpi)电刺激术:Gpi 电刺激术治疗帕金森病的机制可能与丘脑电刺激术类似。Gpi 电刺激术引起的帕金森病运动症状的改善,很可能是因 Gpi 输出减少引起的。而 Gpi 输出的减少是通过去极化阻滞直接抑制(或阻滞)神经元活动,或者是激活对 Gpi 神经元有抑制作用的其他环路(即逆行激活)而产生的。③丘脑底核(STN)电刺激术:与 Gpi 电刺激术类似。

STN 电刺激术对帕金森病的治疗作用也有几种可能的机制,包括:①电刺激直接使 STN 失活。②改变 Gpi 的神经元活动来激活 STN,这种改变可能是降低,也可能是阻滞其传导或使其活动模式趋于正常化。③逆行激动 Gpe,从而抑制 STN 及(或)丘脑的网状神经元,并最终导致丘脑神经元活动的正常化。

(2)电刺激装置与手术方法:①脑深部电刺激装置的组成:脉冲发生器(IPG),它是刺激治疗的电源。刺激电极由 4 根绝缘导线统成一股线圈,有 4 个铝合金的电极点。每个电极长 1.2 mm,间隔 0.5 mm。延伸导线连接刺激电极和脉冲发生器。程控仪和刺激开关(磁铁)。②手术方法:局麻下安装头架。CT 或 MRI 扫描确定把点坐标。颅骨钻孔,安装导向装置。微电极进行电生理记录及试验刺激,进行靶点功能定位。植入刺激电极并测试,然后固定电极。影像学核实电极位置。锁骨下方植入脉冲发生器并连接刺激电极。③刺激参数的设置:DBS 的刺激参数包括电极的选择,电压幅度、频率及宽度,常用的刺激参数为:幅度为 1～3 V,频率为 135～185 Hz,脉宽为 60～90 μsec。患者可以根据需要自行调节,以获得最佳治疗效果而无不良反应或不良反应可耐受。可以 24 小时连续刺激,也可以夜间关机。

(3)脑深部电刺激术的优点:①高频刺激只引起刺激电极周围和较小范围(2～3 mm)内神经结构的失活,创伤性更小。②可以进行双侧手术,而少有严重及永久性并发症。③通过参数调整可以达到最佳治疗效果,并长期有效,即使有不良反应,也可通过调整刺激参数使之最小化。④DBS 手术具有可逆性、非破坏性。⑤为患者保留新的治疗方法的机会。

(4)脑深部电刺激术的并发症:①设备并发症:发生率为 12%,其中较轻微的并发症占了一半以上。感染的发生率仅 1%,而且仅在手术早期出现。设备完好率为 99.8%。②手术本身的并发症:与毁损手术并发症类似,但发生率低于毁损手术。③治疗的不良反应:包括感觉异常、头晕等,多较轻微且能为患者接受。

(5)脑深部电刺激术的应用:Vim 电刺激术,患者选择:以震颤为主的帕金森患者是 Vim 慢性电刺激术较好的适应证,双侧或单侧 DBS 手术都有良好的效果,Vim 慢性电刺激术对帕金森综合征患者的运动不能、僵直、姿势和步态障碍等症状是无效的。对一侧行毁损手术的患者,需要进行第二次另一侧手术以控制震颤,也是慢性电刺激术一个较好的适应证。术前准备:同丘脑毁损术。手术步骤:丘脑 Vim 慢性电刺激术的靶点选择和定位程序与丘脑毁损术是完全一致的,只是在手术的最后阶段,当靶点已经确定并进行合理验证之后,采用了另外两种不同的技术。丘脑 Vim 慢性电刺激术的手术程序可以分为四个步骤:①影像学解剖定位;②微电极记录和刺激;③电极植入并固定;④脉冲发生器的植入。

靶点选择:同丘脑毁损一样,进行丘脑刺激术时其刺激电极置于丘脑 Vim,其最初解剖靶点位置为 AC-PC 平面、AC-PC 线中点后方 4～5 mm,中线旁开 11～15 mm。由于丘脑的解剖位置中存在个体差异,手术过程中还需对靶点进行生理学定位。

靶点定位:同丘脑毁损术。DBS 电极植入:将一个经过特殊设计的 C 形塑料环嵌入骨孔,这个 C 形环上有一个槽,可以卡住 DBS 电极,并可用一个塑料帽将电极固定在原位。将一个带针芯的套管插入到靶点上 10 mm 处,套管的内径略大于 DBS 电极针。拔出针芯,将电极针通过套管内插入,经过丘脑的脑实质推进剩余的靶点上 10 mm 到达靶点。用一个电极固定装置,用于当拔出套管时将 DBS 电极固定在原位,保证 DBS 电极不移位。去除套管后,电极嵌入骨孔环上的槽内,用塑料帽将电极固定在原位。在这一阶段,电极针通过一个延伸导线连接在一个手持式的脉冲发生器上,并进行刺激,以测试治疗效果和不良反应。在许多情况下,由于植入电极时对靶点的微小的机械性损伤,有时出现微毁损效应,即患者的症状减轻或消失,这说明靶点定位准确。如果在一个很低的阈值出现不良反应,应该将电极重新调整到一个更加适当的位置。当保证电极位于满意的位置时,将 DBS 电极连接在一个经皮导线上,待术后调试,也可直接进行脉冲发生器的植入。

脉冲发生器的植入:常用的脉冲发生器是埋入式的,可程控的,配有锂电池,可以发送信号维持几年。其植入的程序类似于脑室腹腔分流,患者全麻,消毒头皮、颈部及上胸部皮肤,术前给予静脉应用抗生素,患者取仰卧位,头偏向对侧,在锁骨下 3 cm 处作一长 6 cm 的水平切口。在锁骨下切口与头皮之间做一皮下隧道,将电极线从锁骨下切口经皮下隧道送到皮下切口。电极线用 4 个螺钉与脉冲发生器相连并固定,在头皮切口处将 DBS 电极与电极线相连,缝合切口。

手术并发症:DBS 治疗震颤的并发症主要有三类:①与手术过程有关的并发症;②与 DBS 装置有关的并发症;③与 DBS 刺激有关的并发症。

立体定向手术导致的颅内出血发生率仅为 1%～2%。与 DBS 装置有关的并发症是机器失灵、电极断裂、皮肤溃烂及感染,这些并发症并不常见,发生率为 1%～2%。

与 Vim 刺激有关的并发症有感觉异常、头痛、平衡失调、对侧肢体轻瘫、步态障碍、构音不良、音调过低、局部疼痛等。应该注意的是,这些并发症是可逆的,而且症状不重。如果刺激强度能良好地控制震颤,这些并发症也是可以接受的。实际上,Vim 慢性电刺激术的不良反应本质上与丘脑毁损术的并发症相似,二者最大的区别是由 DBS 引起的不良反应是可逆的,而丘脑毁损术的不良反应是不可逆的。

手术效果:与丘脑毁损术相比,DBS 的优点是其作用是可逆性的。治疗震颤所用电刺激引起的任何作用,可以通过减少、改变或停止刺激来控制。DBS 另一个重要特征是可调整性,完全可以通过调整刺激参数使之与患者的症状和体征相适应。因此,DBS 技术的应用为药物难以控制震颤的手术治疗提供了新的手段。

Vim 刺激的效果已得到充分的证实,对帕金森病患者,控制震颤是 Vim 刺激唯一能够明显得到缓解的症状。治疗震颤最佳的刺激频率是 100 Hz 以上,抑制震颤的刺激强度为 1～3 V,在 Grenoble(1996)报道的一大宗病例中,Vim 刺激使 86％的帕金森病患者震颤在术后 3 个月消失或偶尔出现轻微的震颤;6 个月时帕金森病患者震颤控制为 83％。Benabid 对 80 例 PD 患者行 118 例(侧)电极植入,随访 6 个月至 8 年,震颤的完全和近完全缓解率为 88％。

Gpi 电刺激术:靶点选择和定位同苍白球毁损术。Gpi 位于 AC-PC 中点前 2～3 mm, AC-PC平面下方 5～6 mm,中线旁开 17～21 mm 处。研究发现,STN 活动的增强及其导致的 Gpi 活动增强在帕金森病中起重要的作用。应用苍白球腹后部切开术(PVP)对运动不能及僵直进行的有效治疗中得到证实,一组 117 例患者综合分析显示,UPDRS 运动评分改善率为 29％～50％。Laitinen(1992)统计苍白球切开术的并发症发生率为 14％,主要有偏瘫、失用、构音困难、偏盲等。双侧苍白球切开术更易致严重不良反应及并发症。而应用微电极记录及刺激术只能使这些并发症的发生率略有下降。尽管如此,用双侧 Gpi 刺激术治疗左旋多巴引起的运动障碍或开关运动症状波动时,所有患者的运动障碍都有改善。因此,Gpi 刺激术为双侧苍白球切开术的一种替代治疗,但 Gpi 刺激术后患者抗帕金森药物用量无明显减少。

STN 电刺激术:STN 电刺激术的靶点参数为 AC-PC 中点下方 2～7 mm,中线旁开 12～13 mm,但因为 STN 为豆状,体积小(直径约为 8 mm),而且周围没有标志性结构,故难以将刺激电极准确植入 STN。

Benabid 及其同事对有严重僵直及运动迟缓的患者进行 STN 刺激术证实,包括步态紊乱的所有 PD 特征性症状均有明显效果。一组 58 例病例综合分析,在双侧刺激下,UPDRS 运动评分改善率为42％～62％,单侧者为 37％～44％。双侧 STN 刺激还可缓解 PD 患者书写功能障碍,一般认为 STN 是治疗 PD 的首选靶点。

STN 电刺激术较少有严重的不良反应。年老及晚期的帕金森病患者术后可能有一段意识模糊期,偶尔也伴有幻觉,时间从 3 周到 2 个月不等。近年来,STN 刺激术已被用于临床,与丘脑电刺激术及苍白球电刺激术相比,STN 刺激术似乎能对帕金森病的所有症状都起作用,还可以显著减少抗帕金森病药物的用量,并且其治疗效果比 Gpi 电刺激术更理想,STN 电刺激术主要适应证是开关现象,也能完全控制震颤。

总之,应用 DBS 治疗帕金森病,应根据需治疗的症状选择靶点。DBS 仅仅是在功能上阻滞了某些产生特殊帕金森病症状中发挥重要作用的靶点,但由于它具有疗效好、可逆、永久性创伤轻微、适于个人需要、能改变用药等优点,DBS 正成为立体定向毁损手术的替代治疗方法。

（王永生）

第五节　交感神经疾病

交感神经是自主神经系统的一部分,受脑内交感中枢调控,同时有其自主性活动。丘脑下部的后部与延髓内的蓝斑是交感神经的中枢,丘脑下部的前部是副交感的中枢。交感神经支配内脏、心血管与腺体的功能。交感神经的初级中枢位于 $T_1 \sim T_2$ 和腰髓的灰质外侧角内,周围部分包括椎旁节和由其分支组成的交感干、椎前丛和骶前节,以及位于内脏器官内的终节与分支。

临床上一些疾病的病因与交感神经功能失调有关,常见的有灼性神经痛、红斑性肢痛症、闭塞性脉管炎、多汗症等。此类疾病发病机制不明,但采用交感神经切除术治疗效果良好。

一、手掌多汗症

(一)概述

手掌多汗症简称手汗症,是东方人的常见病,女性(57.2%)多于男性(42.7%),发病年龄 15~44 岁,平均 24.5 岁,家族遗传发生率 13%。患者除手掌多汗外,身体其他部位均健康。多汗现象常与情绪有关,精神紧张、恐惧、焦虑时加重,患者可伴发手足发凉、发绀现象。

(二)诊断

手汗症的诊断多无困难,患者常同时出现足底多汗、腋窝多汗,多数患者左右手症状对称,部分不对称。患者掌指皮肤可出现浸渍、角化过度,足部可发生恶臭,并发真菌感染。

(三)治疗

1.药物治疗

常用抗乙酰胆碱类药物,能抑制汗液分泌,减轻症状,不良反应为口干、视力模糊,严重者可并发青光眼、惊厥和毒性红斑。如溴丙胺太林,7.5 mg,3 次/天;格隆溴铵,1 mg,3 次/天。但药物治疗效果多不理想,且不能持久。

2.A 型肉毒素注射

将 A 型肉毒素注射到汗腺,作用于周围胆碱能末梢,阻断乙酰胆碱释放,暂时中断汗腺的分泌,从而达到治疗目的。病情复发时需重复注射。在应用肉毒素有效治疗掌部多汗症后,并不引起未治疗部位皮肤出现代偿性多汗。

3.电视内镜胸交感神经节切除术

手术切除 T_2 交感神经节治疗手汗症疗效肯定,同时对头部多汗症和腋部臭汗症也有一定的疗效。随着现代内镜技术的发展,电视辅助内镜 T_2 神经节切除已成为一项安全、有效的微创手术,该术式精确度高、损伤小、污染机会小。胸交感神经节或交感神经干切除是目前治疗手汗症唯一有效而持久的方法。

T_2 神经节的主体位置比较恒定,位于第 2 肋间,紧邻第 3 肋骨上缘、第 2 肋间神经的下方。手术切除 T_2 神经节及其交通支后,80% 患者手温会升高 2 ℃以上。若切除 T_2 神经节后手温升高未达到预期值,或企图同时治疗腋下多汗症或臭汗症,则需同时加切第 3 节段或第 1 节段下端。

代偿性多汗是胸腔镜交感神经切除术后的最常见的并发症,其发生率为 20%~98.5%。其他并发症有 Horner 综合征及术后血、气胸,应予以积极防治。

二、雷诺病

(一)定义

雷诺病是肢端小动脉间歇性痉挛或功能闭塞引起皮肤苍白、发绀和潮红局部缺血现象，1862 年法国学者 Raynaud 首先报道本病，命名为雷诺病。病因不明。本病可能是由于支配血管的交感神经功能紊乱，引起肢端血管痉挛，局部缺血。

(二)诊断

1.检查

根据寒冷或情绪紧张后程序性的出现肢端皮肤苍白、发绀、潮红伴感觉异常，可初步诊断雷诺病，常用下列检查。

(1)局部血流测定：应用激光多普勒血流测定法和应变计体积描记法测定手指正常时和冷刺激后血流变化。

(2)冷激发试验：将患指(趾)浸入 4 ℃凉水 4～5 分钟，3/4 患者可诱发发作。

(3)动脉造影：可发现患肢动脉管腔变窄，内膜欠光滑，严重的可闭塞，动脉内注射盐酸妥拉唑啉后再次造影可见血管痉挛解除。

2.临床表现

雷诺病多见于青年妇女，四肢肢端均可发作，而以双侧手指对称性发作多见。寒冷刺激、情绪激动可诱发肢端小动脉痉挛，引起缺血，每次发作均程序性的经历 3 个阶段。

(1)缺血期：由于肢端动脉痉挛血流减少或停止，出现手指或足趾、鼻端、耳轮等处突然苍白、发僵、出冷汗、刺痛、麻木，桡动脉或足背动脉搏动正常或减弱，持续数分钟至数小时。

(2)缺氧期：局部持续缺血，肢端缺氧、发绀，皮温下降，伴感觉异常、疼痛，症状持续数小时至数天。

(3)充血期：痉挛解除后指(趾)动脉舒张，管腔完全再开放，皮肤转为潮红，脉搏有力。病情反复发作或严重晚期患者，可出现指(趾)端对称性坏疽，慢性患者可伴肢端硬化征、硬指征，并出现轻度肌肉、骨质萎缩。

(三)治疗

雷诺病的治疗包括药物治疗、手术治疗、血浆置换、肢体负压治疗等。此外，加强锻炼，增强体质，提高机体耐寒能力，减少肢体在寒冷环境中暴露的机会，注意保暖，避免精神紧张，戒烟等也是十分必要的治疗手段。

1.药物治疗

(1)钙通道拮抗剂：常用的有硝苯地平、地尔硫草、尹拉地平、氨氯地平等。硝苯地平，10～20 mg，3 次/天。地尔硫草，30～120 mg，3 次/天。

(2)血管扩张剂：常用的有盐酸妥拉唑啉，25～50 mg，3 次/天；利血平，0.25 mg，3 次/天；草酸萘呋胺，0.2 g，3 次/天。

(3)前列腺素类：依前列醇(PGI2)与前列地尔(PGE1)具有较强的血管扩张和抗血小板聚集作用，对难治患者疗效较好。

2.手术治疗

(1)电视内镜胸交感神经切除术：手术在电视胸腔镜下切除第 2、3、4 胸交感神经。

(2)指掌侧动脉末梢交感神经切除：在每一手指两侧靠近掌指关节的第一指节掌侧 1/3 处切

开皮肤1.5 cm,找到指掌侧固有神经,镜下找出掌侧固有动脉,拨出进入动脉壁的神经纤维及其外膜约 1 cm。术后手指皮温升高,冷激发试验转为阴性。

三、红斑性肢痛

(一)定义

红斑性肢痛症(EMA)是一种少见的微血管疾病,常在双侧足趾或足部对称部位产生烧灼痛,肢端小动脉扩张、充血,皮肤潮红,皮温升高,上述症状常呈发作性。红斑性肢痛症病因不明,可能是自主神经功能紊乱引起的末梢血管舒张功能失调,引起肢端小动脉扩张,局部充血。EMA 的病因在于血小板的升高,血小板介导了血管的炎症及血栓。

(二)诊断

(1)根据反复发作的病史及典型的症状体征即可诊断。实验室检查可见血小板升高。局部皮肤活检可见小血管或小动脉的肌纤维增生及血栓性闭塞,且无既往曾患血管病的表现。

(2)临床表现青年患者多见,亦可见于老年人,男性患者多于女性。发作时由于皮内小动脉和毛细血管极度扩张,四肢远端充血,温度升高引起剧痛,下肢为重,皮肤潮红、发热、肿胀,双侧对称,足趾与足底烧灼、针刺样感觉。红、肿、热、痛四大症状可随环境因素、局部因素、精神状态而改变。每次发作持续数分钟至数天不等,反复发作,病程数年,甚至持续终生。查体可见局部皮肤潮红,压之褪色,皮温升高,超过31 ℃时就易发作。足背动脉脉搏宏大,皮肤湿润多汗。慢性患者可见皮肤萎缩、溃疡,趾甲变形。

(三)治疗

(1)药物治疗阿司匹林,每天 100 mg 以下,部分青少年治疗无效者可改用硝普钠。血管收缩类药物可收缩肢端扩张的血管以缓解症状,如甲基麦角丁醇酰胺、麻黄碱、肾上腺素等。糖皮质激素的冲击治疗可减轻症状。联合应用利血平与氯丙嗪可缓解发作。

(2)局部神经阻滞疗法于踝上做环状封闭,或行骶管硬脊膜外封闭,也可作两侧腰交感神经节阻滞,在 10 mL 的 2%利多卡因溶液内加入 0.25%丁哌卡因溶液 5 mL 和醋酸泼尼松龙 2 mL。

(3)手术治疗对于交感神经普鲁卡因组织有效的患者,如无手术禁忌,可做胸或腹交感神经切除术,手术可在腔镜下进行。其他手术方式还有脊髓后根入口区切开术、脊髓后柱电刺激术和丘脑立体定向手术。

四、灼性神经痛

(一)定义

灼性神经痛是神经创伤后的一种特殊性疼痛,多见于战伤,多为周围神经不完全损伤引起。可能是由于周围神经创伤早期,束内压力高,或慢性斑痕压迫,使交感神经纤维和感觉纤维过度兴奋,向上传导激惹丘脑和大脑皮质感觉区,产生局部剧烈的灼烧样疼痛。

(二)诊断

1.患者有明确的周围神经损伤史

伤后出现损伤区域内剧烈的灼烧样痛,有典型的症状、体征即可诊断。此外,借助相关的特殊检查有助于治疗方案的制定。

(1)交感神经阻滞:上肢灼性神经痛做颈胸神经节阻滞,下肢做腰交感神经节阻滞,比较阻滞前后疼痛程度、性质的变化以及皮温变化,根据阻滞的结果制订治疗方案。

（2）酚妥拉明试验：静脉注射酚妥拉明后，每5分钟观察患者自发性疼痛的变化，或用刺激诱发疼痛发作。酚妥拉明试验可替代交感神经阻滞试验。试验后如果患者疼痛减轻50％，表明交感神经在疼痛中占主要成分。

2.临床表现

半数患者于伤后24小时内发病，其余患者多在伤后1个月内起病。患者出现受损神经所支配区域末梢的持续性灼烧性疼痛，也可是刺痛或刀割样痛，部分患者疼痛可超越该神经支配区，波及整个肢体。伤肢出现痛觉过敏，声音或光亮刺激也可加重疼痛。疼痛剧烈时患者坐卧不安、大汗、瞳孔散大。慢性患者常发生心理变态，患肢关节强直、肌肉失用性萎缩或纤维化。患肢皮肤潮红温度升高，部分表现为皮肤湿冷、多汗、青紫、营养障碍、毛发脱落等。

（三）治疗

患者病情不同，治疗方案则不同。如交感神经阻滞与酚妥拉明试验证实疼痛是由于交感神经引起，可作交感神经阻滞、药物治疗和肢体功能锻炼；若疼痛为炎症引起，可行交感神经阻滞与类固醇激素区域静脉内阻滞复合治疗；对于交感神经阻滞无效者，可行药物治疗与物理治疗，无效者可考虑手术治疗。

1.药物治疗

主要用于治疗灼性神经痛的多发疼痛、水肿、血流障碍、骨萎缩、抑郁、失眠等。对于疼痛症状可用卡马西平；可用三环、四环抗抑郁药及精神兴奋药治疗抑郁、失眠。此外，钙通道阻滞剂也可用于灼性神经痛的治疗。

2.神经阻滞

上肢灼性神经痛做颈胸神经节阻滞；颈段作硬脊膜外阻滞；下肢做腰段硬膜外阻滞。此外，还可做区域静脉内交感神经阻滞。对于交感神经阻滞无效的患者应考虑手术治疗。

3.手术治疗

对于药物及神经阻滞治疗无效的患者应进行手术治疗，手术方式有交感神经切断术、交感神经节切除术及丘脑立体定向手术。手术修复受损神经，进行束间松解减压，用生物膜包裹损伤段神经。

在进行交感神经节切除时，病变位于上肢的可在电视内镜胸下切除 T_2、T_3、T_4 交感神经节及颈胸神经节。下肢病变可经腹手术切除 $L_{1\sim4}$ 和 T_{12} 交感神经节。

（李志明）

第六节　痉挛性斜颈

一、概述

痉挛性斜颈（spasmodic orticollis）是肌张力障碍在颈部的表现，又称颈部肌张力障碍。患者的颈肌受到中枢神经的异常冲动造成不可控制的痉挛或阵挛，患者十分痛苦，严重患者几乎陷于残疾状态，生活不能自理。这种异常冲动起源于锥体外系统，或者起源于某处经过锥体外系统传递到周围神经。

痉挛性斜颈是锥体外系统一种独立性疾病,属于局限性肌张力障碍范畴,其发病率为 15/30 万。

二、简史

16 世纪 Rabelais 首先研究此病,描述这是一种比死都难受的疾病,命名为"斜颈"。18 世纪 Wepfer(1992)撰文报道本病,称其为一种"特殊性抽搐"。20 世纪初法国学者 Cruchet 认为斜颈是一种精神源性疾病。20 世纪 40 年代在 Wilson 所著神经病学中依旧认为"精神变态是本病最重要的病因"。

1929 年,Foerster 提出斜颈由纹状体病变引起。1941 年,Hyslop 提出一种折中意见:斜颈的病因究竟属精神性抑或器质性,可能各占天秤的一端。

1959 年,Folz 用脑定向术在猴脑干被盖中红核旁作一毁损灶,立即能造成猴持久性痉挛性斜颈后,于是人们一致承认本病是一种器质性病变,结束了两种不同观点的长时间争论。

1929 年,Foerster,Dandy 创立颈硬脊膜下双侧第 1～3 或 4 颈神经前根及副神经根切断术来解除颈肌痉挛。尽管手术疗效差,并发症多,半个世纪来几乎在各国的神经外科著作中都视为一种传统的"标准手术"。

20 世纪 50 年代随着脑定向术的兴起,各国学者企图采用定向术来改变斜颈的疗效,先后在苍白球、丘脑探索治疗靶点,但结果令人失望。1999 年,有学者率先提出斜颈由一组特定的颈肌痉挛引起,不需要作双侧神经根麻痹术,介绍一种手术方法,即头夹肌切断及副神经切断术,1991 年,他提出斜颈的四种临床类型和四种相应手术方法(选择性颈肌切除及神经切断术),手术优良率为 83.3%,降低了并发症,还保留了头的正常运动。1982 年,加拿大蒙特利尔大学 Bertrand 也赞同上述观点,提出另一种手术方法即选择性周围神经切断术,并取得较满意的疗效。

20 世纪 80 年代,Hornykiewicz 和 Jankovic 等根据少数肌张力障碍患者的尸解脑基底核的生化分析,提出本病的病理生理与神经介质有关,进行了药物治疗研究,选用的药物有抗胆碱能药、多巴胺能药、抗多巴胺能药等,但成效甚微。令人振奋的是几乎在同一年代,甲型肉毒毒素用于临床,改变了药物治疗局限性肌张力障碍的局面,只要对颈部主要痉挛肌肉作局部注射便能暂时缓解斜颈症状,被认为是治疗局限性肌张力障碍一项重要进展。

20 世纪 90 年代陈介绍三联术(一侧头夹肌或肩胛提肌切断,颈神经$_{1～6}$后支切断和对侧副神经切断)治疗严重旋转型和侧屈型斜颈。到 1998 年手术病例累积达 362 例,是迄今国际上治疗这种疾病最大的病组。

三、病因及病理

痉挛性斜颈在临床可分为原发性和继发性两种。原发性的病因至今尚不明。

斜颈虽然至今尚无明确的病理基础,但斜颈患者的临床表现几乎与一些病理已明确的锥体外系器质性疾病相同。例如,异常运动可在入睡后消失,情绪紧张时加重,用手指抵触下颌或头部其他位置时,肌痉挛便会松弛下来,头位迅即转正,症状随之消失(本体感受反射)。

原发性斜颈当前多认为是一种基底核病变,究竟是器质性抑或功能性,至今仍未查明。然而多数倾向于基底核内神经介质活动障碍,引起脑干内中间神经元网状组织失控。

四、临床表现

在 381 例斜颈病例中,男女之比为 1.41:1.51,患者多在 30～49 岁之间起病,平均发病年龄是 39 岁,多数患者(75.3%)隐匿起病(原发性),其中一部分患者在发病前 1～2 个月内有精神创伤、焦虑、忧伤等病史。少数患者有明确的诱因(继发性),如严重颅脑外伤(2.6%)、高热(1.7%)、CO 中毒(0.3%)和服抗精神病药物(2.6%)。

多数患者缓慢起病,在出现斜颈前有颈部发僵、胀痛、"落枕"等先兆症状,1～2 周后逐渐出现头向一侧偏斜,或由旁人指出后才发现。少数患者可急性起病。

斜颈患者的临床症状一般是晨起轻,午后重,活动或情绪波动时加剧,这种症状起伏规律与其他锥体外系统疾病类似。根据有学者 381 例分析,斜颈的临床表现可分成五种类型:

(一)旋转型(75.6%)

旋转型是斜颈中最常见的一种类型,表现为头绕身体长轴向一侧作强直性或阵挛性旋转。依据头与长轴有无倾斜可细分为三种亚型。

1.水平旋转

单纯的旋转,头与长轴无倾斜,颈前和颈后旋转肌力均等。

2.前屈旋转

头的姿势由旋转和后仰两种成分组成,颈的后伸旋转肌的肌力大于前屈旋转肌。

3.后仰旋转

头的姿势由旋转和前屈两种成分组成,颈的前屈旋转肌的肌力大于后伸旋转肌。

三种亚型中以水平型多见,后仰型次之,前屈型少见。这三种型别与肌肉的痉挛强度、分布多寡有关。

(二)头双侧后仰型(7.5%)

头双侧后仰型又称后仰痉挛,患者表现为间歇性头向背侧中线作强直性后伸,颜面仰天,行走时尤为困难,因视线不能扫及地面必须用双手扶枕对抗痉挛肌群,一松手头便如弹簧般迅速向后过伸。患者为了腾出双手常常将后枕部使劲顶在墙上,待不支时头又向后拉了过去,如此这般周而复始,坐卧不宁,度日如年,机体几乎完全陷于残废之中。

(三)侧屈型(12.8%)

头的长轴向一侧侧屈,耳向肩峰靠近,很多患者伴随同侧肩部向上抬举,加近了两者的距离,鼻基本上不离身体长轴。依据头有无向前或向后倾斜可细分为三种亚型。

1.单纯侧屈型

头向肩峰正向侧屈,无向前或向后倾斜,颈前和颈后侧屈肌肌力均等。

2.前屈侧屈型

头的姿势由侧屈和前屈两种成分组成,颈的前屈侧屈肌(斜肩肌、胸锁乳突肌等)肌力大于后伸侧屈肌(肩胛提肌、夹肌等)。

3.后仰侧屈型

头的姿势由侧屈和后伸两种成分组成,颈的后伸侧屈肌肌力大于前倾侧屈肌。

(四)头双侧前屈型(1.3%)

头持续向前屈曲,颏紧贴胸前。重者除头前屈外尚有向前移伸现象,且伴随双肩上举,构成一种特殊姿态。阵挛型者表现为一种持续不断的"点头"状态。

(五)混合型(2.8%)

混合型是一种以两种型别相间出现的斜颈,常见的是旋转和后仰,患者间而旋转、间又后仰。

在临床症状学中根据肌肉收缩的频率又可划分为强直型和阵挛型两种。强直型者头持久地偏向一侧;阵挛型者头有节律的反复抽动。少数患者在强直或阵挛的基础上还混有震颤,个别表现为急促的、猛地一抽,有的在强直基础上加杂有阵挛。

成人起病的斜颈一般都比较稳定,肌痉挛始终局限在颈部,属于局限性肌张力障碍范畴。然而,少数患者的肌痉挛可向颈的邻近部位扩散,称为节段性肌张力障碍,向上向脸部肌肉扩散者称为颈-颅型;向下向肩及上肢肌肉扩散称为颈-臂型;累及胸背部肌肉者称为颈-体轴型。个别患者在严重颅脑损伤后可出现颈、躯干同向一侧侧屈(偏身侧屈症)。

此外,成人起病的斜颈极大多数表现为一种慢性病程,一般经过一段时间的演变,临床症状就停留在某个水平上,处于一种静止状态,如有所改善也是暂时的。有一部分患者的病程中可出现症状自动消失(8.4%),缓解期往往长短不一,可自数月至数年,最后不免复发。在结束缓解期后多数患者仍保持起病初期时的型别,少数则改变为另一种型别(6.3%),或更换类别(1.5%),或加型(0.3%)。有一部分患者手术后告别了原来的型别,令人烦恼的是经过一定时日,对侧又出现和原来相同的病型,或表现为另一种病型,如旋转型改为双侧后仰型。

五、诊断

痉挛性斜颈患者由于颈无休止的不随意运动,颈、肩部肌肉特别肥厚,望诊时便能得到颈部特别粗壮、肌肉发达的初步印象。

颈部触诊是确定一些比较浅表痉挛肌肉最可靠的方法,如胸锁乳突肌、夹肌、肩胛提肌、斜方肌和头半棘肌等,可以根据各肌的走向和体表投影位置用手指扪触、捏夹。例如,旋转型斜颈,尤其是消瘦的患者,一侧胸锁乳突肌多有肥厚增粗,触之张力高、失弹性,犹如拉紧了的弦。随头位转正,肌肉转为松软,恢复弹性。待痉挛再起,又复出现上述现象。在对侧乳突内下方可触及隆起的夹肌。也表现为粗厚、张力高,失弹性,触之如同软骨。早期或轻型患者,此肌一旦被捏紧时可出现头位自动复正现象(捏夹试验阳性)。颈部肌电图描记可以帮助医师了解哪些肌肉参与痉挛。检查时分别了解松弛时和随意收缩时的肌电活动,双侧同名肌同时描记可以更清楚地显示左右活动情况,可以发现一些拮抗肌组完全处于废用后抑制状态,特别是胸锁乳突肌,可以提醒医师术后要对这些肌肉进行体疗,发挥其原有的旋头功能。肌电图检查还可以帮助医师发现一些不曾被怀疑的肌肉,如侧屈型中的斜方肌,前屈旋转型中的同侧胸锁乳突肌等,必要时可对这些肌肉用1%利多卡因溶液(不加肾上腺素或甲型肉毒毒素)作暂时性麻痹,了解它们在头的异常运动中所起的作用。有时对一些复杂的混合型斜颈患者,如侧屈-后仰型可以试对颈后肌群作局部封闭,可以了解对侧伸肌群在头后仰中的作用,以便医师设计手术方案,调整手术内容。又如侧屈型斜颈,如怀疑同侧斜方肌也参与痉挛,可以在肌电图监视下进行封闭,以了解此肌在举肩、固定肩胛活动中的作用。

斜颈患者的神经系统检查,不论是脑神经、锥体系统、锥外系统、共济运动及周身感觉系统均在正常范围之内。EEG及脑脊液检查都在正常范围之内。

病情分级法:不论是何种型别的斜颈都是两组(痉挛肌群和拮抗肌群)肌力强度差异的结果。参与痉挛的肌肉越多,分布范围越广,时日越长,或者拮抗侧肌力越弱,废用的时间越久,头的偏斜越甚,病情越重,纠正的能力便越差,最后造成脊柱、关节失去正常弧度,半脱位或前庭功能障碍,致使恢复困难。

六、鉴别诊断

(一)继发性肌张力障碍

继发性肌张力障碍的临床特征是异常运动常在静止时显现,运动时反见好转。引起肌张力障碍的常见的疾病有脑炎、颅脑外伤、进行性豆状核变性(威尔逊病)、围生期脑损伤(窒息)、核黄疸、脑瘤、舞蹈病、基底核梗死或出血、多发硬化、帕金森病、中毒(锰、一氧化碳、甲醇中毒等)等。

(二)药物引起的斜颈

也可归类在继发性肌张力障碍范畴内,是一种医源性运动性疾病,可分为急性和迟发性两种。急性运动障碍患者多因摄入过量治疗神经系统疾病的药物或大剂量止吐药后,常到服药后数小时至数天出现间歇性或持久性肌痉挛,临床除了表现有斜颈外,眼睑、脸部及咽喉也可出现症状,如舌连续重复运动、外伸、卷曲、扭转,双唇作噘嘴、吸引、咂嘴、咀嚼和做鬼相,其他如躯干、肢体不随意运动较少见,以儿童和年轻成人较多。轻微患者常被忽视。治疗可用抗胆碱能药物作静脉滴注或肌内注射可迅速控制。轻型患者口服苯海拉明和地西泮一样有效,待症状消失后再维持1~2天。

另一种为迟发性运动障碍,是长期(3~6个月)用大剂量抗精神病药阻滞了基底核多巴胺受体引起,常见的药物如下:吩噻嗪类(氯丙嗪、三氟拉嗪、奋乃静)、丁酰苯类(氟哌啶醇、氟哌利多)、硫杂蒽类(氟哌噻吨、三氟噻吨)和舒托必利等,临床症状往往在停药或减量后出现。如肌痉挛局限在颈部则与原发性斜颈毫无区别,症状持久不消。肌痉挛也可在周身、颜面和四周出现。

(三)急性感染性斜颈

自1959年以来,国内发现一种以感染和斜颈为特征的发作性疾病,截至1985年底文献报告共312例。本病以春、秋发病较高,女性略多于男性。前驱期一般为上呼吸道感染症状和消化道症状,持续1~4天。临床最重要的症状是发作性痉挛性斜颈,包括头后仰痉挛、旋转痉挛,每次发作数分钟至半个小时,重者可持续1天。身体其他部位也可出现肌痉挛,常伴随自主神经系统功能紊乱及精神症状。病程一般为3~10天,痉挛后不留后遗症,一般认为该病与肠道病毒感染有关,主要侵犯锥体外系及下丘脑,阻抑多巴胺受体,胆碱能系统功能增强,多巴胺与乙酰胆碱平衡失调所致。

(四)癔症性斜颈

本病多与精神创伤连在一起,其特征是骤然发病,头的位置或异常运动变化多端,不论是临床或肌电图检查确也存在肌痉挛现象,即使临床表现是一种固定的型别,但常夹杂一些额外的、相矛盾的、不协调、不合乎生理解剖的动作,而且症状在某一些背景下易变。癔症性斜颈常常在无人注意时、思想涣散或高度集中场合(打牌、骑车)时症状缓解,头位自然复正。斜颈症状也可被一些暗示所抑制,患者对某种新的治疗常抱着极大的希望和信心,如一种"特殊的静脉输液"暗示和心理治疗可能会收到戏剧性疗效。相反,情绪波动、紧张和焦虑会使症状扩张、升级。癔症性斜颈有时很难与原发性斜颈鉴别,病程可延绵很久,必须做系统的观察。

5.假性斜颈

假性斜颈泛指非由颈肌痉挛引起的斜颈,可因脊柱骨骼畸形、眼外肌麻痹、颈肌挛缩等造成。常见的疾病有:先天性短颈、先天性寰椎-枕骨融合症、颈椎楔形畸形、自发性寰枢椎半脱位、先天性肌性斜颈、先天性眼性斜颈和代偿性斜颈等,可均表现为斜颈。

七、治疗

痉挛性斜颈目前有 3 种治疗方法:药物、甲型肉毒毒素注射及外科手术。

(一)药物治疗

药物治疗的目的是重建平衡,由于肌张力障碍的神经生化、神经药理尚不明了,当前药物治疗尚处于摸索阶段。

1.抗胆碱能药物

抗胆碱能药物是一种抗副交感神经药物,可对抗纹状体内乙酰胆碱系统的兴奋功能,阻断中枢毒蕈碱型乙酰胆碱受体,相应提高多巴胺的效应,缓解肌张力障碍。

(1)盐酸苯海索(安坦):对成人局限性肌张力障碍的疗效不明显。Burke 对儿童期起病的患者用大剂量苯海索,平均 40 mg/d(5～120 mg),有 62％患者获改善。

(2)甲磺酸苯扎托品:Lal 对 13 例斜颈用苯甲托品 2 mg 静脉注射做急性治疗试验,结果6例进步,其中 5 例在以后继续做口服治疗中取得进步。

(3)比哌立登(安克痉):Povlsen 用本品 2～2.5 mg 静脉注射治疗成人肌张力障碍,50％患者取得客观进步。成人肌张力障碍经过急性治疗试验后改用抗胆碱能药治疗时必须用大剂量才能取得一些疗效(9％～40％),不论是儿童或成人服药后只要不出现不良反应,坚持治疗便能从抗胆碱能药物中获得最大效果,剂量宜逐渐增加,急速加量会引起昏睡、意识模糊等。抗胆碱能药物品种繁多,剂量各家差异很大,没有统一准则,如苯海索的量,儿童可自 5 mg/d 到 120 mg/d,又如爱普杷嗪,成人剂量可自 50 mg/d 到800 mg/d,平均为 283 mg/d。抗胆碱能药物周围不良反应如瞳孔散大、视力模糊、便秘、口干、面红、出汗及尿潴留,大剂量可引起青光眼发作。治疗可用吡斯的明或毛果芸香碱眼药水。中枢不良反应包括近记忆力障碍、神志模糊及精神症状,使剂量受到限制,有的患者可出现烦躁不安、舞蹈动作,使原抽搐加重,抗胆碱能药的疗效儿童优于成人,可能儿童承受大剂量的能力较好,症状性肌张力障碍(迟发性和产伤后)如果患者能承受大剂量也能取得一定疗效。

2.多巴胺能药物

应用多巴胺能药物治疗肌张力障碍,在部分患者中有效。常用药物有左旋多巴(500～900 mg/d)、脱羧酶抑制剂(平均 250 mg/d)、溴隐亭(80 mg/d)、金刚烷胺(200 mg/d)和麦角乙脲(1～3 mg/d)等。Lang 广泛收集世界文献综述了有关多巴胺能药治疗肌张力障碍的疗效:全身肌张力障碍的治疗结果,进步 35％,很少取得显著进步,恶化 19％;局限性肌张力障碍(斜颈、Meige 综合征)的治疗结果为进步 11％,恶化 9％。Lang 的结论认为,肌张力障碍可试用多巴胺能药物,可能有效,可能无效,可是儿童起病的Segawa 变异性肌张力障碍用左旋多巴治疗效果确切,用量宜逐步增大直到出现疗效或不良反应时,多数患者能耐受多巴胺能药物,少数患者可发生恶心、直立性低血压、神志模糊,幻觉及多巴源性运动障碍。

3.抗多巴胺能药物

当体内多巴胺过剩、乙酰胆碱功能减退时临床可出现肌张力障碍,用抗多巴胺能药物使之恢复平衡,抗多巴胺能药可分两类:一种是阻滞多巴胺受体的药物,常用的如丁酰苯类中的氟哌啶醇及吩噻嗪类中的氯丙嗪、奋乃静及哌米清:第二种是阻止中枢储藏多巴胺的药物,如利血平及丁苯喹嗪。

(1)氟哌啶醇:氟哌啶醇回顾性疗效为 46％(Green),超过其他多巴胺拮抗药(20％)或丁苯喹嗪(11%)(Lang)。但不少患者因不能承受药物反应中止治疗。

(2)哌米青:治疗斜颈的量为 4～6 mg/d,结果进步为 44%(4/9);另一组用 6 mg/d,双盲评分,结果只有 1 例进步,2 例恶化,余都无效(Girotti)。

(3)丁苯喹嗪(多巴胺耗竭剂):各家报道的疗效不一,收集文献中随访超过一年的病例,用量为 25～300 mg/d,结果如下:全身性患者进步为 53%(10/19 例),颅面部为 26%(16/62 例),局限性为 24%(6/25 例),Lang 用量为 25～2 000 mg/d,显效仅为 11%(4/35 例)。Asher 的量为175 mg/d,显效 2 例,进步 11 例,恶化 1 例。

(4)联合疗法:Marsden 报告用三种药物组合在一起治疗严重肌张力障碍,剂量如下。哌米清6～25 mg/d,丁苯喹嗪 15～150 mg/d、苯海索 6～20 mg/d。结果成人的显效为 75%(9/12 例),儿童显效 1 例,都持续超过 2 年。一般认为症状性肌张力障碍用抗多巴胺能药物较有利,而迟发肌张力障碍以多巴胺耗竭剂如利血平、丁苯喹嗪较好。经验证明抗多巴胺能药物较多巴胺能药物有效(Segawa 变异性肌张力障碍除外),不过,一切抗多巴胺能药物(丁苯喹嗪例外)都会阻断基底核的 D2 受体引起锥体外系症状,如帕金森病,表现为静坐不能、急性肌张力反应、抑郁症、淡漠嗜睡、直立性低血压,迫使治疗中断,不幸的是服药后肌张力障碍未见好转,却反增加了药物性帕金森病,临床症状较原来更坏,在原有的肌张力障碍基础上又增添了迟发性肌张力障碍,不过要鉴别是疾病本身进展的结果抑或药物引起,小剂量也许是一种姑息的预防措施。一旦发生,可在减量的基础上适量加用抗胆碱药,如金刚烷胺或左旋多巴等。丁苯喹嗪至今尚未见有发生迟发性综合征的报道,利血平的效果与丁苯喹嗪一样有效,但直立性低血压是常见的不良反应,近发现氯氮平对迟发性肌张力障碍效果很好,并发迟发性综合征和帕金森综合征的机会很小。

4.苯二氮䓬类

常用的是地西泮(100 mg/d)和氯硝(4～6 mg/d)。氯硝西泮对成人和儿童肌张力障碍疗效为 14%,地西泮及其他苯二氮䓬类为 16%。

5.巴氯芬

巴氯芬是 GAGB 的衍生物,可以降低脊髓内中间神经元及运动神经元的兴奋性。Fahn 用巴氯芬治疗成人肌张力障碍(面肌痉挛及 Meige 综合征),剂量 78.5 mg/d,结果 47%获进步,随访中有 17 例(21%)因疗效欠佳或不良反应停药中止治疗。只剩下 18%(11/60 例)患者因继续用巴氯芬治疗,平均剂量为 105 mg/d。经过平均 30.6 月的治疗,11 例中有 9 例需要增加其他药物。其他学者的治疗结果与上相仿。

6.卡马西平

卡马西平在治疗癫痫过程中偶会出现肌张力障碍,令人费解的是它确能改善 segawa 变异性肌张力障碍,但不能达到左旋多巴那种疗效水平,个别患者对左旋多巴无效,却对卡马西平有效。剂量是 300～1 200 mg/d,发作性运动源性肌张力障碍(paroxy mal kinesigenic dystonia)用卡马西平、苯妥英钠或其他抗惊厥药效果十分明显。

7.其他药物

文献中曾试用过如下药物:三环抗抑郁药,丹曲林(肌松药),普萘洛尔,苯妥英钠,可乐定,单胺氧化酶(MAO)抑制药物,巴比妥类,苯丙胺,GABA 能药物,抗组胺药物,赛庚啶,5-羟色胺及锂等。

(二)A 型肉毒毒素治疗

80 年代初,A 型肉毒毒素(BTX-A)在治疗斜视及其他眼外肌痉挛取得成功后,适应证逐渐延伸至神经系统疾病,如局限性肌张力障碍、偏侧面肌痉挛及痉挛性斜颈,也用治疗锥体外系疾病的肌张力障碍及锥体束病损引起的肌痉挛,如脑瘫引起的肢体肌强直、括约肌功能障碍、肌痛以及药物引起的迟发性肌张力障碍。注射后可暂时缓解症状。BTX-A 被认为是近年来治疗局限性肌张力障碍的重要进展。

1.作用机制

A 型肉毒毒素由一条单一的多肽链组成,经过蛋白水解而激活裂解为重链(分子量 10 000 Da)和轻链(分子量 5 000 Da)。重链羟基端先与胆碱能神经末梢的突触前膜受体结合,其氨基端为通道形成区域,随着轻链进入细胞内,借助酶效应抑制乙酰胆碱囊泡的量子性释放使肌肉收缩力减弱,在有痉挛的肌腹内直接注射微量 BTX-A 便能使症状得到暂时缓解。但 BTX-A 对乙酰胆碱的阻滞作用是短暂的、可逆的,突触性乙酰胆碱传递通过关键的突触前蛋白的逆转或轴突末端芽生与同一肌纤维发生新的突触联系得以恢复,一般约数月。

2.注射肌肉的选择

BTX-A(商品名 Botox)为冻干水融性结晶,每支 100 U,置于低温冰箱保存,使用时用生理盐水稀释至 25 U/mL 浓度。

(1)旋转型:参与旋转型斜颈的痉挛肌肉是由头旋向侧颈后肌($C_{1\sim6}$)及对侧胸锁乳头肌(副神经)组成,其中以一侧头夹肌、头半棘肌和对侧胸锁乳突肌为主要旋头肌,是 BTX-A 重点注射对象,在 EMG 导引下每条肌肉用 BTX-A 注射 2～3 个点。

(2)后仰型:参与头双侧后仰型斜颈的痉挛肌肉是由左、右颈后伸肌群组成,其中以双侧头夹肌及头半棘肌为主要仰头肌,是 BTX-A 重点治疗对象。如果效果不理想,可在一周后在向颈半棘肌追补注射一次。

(3)侧屈型:参与侧屈型斜颈的痉挛肌肉是由一侧头侧屈肌群组成,其中以肩胛提肌、夹肌或胸锁乳突肌为主要侧屈肌,是 BTX-A 重点注射对象,肩胛提肌位置较深,可在 EMG 仪导引下注射。

(4)前屈型:参与前屈型斜颈的痉挛肌肉可由双侧胸锁乳突肌,舌骨上、下肌,斜角肌,头及颈最长肌,其中以双侧胸锁乳突肌为 BTX-A 重点注射对象,深层肌内注射极易并发咽下困难,一般不推荐。

(5)混合型:混合型斜颈临床两种表现。其一,患者的临床症状是两种型别相间出现,如旋转和后仰,可先对严重一型的痉挛肌肉进行注射,而后再治疗残余痉挛肌肉,参与这种混合型的痉挛肌肉中往往有一部分是公共的,兼参加两种不同型别的运动,例如在旋转运动时由头夹肌与对侧胸锁乳突肌联合收缩可引起头的旋转,夹肌与对侧同名肌的联合收缩则又引起头后伸。其二,临床症状由两种型别融合在一起出现如旋转前屈型,它的临床表现兼有旋转和前屈两种成分,又如旋转后仰型,侧屈后仰型和侧屈前倾型,往往是参与痉挛肌肉的前、后组合中肌痉挛程度不等或肌肉分布多寡所造成,对它们的分析请参见临床表现和手术设计方案一节。

3.剂量和疗效

BTX-A 治疗痉挛性斜颈是一种简单、安全、有效的方法,虽然疗效是在暂时的,但它确能缓解患者痛苦。注射剂量应参照痉挛肌肉的大小、数量、痉挛强度及治疗的反应决定,一般每条肌肉的剂量不多于 100 U,每次总量不超过 38 U,多数患者在注射后一周内起效,症状逐步改善,2～4 周达疗效平台期,少数可延迟至 4 周后,疗效平均持续约 23 周,绝大多数患者需要重复注射,间隔时间须 3 个月以上,注射频率约 1 年 2 次,个别患者注射后的缓解期特长,超越药物效用的期限,估计是痉挛肌肉暂获得静息后,原来的病理神经冲动的反射弧弱化,特别是感觉整合机制参与的结果。

4.疗效评估

下面介绍各型斜颈疗效评估的方法。

(1)旋转型:中立位时头的前后矢状线投影在颈椎左右水平线上构成一直角关系,旋转型斜颈患者头扭向一侧,矢状正中线与颈椎水平线间形成一病理角,病理角的大小随头的异常运动范围决定。病理角越大,病情越重。BTX-A 或手术治疗后病情缓解,头的异常运动范围改善,病理角随之缩小,治疗前、后的角度差可作为评价疗效的依据。

(2)侧屈型:中立位时颅-颈长轴投影在颈椎水平线(左-右)上构成一直角关系,侧屈型斜颈患者头向一侧侧屈,颅-颈长轴与颈椎水平线间形成一病理角,病理角的大小随头的异常侧屈范围决定,角度越大,病情越重。治疗后头的异常侧屈改善,病理角也随之缩小,前后的角度差可作为评价疗效的依据。

(3)前屈型:评估方法同后仰型,改后伸为前屈。

以上评分可自患者静态(端坐、站立)和动态(行走)情况下取得,但主要以动态评估中取得的评分为准。疗效评定的时间:BTX-A 注射后第 14 周,手术后为第 26 周。

5.不良反应

斜颈患者用 BTX-A 注射治疗后的主要并发症是暂时性咽下困难或语言困难,可持续数周,发生的原因估计与注射在胸锁乳突肌肌肉内的量有关。如果剂量限制在 100 U 或更少可减少这并发症的发生。11%斜颈患者在做 BTX-A 注射前已存在吞咽困难症状;22%患者吞钡 X 线检查时已有食管蠕动异常;注射后有 33%患者出现新的咽下困难,50%患者 X 线下表现有蠕动异常(comella)。此外,少数患者除并发严重咽下困难外还伴发对侧声带麻痹(koay)。

其他并发症为局部疼痛和颈肌乏力,一般程度不重,疼痛均在数天内消失,颈肌乏力约在数周内自行缓解,个别患者在注射后数天内出现皮疹。

(三)手术治疗

痉挛性斜颈当其症状进展到一定程度时,一切保守疗法很少见效,药物的不良反应常迫使治疗中断,肌肉松弛剂只能起到暂时缓解作用。斜颈的手术治疗尚处于发展阶段,成功的关键是建立在对痉挛肌群的认识。1981 年,有学者将斜颈划分成四种临床型别,提出四种选择性解除痉挛肌群的手术方法,结合具体病例辩证地增减手术内容,选择地解除痉挛肌,收到良好效果。

患者选择:病情稳定,临床型别固定在 1 年以上,经药物或甲型肉毒毒素治疗无效可考虑手术治疗。接受 BTX-A 注射治疗 4 个月后方可考虑手术。

旋转型和侧屈型斜颈适合作三联术,头双侧后仰型斜颈适合作枕下肌群选择性切断术,头前屈型斜颈如经 1%利多卡因溶液阻滞双侧副神经能改善症状者可考虑作双侧副神经胸锁乳突肌分支切断,前屈型斜颈如痉挛肌群累及颈前深肌(颈脊神经前支支配),可作颈脊神经前支(C$_{2\sim4}$)切断。

八、预后

斜颈本身不会致死,但斜颈是一种十分痛苦的疾病,严重患者几乎处于残疾状态,精神受到很大的折磨。

斜颈患者除少数可自愈外,多数的病程可延绵终生,有学者报告术前病程最长者可达 31 年,少数患者可出现缓解期,但不免再次复发。多数患者的病情进展到一定程度后便停留在稳定状态,少数病例逐步严重,痉挛肌群增加,并向邻近肌肉扩展,如脸、肩及臂等,但成人起病的颈部局限性肌张力障碍一般不会发展成全身性肌痉挛。有学者 362 例手术中无死亡。术后原肌痉挛症状消失,头位复正,保留头的各种生理运动,包括头的旋转、侧屈、前屈和后伸。

由于本病的病因不明,药物治疗效果差,不良反应大,手术普及也存在一定困难,上述因素都影响了本病的预后。

（李志明）

第七节　慢性进行性舞蹈病

慢性进行性舞蹈病(Huntington chorea,HC)又称 Huntington 舞蹈病,是以慢性进行性舞蹈动作和痴呆为特征,是基底核和大脑皮质变性的一种显性遗传性疾病。

一、病因和病理

本病为典型的常染色体显性遗传性疾病。新近分子遗传学研究(重组 DNA 技术)发现异常的基因位于第 4 号染色体,每一代的平均患病率为 50%,男、女同样受累。家族中可能有其他神经系统疾病,如智能低下、癫痫、强迫性抽搐和偏头痛等。

病变主要侵犯基底核和大脑皮质,尾状核及壳核萎缩最严重。小神经节细胞严重破坏和减少,并发脱髓鞘改变,且常伴有明显的胶质细胞增生。大脑皮质的突出变化是皮质萎缩,特别是第 3、5 和 6 层的神经节细胞丧失及合并有反应性胶质细胞增生。在组织学改变之前,PET 检查可发现上述部位的葡萄糖的利用减少。

1957 年 Carlson 等提出基底核多巴胺(DA)含量过多引起多动症。亦有人发现纹状体中多巴胺与乙酰胆碱(Ach)受体的数目减少。还有认为本病患者纹状体中生长抑素(somatostatin)增多等不同看法。

二、临床表现

本病可于 20~50 岁之间起病,最常发生于 35~45 岁之间的成年人。成年人发病后病情不断恶化。首先是间歇性耸肩或手指抽搐等不自主动作,可侵犯面肌、躯干肌及四肢肌。主要表现为慢性进行性舞蹈样动作,动作缓慢而粗大,同时伴有智力衰退和性格改变。舞蹈样动作和精神症状可以先后相差数年出现。舞蹈动作是迅速、跳动和多样无目的的不自主运动,但绝不是刻板不变的。由于肢体不规则的屈伸,行走常跌倒。舞蹈样动作不能自行克制,情绪紧张时加重,静坐或静卧时减轻,睡眠时消失。除舞蹈样动作外,可有肌张力减低,各关节过度伸直,肌力减低,腱反射亢进、减低或暂时消失。另外精神衰退逐渐明显,如记忆力下降、注意力不集中,最后痴呆。个别患者除了不典型的慢性进行性舞蹈病外,尚可出现癫痫(包括肌阵挛性发作)、遗传性共济失调、偏头痛及肌病等。

三、诊断和鉴别诊断

根据患者的舞蹈样动作及阳性家族史,可考虑慢性进行性舞蹈病。主要依据:①有遗传史;②中年(35~45 岁)起病;③舞蹈症状进行性加重;④进行性痴呆;⑤头颅 CT 检查因尾状核严重萎缩而显示脑室扩大,侧脑室形态呈特征性的蝴蝶样;⑥用 18-氟脱氧葡萄糖做 PET 检查可发现患者或其后代的尾状核及壳核的葡萄糖代谢降低。但必须注意与以下一些疾病相鉴别：

(1)风湿性舞蹈病：多见于儿童与青年，常伴发于风湿病。多在 5～15 岁之间发病，女多于男。患儿除舞蹈样动作外，很少见于活动性关节炎的患儿。其他化验亦可无显著异常，常于 1～3 个月后好转，偶有延续年余者。Huntington 舞蹈病病程长，为进行性加重。

(2)电击样舞蹈病(Bergeron)：患者肌肉像触电样运动，引起头、肩、前臂、小腿、舌等猛烈动作，每分钟 3～6 次，一般在数天至数周内自愈。

(3)系统性红斑狼疮：有时并发舞蹈病，亦有以舞蹈病为首发症状者，但是系统性红斑狼疮常伴有皮肤损害，并且呈对称性，80％伴有关节痛，临床上经历了一个器官受累到多器官受累的表现。

(4)Lesch-Nyhan 综合征：是由核酸代谢障碍所致的疾病。为性连锁隐性遗传，通过女性携带病态基因。神经系统方面的表现有智力衰退、痉挛性脑性瘫痪、不自主运动(舞蹈——手足徐动)及特别显著的自伤行为。同时由于体液中尿酸盐含量增高而可发展为泌尿系统结石和痛风性关节痛。全身也可能有贫血、营养不良及骨骼、消化道的先天畸形。患儿脑中次黄嘌呤-鸟嘌呤磷酸核糖基转移酶活性降低或消失。

(5)脑炎、肝豆状核变性、脑血管病患、缺氧和铅、镁、汞等慢性中毒时也会发生症状性舞蹈病，应注意鉴别。此外，各种甲状旁腺功能低下时，也可伴有发作性舞蹈——手足徐动的不自主动作。

四、治疗及预后

(一)药物治疗

(1)对抗多巴胺功能的药物：因 HC 患者中枢 DA 功能加强，Ach 功能减弱，故可用 DA 对抗剂。如丁酰苯类中的氟哌啶醇、吩噻嗪类中的氯丙嗪与奋乃静等。或阻止中枢储藏 DA 的药物，如利血平及丁苯喹嗪药物。

(2)增加中枢 GABA 含量的药物：如异烟肼、丙戊酸钠等。

(3)GABA 激动剂：蝇蕈醇(muscimol)属此类药物。

(4)加强 Ach 的药物：如水杨酸毒扁豆碱。

上述药物虽然可取得一定疗效，但是不令人满意。

(二)手术治疗

对于舞蹈症状特别严重而智能下降较轻者，可行立体定向手术治疗。手术适应证：凡年龄在 16 岁以下，65 岁以上，病程超过一年以上；在各种治疗下无效，又无其他特殊性疾病，可考虑定向手术。禁忌证：由风湿、妊娠引起的急性脑炎症状；肿瘤引起的舞蹈动作；有明显智能低下者。常采用的毁损靶点有VL(Voa Vop)、Pm 和 Forel-H 区。安徽省立体定向神经外科研究所对 6 例患者行 VL 毁损，术后舞蹈动作均显著减少，无并发症发生。Kandel(1989)报道 17 例 HC 治疗效果，其中 7 例良好，5 例改善，3 例无效，2 例不详。

(三)预后

本病进行性发展，终末期痴呆多甚明显，病程一般可持续 10～20 年。平均于起病后 15～16 年死亡。

(李志明)

第十章　脊髓与脊柱疾病

第一节　脊髓脊索瘤

一、概述

脊髓脊索瘤又称脊髓细胞瘤、脊索母细胞瘤、脊索癌、脊索肉瘤,是起源于胚胎结构——脊索的残余组织(脊索剩件)。脊索是由多角形的上皮样细胞所组成,细胞体较大,胞浆丰实,内有空泡,含有黏液样物质。细胞核染色较淡,有一较大的核仁,也有空泡,但未能鉴定其内容。在胚胎早期,脊索从尾骨部延伸至头部。当胎儿达到 3 个月时,脊索开始退化,至 4 个月时被完全吸收,其所在位置由脊椎骨所替代。但在正常的椎间盘内尚遗有少量组织,即所谓髓核。在成人骶尾部,颅底等处也可不正常的遗有脊索组织的残余,脊索瘤的发生就在这些部位。因此,脊索瘤主要发生在颅底和骶尾部脊柱,发生在椎管内者较少。据大组病例统计,颅内型占 44%,骶尾型 41%。脊髓型仅占 15%。约占椎管内肿瘤的 5%。本节主要介绍脊髓脊索瘤。

脊髓脊索瘤主要发生在硬膜外,其主要临床表现为脊髓压迫症状和神经根症状。

二、病因

脊髓脊索瘤是由残余或迷走的脊索组织发生的。因这些残存的脊索通常位于脊柱的两端,故以骶尾部和颅底、颈椎段较多见。有低度恶性,约 10% 的脊索瘤可发生转移。

三、病理

(一)大体形态

脊索瘤质软,呈胶陈状,常无明显包膜,与脊髓界限尚清。多在硬膜外,其常与其发生的脊椎相联系,骨质可有破坏,异位者可原发于脊髓硬膜外,可穿破硬膜而达硬膜下,可压迫脊髓,侵入者少见。瘤内含有数量不等的黏液性物质,为肿瘤变性的产物,故其含量越多,越为良性。其内可钙化,钙化越多,说明恶性程度越高。

(二)组织形态

显微镜下可见肿瘤为上皮样细胞所组成,细胞的形态与脊索细胞很相似,常排列成条或岛状,埋于疏松的黏液状组织中,可含有软骨组织、钙化斑及小片骨骼组织。其周围为网状结缔组织所包绕,将肿瘤分割为不规则的小叶状。瘤细胞的胞浆中含有大量空泡,能染上黏液染色,称为空泡细胞。有时这些空泡合并将细胞核推至一旁,称为"戒指样"细胞。有的地方的细胞的界线消失,形成大块黏液状合体。大量的空泡细胞及黏液的形成是本病病理形态特征。约10％的脊索瘤呈恶性。细胞增殖活跃,黏液显著减少并有核分裂象。少数肿瘤能经血流转移至肺、肝、肾、心或其他脏器。个别报道可导致蛛网膜下腔种植性播散,可以转移至脊髓或马尾。

(三)电镜检查

电镜检查可见特殊的线粒体内质网复合体,并有桥粒连接,体现有上皮的性质。

(四)免疫组化

显示 S-100、Keratin、EMA、Vimentin 均为阳性,CEA 很少阳性。另外,5-核苷酸酶强阳性也有诊断意义。

四、临床表现

脊髓脊索瘤病程较长,早期症状不明显,主要表现为病灶局部和根性放射痛。肿瘤增殖到一定程度后,压迫脊髓而出现脊髓不完全性损害和完全损害的症状。可发生于任何年龄,以40～50 岁多见。主要在骶尾段和颅底蝶骨及颈段脊髓,少数产生在胸腰段。

(一)疼痛

早期出现局部疼痛,多引不起重视,直至局部疼痛严重和出现神经根刺激和脊髓损害症状时,方才就医。

1.骶尾部

发生在骶尾的脊索瘤主要表现为骶部的疼痛,早期为钝痛。继之出现一侧或双侧下肢疼痛,呈放射性,剧烈,从腰部向足底放射。局部棘突有叩压痛,同时伴有疼痛区的感觉异常。

2.颈及颅底部

此部的脊索瘤主要表现为颈枕部的疼痛,有时可以延至上肢。

3.胸部脊索瘤

表现为肋间神经痛和沿肋间分布的感觉异常。

(二)感觉异常

早期主要根性刺激症状,表现为腰骶及下肢的麻木、蚁走感、烧灼感和痛、温觉减退,晚期可消失,以鞍区为多见。颈胸部脊索瘤表现为胸腹部相应部位的感觉障碍,早期为节段性,晚期为传导束型。

(三)运动障碍

早期表现病变局部肌肉瘫痪和萎缩,后期表现为中枢性的单瘫和截瘫、四肢瘫,为脊髓受压之故。高颈髓和颅底者可导致语言不清、吞咽困难和其他脑神经麻痹的症状,晚期可有四肢瘫痪。

(四)括约肌功能障碍

因本瘤好发于骶尾段,故早期可出现括约肌障碍,表现为大小便失禁和潴留。

五、辅助检查

(一)实验室检查

血常规中有时可见血色素和红细胞计数减少呈贫血象,白细胞轻度升高;腰椎穿刺脑脊液动力学检查显示椎管有不同程度的梗阻,脑脊液蛋白增高;细胞学检查可发现脊索瘤细胞。

(二)X线脊柱照片

X线脊柱照片可显示椎管和椎间孔扩大,椎骨可见溶骨性破坏。与脊椎脊索瘤不同的是其骨的病变较轻或无。

(三)CT与MRI检查

CT与MRI检查可显示脊索瘤的位置,以及与脊髓及椎骨的关系。

六、诊断

根据50岁以上发病,起病慢,病程长,病灶局部的进行性加重的疼痛和逐渐出现的脊髓压迫的表现,尤其发生在骶尾部的脊髓压迫症,更应想到脊索瘤的可能。X线、CT、MRI显示脊椎骨破坏较轻,腰椎穿刺显示椎管阻塞,脑脊液检查蛋白增高。临床可初步诊断脊髓脊索瘤,确诊有赖于术后瘤组织病理检查。

七、鉴别诊断

本病起病年龄较大,病程长,有转移倾向,可与其他脊髓压迫症鉴别。但有时临床鉴别有一定困难,鉴别须依靠病理检查。

八、治疗

(一)手术治疗

因其多位于脊髓硬膜外,故手术多可切除。如来自脊椎的脊索瘤及脊髓脊索瘤晚期和恶变者,手术完全切除较困难,可行大部切除和椎板减压术,术后辅以放射治疗,发现复发后应再切除,以提高疗效。

(二)放射治疗

脊索瘤可行放射治疗,多采用的放射治疗剂量为50 Gy左右,多采用手术切除与放射治疗相结合的治疗方案。

(二)化学治疗

化疗无肯定疗效,在脊索瘤恶变或恶性脊索瘤可以应用。可用长春新碱、丙卡巴肼、阿霉素等。

(三)放射性核素治疗

O'Neill等提出用90钇局部埋藏有治疗作用。

(四)对症治疗

主要为止痛,轻者可用索米痛片0.5 g/d,重者可用哌替啶、吗啡等强力镇痛剂。尽力减轻患者痛苦,提高患者生活质量。

九、预后

脊髓脊索瘤由迷走、异位脊索生成者多。位于硬膜外者,早期多可完全切除;与脊椎有密切联系者,多难完全切除。尤其为晚期病者,做部分切除或椎板减压,可减轻患者痛苦,延长生命。部分复发患者经放疗后,仍可生存数年。恶性脊索瘤,尤其有转移者预后不良。

有学者报道英国Eding Burgh及Dundce神经外科中心在过去50年治疗脊索瘤12例,

平均生存寿命为 7.7 年，Clark 等（1982）用外科切除与放射治疗相结合，可使患者的平均寿命延长 24.9 年。

（周　涛）

第二节　脊髓脂肪瘤

一、概述

脂肪瘤又称血管肌肉脂肪瘤，病理可分为脂肪瘤、棕色脂肪瘤与脂肪肉瘤。前者为良性脂肪瘤，后者为恶性脂肪瘤。

（一）脂肪瘤

该病不是真性新生物，为脊髓间叶组织发育障碍，实系一种迷离瘤或错构瘤，其根据：①常伴有其他形式的发育障碍。如腰骶段的脊髓脂肪瘤常伴有隐性脊柱裂；少数病例常可伴有其他种类的畸形，如唇裂、颈肋、漏斗胸、皮下脂肪瘤，脊髓空洞症等。②肿瘤以脂肪为主，但每伴发大量血管和纤维组织的增生，有时还可有肌肉和骨髓等组织存在。③无一般新生物的生物学特性。

脊髓脂肪瘤较少见，仅占肿瘤的 0.45％～2.40％。徐庆中报告 710 例椎管内肿瘤，有 29 例占脊髓肿瘤的 4.08％。李士月等报告 90 例脊髓肿瘤中有 1 例，杨树源报告手术治疗脊髓内肿瘤 71 例，脂肪瘤占 12.7％。各年龄段均可发生，最幼者 3 天，最长者 75 岁，以 20～30 岁者多见。男女发病无显著差异，可发生于任何脊髓节段，但好发于腰骶段，硬膜外多见。常合并先天异常。亦可位于硬膜内，过去认为髓内脂肪瘤罕见，据杨树源等报告。仅次于室管膜瘤和胶质细胞瘤。而居第三位。通常位于脊髓的后柱，亦可为多发。有的呈弥漫性。可累及脊髓的全长。Caram 等报告 51 例脊髓脂肪瘤中有 5 例从颈髓到马尾的全长均受累。

（二）棕色脂肪瘤

棕色脂肪瘤又称冬眠瘤、腺形棕色脂肪母细胞瘤、胎细胞性脂肪瘤、颗粒性脂肪瘤等。脊髓棕色脂肪瘤临床罕见。

16 世纪即发现冬眠动物身上有棕色脂肪，呈腺样结构。在人类 20 世纪才被证实，多在新生儿，随年龄增加，棕色脂肪逐渐减少。1974 年泰国报告 1 例椎管内冬眠瘤，伴有腰椎裂的 14 岁男孩，瘤位于 L_3 硬膜下，与局部软脊膜有粘连。

（三）脂肪肉瘤

脂肪肉瘤是恶性肿瘤，病程短，进展快，常短期内出现截瘫。

二、病因

脂肪瘤的病因不明，可能与外伤、化学因素、病毒感染及某些遗传因素有关。

三、病理

（一）大体形态

脊髓脂肪瘤借血管、纤维与神经组织交织在一起，神经根往往被包裹在肿瘤内，因此给手术带来困难。在脊髓中通常占据几节椎骨之长,位于中线附近一个小的半径。常常位于脊髓的浅层而不在深层,但却与脊髓牢固的粘连在一起。位于髓内者常部分露于脊髓表面。肿瘤呈条索状、乳黄色,可侵及整个脊髓断面与脊髓无明显分界,以致不易做肿瘤全切除。位于硬膜外者较局限,易于切除。

(二)组织形态

肿瘤以成熟的脂肪细胞为主,亦有胎性脂肪细胞。诊断需要结合大体检查所见。细胞内可有泡沫状粉染物质,但不易见到细胞核,大小不一,界限亦不清楚,但没有恶性征象。往往含有大量纤维组织和血管。血管大小不一,排列较紊乱,有的血管壁增厚,平滑肌增生,纤维组织内可有大量的胶原纤维,形成束带状。血管周围的间叶增生堆积,有血管曲张,或呈网状,此等现象恰像皮下和肾脏通常见到的一种错构性间叶组织块,含有较多的纤维组织,可称纤维脂肪瘤;如瘤内发生黏液变,则称黏液脂肪瘤,应注意与黏液瘤和黏液脂肪肉瘤鉴别。如脂肪瘤与黏液瘤之间有移行带,即可排除黏液瘤;如无脂肪母细胞及丛状毛细血管可排除黏液脂肪肉瘤。如瘤内有较多毛细血管,成簇分布,则称为血管脂肪瘤,其血管内可见透明血栓为其特征。如瘤内见有不同比例的平滑肌,又称肌脂肪瘤。

有的病例可见到横纹肌、骨、软骨和骨髓组织等。

有的病例还可见到裹入的胶质细胞、胶质纤维、神经膜细胞和神经元等神经组织。靠近神经根者,也可将神经纠缠入内。

棕色脂肪瘤镜下棕色脂肪,细胞边界清楚,圆形或多角形,胞质内有淡染的小空泡或嗜酸性颗粒,核位于中央,圆形一致,偶有异形,但无核分裂。

四、临床表现

脊髓脂肪瘤多见于 20～30 岁青年男性。起病慢、进展慢,有时 10～20 年病情方达高峰。还有的患者生前无症状,尸解后方发现。早期临床症状主要为疼痛。局部疼痛多为神经根受肿瘤刺激引起。沿神经分布区的放射性疼痛,可伴有麻木感。因其以腰骶段为多见。故多表现为下肢及腰部的疼痛。可表现为一侧坐骨神经痛的症状。根性坐骨神经痛常为早期或首发症状。因此对青中年发生的根性坐骨神经痛,可伴单肢瘫或节段性肌萎缩者应想到本病的可能。如发生在颈部,可表现为颈神经痛,或双上肢麻木、肌萎缩,亦可表现为臂丛神经痛。后可出现脊髓型偏瘫,晚期可表现为四肢瘫,胸髓则表现为肋间神经痛,继之出现截瘫,双下肢为中枢性瘫。腰骶髓者则表现为周围性截瘫。病变部脊柱棘突常有叩击痛或压痛。X 线脊柱平片常可发现伴有脊柱裂。

血管脂肪瘤好发于 40～60 岁女性。以髓内多见。常发生在胸段。故临床常表现为胸背痛,继之出现脊髓受压的表现。感觉障碍先从上向下发展,运动障碍则从下向上发展。最终形成中枢性截瘫和受损平面以下所有感觉障碍。

近年来有学者认为血管脂肪瘤为一独立性疾病。其不同于硬膜外脂肪瘤,除发病年龄性别不同外,硬膜外脂肪瘤常伴有脊柱及其他部位先天性异常(如脊柱裂、脊髓空洞症)等。脊髓棕色脂肪瘤临床少见,脂肪肉瘤更为罕见。因后者为恶性肿瘤,故临床进展较快,可沿脊髓腔传播及髓外转移。

五、实验室检查

腰椎穿刺可显示椎管狭窄,不完全或完全梗阻,脑脊液正常或蛋白增高。

六、特殊检查

(一)脊柱 X 线平片

主要表现。①椎管扩大:正位片表现为椎弓根距离增大,侧位显示椎管前后径增宽,其增大的范围和肿瘤大小密切相关。②椎体和附件的骨质改变:肿瘤可引起椎体及附件压迫变形或骨质破坏。③椎间孔扩大或破坏:轻微改变常在两侧对比下发现。

脊髓碘水造影:多数脊髓压迫患者需借此检查以明确诊断,根据造影剂停留部位、充盈形状来判断脊髓压迫平面及髓内、髓外压迫。

(1)髓内脂肪瘤:由于肿瘤本身为浸润型,故病变节段脊椎呈梭形肿胀,造影剂可在其两侧呈线状上行。

(2)脊髓外硬膜内脂肪瘤:位于一侧上升性脊髓造影时可见油柱被阻塞处呈完全或不完全的弧形凹面样阻塞,与肿瘤的下级相应,即所谓杯口状缺损。由于肿瘤在位置上与蛛网膜下腔的关系最为密切,所以阻塞面的形态与肿瘤外形完全符合,其旁有条状透明的脊髓,被推向另一侧。

(3)脊髓硬膜外脂肪瘤:由于肿瘤未直接生长入蛛网膜下腔,反将硬脊膜推移在一起,故油柱阻断处呈柴束状。

(二)CT 检查

对于肿瘤的定位、定性有重要意义。能准确地确定肿瘤的范围,椎体及其附件受累的程度。在怀疑椎管病变而 X 线平片阴性者,常可提示明确的骨质异常。

(三)MRI 检查

可明确肿瘤的大小、位置与周围组织的关系,脊髓受压程度,有无水肿,出血等情况。

七、诊断

根据青壮年发病,起病慢、进展慢、病程长的临床特点,临床根据疼痛及其脊髓慢性压迫症为主要表现的,以腰骶为多见。结合 X 线、CT、MRI、脑脊液检查,可做出临床诊断,确诊依靠术后病理组织检查。

八、鉴别诊断

需与其他脊髓压迫症进行鉴别,根据发病年龄,起病、进展及病程经过,结合必要的辅助检查,一般初步可做出诊断及鉴别诊断。

九、治疗

(一)手术治疗

一般认为手术是脊髓脂肪瘤的 唯一有效的治疗方法。脊髓脂肪瘤良性居多,大都可手术切除。恶性或髓内脂肪瘤因其与脊髓粘连紧密,难以做到完全切除。有学者报告 9 例髓内脂肪瘤,手术大部切除肿瘤和充分减压,临床症状与体征得到明显改善,甚至可完全消失。手术中使用激光手术刀,超声吸引器,手术显微镜,术中超声扫描,电生理手段监测,可提高手术质量和肿瘤全切除率。手术能停止神经功能障碍的发展,改进运动和感觉功能,不少肿瘤长期随访,多数疗效十分满意。手术危险性低于髓内肿瘤的自然发展史,而对恶性肿瘤或手术未能完全切除者,在充分减压的基础上应行放射治疗,以提高手术疗效,延长生存期。

(二)放射治疗

脂肪肉瘤在手术后可使用放射治疗。单发性肿瘤在背后局部照射,上下界各超出病变 3～5 cm,如侵犯到脊椎骨应加宽照射野,包括受累椎体。每周 5 次,每次 2 Gy,总量 50 Gy。脊髓上段对射线较敏感,耐受性较低,要慎重给量,脊髓下段对射线耐受性较高,必要时可适当加量。姑息治疗可针对肿瘤区照射,5 次/周,4～5 Gy/次,连续照射 5～4 次,总量 20 Gy/5 d,在计算照射剂量时,对脊髓不同深度,按分值可分别进行计算。

(三)化疗

脂肪肉瘤可在手术、放疗的基础上进行化疗。但该类肿瘤对化疗不敏感。对一些晚期患者有一定疗效。

(1)常用药物:VCR、CTR、MTX、MMC、ADM、DDP、ACD、BLM 等。单一用药效果不佳,其中大剂量甲氨蝶呤及四氢叶酸解救疗法效果较好。

(2)联合用药:用 CYVADIC 方案有效。CTX 500 mg/m² 静脉滴注,第 1 天

VCR 1 mg/m² 静脉滴注,第 1.5 天 ADM 50 mg/m²,静脉滴注,第 1 天 DTIC 200 mg/m² 静脉滴注,第 1～5 天,每 3～4 周 1 次。

十、预后

一般脂肪瘤只要发现早,手术及时,预后良好。根据英国 COE 报道,采用综合治疗脂肪肉瘤 5 年生存率 73.2%,若治疗开始早,手术相对较彻底,放、化疗正规完成,可提高生活质量。

十一、预防

因病因不明,故Ⅰ级预防较困难,一般应避免外伤,提倡科学的生活方式,加强体育锻炼,防止病毒感染,禁止近亲婚配等。一旦出现临床症状,应做到早就诊、早诊断、早治疗。以防并发症的发生,改善预后。

(周　涛)

第三节　脊　膜　瘤

一、发病率

在脊髓肿瘤中,脊膜瘤发病率仅次于神经纤维瘤,居第二位,占脊髓肿瘤的 10%～15%。多见于中、老年人,青年人发病率低,儿童极少见。女性发病率明显高于男性。

二、病理

脊膜瘤起源于蛛网膜内皮细胞或硬脊膜的纤维细胞,为良性脊髓肿瘤。在椎管内局限性生

长,包膜完整,与硬脊膜紧密附着,有较宽的基底。肿瘤血运来自蛛网膜或硬脊膜的血管供应且比较丰富,大多为单发。瘤体一般不大,多呈扁圆形或椭圆形,肿瘤组织结构较致密硬实,切面呈灰红色。有时肿瘤基底部有钙化砂粒,瘤体内出血坏死较少见。脊膜瘤大都位于硬脊膜内,少数位于硬脊膜外,哑铃状较少见。显微镜下脊膜瘤的组织结构和颅内脑膜瘤大致相同,有以下 3 种类型。

(一)内皮型

肿瘤是由多边形的内皮细胞镶嵌排列而成,有时可见有旋涡状结构。肿瘤细胞分化良好。此种类型脊膜瘤,多起源于蛛网膜内皮细胞。

(二)成纤维型

肿瘤是由梭形细胞交错排列组成,富有网状纤维和胶原纤维,有时可见有玻璃样变。此种类型脊膜瘤,多起源于硬脊膜的纤维细胞。

(三)砂粒型

砂粒型脊膜,是在内皮型或纤维型的基础上,有散在多数砂粒小体。

三、发病部位

(一)肿瘤和脊柱纵轴关系

脊膜瘤多位于脊椎的胸段,其次是颈段,腰骶部较少。

(二)肿瘤和脊髓的关系

脊膜瘤大都发生在脊髓外、硬脊膜内。多位于脊髓的背外侧;其次是脊髓的背侧或腹外及腹侧;位于脊髓旁侧较少。

四、临床表现

脊膜瘤生长较缓慢,早期症状多不明显,故一般病史较长。常见的首发症状,是肿瘤所在部位相应的肢体麻木;其次是乏力;根性疼痛者居第三位。脊髓受压的症状及病情发展,和脊髓神经纤维瘤病程发展相似。

五、神经影像学检查及腰椎穿刺

脊膜瘤和神经纤维瘤同属脊髓外、硬脊膜内的良性肿瘤,在 X 线平片及脊髓碘油造影检查,大致相同;不同点是脊膜瘤在 X 线检查时,有的可发现砂粒状钙化。

腰椎穿刺压颈试验,蛛网膜下腔出现梗阻,一般较神经纤维瘤晚。脑脊液蛋白含量一般为中度增加。

CT 及 MRI 表现如前所述,采用 MRI 检查可以对此作出定位和定位诊断。

六、诊断要点

(1)病史较长,早期症状不明显,首发症状以肿瘤所在部位相应肢体麻木不适多见。

(2)多发生于中年以上女性。

(3)X 线检查,有的可见有砂粒样钙化。

(4)腰椎穿刺后症状可加重,脑脊液蛋白质中度增加。

七、治疗

脊膜瘤属于良性脊髓肿瘤,手术切除治疗效果良好。有的患者虽已出现脊髓横贯性损害,但肿瘤切除后,脊髓功能仍可能恢复。手术技巧如下。

(1)脊膜瘤大都和硬脊膜有紧密相连的较宽基底,术中可在显微镜下操作,先沿肿瘤基底硬脊膜内层剥离,如有困难可将附着的硬脊膜全层切除,以减少出血和肿瘤复发。

(2)脊膜瘤大都血运较丰富,手术时应先电凝阻断通往肿瘤供血,以减少出血。

(3)对于生长在脊髓背侧或背外侧的肿瘤,经剥离肿瘤基底阻断血运后,肿瘤体积缩小游离后,再分离瘤体周围粘连以完整取下肿瘤。

(4)对于位于脊髓前方或前侧方的肿瘤,切忌勉强作整个切除,以免过度牵拉脊髓造成损伤,应先行包膜内分块切除,肿瘤体积缩小后再切除包膜。为了充分暴露术野,有时需要切断1～2个神经根和齿状韧带。

(周　涛)

第四节　脊　髓　损　伤

一、定义与分类

(一)定义

脊髓损伤(spinal cord injury,SCI)是指由于外界直接或间接因素导致脊髓损伤,在损害的相应节段出现各种运动、感觉和括约肌功能障碍,肌张力异常及病理反射等的相应改变。

脊髓损伤的程度和临床表现取决于原发性损伤的部位和性质。脊髓损伤是脊柱骨折的严重并发症,由于椎体的移位或碎骨片突出于椎管内,使脊髓或马尾神经产生不同程度的损伤。胸腰段损伤使下肢的感觉与运动产生障碍,称为截瘫,而颈段脊髓损伤后,双上肢也有神经功能障碍,为四肢瘫痪,简称"四瘫"。

(二)病理生理

脊髓损伤后病理过程分为3期。①急性期:伤后立即出现组织破裂、出血,数分钟即出现水肿,1～2小时肿胀明显,出血主要在灰质,毛细管内皮肿胀,致伤段缺血、代谢产物蓄积,轴突变性、脱髓鞘。②中期:损伤中心区坏死碎片被巨噬细胞移除,胶质细胞和胶原纤维增生。③晚期:大约半年后,胶质细胞和纤维组织持续增生,取代正常神经组织,完全胶质化。

病理上按损伤的轻重可分为脊髓震荡、脊髓挫裂伤和出血、脊髓压迫、脊髓横断伤。

1.脊髓震荡

脊髓震荡与脑震荡相似,是最轻微的脊髓损伤。脊髓遭受强烈震荡后立即发生弛缓性瘫痪,损伤平面以下感觉、运动、反射及括约肌功能全部丧失。因在组织形态学上并无病理变化发生,只是暂时性功能抑制,在数分钟或数小时内即可完全恢复。

2.脊髓挫伤与出血

脊髓挫伤与出血为脊髓的实质性破坏,外观虽完整,但脊髓内部可有出血、水肿、神经细胞破坏和神经传导纤维束的中断。脊髓挫伤的程度有很大的差别,轻的为少量的水肿和点状出血,重者则有成片挫伤、出血,可有脊髓软化及瘢痕的形成,因此预后极不相同。

3.脊髓压迫

骨折移位,碎骨片与破碎的椎间盘挤入椎管内,可以直接压迫脊髓,而皱褶的黄韧带与急速形成的血肿亦可以压迫脊髓,使脊髓产生一系列脊髓损伤的病理变化。及时去除压迫物后,脊髓的功能可望部分或全部恢复;如果压迫时间过久,脊髓因血液循环障碍而发生软化、萎缩或瘢痕形成,则瘫痪难以恢复。

脊髓压迫可分为原发性脊髓损伤与继发性脊髓损伤。前者是指外力直接或间接作用于脊髓所造成的损伤,后者是指外力所造成的脊髓水肿、椎管内小血管出血形成血肿、压缩性骨折以及破碎的椎间盘组织等形成脊髓压迫所造成的脊髓的进一步损害。

(1)原发性脊髓损伤。①脊髓休克:当脊髓与高位中枢断离时,脊髓暂时丧失反射活动的能力而进入无反应状态的现象称为脊髓休克。临床上主要指脊髓损伤的急性期,表现为弛缓性瘫痪,出现肢体瘫痪、肌张力减低、腱反射消失、病理反射阴性,休克期一般持续 2~4 周,随后肌张力逐渐增高,腱反射活跃,出现病理反射,但是脊髓功能可能无恢复。②脊髓挫伤:血管损伤;神经细胞损伤;神经纤维脱髓鞘变化。有不同程度瘫痪表现,有后遗症,程度不同,表现不同。③脊髓断裂:伤后 4 小时断端灰质出血、坏死,白质无改变;24 小时断端中心损害,白质开始坏死;伤后 72 小时达到最大程度,3 周病变结束成为瘢痕。

(2)继发性脊髓损伤。①脊髓水肿:创伤性反应、缺氧、压迫均可造成脊髓组织水肿,伤后3~6 天最明显,持续 15 天。②脊髓受压:移位的椎体、骨片、破碎的椎间盘均可压迫脊髓组织,及时解除压迫后,脊髓功能有可能全部或大部恢复。③椎管内出血:血肿可压迫脊髓。

4.脊髓断裂(脊髓横断伤)

脊髓的连续性中断,可为完全性或不完全性。不完全性常伴有挫伤,又称挫裂伤。脊髓断裂后恢复无望,预后恶劣。

(三)病因分类

脊髓损伤是因各种致病因素(外伤、炎症、肿瘤等)引起的脊髓的横贯性损害,造成损害平面以下的脊髓神经功能(运动、感觉、括约肌及自主神经功能)的障碍。脊髓损伤可根据病理情况、致病因素及神经功能障碍情况进行分类。

1.外伤性脊髓损伤

外伤性脊髓损伤是因脊柱脊髓受到机械外力作用,包括直接或间接的外力作用造成脊髓结构与功能的损害。脊柱损伤造成了稳定性的破坏,而脊柱不稳定是造成脊髓损伤,特别是继发性损伤的主要原因。

(1)直接外力:刀刃刺伤脊髓或子弹、弹片直接贯穿脊髓,可造成开放性的脊髓损伤。石块或重物直接打击于腰背部,造成脊柱骨折而损伤脊髓。

(2)间接外力:交通事故、高处坠落及跳水意外时,外力多未直接作用于脊柱、脊髓,但间接外力可引起各种类型不同的脊柱骨折、脱位,导致脊髓损伤。间接外力作用是造成脊柱、脊髓损伤的主要原因。

2.非外伤性脊髓损伤

非外伤性脊髓损伤的发病率难以统计,有的学者估计与外伤性脊髓损伤近似。非外伤的脊髓损伤的病因很多,Burke 与 Murra 将非外伤性脊髓损伤的原因分为两类。

(1)发育性病因:发育性病因包括脊柱侧弯、脊椎裂、脊椎滑脱等。脊柱侧弯中主要是先天性脊柱侧弯,易引起脊髓损伤;而脊椎裂主要引起脊髓栓系综合征。

(2)获得性病因:获得性病因主要包括感染(脊柱结核、脊柱化脓性感染、横贯性脊髓炎等)、肿瘤(脊柱或脊髓的肿瘤)、脊柱退行性、代谢性、医源性等疾病。

(四)临床分类

1.完全性脊髓损伤

损伤后在病理上损伤平面的神经组织与上级神经中枢的联络完全中断。临床上表现为损伤的神经平面以下:①深、浅感觉完全丧失,包括鞍区感觉。②运动功能完全丧失。③深、浅反射消失。④大小便功能障碍,失禁或潴留。急性脊髓损伤的早期,常常出现脊髓休克,主要表现为肢体瘫痪、肌张力减低、腱反射消失、病理反射阴性。休克期长短各异,短则 2 周,长则可达 2 个月。休克期过后,损伤平面以下脊髓功能失去上运动神经元的抑制,表现出损伤平面以下肌张力增高、腱反射亢进、病理征阳性,即痉挛性瘫痪。但是患者仍然表现为全瘫,不能自主活动,感觉障碍,括约肌功能障碍。

2.不完全性脊髓损伤

损伤后损伤平面以下感觉与运动功能,或者括约肌功能不完全丧失。如损伤平面以下可以无运动功能,但是存有感觉,包括鞍区感觉,也可以保留部分肌肉的运动功能。而无感觉功能。包括以下 4 个类型:脊髓半侧损伤综合征(Brown-Sequard 综合征)、中央型脊髓损伤、前侧型脊髓损伤、脊髓后部损伤。

(1)脊髓半侧损伤综合征:常见于颈椎或胸椎的横向脱位损伤,亦可见于锐器刺伤半侧脊髓,损伤了同侧的下行运动纤维(皮质脊髓束),也损伤了对侧传过来上行的感觉束(丘脑脊髓束)。临床表现为伤侧平面以下运动功能及深感觉障碍,对侧浅感觉和皮肤痛、温觉障碍。

(2)中央型脊髓损伤综合征:常见于颈椎后伸损伤和颈椎爆裂性骨折,脊髓受到前后方挤压,导致中央部位缺血(或出血)损伤,而周边相对保留。临床表现为运动感觉障碍,上肢瘫痪症状较下肢重,近端重于远端,圆锥部位神经功能大多保留,浅感觉多保留。

(3)前侧型脊髓损伤综合征:常见于颈椎爆裂骨折或者颈椎后伸损伤,损伤了脊髓前部,而脊髓后方未受到损伤。临床表现为损伤平面以下深感觉、位置觉保存,浅感觉和运动功能受到不同程度的损伤。

(4)脊髓后侧损伤:较少见,常见于椎板骨折向内塌陷压迫脊髓后部,而前侧脊髓未受到损伤,临床表现为脊髓深感觉障碍或者丧失,运动功能保留或轻度障碍。

3.无骨折脱位脊髓损伤

(1)颈椎无骨折脱位脊髓损伤:颈椎无骨折脱位脊髓损伤多见于中老年人,跌倒或者交通意外等导致头部碰撞,致头颈部过伸(或者过度屈曲)损伤。这类患者通常既往有颈椎病史或颈椎管狭窄的病理基础。临床多为不全性脊髓损伤的表现,严重时也可能出现完全性脊髓损伤。因为患者既往有颈椎病史,所以部分患者有肌张力增高、腱反射亢进、病理征阳性的上运动神经元损伤的表现。MRI 能够显示狭窄的椎管和脊髓损伤的表现。儿童在车祸伤或者高处坠落伤时,颈椎过度屈曲和拉伸,也可能出现脊髓损伤,但是较少见。

(2)胸椎无骨折脱位的脊髓损伤:胸椎无骨折脱位的脊髓损伤主要发生于儿童和青壮年,多数因为严重的外伤、碾压伤和砸伤直接作用于胸腰部脊髓导致损伤,也可见于儿童的过度训练致伤。临床表现为损伤平面以下的脊髓功能障碍,多数为完全性脊髓功能障碍,可能与损伤时脊髓直接受损、脊髓血管缺血、脊髓内压力增高有关。

4.圆锥损伤

脊髓圆锥在第一腰椎平面水平,故腰第一腰椎体骨折脱位是圆锥损伤最常见的原因。损伤后出现鞍区、肛周、阴茎的感觉障碍,肛门括约肌和尿道括约肌功能障碍,球海绵体反射、肛门反射消失,患者出现大小便功能障碍。

5.马尾神经损伤

第二腰椎以下为马尾神经损伤,由于马尾神经相对耐受性好,而且是周围神经,故损伤的表现多数为损伤神经的支配区感觉、运动功能障碍或者大小便功能障碍。

二、病理机制

目前普遍认为急性脊髓损伤包括原发和继发损伤两个阶段。既然原发性损伤已经发生,那么对于到医院治疗的患者。医师的目的就在于尽最大可能减少继发性损伤。

在原发损伤基础上发生的多种因素参与的序列性组织自毁性破坏的过程称为继发性损伤。脊髓继发损伤是脊髓组织对创伤所产生的组织反应,组织反应可加重脊髓原发损伤。其程度取决于原发损伤的大小,一般不会超过原发损伤的程度。

(一)脊髓原发与继发损伤的定义

1.脊髓原发损伤

脊髓原发损伤指受伤瞬间外力或骨折脱位造成脊髓的损伤。根据损伤的程度,临床可见脊髓组织破碎或断裂,亦可见脊髓外形完整,但由于血管和组织细胞损伤,常导致出血、血管闭塞、循环障碍、组织细胞水肿等。

2.脊髓继发损伤

脊髓继发损伤指组织遭受外力损伤后,组织细胞对创伤发生的系列反应与创伤的直接反应分不开,包括出血、水肿、微循环障碍等。此外,还包括组织对创伤发生的生化分子水平反应等,如钙通道改变、自由基蓄积、神经递质内源性阿片增加、细胞凋亡加快、一氧化氮及兴奋性氨基酸增加等。组织的这些变化,使该处的组织细胞受到损伤,加重损伤。对继发损伤的两点说明:①继发损伤是在组织受伤后发生的生化分子水平的反应,是在受伤的生活组织中发生,组织破碎、细胞死亡,则无从发生反应。②脊髓原发损伤程度决定脊髓继发损伤程度。组织受伤重,其组织反应也重;组织受伤轻,其组织反应也轻。

(二)完全脊髓损伤的原发与继发损伤

1.完全脊髓损伤的组织病理学改变

在实验中,完全脊髓损伤模型的脊髓组织并未破裂,但损伤不可逆转。伤后 30 分钟,可见伤段脊髓灰质出血,有多个出血灶;伤后 6 小时,灰质中神经细胞退变、坏死;伤后 12 小时,轴突退变,白质出血,灰质开始坏死;伤后 24 小时,白质也坏死,致该节段脊髓全坏死,失去神经组织,以后则由吞噬细胞移除坏死组织,并逐渐由胶质组织修复,大约 6 周,达到病理组织改变的终结。这一完全脊髓损伤的过程是进行性加重的过程。

Tator 将此过程分为损伤期、继发反应损伤期和后期。

Kakulas(1999 年)将人体完全脊髓损伤的组织病理学改变归纳为 3 期。①早期:即急性期,伤后即刻发生组织破裂出血,数分钟出现水肿,1～2 小时肿胀明显。出血主要在灰质,尚存的毛细血管内皮细胞肿胀,伤段血供障碍,细胞缺血坏死,轴突溃变。②中期:即组织反应期,在伤后数小时开始,代谢产物蓄积,白细胞从血管壁中移出成吞噬细胞,移除坏死组织及发生一系列生化改变,24小时胶质细胞增多,断裂轴突溃变,5~7天胶质增生。③晚期:即终期,坏死组织移除后遗留囊腔,胶质增生,有的囊腔内有胶质细胞衬里,有的伤段脊髓完全胶质化,约6个月后组织改变结束。

在临床上,24~48小时内手术常见的脊髓伤段改变:脊髓和硬膜断裂、硬膜破口、豆腐状脊髓组织溢出,说明脊髓伤段碎裂。亦可见脊髓和硬膜的连续性存在,伤段硬膜肿胀,触之硬,硬膜下脊髓呈青紫色出血、苍白缺血或脊髓稍肿胀,外观近于正常,背侧血管存在。

2.继发损伤与原发损伤的关系

发生完全脊髓损伤后,继发损伤的反应主要在脊髓伤段的两端紧邻生活组织处,可发生退变甚至坏死。如脊髓断裂或碎裂节段原始有2cm长度者,由于两端组织坏死,坏死长度可达3cm。

(三)不全脊髓损伤的原发与继发损伤

1.不全脊髓损伤的病理组织学改变

不论实验观察、Kakulas人体不全脊髓损伤解剖所见,还是临床手术所见,不全脊髓损伤后脊髓伤段外观正常或稍肿胀,早期可见灰质中出血灶,从伤后即刻至伤后24小时,出血灶虽有所扩大,但未导致大片白质出血;晚期可见囊腔形成。严重的不全脊髓损伤,灰质发生坏死,部分白质保存;轻度不全脊髓损伤,灰质中神经细胞退变,大部分白质保存。因此,不全脊髓损伤多可恢复,但不能完全恢复。

2.不全脊髓损伤的继发损伤

在脊髓伤段及其邻近部位可发生继发损伤的组织反应,由于脊髓组织原发损伤轻,其组织反应也轻,继发损伤的程度也轻,并未超过脊髓原发损伤程度。这主要表现在:①在组织学上,伤后24小时,未见组织损伤加重。②继发损伤的动物实验模型均为不全脊髓损伤,伤后未治疗均有脊髓功能恢复,未见加重成完全脊髓损伤。③临床治疗的不全脊髓损伤,如治疗得当,患者均有不同程度恢复。

(四)继发性损伤的发生机制

研究较多的参与机制有血管机制、自由基学说、氨基酸学说、钙介导机制、电解质失衡及炎症等。

1.血管学说

在所有脊髓二次损伤机制中,血管学说的地位相对重要。其中比较明确的机制有微循环障碍、小血管破裂出血、自动调节功能丧失及氨基酸介导的兴奋毒性作用。脊髓损伤后损伤区域局部血流量立即降低,此时若不经治疗,则会出现进行性加重的缺血。脊髓损伤后进行性缺血的确切机制还不清楚,目前认为全身性因素及局部因素均参与了这一过程。严重脊髓损伤导致交感神经兴奋性降低,血压下降,从而使脊髓不能得到有效的局部血液供应。有学者通过实验性脊髓损伤后发现,损伤后几小时内脊髓血流量进行性下降,可持续24小时,且以脊髓灰质最为明显。他们经过病理学检查提示损伤区早期中央灰质出血,之后范围逐渐扩大并向周围蔓延,伤后24~48小时出血区及其周围白质发生与周围界限清楚的创伤后梗死。有研究显示,有强烈而持久缩血管作用的内皮素(ET)可能在急性脊髓损伤的继发性损伤中起重要作用,而利用药物改善局部血流,随着血流的恢复,坏死面积及功能丧失均明显减少。

2.自由基学说

脊髓损伤后由于局部缺血、缺氧,导致能量代谢障碍,兴奋性氨基酸积聚,自由基的增加,通过脂质过氧化损伤细胞膜的结构、流动性和通透性,使 Na^+/K^+-ATP 酶活性下降,细胞能量代谢失常,细胞内钙超载,最终导致组织坏死和功能丧失。普遍认为脊髓损伤急性期产生的自由基是引起继发性坏死的主要原因。自由基对细胞膜双磷脂结构进行过氧化作用,生成多种脂质过氧化物,损伤细胞膜,并引起溶酶体及线粒体的破裂。脊髓损伤后内源性抗氧化剂明显减少或耗竭,基础及临床研究认为预先给予抗氧化剂如维生素 E、MP 等可明显减轻组织损害。

3.电解质失衡学说

电解质的平衡对于维持机体生理功能有极为重要的作用,而脊髓损伤后局部内环境破坏,引起离子失衡,诱发脊髓的继发性损害。Ca^{2+} 是脊髓继发损伤连锁反应过程中的重要活性离子之一,发挥着极大的作用。脊髓损伤后,脊髓局部血流量进行性下降,脊髓缺血、缺氧,组织细胞膜上的 Ca^{2+} 通道超常开放,Ca^{2+} 大量内流并聚集在细胞内,而细胞内钙超载,会激活多种蛋白酶及磷脂酶 A_2,经过一系列生化反应,产生大量自由脂肪酸,通过脂质过氧化反应损害细胞器及膜结构,致细胞自溶,后者复又加重微循环障碍,形成恶性循环。

脊髓损伤后病理生理变化是一个由多种因素参与的复杂过程,众多机制均起作用。随着脊髓损伤基础与临床研究的不断深入,对损伤机制的不断明确,最终会探索出比较完善的脊髓损伤治疗方案,进一步改善患者的预后。

三、诊断与治疗

(一)临床表现

在脊髓休克期间表现为受伤平面以下出现弛缓性瘫痪,运动、反射及括约肌功能丧失,有感觉丧失平面及大小便不能自解,2～4 周后逐渐演变成痉挛性瘫痪,表现为肌张力增高、腱反射亢进,并出现病理性锥体束征。

胸段脊髓损伤表现为截瘫,颈段脊髓损伤则表现为四肢瘫,上颈椎损伤的四肢瘫均为痉挛性瘫痪,下颈椎损伤的四肢瘫由于脊髓颈膨大部位和神经根的毁损,上肢表现为弛缓性瘫痪,下肢仍表现为痉挛性瘫痪。

(二)神经学检查

1.“瘫痪”的定义和术语

(1)四肢瘫:指由于椎管内的颈段脊髓神经组织受损而造成颈段运动和(或)感觉的损害或丧失。四肢瘫导致上肢、躯干、下肢及盆腔器官的功能损害,即功能受损涉及四肢。但本术语不包括臂丛损伤或者椎管外的周围神经损伤造成的功能障碍。

(2)截瘫:指椎管内神经组织损伤后,导致脊髓胸段、腰段或骶段(不包括颈段)运动和(或)感觉功能的损害或丧失。截瘫时,上肢功能不受累,但是根据具体的损伤水平,躯干、下肢及盆腔脏器可能受累。本术语包括马尾和圆锥损伤,但不包括腰骶丛病变或者椎管外周围神经的损伤。

(3)四肢轻瘫和轻截瘫:不提倡使用这些术语,因为它们不能精确地描述不完全性损伤,同时可能错误地暗示四肢瘫和截瘫,仅可以用于完全性损伤。相反,用 ASIA 残损分级较为精确。

(4)皮节:指每个脊髓节段神经的感觉神经(根)轴突所支配的相应皮肤区域。

(5)肌节:指受每个脊髓节段神经的运动神经(根)轴突所支配的相应一组肌群。

(6)感觉平面:通过身体两侧(右侧和左侧)各 28 个关键点(图 10-1)的检查进行确定。根据身体两侧具有正常针刺觉(锐或钝区分)和轻触觉的最低脊髓节段进行确定。身体左右侧可以不同。

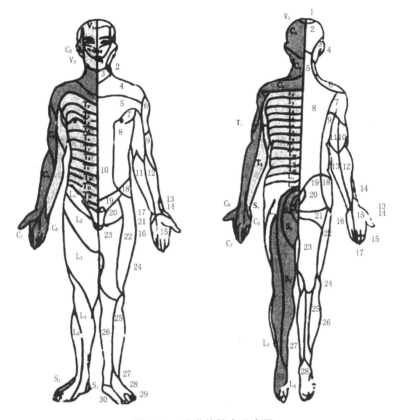

图 10-1 感觉关键点示意图

2.感觉检查

感觉检查的必查部分是检查身体左右侧各 28 个皮节的关键点（$C_2 \sim S_{4\sim5}$）。关键点应为容易定位的骨性解剖标志点。

3.运动检查

肌肉的肌力分为 6 级。

0 级:完全瘫痪。

1 级:可触及或可见肌收缩。

2 级:去重力状态下全关节活动范围（ROM）的主动活动。

3 级:对抗重力下全 ROM 的主动活动。

4 级:肌肉特殊体位的中等阻力情况下进行全 ROM 的主动活动。

5 级（正常）:肌肉特殊体位的最大阻力情况下全 ROM 的主动活动。最大阻力根据患者功能假定为正常的情况进行估计。

5* 级（正常）:假定抑制因素（即疼痛、废用）不存在情况下,对抗重力和足够阻力情况下全 ROM 的主动活动,即认为正常。

应用上述肌力分级法检查的肌肉（双侧）如下。选择这些肌肉是因为它们与相应节段的神经支配相一致,至少接受 2 个脊髓节段的神经支配,每块肌肉都有其功能上的重要性,并且便于仰卧位检查。

C_5 屈肘肌(肱二头肌、肱肌)。

C_6 伸腕肌(桡侧伸腕长和短肌)。

C_7 伸肘肌(肱三头肌)。

C_8 中指屈指肌(指深屈肌)。

T_1 小指外展肌(小指外展肌)。

L_2 屈髋肌(髂腰肌)。

L_3 伸膝肌(股四头肌)。

L_4 踝背伸肌(胫前肌)。

L_5 足踇长伸趾肌(足踇长伸肌)。

S_1 踝跖屈肌(腓肠肌和比目鱼肌)。

4.Frankel 脊髓损伤分级法

目前临床上应用较多的还有 Frankel 脊髓损伤分级法(表 10-1)。

表 10-1　Frankel **脊髓损伤分级法**

等级	功能状况
A	损伤平面以下深、浅感觉完全消失,肌肉运动功能完全消失
B	损伤平面以下运动功能完全消失,仅存某些包括骶区感觉
C	损伤平面以下仅有某些肌肉运动功能,无有用功能存在
D	损伤平面以下肌肉功能不完全,可扶拐行走
E	深、浅感觉,肌肉运动及大小便功能良好,可有病理反射

(三)诊断

在临床上诊断并不很困难。根据患者提供的病史、症状,经过全面系统的神经功能检查,再结合 X 线片、CT 和 MRI 等影像学资料,以及诱发电位辅助检查,可得出完整的结论。

1.合适的固定

防止因损伤部位的移位而产生脊髓的再损伤。一般先用颌枕吊带牵引或持续的颅骨牵引。

2.减轻脊髓水肿和继发性损害

(1)地塞米松:10~20 mg 静脉滴注,连续应用 5~7 天后,改为口服,每时 3 次,每次 0.75 mg,维持 2 周左右。

(2)甘露醇:20%甘露醇 250 mL 静脉滴注,每天 2 次,连续 5~7 次。

(3)甲泼尼龙冲击疗法:每千克体质量 30 mg 剂量一次给药,15 分钟静脉注射完毕,间隔 45 分钟后,再以 5.4 mg/(kg·h)维持。脊髓损伤 3 小时内维持 23 小时。脊髓损伤 3~8 小时内维持 47 小时。

(4)高压氧治疗:据动物实验,伤后 2 小时进行高压氧治疗效果最好,这显然不适合于临床病例根据实践经验,一般伤后 4~6 小时内应用也可收到良好的效果。

3.促进神经恢复药物

(1)神经营养因子(NTFs):目前临床较为常用的为鼠神经生长因子(恩经复)18 μg 肌内注射,1 次/天,4 周一疗程。

(2)神经节苷脂(Ganglioside,GM-1):每天 20~40 mg,遵医嘱一次或分次肌内注射或缓慢静脉滴注。在病变急性期(尤急性创伤):每天 100 mg,静脉滴注;2~3 周后改为维持量,每天

20～40 mg,一般 6 周。

4.手术治疗

手术治疗的目的是解除对脊髓的压迫、减轻神经的水肿和恢复脊椎的稳定性。手术的途径和方式视骨折的类型和致压物的部位而定。如果外伤后诊断明确,有明确的骨折脱位压迫神经,原则上无绝对手术禁忌证的情况下急诊手术,可以尽可能挽救患者的神经功能,即便患者神经严重损伤,估计无恢复的希望,也可以稳定脊柱,便于术后护理,大大减少术后并发症。

5.陈旧性脊髓损伤的治疗

实际上是陈旧性脊椎损伤合并脊髓损伤。临床上超过 2 周甚至 3 周,除非手术切开,已不能通过间接整复骨折脱位者为陈旧性脊椎骨折脱位合并脊髓损伤。

陈旧性脊髓损伤分为稳定型和不稳定型,功能障碍主要由不稳定所致。不稳的发生可以是急性、亚急性或慢性,并可引起临床症状和影像学异常进行性加重。不稳定型损伤伴有临床症状者一般需要手术治疗,其目的:①解除疼痛症状。②改善神经功能。③维持脊柱稳定性,在可能情况下纠正畸形。

四、早期药物治疗与预后评估

(一)脊髓损伤与早期药物治疗的关系

1.脊髓损伤早期药物治疗

治疗的时间窗非常短暂。从病理组织改变看,伤后 12 小时灰质坏死,24 小时伤段脊髓坏死,因此用甲泼尼龙(MP)治疗的时间应控制在伤后 8 小时之内,此时组织的反应已开始,用药可减轻继发损伤。

2.完全脊髓损伤早期药物治疗效果

美国国家急性脊髓损伤研究所(NASCIS Ⅲ)对 499 例脊髓损伤进行治疗,其中完全脊髓损伤占51.5%,分别用 MP 24 小时、48 小时和 tirilazadmesylate(TM)治疗,在 6 个月时,按 ASIA 运动评分,MP 24 小时组为 1.7 分,MP 48 小时组为 4.6 分,TM 组在两者之间,可见完全脊髓损伤,早期药物治疗的效果非常有限,仅有 1 块肌肉功能有所恢复。

据临床观察,完全脊髓损伤早期药物及手术治疗后,颈脊髓损伤可见到 1 个神经根恢复,胸腰段可见腰丛神经根恢复,而胸脊髓伤未恢复。这也说明完全脊髓损伤的药物治疗效果有限。这是因为脊髓已受到完全程度的损伤,继发损伤的作用已经很小。在颈脊髓,同序数神经根是从同序数颈椎的上缘离开颈椎,当颈椎骨折致脊髓损伤时,同序数颈脊髓与其神经根不在损伤的中心而在损伤的上部,损伤相对较轻,故可能恢复。在胸腰段,腰丛(L_2～L_4)的脊髓在 T_{12} 平面内,L_1 椎体平面为骶髓,当 T_{12}、L_1 骨折脱位时,L_1 骨折,T_{12} 向前脱位,损伤了 T_{12}、L_1 之间的 L_5 与骶髓及其间的腰丛神经根。因为神经根为纤维组织,较脊髓更耐受损伤,所以当脊髓完全损伤时,神经根不一定完全损伤。另外,由于 L_2～L_4 脊髓在 T_{12} 椎管内,它们同时向前移位,不一定损伤,故 L_2～L_4 神经根有可能恢复。

3.不全脊髓损伤早期药物治疗效果

NASCIS Ⅲ 对 48.5% 的不全脊髓损伤患者进行治疗,治疗后 6 个月 ASIA 运动评分:MP 24 小时组为 25.4 分,MP 48 小时组为 28.9 分,TM 组在两者之间,较完全脊髓损伤好。这主要由于脊髓损伤较轻、可逆,抑制继发损伤,有利于脊髓功能恢复。我们在临床中见到较重的不完全脊髓损伤患者(仅保留骶区肛门感觉,上下肢伤平面以下皆瘫),经 MP 24 小时治疗及手术减压后1年,上下肢感觉和运动均恢复,排尿功能正常,但遗留病理反射。需要说明的是,虽然在实验研究中许多继发损伤因素分别被抑制后,脊髓功能恢复较对照组佳,但在临床中许多继发损伤因素被抑制后并未见到功能改善,这可能与继发损伤的因素多而我们仅抑制其中一部分,且所占比例或所起作用又较小有关。因此,治疗脊髓继发损伤应采用多方法联合治疗。

(二)脊髓损伤的预后

一般情况下,完全性四肢瘫患者如果损伤超过1个月时感觉和运动仍完全丧失,则下肢运动功能几乎没有恢复的可能。也有学者认为患者伤后完全性截瘫48小时而无丝毫恢复者,其功能将永久丧失。完全性脊髓损伤患者的大部分神经恢复发生在损伤后6～9个月,损伤后12～18个月则为进一步恢复的平台期,随后恢复的速度则迅速下降。不完全性截瘫患者损伤1个月后肌力1或2级的肌肉在1年后有85%肌力提高到3级。故目前的临床上,不管是颈椎还是腰椎或者胸椎,对于不完全瘫痪的患者预后较为乐观,而完全性瘫痪的患者,L_2以下的损伤,可能有部分恢复,也可能由于神经损伤严重无任何恢复。

五、干细胞治疗

(一)干细胞概述

1.干细胞的研究现状

在现代医学高度发达的今天,脊髓损伤(spinal cord injury,SCI)仍然令脊柱外科和神经外科医师们感到十分困惑。实际上能够供给医师们使用的医疗手段非常有限,目前针对脊髓损伤的治疗手段主要以激素冲击、手术减压固定、各类营养神经治疗、远期康复锻炼为主,但对脊髓损伤均不能获得理想的治疗效果。当前,科学家们和医疗工作者们普遍将脊髓损伤的治疗寄希望于再生医学,即干细胞治疗。

干细胞是存在于胚胎和成体中的一类特殊细胞,它能长期地自我更新,在特定的条件下具有分化形成多种终末细胞的能力。

干细胞研究自1967年第一次用于骨髓移植治疗造血功能障碍起,直至1998年美国成功地在人类胚胎干细胞体外培育后,才使干细胞研究上了一个新台阶。随后在21世纪之初,干细胞研究曾连续两年被美国Science杂志评为十大科学进展之一,并被推举为21世纪最重要的十项研究领域之首,位居"人类基因组测序"这一浩大工程之前。目前,干细胞相关技术的研究已经成为各国科技竞争的焦点,而在我国颁发的国家"十一五"规划纲要中,也明确提出重点支持干细胞研究。随着干细胞领域的新知识和研究方法地不断涌现,最终将产生针对脊髓损伤、肿瘤、心脏病、糖尿病,以及影响人类健康的许多其他疾病的崭新的治疗手段。科学的历史已经证明,关于干细胞的研究最终将为人类健康带来无限的益处,最终我们将构建出新的、可供安全移植到患者体内的器官,而干细胞的研究无疑会为这项突破作出巨大贡献。

2.干细胞的定义及分类

干细胞是指同时兼具自我更新能力和产生分化细胞能力的一类细胞,这类细胞可经培养进行不定期分化,并产生特化细胞。

依据分化潜能的大小,可将干细胞分为3种类型:一是单能干细胞(也称专能干细胞),这类干细胞只能向一种类型或密切相关的两种类型的细胞分化,如神经干细胞;二是全能干细胞,此类细胞具有分化为完整个体的能力,如胚胎干细胞;三是多能干细胞,这类细胞具有分化为多种细胞组织的潜能,但不具备发育为完整个体的能力,如骨髓间充质干细胞。初步研究表明:在脊髓中移植入这些全能干细胞或多能干细胞后,能够在宿主体内存活、迁移,与宿主组织整合,并可根据所处的局部环境发生分化,一般先分化成神经元祖细胞和胶质祖细胞,然后再分化成神经元和胶质细胞。科学家希望移植的干细胞可替代损伤、死亡的神经元,重建神经元回路,并在损伤部位的近端和远端间起连接中断作用。此外,还希望可通过基因修饰使干细胞表达外源性基因,然后将其移植到受损部位,使它们分泌大量的治疗性神经营养因子,以防止神经元死亡并促进神经再生。

(二)干细胞治疗脊髓损伤的机制

随着对干细胞了解的日益深入,研究发现干细胞移植治疗脊髓损伤,对不完全脊髓损伤可加快神经恢复时间,利于患者早期功能锻炼,减轻社会及家庭压力,而针对完全性脊髓损伤,虽然不能完全修复损伤脊髓,但可以使脊髓损伤平面下降,提高患者生活质量。因此,进一步开展干细胞治疗脊髓损伤研究具有重要意义。

1.脊髓损伤的病理机制

脊髓损伤后,血-脊髓屏障被破坏,局部缺血、缺氧,多种炎性因子进入损伤区域,触发细胞坏死和凋亡等级联效应。在损伤残存的神经细胞的同时,还会造成脊髓创伤区边缘脊髓组织的损伤,因此预防继发损伤是早期治疗的重要内容。从病理生理机制角度分析,脊髓损伤后出现的局部微环境改变也是造成神经系统再生失败的重要原因。脊髓损伤后局部微环境的变化包括:①损伤造成神经细胞死亡,脊髓屏障破坏造成脊髓内环境失衡。②细胞毒性物质造成缺血-再灌注损伤。③损伤后多种抑制性因子表达于细胞表面。④反应性胶质细胞大量增殖,所形成的胶质瘢痕及再生抑制分子阻止了轴突再生和跨越损伤区。

2.干细胞的选择及治疗脊髓损伤的机制

(1)神经干细胞:神经干细胞(NSC)可通过以下几方面修复脊髓损伤。①NSC及分化后产生的神经元和胶质细胞可以分泌多种神经营养因子,改善损伤脊髓局部微环境,促进轴突再生;同时它们还能产生多种细胞外基质,填充脊髓损伤后遗留的空腔,为轴突的再生提供支架。②补充缺失的神经元和胶质细胞。③使残存脱髓鞘的神经纤维髓鞘化,以恢复神经纤维结构的完整性。但神经干细胞分离提纯困难,成本高,不利于临床推广。

(2)胚胎干细胞:胚胎干细胞(ES细胞)是来源于胚泡分化5天后的内细胞团,最早用于治疗脊髓损伤。在一定条件下,ES细胞可诱导分化成为神经前体细胞及有生理功能的神经细胞,当移植到健全或损伤的中枢神经系统后,可以与宿主细胞整合,修复重建损伤的神经组织。同时,脊髓损伤的环境除了产生某种细胞因子,刺激ES细胞迁移外,同时也能使ES细胞存活,并按微环境的诱导,分化成为神经细胞,分泌相关细胞因子,以继续促进损伤脊髓功能的恢复,防止继发性脊髓损伤的发生。但这些细胞移植入宿主体内后除分化成神经前体细胞外,还能分化成多种其他类型的前体细胞,使移植部位容易形成类似畸胎瘤的副产品,并且ES细胞涉及伦理学、法律以及组织相容性和胚胎的来源问题,其临床应用目前还受到限制。

(3)骨髓间充质干细胞:骨髓间充质干细胞(MSCs)来源广泛,取材方便,具有强大的增生能力,在体外长期培养过程始终保持其多向分化潜能,在适宜的条件下能分化为神经元及神经胶质细胞,还可分泌多种神经营养因子如神经生长因子、脑源性神经营养因子、胶质细胞源性神经营养因子,且异基因移植中不存在免疫排斥反应,也不涉及医学伦理问题,因此当前全世界应用于临床治疗的干细胞移植主要为MSCs。MSCs可来源于骨髓、脐带及脐血。骨髓MSCs含量低,104或105个骨髓单个核细胞含有1个MSCs,患者要经历采髓过程,还需要等待3周左右体外培养扩增;人脐血含有 MSCs,但传代培养困难,不易大量获得;人脐带含有丰富的 MSCs,在体外能够大量扩增,还可将其冻存,应用前复苏,短时间内即可收获足够量的细胞。有学者比较骨髓、脐带、脐血获得的 MSCs,这 3 种来源的 MSCs 具有同样的 MSCs 表面分子表达,而脐带 MSCs 与脐血 MSCs 不表达与移植排斥相关的 HLA DR,在混合淋巴细胞检测中呈免疫抑制,并抑制 T 细胞增生。异体移植该细胞可产生免疫耐受性,表明其为一类免疫缺陷细胞,异基因移植不会发生免疫排斥反应。基于上述,目前临床应用细胞移植主要为这 3 种 MSCs。

(4)脐血干细胞:脐血干细胞来源广泛,具有免疫原性低、可塑性强、体外诱导分化好等特点,有很好的应用前景。近来研究表明,脐血干细胞在体外培养或体内移植后可分化成神经干细胞,并可促进神经损伤动物的功能恢复。Saporta 等给脊髓压伤的大鼠模型经静脉进行了脐血单个核细胞移植,5 天后观察到移植组的功能改善明显。细胞免疫学检测发现,移植细胞多聚集于损伤区周围,并表达神经细胞标志。王连仲等采用自体骨髓干细胞联合脐血单个核细胞治疗胸段慢性脊髓损伤患者,提示改善 ASIA 残损分级和运动感觉功能,并可部分促进慢性脊髓损伤的恢复。脐血干细胞修复脊髓的机制不仅是分化、替代损伤的神经元,还可能通过分泌神经营养因子和调节自体免疫过程来实现神经保护功能。

(三)干细胞临床移植方式

1.脊髓损伤部位原位移植

在脊髓损伤手术治疗中,将干细胞直接移植到损伤区周围,可促进神经细胞功能的改善和恢复。但要把握手术时机极为关键,尤其是急诊手术。由于临床上多需要二次手术,局部种植虽然提高了移植物抵达受损部位的数量,但可能会增加脊髓二次损伤及感染率,还有可能给患者增加痛苦和经济负担。如通过增加移植细胞数量,使经椎管内移植拥有局部种植的治疗效果,可减少移植带来的附加损伤,优化移植方式。Geffner 等将骨髓基质干细胞经局部种植、椎管内移植、静脉移植等途径用于治疗 52 例脊髓损伤患者,其结果提示多种移植途径均安全、可行,并能提高脊髓损伤患者的生活质量。

2.脑脊液途径移植

选择合适时机进行干细胞移植,通过椎体穿刺将干细胞注入脑脊液中,干细胞会迁移至脊髓损伤部位,并修复受损的神经细胞。此种方法简便易行,可重复性好。大量研究发现,将异体骨髓间充质干细胞(BMSCs)移植至 SCI 大鼠蛛网膜下腔后,大鼠后肢运动功能恢复明显,且在一定时间内不引起机体排斥反应,损伤区脊髓空洞中可见新生轴突,且移植的 BMSCs 表达神经元或胶质源标记物,体感诱发电位亦有改善。移植的 BMSCs 细胞可以迁移至损伤的胸髓区,BMSCs 可以通过血管间隙向脊髓实质内浸润,部分 BMSCs 可分化为 Nestin 阳性、不成熟的神经元或胶质细胞。采用 SPIO 纳米颗粒可有效标记BMSCs,利用 MRI 行活体示踪研究,发现蛛网膜下腔移植的 BMSCs 可迁移到脊髓损伤区城。Satake 等发现标记的 BMSCs 多聚集在损伤中心区,占整个损伤节段的 60% 以上。而 Nishida 等采用磁性标记系统示踪发现,由于外磁场的磁力作用,大量 BMSCs 聚集于脊髓表面。有研究比较了腰椎穿刺经蛛网膜下腔途径和静脉途径移植细胞的不同,发现前者有更多的细胞迁移到损伤区。关于细胞移植次数问题,Li 等研究发现:多次移植可以促进脊髓神经功能恢复,且以 3 次为宜。Yoshihara 等发现骨髓源性的单核细胞(BM-MNCs)可用于自体移植,来源便捷且不需要培养,损伤后 1 小时将 BM-MNCs 移植入脑脊液中,急性期有神经保护及抗凋亡作用;移植 1 周后肢体功能恢复较对照组高;而后期可减少脊髓空洞形成。临床试验也证明 BMSCs 蛛网膜下腔注射移植是安全的。

3.静脉途径移植

经静脉注射使骨髓间充质干细胞通过血液循环到达损伤脊髓,进而发挥治疗作用,是一种更为便捷的方法。这种方法的优点是有广泛分布的潜能,具有传送大量细胞的能力,对神经组织的干扰比较小,并有重复应用的可行性。但也存在不利因素,如需要通过血-脑屏障,存在栓塞和并发症的可能。经尾静脉移植时,还存在肝脏的首过代谢,有毒害肝脏的潜在危险。同时经尾静脉移植时,干细胞要"长途跋涉",并要经过其他的组织器官,其中包括肝脏等,这样可能对干细胞造成了一定数量的破坏和局部分化,使得到达缺血部位的神经组织的干细胞数量少于直接移植。在骨髓间充质干细胞移植治疗脊髓脱髓鞘疾病中,大鼠脊髓局部注射和经静脉注射两种移植方法都可使脱髓鞘轴突发生不同程度的再髓鞘化。无论是局部注射或静脉注射,再髓鞘化的程度与注射细胞的数量呈正相关。但若要获得相同的再髓鞘化效果,则静脉注射的细胞数量需要比局部注射提高两个数量级。经 LacZ 转染的骨髓间充质干细胞静脉注射,证明了参与再髓鞘化的细胞包括少突胶质细胞 Schwann 细胞,且均来自移植细胞。Vaquero 等比较了局部注射和尾静脉注射两种方法对于脊髓损伤后 3 个月的大鼠的治疗效果,BBB 评分结果提示静脉注射动物的运动功能恢复是肯定的,但相比于局部注射而言,起效时间延迟近 3 个月。

4.干细胞治疗的最佳时机及治疗次数

(1)移植时间:选择合适的移植时间有利于受损神经系统再生,并促进移植干细胞的存活、迁移及向神经元分化。但目前对于脊髓损伤后细胞移植时机的选择仍未达成共识。一些学者认为脊髓损伤后的急性炎症反应及产生的大量神经毒性物质不利于移植物的存活、增殖、分化,故主张在脊髓损伤后一两周进行干细胞移植。Okano 等提出 SCI 后干细胞移植的最佳时间应选择在损伤后 1～2 周,在此期间进行移植,既可解除急性期各种炎性因子对移植细胞的损害,又可避免慢性期胶质瘢痕对轴突再生的干扰。也有学者认为脊髓损伤近期局部炎症对移植物影响不大,且在损伤后急性炎症反应期进行移植,可能通过改变损伤后脊髓的内部环境,阻断某些恶性循环,从而减轻脊髓损伤早期即出现大量神经细胞凋亡,并能减轻脊髓继发性损伤,故认为损伤后近期是神经干细胞植入的合适时机。

(2)移植次数:移植次数增加会增加达到受损组织的干细胞数量,提高治疗效果,但同时有可能导致二次损伤,加重患者的痛苦和经济负担,还可能造成医疗资源的浪费。Li 等用骨髓间充质干细胞治疗大鼠脊髓损伤中发现,骨髓间充质干细胞多次移植比单次移植更能促进脊髓损伤的恢复和神经功能的改善,但最佳次数为3次,超过 3 次后并不随着移植次数的增加而提高神经功能的改善情况。所以,选择合适的移植次数是必要的,不仅可达到最佳疗效,还可优化配置医疗资源。

(四)临床应用效果和评估

1.脊髓损伤的发病率

随着交通及建筑事业的发展,全球脊髓损伤(SCI)的发病率有逐年增加的趋势,根据近年的统计,SCI 在英美两国的年发病率分别为 12 人/百万人口和 30～32 人/百万人口,全世界 SCI 每年发生率是15～40 例/百万。由于神经组织的自我修复能力非常有限,脊髓损伤后造成的神经功能障碍很难恢复,大多数 SCI 患者遗留完全性或不完全性的"四瘫"或"截瘫",生活不能自理,给家庭和社会带来巨大的经济负担。而目前公认的大量激素在急性期脊髓损伤的冲击疗法的确是可以明显改善受损神经功能后期恢复,但是由于激素的不良反应和其严格的治疗时间窗,使其治疗受到很大的限制。

2.临床应用现状

近年来随着干细胞研究的进展,干细胞不仅可以在体外扩增,其在特定的条件下还能分化成各种成体细胞,并且维持其在体内的部分生物学特性,因此使干细胞移植治疗脊髓损伤成为可能。在治疗脊髓损伤的实验和临床研究中,研究者采取了一系列干预措施,就目前的资料看,骨髓间充质干细胞是比较理想的移植材料。实验表明在动物脊髓损伤的模型中,MSCs 向病变部位组织渗透融合,一些移植的 MSCs 在新的环境下表达神经细胞表型,替代损伤细胞,重建神经通路,达到恢复神经功能的目的。MSCs 分泌的各种神经营养因子如神经生长因子、脑源性神经营养因子、胶质细胞源性神经营养因子,支持神经细胞生存,诱导内源性神经细胞再生,促进神经纤维在损伤部位再生,通过细胞间的接触、可溶性细胞因子分泌,抑制 T 淋巴细胞活性,调节炎性反应。

Sykova 等将自体骨髓间充质干细胞移植入 7 例急性脊髓损伤和 13 例慢性脊髓损伤的患者体内,采用 ASIA 评分、Frankel 评分,记录运动和感觉诱发电位以及 MRI 等方式作为观察指标,随访 2 年,认为骨髓间充质干细胞移植安全、有效,且干细胞移植的最佳时间在脊髓损伤后第 9 天左右,此时局部的微环境比较适合神经干细胞的生长和分化。Moviglia 等报道了骨髓间充质干细胞治疗 2 例慢性脊髓损伤的初步临床结果,移植后并接受 Vojta 和 Bobath 神经康复,1 例 19 岁男性 T_8 节段截瘫患者,6 个月后运动平面恢复到 S_1,感觉平面恢复到 S_4 水平;另 1 例为 21 岁女性 C_3、C_5 水平损伤,治疗前为四肢瘫,治疗 6 个月后运动和感觉平面恢复到 T_5 水平。解放军 463 医院于 2003 年开始逐步应用干细胞移植治疗脊髓损伤,至 2008 年 8 月已治疗 400 余例脊髓损伤患者,通过随访发现,不完全性脊髓损伤患者针刺觉评分、轻触觉评分、运动评分均有明显改善,完全性脊髓损伤患者针刺觉评分、轻触觉评分、运动评分均无明显变化。空军总医院对 2008 年 1 月至 2010 年 10 月收治的 22 例脊髓损伤患者给予 MSCs 鞘内注射治疗,发现 13 例有效,9 例无效。不完全性脊髓损伤患者有效率达 81.25%,完全性脊髓损伤的 6 例患者均无效。本院于 2009 年开始把骨髓间充质干细胞应用于临床研究和治疗,到目前已治疗脊髓损伤患者 51 例,其中有 29 例均有不同程度的神经功能的恢复,但其中 15 例完全性脊髓损伤患者基本无效。

结合近几年脊髓损伤国内外干细胞治疗效果随访发现,对于不完全性脊髓损伤患者,干细胞治疗均可获得一定疗效,细胞移植时间越早(损伤后 7 天内),临床疗效越显著,而完全性脊髓损伤的治疗效果相对较差。

3.总结与展望

脊髓损伤研究一直是神经科学研究热点,特别是细胞移植,从动物实验到临床取得了阶段性成果。MSCs 来源丰富、取材方便、容易分离纯化和体外扩充增殖,自体移植克服了伦理学争议,无免疫排斥反应,可进行基因修饰后移植。MSCs 具有诱导分化为神经细胞的潜能,并且能在中枢神经组织里迁移和整合,为治疗脊髓损伤展示了一种全新和理想的方法。动物实验及临床初步应用中也有报道 MSCs 移植对脊髓损伤治疗有效并且是安全的。

但 MSCs 移植治疗脊髓损伤的研究只是一个起步,还有很多的基础理论和应用技术问题需要解决:①目前取得这些成果都是在啮齿类动物模型上取得的结果,不能完全代表人类,还有待在灵长类动物或人体上得到证实。②MSCs 在体内增殖、分化的机制以及如何控制 MSCs 在体内按需求增殖、分化的条件尚不明了,如何既控制其过度增殖而避免肿瘤的发生,又能在适当的时候启动所需要的途径进行分化,还有待进一步研究。MSCs 移植后在体内迁移并分化成神经样细胞,但是这些细胞是否具有神经细胞的功能,能否与健存的神经细胞形成突触联系并传导神经电信号,尚需进一步证实。③如何诱导干细胞向脊髓修复所需要的方向转化或分化,促进轴突再生形成功能性桥接也没有解决。④各种方法中再生轴突的数量、长度、类型有限,与远端的精确对接问题没有得到解决。在临床工作中发现仍无法控制和调控干细胞在体内的生长和分化,而且在临床统计数据中对照组的不确定性和评定标准的确定,临床工作中移植时机的把握、移植方式的选择等尚缺乏标准,仍然是一个难题。

六、展望

脊髓损伤的发病率高,给患者和家属带来严重的身体负担和经济负担,也消耗了大量的医疗资源。目前,对于脊髓损伤的治疗是全世界迫切需要解决的问题。从研究损伤的机制,到干细胞治疗,到转基因治疗,投入了大量的人力和资金。另外,为了脊髓损伤的康复治疗,各种先进的支具也逐渐得到研究发展。我们相信,经过不断地完善和改进,伴随着科学技术的发展,在治疗脊髓损伤上必将取得更大的突破,使更多的截瘫患者站起来成为可能。

(周 涛)

第五节 脊髓空洞症

脊髓空洞症是一种慢性进行性的脊髓变性疾病,是由于不同原因导致在脊髓中央管附近或后角底部有胶质增生或空洞形成的疾病。空洞常见于颈段,某些病例,空洞向上扩展到延髓和脑桥(称之为延髓空洞症),或向下延伸至胸髓甚至腰髓。由于空洞侵及周围的神经组织而引起受损节段的分离性感觉障碍、下运动神经元瘫痪,以及长传导束功能障碍与营养障碍。

一、病因和发病机制

脊髓空洞症与延髓空洞症的病因和发病机制目前尚未完全明确,概括起来有以下4种学说。

(一)脑脊液动力学异常

早在1965年,由Gardner等人认为由于第四脑室出口区先天异常,使正常脑脊液循环受阻,从而使得由脉络膜丛的收缩搏动产生的脑脊液压力搏动波通过第四脑室向下不断冲击,导致脊髓中央管逐渐扩大,最终形成空洞。支持这一学说的证据是脊髓空洞症常伴发颅颈交界畸形。其他影响正常脑脊液循环的病损如第四脑室顶部四周软脑膜的粘连也可伴发脊髓空洞症。通过手术解决颅颈交界处先天性病变后,脊髓空洞症所引起的某些症状可以获得改善。但是这种理论不能解释某些无第四脑室出口处阻塞或无颅颈交界畸形的脊髓空洞症,也不能解释空洞与中央管之间并无相互连接的病例。也有人认为传送到脊髓的搏动压力波太小,难以形成空洞。因此,他们认为空洞的形成是由于压力的影响,脑脊液从蛛网膜下腔沿着血管周围间隙(Virchow-Robin间隙)或其他软脊膜下通道进入脊髓内所造成。

(二)先天发育异常

由于胚胎期神经管闭合不全或脊髓中央管形成障碍,在脊髓实质内残留的胚胎上皮细胞缺血、坏死而形成空洞。支持这一学说的证据是脊髓空洞症常伴发其他先天性异常,如颈肋、脊柱后侧突、脊椎裂、脑积水、Klippel-Feil二联征(两个以上颈椎先天性融合)、先天性延髓下疝

（Arnold-Chiari 畸形）、弓形足等。临床方面也不断有家族发病的报道。但该学说的一个最大缺陷在于空洞壁上从未发现过胚胎组织,故难以形成定论。

(三)血液循环异常

该学说认为脊髓空洞症是继发于血管畸形、脊髓肿瘤囊性变、脊髓损伤、脊髓炎伴中央软化、蛛网膜炎等而发生的。引起脊髓血液循环异常,产生髓内组织缺血、坏死、液化,形成空洞。

(四)继发于其他疾病

临床上屡有报道,脊髓空洞症继发于脊柱或脊髓外伤、脊髓内肿瘤、脊髓蛛网膜炎、脊髓炎及脑膜炎等疾病。因脊髓中央区是脊髓前后动脉的交界区,侧支循环差,外伤后该区易坏死软化形成空洞,常由受伤部的脊髓中央区(后柱的腹侧,后角的内后方)起始并向上延伸。脊髓内肿瘤囊性变可造成脊髓空洞症。继发性脊髓蛛网膜炎患者,可能由于炎症粘连、局部缺血和脑脊液循环障碍,脑脊液从蛛网膜下腔沿血管周围间隙进入脊髓内,使中央管扩大形成空洞。脊髓炎时由于炎症区脱髓鞘、软化、坏死,严重时坏死区有空洞形成。

目前,多数学者认为脊(延)髓空洞症不是单一病因所造成的一个独立病种,而是由多种致病因素造成的综合征。

二、病理

空洞较大时病变节段的脊髓外形可增大,但软膜并不增厚。空洞内有清亮液体填充,其成分多与脑脊液相似。有的空洞内含黄色液体,其蛋白增高,连续切片观察,空洞最常见于颈膨大,常向胸髓扩展,腰髓较少受累。偶见多发空洞,但互不相通。典型的颈膨大空洞多先累及灰质前连合,然后向后角扩展,呈"U"字形分布。可对称或不对称地侵及前角,继而压迫脊髓白质。空洞在各平面的范围可不相同,组织学改变在空洞形成早期,其囊壁常不规则,有退变的神经胶质和神经组织。如空洞形成较久,其周围有胶质增生及肥大星形细胞,形成致密的囊壁(1～2 mm厚。部分有薄层胶原组织包绕)。当空洞与中央管交通时,部分空洞内壁可见室管膜细胞覆盖。

空洞亦可发生在延髓,通常呈纵裂状,有时仅为胶质瘢痕而无空洞。延髓空洞有下列 3 种类型:①裂隙从第四脑室底部舌下神经核外侧向前侧方伸展,破坏三叉神经脊束核、孤束核及其纤维。②裂隙从第四脑室中缝扩展,累及内侧纵束。③空洞发生在锥体和下橄榄核之间,破坏舌下神经纤维。上述改变以①、②型多见,③型罕见。延髓空洞多为单侧,伸入脑桥者较多,伸入中脑者罕见。延髓空洞尚可侵犯网状结构,第 X、Ⅺ、Ⅻ 对脑神经及核,前庭神经下核至内侧纵束的纤维,脊髓丘系及锥体束等。

脑桥空洞常位于顶盖区,可侵犯第 Ⅵ、Ⅶ 对脑神经核和中央顶盖束。

Barnett 等根据脊髓空洞症的病理改变及可能机制,将其分为 4 型,见表 10-2。

表 10-2　脊髓空洞症分型

分型	临床表现
1.脊髓空洞伴孟氏孔阻塞和中央管扩大	(1)伴Ⅰ型 Chiari 畸形 (2)伴颅后窝囊肿、肿瘤、蛛网膜炎等造成孟氏孔阻塞
2.脊髓空洞不伴孟氏孔阻塞	自发型
3.继发性脊髓空洞	脊髓肿瘤(常为髓内)、脊髓外伤、脊蛛网膜炎、硬脊膜炎、脊髓压迫致继发性脊髓软化
4.真性脊髓积水	常伴脑积水

三、临床表现

发病年龄通常为 20～30 岁,偶尔发生于儿童期或成年以后,文献中最小年龄为 3 岁,最大为 70 岁。男性与女性比例为 3∶1。

(一)脊髓空洞症

病程进行缓慢,最早出现的症状常呈节段性分布,首先影响上肢。当空洞逐渐扩大时,由于压力或胶质增生的作用,脊髓白质内的长传导束也被累及,在空洞水平以下出现传导束型功能障碍。两个阶段之间可以间隔数年。

1.感觉症状

由于空洞时常始于中央管背侧灰质的一侧或双侧后角底部,最早症状常是单侧的痛觉、温度觉障碍。如病变侵及前连合时可有双侧的手部、臂部尺侧或一部分颈部、胸部的痛、温觉丧失,而触觉及深感觉完整或相对地正常,称为分离性感觉障碍。患者常在手部发生灼伤或刺、割伤后才发现痛、温觉的缺损。以后痛、温觉丧失范围可以扩大到两侧上肢、胸、背部,呈短上衣样分布。如向上影响到三叉丘脑束交叉处,可以造成面部痛、温觉减退或消失,包括角膜反射消失。许多患者在痛、温觉消失区域内有自发性的中枢痛。晚期后柱及脊髓丘脑束也被累及,造成病变水平以下痛、温、触觉及深感觉的感觉异常及不同程度的障碍。

2.运动障碍

前角细胞受累后,手部小肌肉及前臂尺侧肌肉萎缩,软弱无力,且可有肌束颤动,逐渐波及上肢其他肌肉、肩胛肌及一部分肋间肌。腱反射及肌张力减低。以后在空洞水平以下出现锥体束征、肌张力增高及腱反射亢进、腹壁反射消失、Babinskin 征呈阳性。空洞内如果发生出血,病情可突然恶化。空洞如果在腰骶部,则在下肢部位出现上述的运动及感觉症状。

3.营养性障碍及其他症状

关节的痛觉缺失引起关节磨损、萎缩和畸形,关节肿大,活动度增加,运动时有摩擦音而无痛觉,称为夏科(Charcot)关节。在痛觉消失区域,表皮的烫伤及其他损伤可以造成顽固性溃疡及瘢痕形成。如果皮下组织增厚、肿胀及异样发软,伴有局部溃疡及感觉缺失时,甚至指、趾末端发生无痛性坏死、脱失,称为 Mervan 综合征。颈胸段病变损害交感神经通路时,可产生颈交感神经麻痹(Horner)综合征。病损节段可有出汗功能障碍,出汗过多或出汗减少。晚期可以有神经源性膀胱及大便失禁现象。其他如脊柱侧突、后突畸形、脊柱裂、弓形足等亦属常见。

(二)延髓空洞症

由于延髓空洞常不对称,症状和体征通常为单侧型。累及疑核可造成吞咽困难及口吃、软腭与咽喉肌无力、悬雍垂偏斜;舌下神经核受影响时造成伸舌偏向患侧,同侧舌肌萎缩伴有肌束颤动;如面神经核被累及时可出现下运动神经元型面瘫;三叉神经下行束受累时造成同侧面部感觉呈中枢型痛、温觉障碍;侵及内侧弓状纤维则出现半身触觉、深感觉缺失;如果前庭小脑通路被阻断可引起眩晕,可能伴有步态不稳及眼球震颤;有时也可能出现其他长传导束征象,但后者常与脊髓空洞症同时存在。

四、辅助检查

(一)腰椎穿刺及奎肯试验

腰椎穿刺及奎肯试验一般无异常发现。如空洞较大则偶可导致脊腔部分梗阻引起脑脊液蛋白含量增高。

(二)X 线检查

X 线检查可发现骨骼 Charcot 关节、颈枕区畸形及其他畸形。

(三)延迟脊髓 CT 扫描(DMCT)

DMCT 即在蛛网膜下腔注入水溶性阳性造影剂,延迟一定时间,分别在注射后 6 小时、12 小时、18 小时和 24 小时再行脊髓 CT 检查,可显示出高密度的空洞影像。

(四)磁共振成像(MRI)

磁共振成像是诊断本病最准确的方法。不仅因为其为无创伤检查,更因其能多平面、分节段获得全椎管轮廓,可在纵、横断面上清楚显示出空洞的位置及大小、累及范围、与脊髓的对应关系等,以及是否合并 Arnol-chiari 畸形,以鉴别空洞是继发性还是原发性,有助于选择手术适应证和设计手术方案。

(五)肌电图

上肢萎缩肌肉有失神经表现,但在麻木的手部,感觉传导速度仍正常,是因病变位于后根神经节的近端之故。

五、诊断与鉴别诊断

(一)诊断

成年期发病,起病隐袭,缓慢发展,临床表现为节段性分布的分离性感觉障碍,手部和上肢的肌肉萎缩,以及皮肤和关节的营养障碍。如合并有其他先天性缺陷存在,则不难做出诊断。MRI检查可确诊。

(二)鉴别诊断

本病须与下列疾病鉴别。

1.脊髓内肿瘤

脊髓内肿瘤可以类似脊髓空洞症,尤其是位于下颈髓时。但肿瘤病变节段短,进展较快,膀胱功能障碍出现较早,而营养性障碍少见,脑脊液蛋白含量增高,可以与本病相区别。对疑难病例可做脊髓造影和 MRI 鉴别之。

2.颈椎骨关节病

颈椎骨关节病可出现手部及上肢的肌肉萎缩,但根痛常见,感觉障碍为呈根性分布而非节段性分布的分离性感觉障碍。可行颈椎摄片,必要时做 CT 和 MRI 检查可明确诊断。

3.肌萎缩性侧索硬化症

肌萎缩性侧索硬化症不容易与脊髓空洞症相混淆,因为它不引起感觉异常或感觉缺失。

4.脑干肿瘤

脊髓空洞症合并延髓空洞症时,需要与脑干肿瘤鉴别。脑干肿瘤好发于 5~15 岁儿童,病程较短,开始常为脑桥下段症状而不是延髓症状,临床表现为展神经、三叉神经麻痹,且可有眼球震颤等;其后随肿瘤长大而有更多的脑神经麻痹症状,出现交叉性瘫痪。如双侧脑干肿瘤则出现双侧脑神经麻痹及四肢瘫。疾病后期可出现颅内压力增高等,可与延髓空洞症相鉴别。

5.麻风

虽可有上肢肌萎缩与麻木,但无分离性感觉障碍,所有深浅感觉均消失,且常可摸到粗大的周围神经(如尺神经、桡神经及臂丛神经干),有时可见到躯干上有散在的脱色素斑、手指溃疡等,不难鉴别。

六、治疗

本病目前尚无特殊疗法,可从以下几方面着手。

(一)支持治疗

一般对症处理,如给予镇痛药、B族维生素、三磷酸腺苷、辅酶 A、肌苷等。痛觉消失者应防止烫伤或冻伤。加强护理,辅助按摩、被动运动、针刺治疗等,防止关节挛缩。

(二)放射治疗

对脊髓病变部位进行照射,可缓解疼痛,可用深部 X 线疗法或放射性核素[131]I 疗法,以后者较好。方法有以下几种。

1.口服法

先用复方碘溶液封闭甲状腺,然后空腹口服钠[131]I 溶液 50～200 μCi,每周服 2 次,总量 500 μCi为1 个疗程,2～3 个月后重复疗程。

2.椎管注射法

按常规做腰椎穿刺,取头低位 15°,穿刺针头倾向头部,注射无菌钠[131]I 溶液 0.4～1.0 μCi/mL,每15 天1 次,共 3 或 4 次。

(三)手术治疗

对 Chairi 畸形、扁平颅底、第四脑室正中孔闭锁等情况可采用手术矫治。凡空洞/脊髓的比值超过 30％者,有手术指征。手术的目的如下。

(1)纠正伴同存在的颅骨及神经组织畸形。

(2)椎板及枕骨下减压。

(3)对张力性空洞,可行脊髓切开和空洞-蛛网膜下腔分流术或空洞-腹膜腔分流术。

(四)中药治疗

有人采用补肾活血汤加减治疗该病,据报道有效。但至少持续服药 3 个月以上,否则疗效不佳。

七、预后

本病进展缓慢,如能早期治疗,部分患者症状可有不同程度缓解。少数患者可停止进展,迁延数年至数十年无明显进展。部分患者进展至瘫痪而卧床不起,易发生并发症,预后不良。

(马金邦)

第六节　放射性脊髓病

恶性肿瘤患者因接受放射性治疗后经过一段时期产生神经系统损害的症状,表现为脊髓损伤的称放射性脊髓病,也有人将脑和脊髓损伤放在一起论述,称放射性脑脊髓病。

一、病因和发病机制

鼻咽癌、食管癌患者接受放射治疗如深部 X 线或[60]钴可造成放射性脊髓损伤,发病机制尚有争论。

(一)直接照射产生损伤

放射线对神经细胞有直接损害是确定的。剂量越大,损伤细胞的程度越严重。特别是对细胞核的损伤,核染色质线粒体是主要的受损部位。但是该理论不能解释远离照射部位的病变存在。

(二)血管受损引起缺血性改变继之发生脊髓的软化坏死

该学说认为,血管的改变是原发的,脊髓的软化是继发于血管损害所引起的缺血性改变。但是解释离照射灶很远的病灶及多发性病灶困难。

(三)自身免疫反应

该学说认为,放射性脊髓病的病理特点比较符合变态反应的改变,故提出反射性脊髓病属于自身免疫反应的理论,有些患者在使用糖皮质激素治疗后症状好转也提示该病与免疫反应有关。

二、病理

肉眼可见受累节段肿胀、变轻,灰质与白质界限不清,镜检见脊髓血管壁纤维素样变性、管壁变厚,有淋巴细胞浸润,脊髓软化、疏松,有广泛出血软化灶,呈筛状软化,可见有小空洞(坏死)形成,灰、白质均受累,累及灰质时前角细胞变性,细胞数减少。胶质反应和炎症反应不明显。上述改变多呈多灶性、间断性病灶。

三、临床表现

由于在颈部及周围区域接受放射治疗,故颈髓受损多见,起病隐匿,早期以感觉异常为主,以后可有 Lhermitte 征、颈肩部疼痛、单个或多个肢体无力或瘫痪、进展性感觉缺失,晚期可出现括约肌功能障碍,临床有以下分型。

(一)早期短暂型

仅有主观症状和较轻微的感觉障碍,潜伏期约 3 个月,经过 3 个月后可有消退。

(二)下运动神经元疾病型

表现为上、下肢的下运动神经元损害的征象,本型极少见,可能为脊髓前角细胞受损所致。

(三)急性截瘫或四肢瘫型

症状发展达高峰仅数小时或数天以后病情稳定,可能是由于血管病变导致脊髓坏死,本型亦极少见。

(四)慢性进展性放射性脊髓病

最为常见,潜伏期 3 个月至数年,平均约 18 个月,发病率达 0.6%～12.5%,临床表现已如前述。

四、辅助检查

脑脊液检查示椎管通畅,部分病例蛋白含量稍增高,MRI 可显示细微的病理改变。

五、诊断和鉴别诊断

结合病史,神经症状发生在放射治疗后,神经症状范围与照射区域一致,在排除了癌肿转移及癌肿的神经系统并发症后结合脑脊液及 MRI 检查多可确定。

鉴别诊断主要应注意明确有关癌肿尤其是鼻咽癌的复发转移,除原有的癌症表现外要注意有无颅底骨质破坏来证实是否是肿瘤复发。

六、治疗

由于放射性脊髓病的发病机制尚未完全阐明,因此,对本病的治疗仍处于摸索之中。

(一)活血疗法

根据放射性脊髓病患者的脊髓内血管壁增厚、管腔狭窄、梗死、软化等缺血性病理改变,可按缺血性脊髓病给予各种活血疗法,如可给予羟乙基淀粉(706 代血浆)、曲克芦丁(维脑路通)、胞磷胆碱(胞二磷胆碱)静脉注射;给予钙通道阻滞药尼莫地平或氟桂利嗪(西比灵)口服,还可给予抗血小板聚集药阿司匹林等。

(二)脱水疗法

对部分患者 MRI 检查发现脊髓肿胀时可给予甘露醇等脱水药。

(三)激素疗法

有人提出放射性脊髓病具有自身免疫反应的性质,故主张使用糖皮质激素疗法,可给予地塞米松10 mg/d,静脉注射,或给予泼尼松 30～40 mg/d,口服。文献指出,激素疗法确能减轻脊髓肿胀和改善神经症状,而且得到了 MRI 的证实。

(四)支持疗法

在未发生截瘫以前要减少活动量,以免增加脊髓供血的负担,并要增加维生素和蛋白质的摄入量;在截瘫发生以后要特别注意预防吸入性肺炎、泌尿系统感染和压疮等。

七、预防

放射性脊髓病的病程长短不一。早期反应的患者(一过性放射性脊髓病)有可能在数月至一年左右完全缓解,此后预后较好。而远期反应的患者,疾病可急剧进展,数月内死亡,或呈慢性进展性发展。其中,部分患者可中途停止发展而趋于稳定状态或有部分恢复。在死亡的病例中,从神经症状的出现起,其生存时间最短的几周,最长的几年,平均存活 2 年左右。

放射性脊髓病预后不佳,疗效不理想,因此,以预防为主。为减少放射性脊髓病的发生,可采取下列措施。

(1)减少发射剂量,增加分割次数。

(2)缩小脊髓照射长度。

(3)避免每天多次照射。

(4)减少重复放疗。

(5)放疗要暂停化疗,因两次合用会导致脊髓对放射的耐受性降低。

(6)当纵隔放疗剂量达 4 000 cGy 后应改为角度照射,避开脊髓。

(马金邦)

第七节 硬脊膜动静脉瘘

一、病因学

硬脊膜动静脉瘘(spinal dural arteriovenous fistula,SDAVF)是一种能治愈的脊髓血管畸形,指供应硬脊膜或神经根的一条或多条动脉在椎间孔处穿过硬膜时,与脊髓引流静脉(根静脉)的直接交通通道,是一种常见的脊髓血管畸形,约占所有脊髓动静脉畸形的 70%。1926 年,Foix 和 Alajouanine 首次报道了这种疾病所致脊髓损伤的晚期病理形态,称之为 Foix-Alajouanine 综合征。他们认为这是一种"亚急性坏死性脊髓炎"。该病的血管病理学基础直至 50 年后才由 Kendall 和 Logue 认识清楚。它是指硬脊膜在椎间孔平面出现动静脉间的微小瘘口(约140 μm)所致的一系列异常改变,其临床表现没有特异性,常呈隐匿性发病。患者从发病到被明确诊断的时间平均为 15 个月。往往患者就诊时即有不同程度的功能障碍,延误了最佳的治疗时间,因此,早期诊断、早期治疗显得非常重要。

二、流行病学

硬膜 AVF 是最常见的脊髓血管病,大概占 65%~80%,男性多见,病变多见位于脊髓胸腰段,以 T_7~T_9 最常见。

硬膜 AVF 占脊髓 AVM 的 55%~80%,好发于男性,男女发病率之比为 7:1,多于 40 岁后发病,出现症状的时间平均为 60 岁,范围在 28~83 岁,以中老年男性多见。该病目前被认为是一种后天获得性疾病,多发生在下胸段和腰段,其中 T_7、T_8、T_9 是最常见的病变节段。85% 的病变在 T_6 以下。

三、病理与病理生理

多数 AVM 可通过血管造影明确其供血动脉、血管团或瘘口及引流静脉的形态,但硬膜 AVF 有时因病灶太小,血管造影难以清楚显示其血管行程,Mc Cucheor 等将手术切下之 6 例 T_6~T_{12} 范围内硬膜血管畸形的整块病灶,包括附近的硬膜、神经根及硬膜袖等,进行显微解剖研究,即用稀硫酸钡插管注入与病灶有关的硬膜动脉及脊髓静脉,同时进行连续高清晰度 X 线照片,发现有数根发自肋间动脉及腰动脉的中小型动脉分支会聚至病灶(瘘口)处,这些供血动脉在硬膜中先分为 2~3 支,后分支小血管吻合 1~3 次,并缠绕成索状动脉袢,最后经或不经毛细血管丛直接与一根脊髓静脉相通。研究结果从显微解剖上证明,硬膜血管畸形实际为动静脉瘘,由多根动脉供血,一根静脉引流,也可解释硬膜 AVF 经栓塞后为何会有再通可能。简单来说,就是病灶(瘘口)主要位于神经根附近的硬脊膜上,由肋间动脉或腰动脉的硬膜支供血,引流静脉为脊髓表面静脉。Anson 和 Spetler 主张将此型分为两个亚型: I a 为单根动脉供血, I b 为多根动脉供血。

SDAVF 的病因尚未明确,现认为是多因素造成的。国外也有文献认为是脊髓空洞、外伤和手术造成的。现已证实,在腰骶部的动脉和静脉之间存在着流速缓慢、低流量、高压力的瘘口,引流到髓周蛛网膜下腔的静脉系统。由于引流静脉与脊髓冠状静脉丛交通,压力可传递到冠状静脉丛,使动静脉压力梯度下降,导致髓内血管扩张和组织压升高。这种血管内压力的变化,向邻近的脊髓实质传递,使脊髓水肿逐渐加重,甚至造成脊髓脱髓鞘或坏死。大部分患者脊髓水肿是慢性起病,严重的坏死或急性起病的很少见。约有 1% 的 SDAVF 患者,临床表现为蛛网膜下腔出血,其确诊时间相对较短。高位脊髓节段硬膜动静脉分流,特别是在颅颈交界区,有可能引起蛛网膜下腔出血。因此,对有蛛网膜下腔出血而脑血管造影阴性者,需要考虑是否有延-颈髓交界区 SDAVF。目前,多数学者认为,脊髓静脉高压是 SDAVF 的主要病理生理学机制。

四、临床表现

SDAVF 多见于中老年男性,表现为自下向上缓慢进展的脊髓感觉、运动和括约肌功能障碍。一般症状呈进行性加重,常继发出现步态、运动系统及感觉症状异常,如脊髓运动神经元受累,可出现肢体软瘫或痉挛性瘫痪。患者可出现用力后症状加重(神经源性跛行)或当体位改变时症状加重。如不经治疗,可在 1~4 年内完全截瘫。早期常被认为是多发的神经根病或前角运动神经元病,到确诊时,患者往往已完全丧失了自主活动的能力。

五、辅助检查

确诊本病的最好方法是选择性脊髓血管造影。因它能清晰地显示病变处的异常血管和在蛛网膜下腔内扩张迂曲的血管。脊髓血管造影是诊断瘘口位置、辨别供血动脉和评价静脉引流的金标准。因临床体征的平面是脊髓水肿的反应,与瘘口的位置可完全不一致。为了确定瘘口位置,所有供应硬膜的供血动脉都必须造影。80%~90% 的 SDAVF 分布在胸髓的下部和腰髓的上部,在肋间动脉和腰动脉注射对比剂,大部分情况下能找到瘘口。如果水肿位于颈髓,应该通过在主动脉弓上(锁骨下、椎动脉、肋颈干、甲状颈干和颈外动脉)置管寻找颈部瘘的来源。

其次,MRI 检查也是脊髓 DAVFs 重要的筛查手段之一,MRI 图像上 T_2 像及增强后 T_1 像,病变脊髓表现高信号,有明显的脊髓水肿表现。MRI 可以作为筛选的手段,它可以提供很多有诊断意义的信息,如有无髓周扩张血管、脊髓充血水肿及脑脊液循环障碍。现代高场强 MRI 的发展,使充血扩张的冠状静脉和正常增宽的蛛网膜下腔冠状静脉丛更易区分。正常的静脉表面光滑,很少有扭曲,而充血的冠状静脉丛表面粗糙有结节,血管多扭曲。据报道,大约有 90% 的 MRI T_2 加权像中蛛网膜下腔出现血管流空影,强化后期方出现扩张迂曲的静脉。计算机断层血管造影(computer tomography angiography,CTA)技术在确定瘘口的节段方面很有前景。

六、诊断与鉴别诊断

(一)诊断

根据患者进行性加重的脊髓功能障碍的病史和体征,结合脊髓 MRI 和脊髓血管造影可确诊本病。尤其对于中年以上男性出现进行性的双下肢感觉运动障碍,更应进行脊髓 MRI 和脊髓血管造影检查。脊髓血管造影是诊断脊髓 DAVFs 的金标准,一般可先行胸腰段脊髓血管检查再行骶部,如未发现病变需再行全脑血管造影。

(二)鉴别诊断

脊髓 DAVFs 一般要与脊髓 AVM 和脊髓髓周动静脉瘘(PMAVF)、脊髓积水症、椎间盘突出鉴别。

1.脊髓 AVM 和脊髓髓周动静脉瘘（PMAVF）

因脊髓 DAVFs 与脊髓 AVM 临床表现相似，MRI 表现都是血管流空影像，故可能出现误诊。脊髓 DAVFs 因脊髓水肿，其 MRI 影像可不增粗或轻微增粗，血管流空影在脊髓周围，DSA 示根髓动脉的硬脊膜支与根髓静脉间直接交通，通常仅一个瘘口，很少出现动脉瘤样和静脉瘤样扩张，故有别于脊髓 AVM 和脊髓髓周动静脉瘘。

2.脊髓积水症

脊髓 DAVFs 患者表现为慢性进行性脊髓功能障碍，在 MRI 上出现脊髓中央腔化且无明显血管流空影时，可被误诊为脊髓积水症。两者的鉴别：当患脊髓积水症时，往往存在 Arnold-Chiari 畸形，脊髓中央的空腔大而明显。脊髓 DAVFs 患者多无 Arnold-Chiari 畸形，脊髓中央的空腔呈细管状，椎管内往往可见细点状血管影，以此可以鉴别。

3.椎间盘突出

当脊髓 DAVFs 患者表现为上下肢的麻木、疼痛、乏力，X 线检查有椎间隙狭窄等退行性变时，如患者脊髓的血管流空影不明显，往往被误诊为椎间盘突出。两者的鉴别：椎间盘突出时，多呈间歇性发作，外伤诱因明显，疼痛剧烈，呈放射性，定位准确，但运动障碍轻微。脊髓 DAVFs 多为渐进性发病，无明显诱因，脊髓功能障碍进行性加重，MRI 示脊髓水肿，有时可见血管流空影，此时可进一步行脊髓血管造影，明确诊断。

七、治疗

手术及介入治疗都能有效治疗此病。手术治疗效果较为确切，但损伤较大，栓塞治疗创伤较小，两者各有利弊。

（一）手术治疗

SDAVF 应首选手术治疗。手术的目的与成功的关键是准确定位和闭塞瘘口，以及切断或闭塞瘘口处的引流静脉近端，但不能广泛切除引流静脉，否则会加重脊髓功能障碍，因为引流静脉也参与脊髓血液的回收。绝大多数瘘口位于脊神经后根硬脊膜袖口的上下或背侧附近，故手术闭塞瘘口操作简单、疗效可靠；但有时瘘口位于神经根的腹侧，需切开蛛网膜、分离神经根，仔细探查方能发现；当供血动脉起始部与瘘口部位远离充血性脊髓病变区域时，应根据 DSA 提供的信息，即在显示瘘口的部位，施行瘘口闭塞术。具体操作：术中暴露两个节段的椎板，充分暴露病变处神经根，至中线处打开硬膜并向两侧牵开；充分暴露硬膜处的根引流静脉，予以电凝阻断。术中判断手术成功的标志是怒张的引流静脉塌陷、颜色变暗红、超声多普勒检测病变区血管杂音消失。对于因各种原因造成病情急剧恶化、甚至完全性软瘫的患者，也应积极准备，施行急诊手术，往往能收到意想不到的效果。手术后病情没有改善的病例多是那些术前呈慢性进行性神经功能障碍较为严重的病例，可能与较长时期充血性脊髓病变导致脊髓不可逆性变性有关。这同样提示，对 SDAVF 早诊早治尤为重要。对有手术禁忌者，可试行介入治疗。

（二）介入治疗

对于该病的治疗还有不同的观点，有人认为，SDAVF 可首选介入治疗，只有当栓塞物（ONYX 等）不能弥散至引流静脉近端时，才考虑手术治疗。介入治疗时，需栓塞瘘口，并保留引流静脉的通畅，栓塞剂一般选择是 GLUBRAN 及 Onyx 胶，在栓塞过程中，只有当栓塞物到达引流静脉的近段时，栓塞才能最有效，否则有再次复发的可能。

八、预后与展望

本病预后取决于就诊时的神经功能缺失情况。随着对本病的病理解剖和病理生理学的深入了解,以及 MRI、DSA 技术的发展,使得诊断和治疗水平有了很大的提高。而且通过 MRI、增强 MRI 和 CTA 更易于对这种患者进行筛选。然而该病发展缓慢,症状不典型,就诊时脊髓损伤已经很重,故目前往往治疗效果欠佳。如何改善患者术后功能,尚有待进一步研究。

(马金邦)

第八节　颈　椎　病

颈椎病是指因颈椎间盘退行性变,及其继发性改变刺激或压迫脊髓、神经根、椎动脉、交感神经等邻近组织并引起相应症状和/或体征。

一、流行病学

北欧某城市的开业医师见到的成年人颈椎病约占门诊成年患者的 10%,国内报道成年患者中颈椎病患者占 10%～15%。由于颈椎病是一种退行性变为基础的疾患,本病的发病率随年龄增大而增加,据资料统计,如果 50 岁左右的人群中有 25% 的人患有颈椎病,那么到了 60 岁则可达 50%,而 70 岁以后则更高。随着人类寿命的不断提高,老龄人逐年增加,以及医学技术的发展而使颈椎病的诊断明确率的提升,临床上碰到的颈椎病病例将越来越多。

二、病因病理

颈椎病的发生与解剖特点及生理功能有直接关系,颈椎位于较为固定的头颅和胸椎之间,活动范围大,又需承载头颅并保持其平衡,所以 40 岁以后尤其是伏案工作者容易发生颈椎劳损,$C_{4～5}$、$C_{5～6}$、$C_{6～7}$ 椎间活动度较大,更易发生退行性改变。而且,为使颈椎有较大的活动度,颈椎后方小关节面较趋于水平方向,这种结构特点也使颈椎易于遭受各种静力和动力因素的损害。因此,颈椎的结构特点是颈椎病发病的解剖学基础。

(一)病因

引起颈椎病的原因是多方面的,其中主要因素有:退变、创伤、劳损、颈椎发育性椎管狭窄、炎症及先天性畸形等。

1.颈椎的退行性变

颈椎间盘退行性变是颈椎病的最初病理变化,主要表现为髓核的含水量减少;纤维环纤维增粗,玻璃样变性,甚至出现断裂,失去弹性,使椎间盘厚度减少。继而颈椎间盘受到压迫、变性纤维环向四周膨出,使附于椎体缘的骨膜及韧带掀起,出血,机化,逐渐形成椎体缘骨刺而造成一系列症状。

2.慢性劳损

所谓慢性劳损是指超过正常生理活动范围的最大限度的活动。包括有:①睡眠的不良体位。因其持续时间长,会造成椎旁肌肉、韧带及关节的失调,而波及椎管内组织,加速退变过程。②工作的姿势不当。处于坐位,尤其是低头工作,虽工作量不大,强度不高,但颈椎病发病率特高。如文秘、计算机员、会计、公务员,电子行业员工、教师、大中专学生等。③不适当的体育锻炼。超过颈部耐量的活动或运动,可加重颈椎负荷,尤其在缺乏正确指导下进行,一旦失手造成外伤,则后果更加严重。

3.头颈部外伤

颈椎病患者中有半数病例与外伤有直接关系。

(1)交通意外:除造成骨折脱位外,突然刹车而致的颈椎损伤。

(2)运动性损伤:运动员在竞技前未做好充分的准备活动。

(3)工作与生活中的意外:突然使颈部过度前屈、后伸及侧弯。

(4)其他意外:不得法的推拿、牵引等。

4.发育性椎管狭窄与先天畸形

颈椎椎管内径与颈椎病发生有直接关系,椎管狭小者,当受外伤甚至轻伤时也易发病。先天畸形因结构异常、应力改变导致颈椎退变加剧。

5.咽喉部炎症

当咽部及颈部有急慢性感染时,易诱发颈椎病症状出现或使原有病情加重。

(二)病理

颈椎病的基本病理变化是椎间盘的退行性变。颈椎位于头颅与胸廓之间,颈椎间盘在承重的情况下要做频繁的活动,容易受到过多的细微创伤和劳损而发病。其主要病理改变是:早期为颈椎间盘变性,髓核的含水量减少和纤维环的纤维肿胀、变粗,继而发生玻璃样变性,甚至破裂。颈椎间盘变性后,耐压性能和耐牵拉性能减低。当受到头颅的重力和头胸间肌肉牵拉力的作用时,变性的椎间盘可以发生局限性或广泛性向四周隆突,使椎间盘间隙变窄、关节突重叠、错位,以及椎间孔的纵径变小。由于椎间盘的耐牵拉力变弱,当颈椎活动时,相邻椎骨之间的稳定性减小而出现椎骨间不稳,椎体间的活动度加大和使椎体有轻度滑脱,继而出现后方小关节、钩椎关节和椎板的骨质增生,黄韧带和项韧带变性,软骨化和骨化等改变。

(三)分类

颈椎病按病变部位、范围以及受压组织的不同,而出现不同的临床表现,临床上将其分为神经根型、脊髓型、椎动脉型、交感神经型和食管压迫型等,其中以神经根型最常见。

三、临床表现

(一)神经根型

发生在颈椎后外方的突出物刺激或压迫颈脊神经根所致,发病率最高,约占颈椎病的60%。颈枕部及颈肩部有阵发性或持续性隐痛或剧痛。沿受累颈脊神经的行走方向有烧灼样或刀割样疼痛,或有触电样或针刺样麻感,当颈部活动或腹压增加时,症状加重,同时上肢感到发沉及无力等现象。颈部有不同程度的僵硬或痛性斜颈畸形、肌肉紧张、活动受限。受累颈脊神经在其相应横突下方出口处及棘突旁有压痛。臂丛神经牵拉试验阳性,椎间孔挤压试验(又名压颈试验)阳性(图10-2)。此外,受累神经支配区皮肤有感觉障碍,肌肉萎缩及肌腱反射改变。

(二)脊髓型

以40～60岁患者比较多见,且症状重,诊治不及时则预后差。因突出物压迫脊髓所致,临床表现为脊髓受压,有不同程度的四肢瘫痪表现,占10%～15%。本型症状亦较复杂,主要为肢体麻木、酸胀、烧灼感、发僵、无力等症状,且多发生于下肢,然后发展至上肢;但也有先发生于一侧上肢或下肢。此外尚可有头痛、头昏或大小便异常等症状。

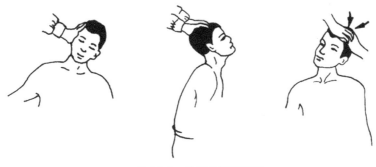

图 10-2　椎间孔挤压实验

1.脊髓单侧受压

可以出现典型的脊髓半切综合征(Brown-séquard Syndrome)。

2.脊髓双侧受压

早期症状有以感觉障碍为主者,也有以运动障碍为主者,以后者为多。后期则表现为不同程度的上运动神经元或神经束损害的痉挛性瘫痪,如肢体不灵活,步态笨拙,走路不稳,甚至卧床不起,小便不能自解。体格检查可发现四肢肌张力增高,肌力减弱,腱反射亢进,浅反射消失,病理反射如 Hoffmann、Babinski 等征阳性,踝阵挛及髌阵挛阳性。感觉障碍平面往往与病变节段不相符并缺乏规律性。此外胸腰部束带感亦是常有的主诉。

(三)椎动脉型

这是因为突出物压迫了椎动脉所致,可因椎间盘侧方的骨赘、Zygapophyseal 关节前方的骨赘、后关节不稳定半脱位。单纯的受压可能并不引起症状,需伴有动脉粥样硬化,椎动脉供血不足的症状有发作性眩晕、恶心、呕吐等,症状每于头后伸或转动头部到某一方位时出现,而当头部转离该方位时症状消失。于转动头部时,患者突然感到肢体无力而摔倒,摔倒时神志多半清醒,患者常可以总结出发作的体位。脑干症状包括肢体麻木、感觉异常、持物落地,对侧肢体轻瘫等。此外尚有声嘶、失声、吞咽困难、眼肌瘫痪、视物不清、视野狭窄、复视及 Horner 综合征等(图 10-3)。

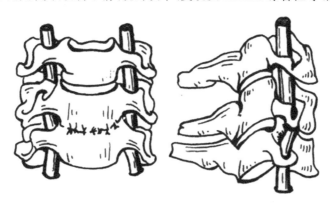

图 10-3　椎动脉因椎间盘突出而受压

(四)交感神经型

因颈脊神经根、脊膜、小关节囊上的交感神经纤维受到刺激所致。症状有头昏、游走性头痛、视物模糊、听力改变,吞咽困难、心律失常及出汗障碍等。也有人认为是由于椎动脉壁上的神经受刺激所致,亦可以是椎动脉的间歇性血流改变,刺激了动脉周围的神经所致。此型诊断困难,往往需经治疗试验成功后才能做出诊断。

(五)食管压迫型

颈椎前方较大的骨质增生压迫食管,引起吞咽困难,多在下颈椎。

(六)混合型

两种或两种以上类型同时存在。

四、辅助检查

(一)X线

1.正位

观察有无寰枢关节脱位、齿状突骨折或缺失。第7颈椎横突有无过长,有无颈肋。钩锥关节及椎间隙有无增宽或变窄。

2.侧位

(1)曲度的改变:颈椎发直、生理前突消失或反弯曲。

(2)异常活动度:在颈椎过伸过屈侧位X线片中,可以见到椎间盘的弹性有改变。

(3)骨赘:椎体前后接近椎间盘的部位均可产生骨赘及韧带钙化。

(4)椎间隙变窄:椎间盘可以因为髓核突出,椎间盘含水量减少发生纤维变性而变薄,表现在X线片上为椎间隙变窄。

(5)项韧带钙化:是颈椎病的典型病变之一。

3.斜位

摄颈椎左右斜位片,主要用来观察椎间孔的大小以及钩椎关节骨质增生的情况。

(二)CT

主要用于诊断椎弓闭合不全、骨质增生、椎体爆裂性骨折、后纵韧带骨化、椎管狭窄、脊髓肿瘤所致的椎管扩大或骨质破坏,测量骨质密度以估计骨质疏松的程度。此外,由于横断层图像可以清晰地见到硬膜鞘内外的软组织和蛛网膜下腔,故能正确地诊断椎间盘突出症、神经纤维瘤、脊髓或延髓的空洞症,对于颈椎病的诊断及鉴别诊断具有一定的价值。

(三)MRI

神经根型颈椎病,MRI可以从颈椎的矢状面、横断面及冠状面观察椎管内结构的改变,对脊髓、椎间盘组织显示清晰,可以明确显示有无颈椎间盘变性、膨出或突出及其对脊髓的压迫程度,了解脊髓有无萎缩变性等。可以对贯穿椎动脉孔内的椎动脉施行无创性的显像(MRA,图10-4)。

(四)椎动脉造影

主要用于诊断椎动脉型颈椎病。椎动脉造影可见椎动脉因钩椎关节骨赘压迫而扭曲或狭窄,尤其是动态观察。当颈旋转时骨赘对椎动脉的压迫可以加重,甚至引起血管梗阻。

(五)脑血流图

脑血流图提示椎动脉-基底动脉有供血不足表现,可作为诊断椎动脉型颈椎病的参考。

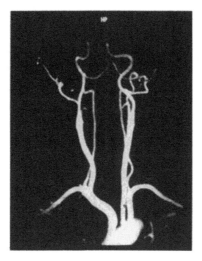

图 10-4 椎动脉 MRA

五、诊断及鉴别诊断

(一)神经根型

1.诊断要点

(1)有典型的根型症状,且范围与受累节段一致,颈肩、颈后部疼痛并向神经根分布区放射至上臂、前臂和手指,麻木或感觉减退,或感觉过敏,抚摸有触电感。

(2)神经根牵拉试验多为(+),痛点封闭对上肢放射痛无显效。

(3)X线椎片上显示钩椎关节增生,侧位片生理前凸变浅或消失,椎间隙狭窄,骨刺、动力侧位片颈椎不稳。

2.鉴别诊断

(1)肩周炎:有肩关节活动障碍,由于肩关节周围粘连其被动活动也障碍,不能外展上举,而颈椎病肩关节活动障碍不明显,绝无被动活动障碍,除非合并肩周炎。肩周炎的疼痛部位一般在肩关节,可累及上臂、上肢,但无神经节段分布规律,一般无麻木等感觉障碍。

(2)项背肌筋膜炎:也可引起项背痛或上肢麻木感,但无放射症状及感觉障碍,也无腱反射改变,项背部两侧有广泛压痛点,局封显效。

(3)胸廓出口综合征:因臂丛神经、锁骨上动、静脉在胸廓出口处胸小肌喙突止点区受压,而出现上肢麻木、疼痛、肿胀,但其症状区域不呈神经根节段分布;锁骨上窝前斜角肌附着点有压痛并放射至手,Adson试验(+);X线检查可发现颈肋或第7颈椎横突过大。

(二)脊髓型

1.诊断要点

(1)颈部有或无疼痛不适,但手动作笨拙,精细动作不灵活,协调性差,胸腹部可有刺痛感。

(2)步态不稳,易跌倒,难以跨越障碍物。

(3)肌张力增高,腱反射亢进(肱二、肱三头肌及膝反射等),Hoffmann 征(+),踝阵挛,髌阵挛,感觉障碍区呈片状或条状。

(4)X线示病变椎间隙狭窄,椎体后缘骨赘。

(5)MRI 示脊髓呈波浪样压迹或呈念珠状,严重者脊髓变细或脊髓变性的信号改变。

2.鉴别诊断

(1)颈髓肿瘤:症状可相似,呈进行性加重,非手术治疗无缓解,MRI 脊髓造影可鉴别,脑脊液蛋白(＋)。

(2)肌萎缩性侧廓硬化症:以上肢为主的四肢瘫为特征。平均发病年龄早于颈椎病 10 年,少有感觉障碍,发展快,肌萎缩波及范围广(可至肩以上),预后差。

(3)脊髓空洞症:感觉分离性障碍,肌萎缩明显尤其是手部,多无下肢锥体束征,MRI 及 CT 检查见中央管扩大。

(三)椎动脉型

1.诊断要点

(1)颈椎性眩晕,椎基底动脉缺血征(头旋转时)或摔倒史,但应排除外眼性眩晕及耳源性眩晕。

(2)少数患者出现自主神经症状(恶心呕吐,出汗等)。

(3)旋颈诱发试验(＋)。

(4)X 片示椎节不稳及钩椎关节增生。

(5)DSA 可定位出压迫节段。

2.鉴别诊断

(1)耳源性眩晕:即 Meniere 症,内耳淋巴回流受阻引起,本病有三大特点:发作性眩晕,耳鸣,感应性、进行性耳聋。而颈源性眩晕与头旋转有关,耳鸣轻。

(2)眼源性眩晕:可有明显屈光不正,闭眼可缓解。

(3)神经官能症:头痛头晕,记忆力下降,检查无异常,受情绪影响波动。

(四)交感神经型

此型临床表现较复杂,常与神经根型或椎动脉型混合出现。有交感神经症状,如眼睑无力,视物模糊,瞳孔扩大,眼窝胀痛,流泪;头痛头晕,枕颈部疼痛;心跳加速或缓慢;血压变化;肢体出汗异常,疼痛或感觉过敏;也可有耳鸣、耳聋、眼球震颤等,影像学显示椎节不稳、钩椎关节增生。但这些症状很难确定是哪一部位的交感神经受压或刺激引起,诊断时应排除其他内科疾患如前庭功能障碍、围绝经期综合征、心理因素、心脏病、高血压、脑血管病,但其鉴别往往相当困难。

(五)食管压迫型

出现吞咽困难等食管受压症状,影像学显示锥体前方较大的骨质增生压迫食管,过食管吞钡、食管镜检查排除食管本身疾患,如肿瘤等。

六、治疗

(一)治疗原则和方案

颈椎病的治疗方法很多,可根据颈椎病的类型、病情轻重、病程长短及患者的健康状况来选择。一般均采用非手术疗法,但长期非手术治疗无效、且有明显的颈脊髓受压或严重的神经根受压者,可采取手术治疗。

(二)治疗方法

1.制动

颈托、围领、支架等。使颈肌得到休息,缓解肌痉挛,减少突出物,骨赘对神经、血管的刺激。

2.牵引

主要采用颈枕颌带牵引,其作用如下。

(1)解除肌痉挛,制动。

(2)增大椎间隙及椎间孔,减轻椎间盘的压力而利于突出物的消肿及回缩,并减轻对神经根的压迫刺激。

(3)后方小关节的嵌顿或错位也可纠正。可选坐式、卧式、便携式。

3.药物

颈椎病的药物治疗中,西药的选用主要是对症治疗及辅助治疗,疼痛严重者可应用镇痛药,如布洛芬、吲哚美辛、强筋松等;肌张力高并有阵挛者予以解痉类药物,如苯海索(安坦)片、苯妥英钠等;神经调节及营养药物如维生素 B_1、维生素 B_{12}、甲钴胺、谷维素、刺五加等可调节神经功能、促进神经变性的恢复;扩张血管药物类如烟酸、地巴唑、丹参注射液等可改善脊髓及神经根的血液供应。

中药则分型辨证论治:风寒湿型用蠲痹汤;气滞血瘀型用身痛逐瘀汤;肝肾亏虚型用补肾壮筋汤;气虚血瘀类萎证型用补阳还五汤;虚寒型用黄芪桂枝五物汤;痰瘀阻络类痉证型用身痛逐瘀汤加味(地龙、蜈蚣)。

4.针灸疗法

可取穴绝骨、后溪、大杼、魄户、天柱、天井、合谷、风府等。一般留针 10～20 分钟,每天 1 次,10 天为 1 个疗程。

5.推拿

主要采用理筋手法。

6.理疗

理疗包括离子导入、超短波治疗、微波、中频电等。

七、手术治疗

(一)手术指征

脊髓型一旦确诊,尽早手术;发展至有明显的神经根、椎动脉损害,经非手术治疗无效;原有颈椎病,因外伤或其他原因突然加重;伴颈椎间盘突出症,非手术治疗无效;有某一节段明显不稳者。

(二)手术目的

解除压迫,包括对脊髓、神经根及椎动脉的减压;重建局部稳定性,如有节段不稳定,在减压时应同时予以植骨融合,使局部稳定。

八、预防保健

(1)防止颈部外伤。

(2)纠正生活上的不良姿势,避免高枕睡眠等不良习惯。

(3)加强颈肩部肌肉的锻炼,在工间或工余时,做头及双上肢的前屈、后伸及旋转运动,既可缓解疲劳,又能使肌肉发达、韧度增强,从而有利于颈段脊柱的稳定性,增强颈肩顺应颈部突然变化的能力。

(4)注意颈肩部保暖,避免头颈负重物,避免过度疲劳,坐车时不要打瞌睡。

（5）脊髓型颈椎病禁止颈部的旋转手法治疗，以免发生严重不良后果。

（6）及早、彻底地治疗颈肩、背软组织劳损，防止其发展为颈椎病。

（周　涛）

第九节　胸椎管狭窄症

椎管狭窄是导致脊髓、马尾神经和神经根压迫性损害的常见原因之一。发生在腰椎最多，其次为颈椎，胸椎少见。退变性胸椎管狭窄症是近年来才被逐渐认识的一种疾病，主要累及椎间关节-椎间盘水平，该处关节囊、黄韧带、后纵韧带骨化及椎体增生，椎间盘膨隆，造成椎管狭窄和脊髓压迫症状，这些变化与脊椎退行性变是相一致的。有关胸椎管狭窄症的报道较少，欧美文献仅仅有极少数病例报道，日本发病率较高，国内近年来也有不少病例报道。该病相对较为少见，临床较易漏诊和延误诊断。

黄韧带骨化（OLF）现象最早是于 1912 年提出的。1920 年 Polgar 首例报道黄韧带骨化的侧位 X 线表现，以后人们对此进行了大量深入的研究工作。目前黄韧带骨化症已被认为是导致胸椎管狭窄、脊髓损伤的重要临床疾病之一。

一、流行病学

黄韧带骨化多见于亚洲人，尤其是日本人，发病率为 5％～25％；黑种人、高加索人也有少量报道，但在白种人中极罕见。该病为老年性疾病，50～70 岁发病率高，并有随年龄增长发病率增高的趋势；男性发病较多，男女比例为（2～3）∶1。

二、发病机制

到目前为止胸椎管狭窄症的确切病因尚不完全明确，几十年来围绕其发病机制不断探索，现认为可能与以下几种因素有关。

（一）慢性退行性变

临床统计研究表明，黄韧带骨化老年人多发，且以下胸段居多，同时常伴其他病理变化如后纵韧带骨化、小关节肥大、椎体增生等，这些特点与脊柱其他部位慢性退变是相一致的；同时发现，部分脊柱退行性变病例中胸椎黄韧带骨化、后纵韧带骨化发生率高。病理学研究也发现，黄韧带退变过程中弹力纤维减少、大量胶原纤维增生，在此基础上逐渐发生软骨样改变、钙化，直至骨化。但是，该观点很难解释为何颈椎黄韧带骨化极为少见。

（二）积累性劳损

另外一些学者认为，由于下胸段活动度较大，黄韧带在附着点处受到较大的反复心力而致慢性积累性损伤。反复的损伤、修复，最终导致黄韧带骨化。临床病理学研究结果显示，黄韧带骨化往往始于黄韧带的头侧，尾侧附着部，长期受力致弹力纤维断裂、胶原纤维增生，甚至在受力明显的部位发生黏液样变性；病变黄韧带显示反复替代及软骨化生过程，继而通过软骨内成骨导致黄韧带骨化。

(三)代谢异常

目前研究较多的是氟与黄韧带骨化间的关系,其可能的作用机制为:氟可激活腺苷酸环化酶,从而使细胞内 cAMP 含量升高,引起细胞质内钙离子浓度显著升高,最终导致软骨细胞钙化、骨化。低磷血症也被认为与黄韧带骨化有关,但机制尚不明确。

(四)其他

炎症、家族性因素等也被认为是本病的发病机制之一,因为临床观察到不少家族聚集现象,但迄今仍缺乏充分证据。

三、病理

根据术前 X 线片、CT、MRI 检查、手术所见及术后病理检查,胸椎管狭窄的病理改变是多种多样的,有先天性的,如椎管发育不良、椎弓根短缩;遗传性的骨代谢异常如 Paget 病;维生素 D 抵抗性骨病;也有后天性的,如肾病性的骨代谢异常,氟骨症。临床上最多见的是反复的应力损伤因素,局部的退行性改变所致胸椎管狭窄是基本病理改变,包括黄韧带肥厚(HLF),黄韧带骨化,关节突肥大,椎板增厚,椎间盘突出,后纵韧带骨化,硬行膜增厚等类型。

从影像学上,退行性胸椎管狭窄的主要病理改变为:黄韧带肥厚,部分出现钙化或骨化。可厚达1.0~1.5 cm,有的出现双椎板样改变,甚至与上下椎板融成一体;椎板增厚硬化。厚达1.5~2.0 cm;关节突增生肥大,增生骨赘向椎管内突入;椎体后缘骨赘向椎管突入。椎间盘突小和 OPLL 多并存;椎管矢状径和横径减小,椎管变形,硬膜外脂肪消失,硬膜外粘连紧带、硬膜增厚。脊髓受损、硬膜囊变形或呈节段性环形凹陷,搏动减弱或消失。这些改变与颈、腰椎管狭窄退行性变相似,故退行性胸椎管狭窄应当是脊柱退行性变的一个组成部分,由于胸椎管在正常情况具有相对较窄的解剖学特点。即使其退生程度与颈、腰椎相同,亦可能最先造成胸段椎管脊髓及神经根的压迫性损害,而且由于缺乏有效缓冲空间,与颈、腰段相比,压迫与缩窄程度往往较严重,无缓解期、常呈缓慢的进行性发展,因长期缺血生性造成永久性瘫痪。此外,胸椎相对较为固定,韧带及关节囊的病理性骨化倾向较易形成,与颈、腰段相比,除形成更严重的狭窄外、其范围住往较为广泛,常累及 4~6 个脊椎,氟骨症则受累范围更加广泛。

四、临床表现

胸椎管狭窄疾病临床主要表现为脊髓不全压迫造成的胸段脊髓缺血、感觉和运动传导障碍等一系列综合征,大部分患者起病呈隐袭性,少数可有诱因,如腰背部扭伤,受凉,过度劳累,手术麻醉等,症状表现多样:①胸椎压痛,伴或不伴放射痛,后伸受限伴疼痛。②下肢感觉异常,如下肢麻木、无力、脚踩棉花感;下肢肌力减弱,肌张力增高,出现肌紧张、折刀样痉挛,僵硬,无力,行走困难,且进行性加重。③间歇跛行史,行走数十米至数百米或久立后症状加重,平卧时症状减轻。④胸腹部束带紧迫感。⑤大小便功能障碍。⑥痉挛步态,有些患者甚至不能站立。

体格检合方面以胸段脊椎受压表现为主,脊柱相应节段压痛,少数有后凸畸形,胸椎不同平面以下存在不同程度的感觉、运动障碍,出观感觉减退平面,双下肢痉挛步态,大小便异常等不全瘫痪。神经反射亢进,病理反射阳性,腹壁和提睾反射减弱或消失,膝、踝反射活跃或亢进,髌、踝阵挛,Babinski 征阳性;神经根刺激症状,如胸背部束带感,疼痛;脊髓、马尾循环障碍,出现神经源性间歇性跛行,括约肌功能障碍,二便困难;晚期脊髓完全性压迫,出现截瘫,二便失禁等。

五、影像学检查

影像学检查是胸脊髓压迫症定位、定性诊断的最主要手段,仅依靠感觉平面、反射或棘突叩击痛等临床检查,往往并不确实。

(一)X 线检查

X 线检查是必须的,可排除脊柱肿瘤和骨性病变,疑有胸椎管狭窄症的患者应常规行 X 线检查。一般多表现为胸椎不同部位不同程度的退变征象,正位片病变部位椎间隙变窄,有不同程度的椎体缘唇样骨质增生,椎间隙内多模糊不清,椎板轮廓难以分辨;在侧位 X 线可见胸椎退行性改变,如关节突肥大,椎体骨赘形成,甚至呈竹节样改变,椎间隙可有轻度变窄,椎间孔投影中可见骨化影,可呈钩形或鸟嘴状高密度影。连续几十节段黄韧带骨化时椎管后壁呈锯齿状引起节段性狭窄,这一点从 $T_1 \sim L_2$ 所有平面均可发生,特别是 $T_{9 \sim 12}$ 节段。氟骨症病例可见胸椎骨密度明显增高,韧带广泛骨化,结合流行病学及生化可诊断。

(二)CT

对脊柱脊髓疾病的诊断具有定性和定位作用,可清晰显示椎管狭窄的程度、病变的具体部位及骨化形态,更清楚地揭示出椎管、硬膜囊、蛛网膜下腔和脊髓的相互关系,显示病变更为明确。CT 扫描主要表现为起于椎管后外侧壁即椎板下缘或关节突前内侧的单侧或双侧板状或结节状骨化块,突入椎管内,形态表现为棘状、结节状、板块状、隆突状骨化。双侧型的骨化块可相互部分融合并与椎板和后关节囊融合,椎管狭窄程度上比单侧重。但大的单侧骨化块亦可封闭半侧椎管,造成严重椎管狭窄。后纵韧带骨化和关节突肥大可进一步加剧椎管狭窄,严重时,椎管呈二叶草或窄菱形。脊髓横断面上,压迫重的地方脊髓变细,密度增加。图像横扫可显示增生肥大的关节突,由于椎板增厚和黄韧带骨化造成椎管狭窄时,不是每个扫描层面都与椎管垂直,CT 片上显示的椎管狭窄常较实际更严重。

(三)MRI

在无 MRI 截瘫之前,常规做脊髓造影,以观察脊髓受压节段,主要表现在正位片上见束腰状、"V"形或"U"形改变。在侧位片 L 梗阻端表现为"V"形边缘及从椎管的后下方向前上方斜坡样、擦边样而过的改变。造影检查可清晰显示韧带的骨化影,并可见椎管变形、变小、硬膜囊受压,呈搓衣板样、毛刷样或蜡笔样。亦可显示椎间关节、肋结节关节、前纵韧带、后纵韧带的退变、增生、融合、骨化等。椎间关节增生肥大内突,椎板增厚、黄韧带肥厚,OPLL 出现。双层骨样板改变,不完全梗阻,矢状径和横径减小,硬膜外脂肪消失,脊髓受压变形,充盈缺损为多节段性,呈"串珠"状,多见于椎间盘椎间关节平面脂肪消失,脊髓受压变形,充盈缺损为多节段性,呈"串珠"状,多见于间盘-椎间关节平面椎管变形。完全性梗阻时,梗阻端平直或呈斜坡状。

胸椎间盘退行性变和骨赘形成时,可见椎间隙变窄,椎间盘成分减少,信号减弱,有的出现后方椎间盘成分消失,局部信号变弱。受累节段的椎体前、后缘均见低信号的突出物,以后缘为主,后缘突出呈弧形,其信号与皮质骨相似,有的可见"包壳"样改变,即突出物表面信号明显减弱,而中央部传信号增强。黄韧带骨化,黄韧带信号明显减低,矢状面上造成脊髓的节段性压迫,形态似"锯齿样"。比较重的韧带钙化在某些矢状面可占据大部椎管。后纵韧带骨化,可见受累节段的椎体后方正常低密度影增厚,超过正常胸椎后缘"黑线"影,椎管在此部位更显狭窄。胸髓受压和受损时,受累节段的致狭窄因素对胸髓压迫,使胸髓局部弯曲,变扁或呈凹陷向侧移位,多节段狭窄者,脊髓多节段扭曲变细。受压节段的脊髓信号以增强为主,T_2 像较 T_1 像更有利于观察脊髓压迫。

六、诊断

正确的诊断首先依靠详细的病史及全面的神经系统检查。本病相对较少,基层医院常延误诊治,强调早期诊断尤为重要。依据症状和体征,特别是神经学检查和 X 线、CT、MRI 及电生理检查,可以做出诊断并可与胸椎间盘突出症相鉴别。在临床上,胸椎黄韧带骨化多表现为胸椎管狭窄而引起的一系列脊髓、神经根压迫的症状和体征,病程长短不一。其初始症状一般为双下肢麻木、僵硬、无力及感觉异常,常伴有胸部束带感、胸部扩张受限及背部僵硬,间歇性跛行也是临床常见症状。病变在中、上胸段可有明显的上运动神经元瘫痪的体征,但在下胸段常表现为上、下神经元同时瘫痪的体征,少数患者甚至表现为膝以上硬瘫、膝以下软瘫。感觉障碍可为横断性或神经根性。双上肢检查正常可排除颈段病变。

(一)病史和发病年龄

胸椎管狭窄症的病史一般均较长,为慢性发病。多为中年以上发病,发病率男多于女。

(二)症状与体征

多数患者早期表现为进行性双下肢麻木、无力、僵硬不灵活,间歇跛行、胸腹部束带感。X 线平片检查多误认为"骨质增生",常行非手术治疗直至病情严重。检查早期 X 线片,除一般退行性变外,多已有明显的黄韧带肥厚,骨化,后纵韧带骨化等。

影像学检查对诊断胸椎黄韧带骨化有重要作用。高质量胸部平片和侧位断层片,CT 或磁共振检查对早期诊断是很必要的。应注意识别黄韧带和后纵韧带骨化,这是椎管狭窄的主要因素。X 线平片有利于鉴别后纵韧带骨化及脊柱炎症、肿瘤等;侧位片可见椎板间隙处形成向椎管内占位的三角形骨化影,但受肩带的重叠及肝脏阴影的影响,常使对上、下胸段的判断受到一定程度的限制,而且对病变早期及板状型骨化的诊断较为困难。椎管造影只能提示梗阻的程度,对病因学诊断无价值,且具有创伤性,目前已很少采用。

(三)鉴别诊断

腰椎间盘突出症患者发病年龄较轻,大多在 20～40 岁,病史较短,很多患者可以明确发病日期,有人在明确的轻微损伤后发病;由于椎间盘突出多偏向一侧,故脊髓受压症状多在一侧肢体,或两侧轻重不一,脊髓受压程度也较胸椎管狭窄者为轻,几乎无全瘫者;影像学检查特别是 MRI 检查可提供重要诊断依据,腰椎间盘突出多累及单个椎间隙,个别有两间隙椎间盘突出者,在 MRI 上显示清楚,无脊髓后方受压的病变,可与胸椎管狭窄症相鉴别。

此外,该病须与黄韧带钙化症相鉴别,多数学者认为,黄韧带钙化症与黄韧带骨化过程中的钙化是两个截然不同的病理过程。黄韧带钙化症仅见于颈段,女性多见,大体观多呈圆形或椭圆形;光镜下可见钙盐沉着于纤维中,钙化灶周围有较多的多核巨细胞、组织细胞及淋巴细胞浸润,表现为肉芽肿样异物反应;与以骨小梁、骨髓结构为特征的骨化完全不同。

七、治疗

通常认为,非手术治疗胸椎管狭窄均无效,手术治疗是目前唯一有效的方法,病情进行性加重,一经确诊应立即手术治疗。

造成胸椎管狭窄症的后方因素主要为肥厚的黄韧带、椎板及肥大的关节突;而前方因素主要为胸椎间盘突出和后纵韧带骨化(OPLL),但单独的 OPLL 压迫脊髓而无后方病理改变者少见。

因此,胸椎管狭窄手术治疗,主要为后路椎板切除减压手术。对于退行性改变为主的,包括黄韧带骨化(OLF)、关节突增生(HAP)、后纵韧带骨化(OPLL)、椎板增厚等类型为主要病理解剖改变的胸椎管狭窄疾病,手术行后路全椎板切除减压是比较简单、直观、彻底的方法,手术的疗效也较满意。对合并有胸椎间盘突出压迫脊髓者宜采用后路减压,再辅以侧前方减压、椎间盘髓核摘除术。

八、术后脊柱稳定性和功能恢复

整块半关节突椎板切除术后,经2～8年的随访,未发现胸椎不稳的情况。原因是外半关节突关节仍存在,还有肋椎关节保护,故胸椎的稳定性可以胜任日常生活。一般情况下不需要行内固定。至于术后效果则与术前脊髓本身的情况和手术减压程度有关,术前未完全截瘫、MRI脊髓信号正常者,手术减压充分,常可获得优良效果。术前截瘫严重,脊髓本身有软化灶者,仅中等恢复,但较术前进步明显;个别未按整块半关节突椎板切除术操作者,脊髓损伤加重。因此,椎板整块切除,可减少或防止脊髓损伤加重的发生。

氟骨症性胸椎管狭窄症是地方性慢性中毒性疾病,动物试验表明氟在异位骨化的化学诱导中起重要作用,氟可激活细胞腺苷酸环化酶、从而使细胞内cAMP含量升高,导致细胞质钙浓度升高、软骨细胞变性、钙化。表现为骨质密度增高,椎板及小关节突增生、肥厚。椎板内韧带(特别是黄韧带)肥厚、骨化、从而导致椎管狭窄,造成脊髓受压的症状,临床表现为椎管狭窄症状。

对于胸椎黄韧带骨化引起的椎管狭窄和脊髓损害,至今仍无有效的非手术治疗,一旦诊断已明确,即应尽早手术治疗。黄韧带骨化主要侵犯脊椎的后部结构,胸椎椎板切除减压是比较合理的方法。但是其手术效果往往不如腰椎和颈椎好,这是因为其病理因素较颈腰段复杂,手术操作也困难。

术后效果与术前病程长短、脊髓压迫与脊髓损伤程度、病变累及节段、狭窄程度、是否并发后纵韧带骨化及手术方法等诸多因素有关。狭窄或瘫痪较重而时间较长者,除了致压物使脊髓直接受压而造成损伤外,还由于局部血液循环障碍、缺血缺氧时间较长,可以导致脊髓组织发生不可逆性的继发性损伤。术前MRI上胸髓受压和受损程度越轻,症状进行性加重时间越短,术前生活仍可自理者,术后效果往往越好。而多节段受累,脊髓已有软化、囊变、萎缩变性,症状进行性加重时间长,术前生活需他人照顾者,术后往往效果不理想。

(马金邦)

第十节　胸椎间盘突出症

胸椎间盘突出症(Thoracic disc herniation,TDH)在临床上并不多见,尤其是症状性胸椎间盘突出症,其发病率占整个脊柱所有椎间盘突出症的0.25%～0.75%。虽然其发病率低于颈椎病和腰椎间盘突出症等疾病,但该病多进行性发展,致残率较高,手术难度和风险大;此外,其临床表现较为复杂且缺乏特异性,容易造成延误诊断或漏诊。

一、病因

胸椎退变、外伤、脊柱畸形等是导致胸椎间盘突出的直接原因或诱因,一般认为胸椎间盘突出症是在胸椎间盘退变的基础上发生的,而创伤可能与发病密切相关。但其确切的病因目前尚不明确,多数学者主张胸椎间突出症的发生和发展是多种因素共同作用的结果。

(一)积累性力学损伤

理论上,胸椎间盘突出症可以发生在胸椎的任一节段,但研究发现椎间盘突出以下胸椎为多,T_8 水平以下约占 75%,而 T_4 水平以上则相对较少。这主要与下胸椎为应力集中部位,容易遭受损害有关。胸椎上 10 节胸椎与肋骨和胸骨一起组成了笼状结构,笼状结构增加了胸椎的稳定性,同时也限制了椎间活动。而笼状结构外的下胸椎因肋骨限制减少,活动度较大,且笼状结构内的脊柱作为一个整体运动,容易使位于胸腰段结合区的下胸椎处应力集中,使其容易遭受较强的应力作用,进而产生急性或慢性的椎间盘损伤。此外,在上中胸椎区域的胸椎间盘突出症发病率男性与女性类似,而在下胸椎区域的胸椎间盘突出症发病率男性明显高于女性,这可能与男性在工作和生活中常常承受重体力劳动引起的力学损伤有关。

(二)慢性退行性变

临床研究表明,胸椎间盘突出症好发于中老年,90% 患者的发病年龄在 30～70 岁,平均年龄为 51.4 岁,一般病史较长,逐渐加重,部分患者合并颈椎、腰椎间盘突出,尤其是下胸段椎间盘突出症患者更为常见。该病通常合并胸椎椎体后缘骨赘、小关节增生和脊柱韧带肥厚等脊柱退变因素,这些特点与慢性退行性变一致。病理学研究发现,胸椎间盘突出与颈椎间盘突出一样,也是在椎间盘退变的基础上发生的。一般椎间盘内钙化的胸椎间盘突出常常有临床症状,但这很难解释为何上胸椎椎间盘突出极为少见。

(三)创伤

研究发现 50% 的胸椎间盘突出症与创伤密切相关。当纤维环急性损伤时,脊柱屈曲和扭转负荷的结合力可致后部髓核突出。而在临床工作中,真正能追问出有创伤史的病例极少,因此对于创伤是否真正参与了胸椎间盘突出症的发病尚存在着争议。临床上对于创伤往往只注意到椎体的骨折,而容易忽视椎间盘髓核和终板的损伤情况。终板发生损伤后,从椎体到椎间盘的营养通路受阻,椎间盘的营养障碍进一步加剧了椎间盘退变的过程,加上原有椎间盘纤维环部分损伤或后纵韧带断裂,容易导致椎间盘突出。

(四)脊柱后凸

脊柱后凸可引起胸椎间盘突出,尤其是后凸畸形的顶点部位容易出现髓核脱出压迫神经的现象。近期的研究结果表明,胸椎间盘突出症与休门病(Scheuermann)及不典型休门病之间存在明显的相关性,而休门病即为青年性脊柱后凸。该研究发现,胸腰段椎间盘突出相应及邻近节段的脊柱后凸角度显著大于正常人群,这可能导致局部应力增加,加速椎间盘的损伤。脊柱后凸时,脊髓通常移向前方,此时若合并椎间盘突出,则更容易产生或加重对脊髓的压迫。此外还有研究发现,椎体发育欠佳、椎体楔形改变、骺环破坏、后缘离断,很可能导致脊柱后凸并加速椎间盘的退变,但脊柱后凸与椎间盘突出发生的先后关系尚不能确定。

二、病理

由于胸椎椎管相对较小,脊髓在椎管内的缓冲间隙也小,胸椎生理后凸使脊髓前间隙相对较小,因此程度较轻的椎间盘突出即可产生压迫。胸椎间盘突出后,椎间盘本身及其邻近的组织结构均可发生各种继发性病理变化。

正常椎间盘没有血管组织,其营养供应主要通过两个被动途径扩散而获取:一是终板途径,即椎体内血管的营养物质通过骨髓腔-血管-软骨终板面扩散到椎间盘,营养髓核与纤维环内层;二是纤维环途径,即纤维环表面血管营养纤维环外层。软骨终板既具有屏障功能,又有营养中介作用。椎体骨-软骨终板-椎间盘界面的通透性决定于软骨终板与椎体之间血管的多少。软骨终板硬化、钙化、增厚后导致椎间盘血供减少,同时妨碍废物的排除,使乳酸浓度升高,pH 降低,加速细胞凋亡或死亡,并形成恶性循环,导致基质降解。终板内软骨细胞可以合成髓核基质,产生黏多糖,软骨终板钙化减少了终板为髓核产生的黏多糖,使髓核含水量降低,导致椎间盘进一步退行性变。同时,基质降解酶在椎间盘变性中发挥着重要作用,影响着基质的合成和破坏平衡,这一调控基质代谢的酶系统包括:金属蛋白酶、蛋白多糖酶、弹性蛋白酶、金属蛋白酶组织抑制因子等。在发生变性的椎间盘中蛋白多糖含量逐渐下降,水含量明显降低,胶原类型发生转换。此外,炎症物质、细胞因子既是椎间盘发生变性的病理产物,又是进一步促进其退行性变,参与椎间盘发生突出并产生临床症状。

胸椎间盘突出可通过对脊髓的直接压迫及影响脊髓的血供和静脉回流而产生一系列症状,由于胸段椎管间隙小,胸脊髓血供差,胸椎间盘突出所造成的脊髓损害往往较为严重,其病理改变可由间盘组织或后方皱起的黄韧带直接压迫而造成。而胸椎间盘侧方突出可直接压迫神经根,中心型突出亦可向后压迫推移硬膜囊牵拉神经根,神经根受椎间盘组织的直接压迫或神经根受牵拉导致炎症反应,出现根性疼痛。

三、症状

胸椎间盘突出症发病隐袭,多数慢性起病,少数患者有外伤史,可能出现急性发病,引起神经症状甚至瘫痪。该病的临床表现复杂多样,缺乏明确的症状不适,症状比较模糊,容易造成误诊。慢性起病者早期多缺乏典型的疼痛或神经功能损害症状,许多患者被误诊为心血管、消化道、泌尿生殖系统或精神病等疾病,甚至还采取了不必要的胸部或腹部手术治疗。

临床上根据突出的解剖位置不同,将胸椎间盘突出症分为中央型、旁中央型、外侧型和硬膜内型。其中,中央型和旁中央型突出约占整个胸椎间盘突出症的 70%,硬膜内型突出罕见。高位中央型突出,主要表现为脊髓压迫综合征、脊髓病变;低位中央型突出,主要表现为圆锥或马尾受压的表现,出现马尾综合征,表现为背部、下肢痛合并括约肌松弛、大小便功能障碍;外侧型突出压迫神经根,主要表现为根性痛症状,伴或不伴脊髓压迫症状,出现放射痛、肋间神经痛、感觉障碍等。然而,这些症状早期并不典型,可以单独或合并存在,没有截然的界线,外侧型突出有时也可压迫脊髓而出现锥体束征,中央型突出又可间接牵拉神经根而导致神经根痛,这就给临床上进一步判断和诊断提供了挑战。

(一)疼痛

疼痛为常见的首发症状。其特点可为持续性、间歇性、钝性、锐性或放射性。根据突出的部位和节段不同,疼痛可呈轴性、单侧或双侧分布。少部分患者主诉为一侧下肢疼痛,易与腰椎间盘突出症相混淆;沿胸壁的放射性疼痛亦为常见的主诉。咳嗽、打喷嚏或活动增加均可加剧疼痛症状,而休息后上述症状可减轻。有时也会发生不典型的放射性疼痛,如 $T_{11\sim12}$ 的胸椎间盘突出症可表现为腹股沟及睾丸疼痛,易与髋部和肾疾病相混淆。发生在中胸段的胸椎间盘突出症可表现为胸痛和腹痛。而颈痛、上肢痛及 Horner 综合征并非都由颈椎病所致,也应考虑到 $T_{1\sim2}$ 椎间盘突出症造成的可能。

(二)感觉障碍

感觉改变是仅次于疼痛的常见症状,尤其是麻木,也可表现为感觉异常及感觉迟钝。在没有疼痛症状的情况下,这些感觉障碍表现也许就是诊断胸椎间盘突出症的唯一线索。

(三)下肢运动障碍

部分患者早期仅表现为脊髓源性间歇性跛行、下肢无力、僵硬发沉感,可有或无疼痛、麻木,休息片刻症状减轻,严重者可出现瘫痪。这种瘫痪多为痉挛性,踝阵挛和髌阵挛阳性,深反射亢进,Babinski 等病理征阳性。值得注意的是,下胸椎胸椎间盘突出也可表现为迟缓性瘫痪,如足下垂。

(四)括约肌功能障碍

大小便功能障碍一般是脊髓功能损害的后期表现,少数有性功能障碍。有报道患者就诊时,60％患者主诉有运动和感觉障碍,30％患者主诉有膀胱功能障碍,其中 18％二便功能都出现障碍。

四、体征

胸椎管与颈椎和腰椎相比要小很多,胸椎管内的脊髓容易受压,但由于患者间的椎间盘突出程度和椎管容积大小存在差异,不同患者的临床体征也有很大的差异。

发病早期往往缺乏阳性体征,可仅表现为轻微的皮肤感觉障碍,但感觉丧失的范围不定,多数患者感觉丧失的范围位于压迫的平面以下。随着病情的发展,一旦出现脊髓压迫,则表现为典型的上运动神经元损害体征。

(1)肌力减退:肌力减退除发生在腿部外,还可以出现下腹部的肌力减退,而且这种减退多为双侧性,近侧肌群和远侧肌群的肌力减弱程度通常是一致的。

(2)多数患者可出现深反射亢进和病理反射阳性,也可出现踝阵挛或髌阵挛。

(3)针刺痛觉或触觉减退,由于脊髓被挤压的部位位于脊髓前方,一般脊髓后方传导的神经功能如位置觉和振动觉通常可以很好的保留。

(4)还可出现肌张力增高、肌肉痉挛和异常步态等。当病变位于 $T_{11\sim12}$,$T_{12}\sim L_1$ 时可以出现广泛肌肉萎缩、肌腱反射亢进或减弱、病理征阳性或阴性等上运动神经元和下运动神经元混合性损害的体征。

当旁中央型突出较大时还可导致 脊髓半切综合征(Brown-Sequard syndrome),表现为病变节段以下患侧上运动神经元性瘫痪及触觉深感觉的减退,对侧病变平面 2 个节段以下的痛温觉丧失。此外在体格检查时,还可发现部分患者存在脊柱畸形,但局限性的脊柱后凸比较少见。

五、影像学表现

影像学检查是确诊胸椎间盘突出症的主要方法之一,常见的影像学检查方法对胸椎间盘突出症诊断的正确率差距较大。常规的胸椎 X 线平片对该病的诊断缺乏特异性,而脊髓造影、CT扫描及磁共振成像(MRI)则相对较高。

(一)X 线平片

X 线平片若显示有椎体后缘离断、显著骨赘、椎间盘钙化、脊柱后凸或休门病样改变,对诊断胸椎间盘突出症有提示意义。相对于颈椎和腰椎间盘突出症,胸椎间盘突出症合并椎间盘钙化的概率要多一些,约占胸椎间盘突出症的 50%,这是其影像学的一个特点。

(二)脊髓造影

脊髓造影的准确性要比胸椎 X 线平片高得多,但其敏感性仍较低,不足 70%。目前采用水溶性非离子碘造影剂经腰椎穿刺逆行造影,小的椎间盘突出可表现为轻至中度造影剂充盈缺损,大的椎间盘突出表现为造影剂中断。但对于有些外侧型椎间盘突出,脊髓造影不能发现明显异常,易于漏诊,文献报道脊髓造影的漏诊率超过 30%。

(三)CT 扫描

由于胸椎管内脂肪组织较少,极少量的脂肪组织仅限于椎管背侧和椎间孔内,胸椎单纯的 CT 扫描对硬膜囊前方显影不满意,不易发现突出的椎间盘(图 10-5)。结合 CT 脊髓造影(CTM)则可清晰地显示脊髓受压程度和椎间盘突出的类型,普通脊髓造影不能发现的外侧型突出也能清晰显示。CTM 的敏感性及特异性可与 MRI 相媲美,但缺点在于该检查为有创性操作,尤其是需要医师划定较为明确的检查部位、进行多节段的横断扫描,否则容易漏检。

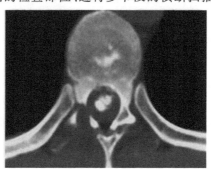

图 10-5　胸椎间盘突出症的 CT 表现
椎间盘突入椎管内,严重钙化

(四)磁共振成像(MRI)

MRI 的优势在于该检查本身无创,结合矢状面和横断面图像可更加精确地评价突出的椎间盘及对脊髓压迫的程度,同时可以了解有无脊髓变性,还有助于发现脊柱较大范围内多发的椎间盘突出,并与其他一些神经源性肿瘤相鉴别(图 10-6)。

六、诊断

由于胸椎间盘突出症的发生率较低及临床表现的多样性和不典型性,容易发生误诊或漏诊,该病的临床诊断往往富有挑战。近年来随着诊断技术的发展,尤其是 MRI 在脊柱外科的应用,本病的诊断准确率有了很大改观。

临床医师应提高对该病的认识,仔细询问病史和体格检查最为重要。对于 40 岁以上的患者出现背痛或下肢痛、下肢进行性运动或感觉障碍、大小便障碍等,一旦确定有胸脊髓损害的症状或体征即应考虑到本病的可能,通过进一步的影像学检查以明确有无胸椎间盘突出的存在,多可得出诊断。

七、鉴别诊断

患者就诊时主诉较为杂乱且缺乏特异性,故应系统地从脊柱源性和非脊柱源性疾病的角度进行全面的评估。易与该病症状相混淆的非脊柱源性疾病包括有胆囊炎、动脉瘤、腹膜后肿瘤及其他一些腹腔内和胸腔内疾病,而与该病有类似首发症状的脊柱源性疾病包括肌萎缩侧索硬化、脊髓多发性硬化、横贯性脊髓炎、脊髓肿瘤及动静脉畸形等。

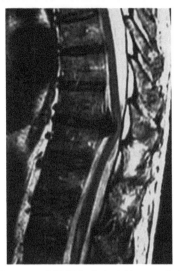

图 10-6 胸椎间盘突出症的 MRI 表现

T$_{9\sim10}$椎间盘突出,胸段脊髓严重受压变形

当确定患者下肢有上运动神经元损害时要除外有无颈椎病可能;当下肢症状显著重于上肢时,除了考虑有颈脊髓损害,同时要考虑胸脊髓压迫的可能;当患者表现为广泛下运动神经元或混合性神经损害时,要考虑胸腰段脊髓压迫;当表现有脊髓损害但是并无显著压迫时,要除外脊髓血管畸形和其他脊髓疾病。

八、非手术治疗

对于发病早期、症状较轻、无严重神经损害或锥体束征的患者,可以采用非手术治疗。具体措施包括卧床休息、避免过度负重和剧烈活动、避免外伤、减少脊柱的轴向载荷、限制脊柱的反复屈伸活动、佩戴胸腰骶支具等;同时配合应用非甾体抗炎药(NSAIDs)控制疼痛症状,还可进行热敷等。

对于青少年胸椎间盘突出症,椎间盘钙化后部分可以吸收,而中老年一般钙化不容易吸收,可根据病变的严重程度选择非手术治疗。轻微疼痛且药物治疗有效的患者可进行定期随访,如果症状继续发展或加重,则应建议手术治疗。

九、手术治疗

(一)手术适应证

对于以下情况可采取手术治疗:①经非手术治疗 3 个月症状无缓解或加重。②症状发展迅速。③肌力减退、肌肉萎缩。④括约肌功能障碍。⑤影像学证实椎间盘突出巨大,脊髓压迫明显,虽然症状轻微,也可考虑手术治疗。凡出现脊髓压迫症状患者原则上应尽早手术治疗,在手术切除突出胸椎间盘的同时,应刮除椎体后缘的增生骨赘达到充分减压。

鉴于胸段脊髓特有的解剖学特点,该节段的手术风险相对较大。因此选择最佳的手术途径、尽可能减少对脊髓和神经根造成的牵拉刺激,显得格外重要。具体而言,手术途径的选择主要取决于以下几个方面内容:椎间盘突出的节段、突出的病理类型、与脊髓的相对关系及术者对手术方式的熟悉程度等。总的来说,手术途径可分为前路和后路两大类。前路包括侧前方经胸腔途径、经胸腔镜途径、经胸骨途径及经内侧锁骨途径;后路包括侧后方经胸膜外途径、经肋横突关节途径、后正中经椎板途径及经椎弓根途径。

(二)侧前方入路胸椎间盘切除术

该手术入路包括经胸膜腔和经胸膜外两种方式,两种术式大体相同,均为目前临床上最常被采用的术式(图10-7)。前者具有术野开阔清晰、操作方便、对脊髓无牵拉、相对安全等优点,而后者较前者创伤干扰小且术后无须放置胸腔闭式引流管。

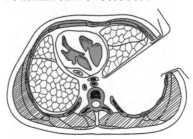

图 10-7　侧前方入路胸椎间盘切除术

1.适应证

该手术广泛地适用于 $T_{4\sim12}$ 的胸椎间盘突出症,尤其是在切除中央型椎间盘突出及伴有钙化、骨化时,优点更为突出。

2.相对禁忌证

对于位置比较靠上的胸椎间盘突出者无能为力,对于椎间盘进入椎管或嵌入脊髓的患者手术摘除困难。由于开胸手术对患者的生理功能干扰较大,因此年龄小、全身状况比较差、心肺功能不好的患者不宜使用该术式。

3.麻醉

气管内双腔插管全身麻醉。

4.体位

患者取侧卧位,为避免对下腔静脉和肝脏的干扰,建议从左侧行切口进入。

5.操作步骤

(1)切口:通常沿比拟切除椎间盘高两个节段的肋骨作切口进入。

(2)显露:按常规胸椎和胸腰段的显露方法进行显露,切开胸膜壁层并向前推开,电凝烧结拟切除椎间盘相邻两椎体节段血管,剥离椎前筋膜至椎体前缘,并填塞纱条止血,同时将椎前大血管推开予以保护。

(3)手术要点有以下几种。

手术定位:确定正确的手术节段至关重要,直接影响到手术的成败。确定方法包括参照所切除的肋骨和对应的椎节来确定正确的手术节段,还可进行术中透视或拍片,根据 $L_5\sim S_1$、T_{12} 或 $C_{1\sim2}$ 影像标志来进行手术定位。通常需将上述方法结合起来进行推断,有时尚需根据局部的解剖学特点,如某一椎节的特殊形态,骨赘大小或局部曲度情况等,结合术中所见进行多次反复推断。尤其是存在移行椎的情况下,更应提高警惕。

节段血管的处理:于胸椎椎体侧方,颜色发白的隆起处为椎间盘,凹陷处为椎体,可见节段血管从椎体中部横行经过。用长柄15号圆刀纵向切开覆盖于其上的壁层胸膜,以小"花生米"样纱布球将其向两侧推开。用直角血管钳分离结扎切断节断血管,或直接以尖镊夹持电灼处理。

切除椎间盘组织:先切除椎间盘及软骨板大部,然后使用长柄窄骨刀楔形切除相邻的椎体后角,即上位椎体的后下缘和下位椎体的后上缘(图10-8),深达椎管对侧壁,然后逐层由前向后切削至接近椎体后缘。用神经剥离子探及椎体后壁及椎间盘后缘,以引导用骨刀切骨的方向和进刀深度。于椎间盘纤维环在椎体上、下附着点以远切断椎体后壁,用窄骨刀或配合应用长柄刮匙,将部分椎体后壁连同椎间盘组织由后向前撬拨切除或刮除,用刮匙刮除残存椎管内的椎间盘或骨赘,直至胸脊髓前部硬脊膜囊完全清晰地显露出来。也可以先咬除椎弓根,显露出硬脊膜囊和椎体后壁,再用刮匙由后向前逐步将椎间盘刮除。

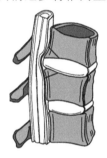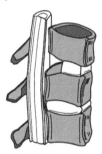

图 10-8　胸椎间盘突出症的减压范围示意图

植骨融合和内固定:椎间盘切除和胸脊髓减压后,是否需要同时行椎间植骨融合和内固定尚存在争议。考虑到为了早期进行康复功能锻炼、提高植骨融合率及避免椎间隙狭窄带来的远期问题,建议同时行椎间融合和内固定。

(4)切口闭合及引流:经胸膜途径或经胸膜外途径但胸膜已破者,均须放置胸腔闭式引流,常规方法逐层缝合伤口。

6.术后处理

术后常规使用预防剂量抗生素;密切观察胸腔引流量和性状,若24小时内引流总量少于60 mL时,拍摄胸片核实无误后可去除胸腔闭式引流管。术后7天复查胸椎X线平片了解椎间植骨和内固定情况,并开始下床活动。

7.并发症及处理

(1)术中出血:若为节段血管出血,需立即重新予以结扎或电灼止血;若为椎管内静脉丛出血,可填以吸收性明胶海绵压迫止血;若为骨壁渗血,则可用骨蜡涂抹进行止血。

(2)术中硬脊膜破裂、脑脊液漏:若裂口较小,可填以吸收性明胶海绵;若破损较大,则应尽可能地进行缝合修补(6-0尼龙缝线),有时需扩大骨性结构的切除,以便有足够的空间修补硬脊膜。

(3)术中脊髓或神经根损伤:术中应仔细辨认和松解神经粘连以减少神经损伤。一旦发生神经损伤,可予以脱水、激素和神经营养药物,术后积极进行有关康复功能练习。

(4)肺部并发症:诸如术后气胸、胸腔积液或乳糜胸等,可行相应的处理。

(三)经胸腔镜胸椎间盘切除术

该术式是使用电视辅助胸腔镜技术(VATS)经胸腔达到病变椎间盘,进行椎间盘切除的微创手术方法,适用于 $T_{4\sim12}$ 的软性胸椎间盘突出,而对于椎体后缘骨赘增生明显者不宜采用。

该术式术野清晰、创伤小、并发症少且术后恢复快,同时又避免了因开胸带来的一些生理功能的紊乱和术后胸腔感染。但其对手术技术要求苛刻,在剥离胸膜尤其是左侧前胸壁胸膜时容易导致胸膜破裂、术后可能导致胸膜外积液等,故一定要积累了较丰富的切开手术和腔镜下操作的经验方可应用。

(四)前路经胸骨或内侧锁骨胸椎间盘切除术

对于 $T_{1\sim4}$ 胸椎间盘突出,经后方或经后外侧入路损伤脊髓的风险极大,只有经前方入路切除椎间盘。对于颈部细长患者,采用低位颈前右侧切口有可能显露出 $T_{1\sim2}$ 椎间盘并切除;对于消瘦患者,有可能采用经胸腔经椎体前外侧入路显露 $T_{3\sim4}$ 椎间盘并切除;其他术式难以显露的 $T_{1\sim4}$ 胸椎间盘突出只有采用经胸骨或内侧锁骨途径切除。但因该术式显露复杂、创伤大、术野深在,只应在专门的脊柱中心开展。

(五)后路椎板切除减压胸椎间盘切除术

经椎板切除途径是脊柱外科领域非常经典的一种术式,遗憾的是若试图从后方行胸椎间盘的切除,则术中势必通过对脊髓的牵拉才能使椎间盘切除得以实施和完成,当遇到中央型或钙化的椎间盘突出,此操作常常造成脊髓损害的进一步加重。以此术式来治疗胸椎间盘突出症,术后患者的神经损害加重比例高达 50% 以上。因此,目前认为选择该术式治疗胸椎间盘突出症具有高度的危险性,临床上已渐被淘汰。

(六)侧后方入路经肋横突关节椎间盘切除术

该术式为侧后方入路经胸膜外的一种显露方法,其优点是不受部位的限制,手术过程中影响胸腔的机会很小,而且对心肺等组织的影响很小,可广泛地适用于 $T_{1\sim12}$ 的外侧型胸椎间盘突出症。但对于中央型和旁中央型的胸椎间盘突出症,由于术野和视野角度的限制,不如经胸腔途径宽敞和直接,若要彻底切除椎间盘则很难避免不对脊髓造成牵拉和干扰,即存在着损伤神经的风险,而且手术有胸膜破裂的可能,故不建议选用此术式。

1.麻醉

气管内插管全身麻醉。

2.体位

患者取侧卧位,患侧朝上,对侧胸部垫枕。

3.操作步骤

(1)切口:根据胸椎间盘突出症的突出节段不同,所取皮肤切口略有变化。通常为脊后正中线旁开2~3 cm的纵切口;若突出节段在 T_7 以上,其切口远端应拐向肩胛骨的下缘顶点并向前上。

(2)显露:使用电刀切开上方的斜方肌和菱形肌,切开下方的斜方肌外侧缘及背阔肌内侧缘,此时便可见到清晰的肋骨。将椎旁肌牵向背侧进而显露肋横突关节和横突。切开肋骨骨膜,并沿其走向行骨膜下剥离接近肋横突关节处。切断肋横突间的前、后韧带,然后将该段肋骨和横突分别予以切除。上述操作始终在胸膜外进行。通常需在椎体水平结扎肋间血管,并可借助肋间神经的走行来确定椎间孔的位置。撑开器撑开肋骨,用"花生米"或骨膜起子将胸膜壁层及椎前筋膜推开,使用拉钩将胸膜和肺牵向前侧,显露出椎体的侧方。将椎旁肌向背侧进一步剥开,显露出同侧的椎板。将同一侧椎板、关节突切除后,即可显露出突向外侧或极外侧的椎间盘,小心剥离硬脊膜与突出椎间盘之间的粘连,切除突出的椎间盘组织。冲洗伤口后,用吸收性明胶海绵覆盖硬脊膜囊。

（3）切口闭合及引流：留置伤口负压引流管，常规方法逐层关闭伤口。

（七）经后方极外侧入路胸椎间盘切除术

尽管侧前方经胸膜腔或经胸膜外入路已成为胸椎及胸腰段椎间盘突出症手术治疗的"金标准"术式，但该术式在手术创伤、对胸腔及肺功能的干扰影响及手术相关并发症等方面仍面临着挑战。在既往临床实践的基础上，有学者探讨尝试采用经后方极外侧入路治疗胸椎及胸腰段椎间盘突出症。

1.麻醉

气管内插管全身麻醉。

2.体位

患者取俯卧位，胸部及双侧髂部垫软枕，腰部稍后弓，腹部悬空。

3.操作步骤

（1）手术切口和显露：依体表解剖标志结合影像学定位或体表放置金属标志行透视定位，来确定手术节段平面之所在；以此为中心行皮肤纵向切口，切口长度以分别包括头、尾侧的1～3节椎骨为宜。骨膜下剥离显露棘突、双侧椎板、关节突关节或肋横突关节和横突。

（2）椎弓根钉道准备和螺钉植入：于椎间盘突出的相邻椎节，常规方法置入固定用的椎弓根螺钉，并经术中透视核实其固定节段无误且位置良好。

（3）椎管后壁切除及后方椎间盘切除：于双侧关节突关节的中线处纵向开槽，使用高速磨钻逐步向前磨透骨性结构，将椎管后壁以"揭盖式"整块切下。若同时还合并有黄韧带骨化，则一并予以切除。然后，以神经拉钩轻轻将硬膜牵向对侧，常规方法行突出椎间盘的后外侧纤维环切开、髓核摘除。此时，切记不要勉强行突出于硬膜腹侧正中部分的椎间盘切除，以免在切除过程中造成硬膜和神经的损伤。

（4）极外侧入路：行残余的关节突关节切除后，充分显露突出椎间盘椎间隙的外侧缘，保护好椎间孔内穿行的神经根。在"安全三角区"内，尽可能以与脊柱矢状面相垂直的方向经突出椎间盘的正侧方行椎间隙内残余的椎间盘组织切除。此时，尤其是合并"硬性突出"的椎间盘已呈一中空的"硬壳"，使用窄的快骨刀切断"硬壳"的基底部（即与椎体相连处），再以神经剥离子仔细分离其与硬膜间的粘连，将该游离"硬壳"轻轻压陷至已被掏空的椎间隙内，用髓核钳将其取出。如果对侧尚有残留的"硬壳"，同法处理对侧，完成彻底减压。

（5）椎体间融合及椎弓根固定：将减压过程中切下的骨质经修理后植于椎体间，同时放置充填好碎骨的肾形椎间融合器（TLIF Cage）一枚。再次术中透视核实 Cage 位置无误后，遂经椎弓根螺钉行脊柱后方加压，一方面夹紧椎间融合器，同时也纠正了脊柱局部的后凸角度，进而达到椎管内神经结构的二次减压功效。

（6）术中神经功能监测：手术中，建议采用术中神经监护系统进行神经功能监测，以提高手术的安全性。重点监测患者双下肢的体感诱发电位（SEP）和运动诱发电位（MEP）变化情况。

（7）术后处理：伤口负压引流保留2～3天，引流管拔除后即嘱患者佩戴普通腰围下地活动。

4.新术式疗效

采用上述新术式，北医三院于2005－2010年间首批治疗胸椎及胸腰段椎间盘突出症24例，其中16例为"硬性"突出（椎体后缘离断、骨赘、椎间盘钙化或后纵韧带骨化）。手术时间为2.0～4.5小时，平均3小时。术中出血量为300～4 000 mL，平均700 mL。术中全部应用了自体血回输技术。术中、术后无任何并发症发生。全组 24 例术后均获得随访,平均随访时间 18 个月(1～62 个月)。采用日本矫形外科协会(JOA)29 分法进行疗效评定,评定结果为:改善率为 28%～100%,其中优 12 例(50.0%),良 9 例(37.5%),可 3 例(12.5%),差 0 例(0.0%),即本组优良率为 87.5%,有效率 100%。典型病例。

5.新术式特点

(1)采用广大脊柱外科医师相对熟悉的后方入路,缩短学习曲线,便于学习和掌握。

(2)首先使用高速电动磨钻行椎管后壁切除,手术横向减压范围超过经典的椎板切除范围,达双侧关节突关节的内侧 1/2,可确保获得脊髓后方的彻底减压;同时双侧开槽处对应于脊髓的侧方,可有效避免传统后方椎板切除入路术中发生的脊髓损伤。

(3)术中可显露至椎间盘纤维环的外侧缘,实现直视下切除椎间盘,手术切除操作不在椎间盘致压脊髓的顶点处进行,而在其头侧或尾端的"安全三角区"内实施,使得对脊髓造成损伤的风险大为降低。

(4)在对脊髓腹侧致压物(尤其是硬性、骨性致压物)进行切除减压的同时,必要时配合进行椎体的楔形截骨有助于脊柱局部后凸畸形的矫正。

(5)规避了"金标准"的侧前方入路固有的一些手术相关并发症,如胸腔、肺部并发症及血管损伤、脊髓血运障碍等。

总之,该术式与其他术式相比的突出优点在于术野直视、清晰,操作简便、安全,切除减压彻底、有效,可作为其他术式的一种补充替代术式。

(马金邦)

第十一节 腰椎管狭窄症

各种原因导致腰椎椎管、神经根通道、椎间孔的变形或狭窄而引起马尾神经、腰骶神经根受压而产生临床症状的病症,称为腰椎管狭窄症,又称为腰椎管狭窄综合征。多发生于 50 岁以上的中老年人,男性较女性多见。

一、病因病理

腰椎管狭窄症的病因可分为原发性和继发性椎管狭窄两大类。原发性椎管狭窄指因先天性和发育性因素,导致腰椎骨性椎管发育异常,椎管狭窄,表现为腰椎管的横径和矢状径均匀一致性的狭窄,多见于侏儒症、椎弓根短缩等患者。此种类型腰椎管狭窄症临床较少见。继发性腰椎管狭窄主要是由于椎间盘退变,腰椎椎体间失稳,关节突关节松动增生、内聚的腰椎退行性变,腰椎骨质增生,椎板继发性增厚,黄韧带松弛、肥厚、内陷等诸多因素共同导致的腰椎椎管、神经根管和椎间孔等内径缩小,椎管容积减少,病变达到一定程度后,可引起硬膜囊、神经根、马尾受压而产生腰腿痛症状。也可能因为椎管容积减少,致椎管内外血液循环障碍,静脉充血,血管丛增生等间接压迫硬膜囊或神经根而产生神经压迫症状。临床上以退行性变致继发性椎管狭窄症患者为多见,原发性椎管狭窄症患者少见。

临床上多采用 Nelson 分类法指导腰椎管狭窄症的诊断和分型。

(一)按解剖部位分类

按解剖部位分类,分为中央型(主椎管)狭窄和侧方型(侧隐窝)狭窄。中央型狭窄以硬膜囊及其中的马尾神经受累为主,而侧方型狭窄则以神经根受累为主。

(二)按病因分类

按病因分为原发型椎管狭窄和继发型椎管狭窄。

1.原发型椎管狭窄

原发型椎管狭窄为先天性因素所致,骨性椎管发育障碍,致椎管容积减少,马尾、神经根受压迫而导致。

2.继发型椎管狭窄

继发型椎管狭窄是由于后天退变或其他原因,导致椎管容积继发性减少,按继发性椎管狭窄的主要发生来源,继发性腰椎管狭窄又可分为四个方面。

(1)退行性脊椎骨质增生,黄韧带肥厚,后纵韧带增生钙化,侧隐窝狭窄,椎间盘病变等。

(2)创伤因素所致脊柱骨折脱位遗留的脊柱畸形。

(3)椎弓峡部裂致椎体滑脱。

(4)脊柱侧弯及其他脊柱骨病如 Paget's 病、氟骨症等。

二、临床表现

(一)症状

本病多见于 40 岁以上的中老年,以男性多见。起病缓慢,常有慢性腰痛史,疼痛常反复发作,一般症状较轻。中央型椎管狭窄主要感觉腰骶部疼痛或臀部疼痛,很少有下肢放射痛。患者常诉直腰行走困难,而弯腰骑自行车无障碍,该型患者最典型的表现是神经性间歇性跛行。侧隐窝狭窄与神经根管狭窄的症状大体相同。表现为相应的神经根受刺激或压迫症状。根性神经痛往往比腰椎间盘突出症严重,可从腰臀部向下放射,常为持续性,活动后加重,体位改变对疼痛影响不如中央型明显,间歇性跛行也不典型。

(二)体征

检查时常可发现患者主诉的症状严重且多,而客观体征少,两者往往不相符。神经未受持续性压迫时,多无明显体征。腰椎无畸形,腰部可无压痛,而后伸或侧屈位时,可诱发症状。前屈时症状消失,直腿抬高试验阴性。发生持续性压迫后,可出现受压的马尾神经或相应神经根支配区的感觉、肌力减退,腱反射减弱或消失。直腿抬高试验可为阳性。

(三)影像学及实验室检查

1.X 线检查

在腰椎正侧位 X 线平片上,常表现为腰椎生理弧度的改变,可以是生理前凸的增大或减少。还可显示椎间隙狭窄、关节突增生内聚,椎体边缘骨质增生等退变表现,部分患者表现为腰椎滑脱、不稳或椎间关节半脱位等。在 X 线片上还可测量椎管的大小,一般认为,椎管横径小于 20 mm,矢状径小于 12 mm,可以认为有腰椎管狭窄的存在。因为 X 线片存在放大倍率的差异,现多在 CT 片上行椎管各径的测量,更为准确。

2.椎管造影

椎管造影是诊断腰椎管狭窄的有效方法,表现为不同程度的充盈缺损,严重者完全梗阻,完全梗阻者呈幕帘状、笔尖状或弹头状,也有呈毛刷状的充盈缺损。腰椎滑脱引起的椎管狭窄,可在滑脱节段显示台阶状或肘拐状的硬囊形态改变。椎管后侧黄韧带增厚者,表现为锯齿状充盈压迹,有时呈藕节状改变。椎管造影可以显示硬膜囊的整体形态,且可通过体位及投照位的变化,显示出神经根袖的形态和位置变化。但对侧隐窝的显示不理想,也不能显示椎管的断面及神经根形态。

3.CT 检查

CT 检查可以清楚显示椎管的形态和椎板厚度,并能进行比较精确的椎管大小及椎板厚度测量。CT 能显示椎间盘突出的程度、范围和方向,对侧隐窝狭窄、黄韧带肥厚等均可以清楚显示。如结合椎管造影检查,则能提供更多信息。椎板厚度超过 8 mm,黄韧带厚度超过 5 mm,可认为是增厚。CT 片在测量侧隐窝时,侧隐窝前后径应大于 5 mm,侧隐窝前后径小于 3 mm,可以认为是侧隐窝狭窄。

4.MRI 检查

MRI 检查可以对脊柱进行矢状面、冠状面、横断面多个方向角度的检查扫描。在 MRI 检查中可以显示出硬膜囊压迫的节段、程度的部位,同时可以有效显示黄韧带的肥厚、硬膜外脂肪的消失减少、神经根的压迫与位置等。所以,MRI 是检查腰椎管狭窄的有效方法。

三、诊断与鉴别诊断

(一)诊断要点

1.症状

长期慢性腰臀部疼痛不适,间歇性跛行,腰过伸受限,且逐渐加重。

2.体征

体格检查早期无明显异常,后期可出现坐骨神经受压的体征。

3.影像学检查

腰椎 X 线片、椎管造影、CT 检查、MRI 检查可明确诊断及椎管狭窄的程度。

(二)鉴别诊断

1.腰椎间盘突出症

腰椎间盘突出症大多见于中青年人,病程相对较短,多以腰痛及下肢放射痛为主要症状,下肢症状单侧者多见,直腿抬高试验阳性。不似腰椎管狭窄症以中老年人为多,主要表现是间歇性跛行,直腿抬高试验多阴性,而腰过伸受限则明显。X 线检查腰椎间盘突出症可见到腰椎疼痛性侧弯,但骨质退变多不如腰椎管狭窄症患者明显,且腰椎管各径的测量在正常范围。CT 或 MRI 检查是鉴别两者的重要手段,腰椎间盘突出症主要表现为椎间隙水平间盘的突出与对硬膜囊和神经根的压迫,而黄韧带厚度、侧隐窝前后径、椎板厚度等多在正常范围,关节突增生内聚也不如腰椎管狭窄症者明显。

2.腰椎滑脱症

部分腰椎滑脱症患者也可表现为腰椎管狭窄症的症状。但在间歇性跛行等典型症状出现之前,腰椎滑脱就已存在,一般是到病程中后期,因腰椎滑脱,导致椎管形态发生扭曲变形,或椎间盘变性突出,或继发性腰椎退变,才发生继发性腰椎管狭窄;后期,腰椎滑脱是腰椎管狭窄的原因,而腰椎管狭窄则是表现形式。

3.血管源性腰背痛

动脉疾病或周围血管疾病可引起下肢痛,有时与坐骨神经痛很相似。但血管源性下肢痛不会因活动而疼痛加重,而腰椎管狭窄症患者的下肢痛多在活动后出现。臀上动脉血流不足引起的臀部间歇性疼痛,行走时出现或加重,站立时减轻,但不会因弯腰或下蹲等减轻。小腿后方肌肉的间歇痛可因周围血管疾病引起,并有坐骨神经刺激症状,也有行走加重、站立减轻的特征,但不会因站立而使疼痛症状完全消除,也不会因下蹲、弯腰等动作而全部缓解。

4.腰背肌、筋膜源性腰背痛

腰背肌筋膜炎、棘上韧带损伤、棘间韧带损伤、第三腰椎横突综合征、臀上皮神经卡压综合征、梨状肌综合征等,系腰背部局限性非特异性纤维织炎,常有反射性腰背痛。腰背肌筋膜炎的腰背部疼痛虽然广泛而散在,但以肌、筋膜损伤劳损处为主,所以多表现为肌、筋膜附着点附近的局限性明显疼痛和压痛,多有外伤史,在局限性压痛点附近行痛点封闭可以止痛。此外,腰背肌筋膜炎经过休息或治疗,大多可以逐渐好转或自愈,这种情况在腰椎管狭窄症是很少见的。

5.腰椎不稳引起的腰腿痛

腰椎不稳或腰椎失稳引起的腰背痛或腰腿痛,腰椎不稳的主要原因有椎间盘、椎间关节、椎间韧带的退变,外伤和脊柱手术后的医源性不稳,峡部裂和滑脱。腰椎不稳常见的症状是局限的腰背痛,伴有一侧或双侧臀部、大腿后侧的牵涉痛,严重的患者可伴有坐骨神经的刺激或压迫症状。多数患者主诉易发生腰扭伤,轻微活动或偶然用力不当,即可出现腰痛、活动受限及僵硬感,经过休息,逐步轻微活动腰痛或经过腰椎牵引、推拿按摩后腰痛及活动受限即可解除。这种腰部轻微活动即可能诱发的腰部突发疼痛及活动受限,有些类似膝关节半月板损伤引起的关节交锁症状,是腰椎不稳的重要临床特征。X线检查可见椎间隙不对称性变窄,脊柱序列排列不良,在腰椎过伸过屈侧位上可能观察到明显的椎体前后滑移,还可见到椎弓根的轴向旋转及棘突正常序列的紊乱中断等。

四、治疗

(一)非手术治疗

1.卧床休息

早中期患者或急性反复发作者,卧床休息可以改善局部静脉回流,有利于炎症反应的消退,有利于缓解椎管狭窄的症状,同时因休息可以缓解腰背肌紧张,也有利于消除肌肉源性疼痛不适。一般休息2~3周可以缓解腰腿痛。这也是其他治疗的基础。

2.腰围保护

腰围保护可以协助缓解肌肉劳累。多在患者下床活动及站立时应用,卧床休息时不用。

3.腰功能锻炼

要注意加强腰背肌、腹部肌肉功能锻炼,以增强脊柱的稳定性。

4.手法推拿按摩

可以通过手法治疗达到舒筋散寒、化瘀止痛、松解粘连、松弛肌肉的作用。一般采用患者俯卧位,行腰痛部按法、揉法、点穴法、擦法等手法,患者平卧主要是行点穴法。同时配合腰部关节活动、牵抖法和双下肢关节活动等手法治疗。因患者大多为中老年人,骨质退变,手法治疗过程中不可使用暴力。

5.抗炎止痛药

在疼痛症状较重时,内服吲哚美辛、布洛芬等消炎镇痛剂有利于病情的好转,但使用这些药物要注意胃肠道及心血管安全性,有可能影响患者的凝血功能。

6.封闭治疗

可应用泼尼松龙 12.5 mg,0.5%～1%普鲁卡因 100～200 mg 混合后行腰部痛点封闭或椎管内封闭治疗,术后配合卧床休息、手法推拿按摩或腰椎牵引,每周 1 次,2～3 次为 1 个疗程,对早中期患者有效。

(二)手术治疗

1.手术指征

对于病程长,疼痛剧烈,影响日常生活;或保守治疗无效,反复发作,间歇期明显缩短;并有神经功能损害尤其是马尾神经压迫出现部分或完全瘫痪的患者;及腰椎间盘突出合并腰椎管狭窄,腰椎峡部裂或腰椎滑脱合并腰椎管狭窄;腰椎 CT、MRI 或造影检查有明确的椎管狭窄,且狭窄压迫部位与临床症状相符合的患者,均应考虑行手术治疗。

2.手术目的

解除椎管内、神经根管、椎间孔等处的致压物,解除硬膜囊、马尾神经和神经根的压迫症状,同时要尽量保留正常的骨与软组织结构,维持和重建脊柱的稳定性。

3.手术方式

常用的手术方式有椎板成形术、椎板切除减压术,多配合内固定及植骨,以重建脊柱的正常生理序列和稳定性。手术要参照术前检查的神经定位、CT 和 MRI 检查显示的狭窄范围来考虑减压范围。术中减压有效的标志之一是硬膜囊的搏动恢复。

(马金邦)

第十二节　腰椎间盘突出症

腰椎间盘突出症又称腰椎间盘纤维环破裂症,是指腰椎间盘发生退行性变,或外力作用导致椎间盘内外应力失衡,使椎间盘之纤维环破裂,髓核突出于纤维环之外,压迫脊髓(圆锥)、马尾、血管或神经根而产生的腰腿痛综合征。

腰椎间盘突出症的主要临床症状是腰腿痛,即是腰痛并伴有单侧或双侧下肢放射性痛。腰椎间盘突出症好发于 20～40 岁青壮年人,男性多于女性。下腰椎椎间盘突出最多见,占腰椎间盘突出的 90%以上,其中又以 $L_{4\sim5}$ 椎间盘突出最为多见,约占全部腰椎间盘突出症的 60%。

一、病因病理

腰椎间盘连接相邻两个腰椎椎体之间,椎间盘的外周有坚韧而富于弹性的纤维软骨构成的纤维环,中心部位为乳白色凝胶状、含水丰富而富于弹性的髓核组织,其上、下各有一层透明软骨构成的薄层软骨板。纤维环及软骨板的前部因为有前纵韧带的附着而增强,但纤维环的后部及后外侧较为薄弱,且与后纵韧带的附着也较为疏松。使其成为椎间盘结构上的薄弱环节。髓核组织在幼年是呈半液状的胶冻样,随着年龄的增长,髓核的含水量逐渐减少,而其内的纤维细胞、软骨细胞和无定形物质逐渐增加,髓核逐渐变成颗粒状脆弱易碎的退变组织。成人腰椎间盘无血管供应，其营养来源主要依靠椎体血管与组织液渗透，营养供给差，自身修复能力极低。此外，椎间盘形成椎体间的一个类似气垫结构的微动关节，具有吸收椎体间震荡力，缓解脊柱纵向震动及通过自身形变参与脊柱的旋转、前屈、后伸、侧屈等运动方式。因此，椎间盘压应力大，而且活动多，容易受伤及劳损退变。在腰椎间盘退变的基础上，由于腰椎压应力大，或腰椎在不良姿势下活动，或准备不充分的情况下搬重物，或猝倒臀部着地等，纤维环破裂，髓核在压应力下突出于纤维环之外，压迫神经根等而产生临床症状。因为发病前多有明显的椎间盘退变，很多患者也可能在打喷嚏、咳嗽等轻微外力作用下发病或无明显外力作用下发病。腰椎间盘突出症可分如下类型。

（1）腰椎间盘突出：根据突出之椎间盘髓核的位置方向可分为中央型、后外侧型、极外侧型。中央型椎间盘突出从后纵韧带处突出，可能穿破后纵韧带，位于硬膜囊的前方，主要压迫马尾神经，也可压迫单侧或双侧神经根；后外侧型突出之髓核位于后纵韧带外侧椎间孔附近，压迫单侧神经根或马尾神经及血管；极外侧型髓核从椎间孔或其外侧突出，压迫单侧神经根。

（2）根据突出之髓核与神经根的关节分为肩上型、肩前型、腋下型。此分型将神经根与硬膜囊的关系比作稍外展的上肢与躯干的关系，如突出之髓核位于神经根上方，则为肩上型，位于神经根前方则为肩前型，位于神经根内下方则为腋下型。

（3）根据椎间盘的破损程度病理情况由轻至重可分为纤维环呈环状膨出、纤维环局限性膨出、椎间盘突出型、椎间盘脱出型、游离型椎间盘五种类型。

二、临床表现

（一）症状

1.腰痛和放射性下肢痛

其特点：持续性腰背部钝痛；疼痛与体位、活动有明显关系，平卧位减轻，站立加剧；疼痛与腹压有关；下肢痛沿神经根分布区放射，故又称根性放射痛。

2.肢体麻木

肢体麻木主要是脊神经根内的本体感觉和触觉纤维受刺激之故，其范围取决于受累神经根。

3.跛行

跛行主要原因是在髓核突出情况下，可出现继发性腰椎椎管狭窄症。

4.肢体发凉

由于椎管内交感神经纤维受刺激，引起血管收缩，尤以足趾明显。

5.肌肉麻痹

由于神经根严重受压致使所支配肌肉出现程度不同的麻痹。

6.马尾神经症状

马尾神经症状可见于中央型髓核突出者，表现为会阴部麻木、刺痛，排便及排尿障碍，勃起功能障碍及双下肢坐骨神经受累症状。严重者可出现大、小便失控及双下肢不全性瘫痪等症状。

（二）体征

1.腰部僵硬或畸形

腰部生理前凸减小或消失，甚至表现为反曲，腰前屈活动时诱发或加重腰腿痛症状。部分患者表现为腰椎向一侧侧弯。腰椎侧弯可以弯向患侧，也可弯向健侧，是身体的保护性姿势。一般而言，当突出之椎间盘位于受压神经根内下方时（腋下型），腰椎向患侧弯曲；而突出之椎间盘位于受压神经外上方时(肩上型),腰椎弯向健侧。同时,所有腰椎间盘突出症患者均可表现为腰部肌肉僵硬痉挛,以患侧为重。

2.腰椎活动范围受限

急性期患者因腰部肌肉痉挛紧张,而出现腰椎各方向活动受限,前屈受限尤为明显。慢性期主要表现为腰椎前屈和侧屈活动受限为主,如被动弯腰时腰腿痛加剧。

3.压痛、叩击痛与放射痛

在病变节段腰椎间棘突旁开1~2 cm处常有固定压痛,检查时可能因肌肉痉挛疼痛而多广泛压痛,但在病变节段间隙有一个固定不移且最明显的压痛点。叩击病变部位也会再现疼痛。同时,压痛及叩击痛可以向患肢后侧沿大腿向下达足跟或足底出现放射痛。

4.直腿抬高试验及加强试验阳性

正常人下肢直腿抬高可达70°以上无明显下肢后侧疼痛。腰椎间盘突出症患者直腿抬高常低于60°。加强试验是在直腿抬高出现下肢后侧放射痛后,稍放低下肢至刚好不出现下肢后侧疼痛,然后背伸患者踝关节,引出下肢后侧疼痛者为阳性。另外,有部分患者,在健肢直腿抬高时可引出患侧下肢后侧放射痛,提示巨大的中央型或腋下型椎间盘突出。

5.股神经牵拉试验阳性

患者俯卧位,出现腹股沟以下及大腿前侧疼痛者为阳性。椎间盘突出。屈膝使足跟靠近臀部,然后使髋关节后伸,此为股神经受压迫的征象,多见于$L_{2\sim3}$椎间盘突出。

6.屈颈试验阳性

患者平卧位,双下肢伸直,使其颈部被动屈曲,下颌向胸骨靠拢,出现下肢后侧疼痛者为阳性。其机制为通过屈颈使硬膜囊向近侧滑动,在病变部位出现神经根紧张。

7.仰卧挺腹试验阳性

患者仰卧位,双手放于腹部或身体两侧,以头枕部和双足跟为着力点,将腹部及骨盆用力向上挺起,出现腰痛或患侧下肢放射痛为阳性。

8.腱反射异常

$L_{2\sim3}$椎间盘突出常出现患侧膝腱反射减弱或消失,L_5和S_1椎间盘突出侧常出现跟腱反射减弱或消失。若腱反射消失,说明病程长或神经根受压严重。

9.皮肤感觉减退

依椎间盘突出的水平,压迫不同的神经根,可能出现不同部位的皮肤感觉减退。一般而言,L_3神经根受压,大腿前侧及膝前内侧皮肤感觉减退;L_4神经根受压,小腿前内侧及足内侧缘皮肤感觉减退;L_5神经根受压,小腿前外侧及足背皮肤感觉减退;骶,神经腿受压,小腿后侧、足底及足外侧缘皮肤感觉减退。

10.肌力减退及肌肉萎缩

股神经受累,股四头肌肌力下降或萎缩,为L_3神经根损害;L_4神经根损害,姆长伸肌肌力下降;L_5神经根损害,踝背伸肌力下降;S_1神经根损害,姆长屈肌及小腿三头肌肌力下降或肌肉萎缩。

三、影像学及实验室检查

(一)X线检查

腰椎X线征可显示腰椎生理前凸减小或消失甚至反曲,腰椎侧弯,椎间隙减小等;此外,还可见到关节骨质增生硬化,要注意有无骨质破坏或腰椎滑脱等。

(二)CT 检查

CT 检查可显示在椎间隙,有高密度影突出椎体边缘范围之外,还可以显示对硬膜囊、神经根的压迫;见到关节突关节增生、内聚等关节退变表现。

(三)MRI 检查

MRI 检查可从矢状位、横断面及冠状面显示椎间盘呈低信号,并突出于椎体之外,还可显示硬膜外脂肪减少或消失,黄韧带增生增厚等。

(四)腰椎管造影检查

腰椎管造影检查是诊断腰椎间盘突出症的有效方法,可显示硬膜囊受压呈充盈缺损,多节段椎间盘突出显示"洗衣板征"。但因属有创检查,现已渐被 MRI 取代。

四、诊断与鉴别诊断

(一)诊断要点

1.症状

腰痛和放射性下肢痛。

2.体征

患者有坐骨神经受压的体征。

3.影像学检查

患者有明显的腰椎间盘突出,且突出的节段、位置与上述症状体征相符。

(二)鉴别诊断

1.急性腰扭伤

患者有明确的腰部受伤史,以腰痛及活动困难为主,部分患者可伴有臀部及大腿后部疼痛。临床检查可见腰部肌肉紧张,多处压痛,腰部活动受限以屈伸及旋转活动受限为主。直腿抬高试验多正常,没有下肢的定位感觉障碍及肌力下降。X 线检查可见到生理前凸减小、轻度侧弯等,CT、MRI 检查多无明显阳性发现。休息或保守治疗后疼痛缓解。

2.腰椎管狭窄症

本病多为中老年患者,病程较长,其临床特点可概括为:间歇性跛行、症状重体征轻、弯腰不痛伸腰痛。X 线检查可见到骨质退变增生,椎间关节增生硬化,椎体边缘骨质增生。骨性椎管狭窄多见于发育性椎管狭窄患者,椎管矢状径小于 11 mm,大多数为退变性狭窄,骨性椎管大小可能正常。CT 及 MRI 检查可见腰椎管狭窄。

3.梨状肌综合征

因梨状肌的损伤、炎症或挛缩变性,致坐骨神经在梨状肌处受压。主要表现为臀部及腿痛,多单侧发病,查体腰部正常,压痛点局限在臀部"环跳穴"附近,梨状肌紧张试验阳性,直腿抬高试验及加强试验多阴性。

五、治疗

(一)非手术治疗

1.卧床休息

对于所有明确腰椎间盘突出症的患者,均应卧硬板床休息,尤其是初次发病时。

2.腰椎推拿按摩治疗

腰椎推拿按摩治疗常与腰椎牵引配合应用,可以在非麻醉下施行手法或配合硬膜外麻醉后推拿,主要手法有按摩法、按压法、斜扳法、旋转复位法、摇滚法等。

3.对症处理

可用吲哚美辛、布洛芬等 NSAIDs 药物内服,以消炎止痛。对于慢性期患者,可行神经根封闭、椎管内注药等治疗。

4.功能锻炼

急性期休息、慢性期或缓解期主要进行腰背伸肌肉锻炼,可用飞燕点水式、五点支撑、三点支撑、四点支撑等锻炼,平时久坐久站可用腰围保护等。

(二)手术治疗

对于经过 6 个月以上系统非手术治疗无效;症状加重影响工作生活,出现麻木、肌肉萎缩,或马尾神经综合征,或巨大的中央型椎间盘突出,应考虑行手术治疗。手术方式可以是椎板开窗减压髓核摘除术、经皮髓核摘除术,或半椎板减压髓核切除术,以及全椎板减压椎间盘切除植骨融合内固定术等。内固定及融合的指征主要有:急性腰椎间盘突出合并长期迁延而显著的背痛;退变性腰椎间盘突出,局限于1~2个节段,合并有显著的背痛;减压术后合并腰椎不稳;椎间盘病变合并神经弓发育缺陷;临床与影像学检查显示显著的节段不稳。

(马金邦)

第十三节 脊柱侧凸

一、概念与病理机制

(一)概念

继发于各种先天性脊椎发育异常的脊柱侧凸畸形,先天性脊椎发育异常包括脊椎形成障碍和分节不良等。

(二)病理机制

人类脊柱在胚胎期发育较快,全部结构在数周内完成,脊柱形成后即有其形态和稳定性。全部发育过程分为四期:第一期称脊索期,于胚胎的第 15 天形成,其残留部分终身存在,成為髓核;第二期称膜性期,第 21 天开始到 3 个月结束;第三期为软骨期,从 5~6 周到出生前;第四期为骨性期,从 2 个月到出生后完成一部分。胚胎发育到第 14~21 天时有板状细胞层将羊膜腔和卵黄囊分开,从此分为外胚层、中胚层和内胚层。外胚层形成神经板,其中部下陷成神经沟,继之发育成为神经管。中胚层沿神经管形成原始的体节,渐演变成"生骨节",沿神经管和脊索发育,最后形成脊椎。人类胚胎发育是一个复杂的分子、细胞和组织器官相互作用的过程,在这一过程中影响发育的分子和大分子的异常会导致脊柱和脊髓的结构异常。"Malformation"中文常译为"畸形",但英文原意指的是胚胎时期某一解剖结构分化和发育的异常,导致这一结构缺失或发育不全,脊椎半椎体畸形就属于这类畸形。一旦畸形发生,会影响随后胎儿和婴幼儿时期脊柱发育。这类畸形的严重程度和这一组织结构胚胎发育的完善程度有密切关系。胚胎期脊柱发育的关键时期是妊娠第 5 周和第 6 周,这是脊柱分节的时间,所以先天性脊柱畸形常发生于妊娠的前6 周。"Deformity"中文也被译为"畸形",但这种"畸形"指的是因"Malformation"后产生的脊柱在结构、影像和外形上的改变,因此,就相互关系而言,是"malformation"导致了"deformity"。

脊椎发育缺陷可分为以下两类。①分节不良:单侧的分节不良称为骨桥,因骨桥限制了凹侧的生长发育,可导致脊柱侧凸;脊椎前方分节不良可产生进行性后凸;后方分节不良可致脊柱前凸;两节以上的分节不良称为"先天性融合",该部脊柱活动受限。②脊椎形成不良:侧方形成的半椎体引起脊柱侧弯;后方半椎体可致脊柱后凸。且均可能并发肋骨畸形。

二、分类

由 MacEwen 等首先提出,然后由 Winter、Moe 和 Eilers 等修正的分类方法是一个最能被一致接受的方法(表 10-3)。先天性脊柱侧凸还应根据弯曲的部位进行分类,因为畸形发生的部位能够预示畸形发展的预后。根据发病部位,通常分为颈胸段、胸段、胸腰段和腰骶段。

表 10-3　先天性脊柱侧凸分类

椎体形成障碍	椎体分节障碍	混合性障碍
部分性椎体形成障碍(楔形椎)	单侧椎体分节障碍(单侧未分节骨桥)	
完全性椎体形成障碍(半椎体)	双侧椎体分节障碍(阻滞椎)	

(一)分节障碍

单侧分节不良或称单侧不分节骨桥比较常见,所产生的侧凸易于加重(图 10-9)。因为在弯曲的凹侧受累椎骨无生长能力,而凸侧有持续生长能力。这一畸形可开始于子宫内,随孩子的生长可持续加重。双侧分节不良,理论上是产生短矮畸形而无侧凸,但实际常由于多个平面的双侧分节不良,产生额状面生长不平衡而产生侧凸,该畸形常并有多关节屈曲挛缩和并指或趾畸形。

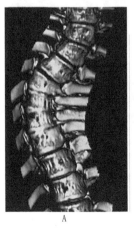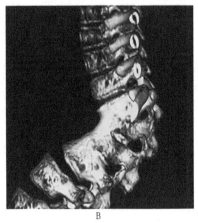

图 10-9　分节障碍

A.单侧分节不良;B.前方分节不良

(二)形成障碍

椎骨侧方形成不良较前方或后方形成不良常见,其严重程度不等。可以是极轻度的楔形变,亦可为椎体除一侧椎弓根和小关节外其余全部缺如,通称为半椎体畸形。可发生在脊柱的任何部位,以单一半椎体为多见,以颈胸段、胸腰段及中腰段为多见。由半椎体引起的畸形个体差异很大,进展快慢也很悬殊,这主要取决于各自的病理改变不同所致(图10-10)。

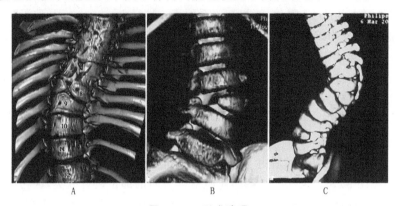

图 10-10　形成障碍

A.蝴蝶椎;B.完全分节型;C.同侧两个连续或相间的半椎体

(三)混合畸形引起的先天性侧凸

该类畸形是指不是由于明确的单一畸形所致,而是由于额状面上分节不良和形成不良所致,畸形可以是单侧不分节骨桥合并有半椎体,也可以是半椎体合并有分节不良(图10-11)。

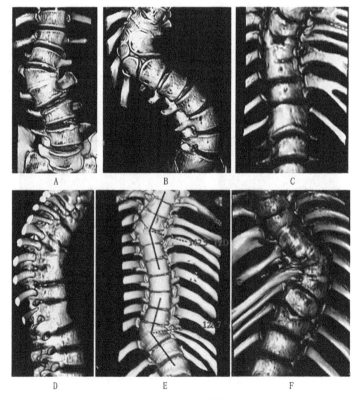

图 10-11　混合畸形

A~D.为混合型先天性脊柱畸形;E.同侧出现上胸段半椎体畸形

合并下胸段分节不良;F.先天性脊柱畸形伴发的并肋畸形

三、诊断与鉴别诊断

(一)诊断

关于先天性脊柱侧弯诊断可根据病史、查体、行全脊柱正侧位片(站立位)、全脊柱左右 bending 位片(平卧位)、全脊柱 CT、MRI(冠状位、矢状位、轴位),可明确诊断及分型,查明是否有脊髓病变(图 10-12)。

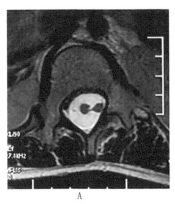

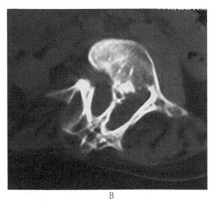

图 10-12　**伴有脊髓畸形**

A.MRI 示畸形伴发脊髓纵裂;B.CT 示骨性纵隔

除常规的脊柱检查外,还应对先天性脊柱侧凸患者做一些特殊的体格检查。应仔细检查背部皮肤有无毛斑、脂肪瘤、浅凹和瘢痕(图 10-13)。这些表现提示患者可能存在潜在的脊椎发育异常。应进行全面的神经学方面的检查。仔细检查神经受累的某些相应表现,如马蹄形内翻足、腓肠肌萎缩、反射消失、一侧下肢肌萎缩等。许多先天性脊柱侧凸患者还存在其他畸形。MacEwen,Winter 和 Hardy 强调了全面检查泌尿系统的重要性,因为在他们治疗的患者中,18%的患者存在泌尿系统异常,其中包括 2.5%的可危及生命的阻塞性疾病。Winter 发现其患者中先天性心脏病者为 7%,大约 5%的患者有脊髓纵裂。

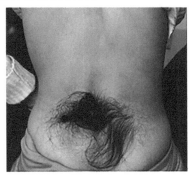

图 10-13　**腰骶部可见浅凹及毛斑**

比脊柱侧凸分类更重要的是正确的分析弯曲的生长潜力,以便能够更好地判断侧凸进展的可能性。用 Cobb 方法测量所有弯曲的角度,包括表面上似乎正常的代偿性或继发性侧凸。测量角度时要包括结构异常区域的上下端椎。有时断层片有助于进一步区分先天性脊柱侧凸的类型。若怀疑存在脊髓纵裂或神经结构异常,就应当做脊髓造影或 MRI 检查。Gillespie 等强调,先天性脊柱侧凸患者存在先天性脊髓内异常的可能性很大,而且在相当多的患者中,并没有皮肤异常的表现。Winter 等发现,在先天性脊柱侧凸患者中,脊柱闭合不全的发生率为 10%。

在所有先天性脊柱侧凸类型中,最易加重的是凸侧有半椎体而凹侧又有未分节骨桥,其次是一侧有未分节骨桥,最后是凸侧双半椎体(图 10-14)。对于任何一种类型的侧凸,如果发生在上胸椎,一般来讲,进展速度不会很快;如果发生在胸段,进展速度比较快;如果发生在胸腰段,则进展速度最快。在其他研究中,如 Nasca 等和 Winter 等的研究也有同样的发现。先天性脊柱侧凸进展的发生率并不是恒定的,如果侧凸在 10 岁以前出现,则通常会加重,在青少年快速生长期进展尤其明显。阻滞椎畸形引起的脊柱侧凸进展最小。

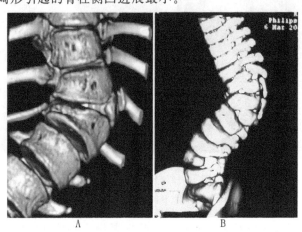

图 10-14 半椎体畸形

A.凸侧有半椎体而凹侧又有未分节骨桥;B.凸侧双半椎体

形成障碍引起的脊柱侧凸是否会进一步发展,比分节障碍引起的脊柱侧凸更难预测。半椎体畸形是通过受累侧椎体楔形不断增大而导致脊柱侧凸,而单侧骨桥则是阻碍受累侧椎体的生长而导致脊柱侧凸。前者脊柱生长过程中发生的不平衡不如后者严重。Winter 报道,半椎体可以嵌入相邻正常椎体之间,而不引起相应的侧凸畸形,他称此为"钳闭性半椎体"。不过,如果有一个椎间盘将半椎体与相邻的椎体完全分开,这个半椎体就是一个分节的半椎体,两面各有一个有功能的骨骺,很容易使侧凸逐渐加重(图 10-15)。在预测先天性脊柱侧凸是否会进一步加重时,分析畸形椎体的生长潜能状况是最重要的。Dubousset 等强调,分析椎体在三维方向的生长是很重要的。分析弯曲两侧的脊柱生长潜力有助于判断脊柱侧凸的预后。

(二)鉴别诊断

1.特发性脊柱侧凸

一般为 S 型弯,青少年时期发病,影像学上无脊椎发育畸形,部分患者由于发病早或畸形严重在 X 线平片上出现椎体楔形变,或凹侧椎间隙狭窄或高度降低,关节突早期增生融合,肋横突相互靠近,有时类似于先天性脊柱畸形。但 AIS 侧凸弧度均匀,累及多个椎体,CT 三维重建和MRI 上没有肋骨、椎弓根、横突的发育畸形,无其他先天性、发育性或神经肌肉源性病变。

2.遗传性脊柱发育异常

黏多糖病:有特殊面容,智力低下,椎体畸形(其前缘上方缺损,下方骨质如鸟嘴状突出),四肢长骨畸形,实验室检查有蛋白多糖代谢异常。各种骨软骨发育不良如脊椎骨骺发育不良:躯干短小,多个椎体扁平。

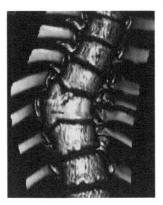

图 10-15　有一个椎间盘将半椎体与相邻的椎体完全分开，
这个半椎体就是一个部分分节的半椎体

四、治疗

治疗主要是预防脊柱侧凸发展，改善畸形，尽可能恢复躯体平衡。

(一)非手术治疗

支具不能控制一个短节段成角的先天性侧弯，对一个有柔软性的长节段侧弯，支具可能暂时性控制其发展。对先天性脊柱侧弯其上和下出现的代偿性弯曲，支具可能有效，但如应用支具中，弯曲发展，则应停用。手术矫正后，也可用支具治疗代偿性侧弯。

(二)手术治疗

手术治疗先天性脊柱侧弯的方法很多。对证实有发展的先天性脊柱侧弯为避免畸形严重发展，应早期手术。早期手术可采用较简单的方法，达到满意的效果，并发症少。不宜长期等待让先天性侧弯无情的发展。有人认为对 2 岁以下儿童施行脊柱手术太积极了，并担心手术引起脊柱生长发育受影响，是没有理由的。因为一旦侧弯发展要矫正需行复杂手术，而且手术矫正不能恢复由于弯曲造成的脊柱变短。关于畸形发展的估计，根据 X 线平片，X 线断层片或其他检查，结合其自然病程，有助于作出有关加重的相对危险性的判断。有关脊柱发育，早期融合对身高的影响，应向家属解释，让其了解早期融合不会引起病儿出现过度的身体比例失调。由于有些先天性脊柱侧弯的病儿合并多发性畸形，其中一些畸形可能影响决定手术的时间和方法。关于再次手术问题，现在的观点是，没有任何一种手术是一劳永逸的，在病儿发育完全以前，持续生长的力量，可能影响以前的手术治疗效果，有再次手术的可能性。关于手术并发症，脊柱侧弯的矫正术，有可能因牵引脊髓损伤及影响脊髓血供而出现神经功能丧失。术中应用脊髓监测和唤醒试验有助于降低上述问题的发生。

1.原位融合

原位融合分为后路融合和后路融合加前路融合。

(1)后路融合术：一般指不用器械的后路融合术，被认为是治疗先天性脊柱侧弯的经典方法，手术简单安全，效果可靠。绝大多数病儿能耐受手术，甚至幼儿。术中应融合整个侧弯节段的两侧椎板，应有大而较厚的植骨块，这可能需要异体骨与自体髂骨，以避免假关节形成及侧弯加重。Winter 报告，在他的病例中未发生进行性侧弯加重和身体不平衡表现，是因后路融合并不影响随时间而出现的逐步自然矫正。但对严重侧弯的患者，此法不宜，因不能控制畸形，及假关节形成的较大可能性。如半椎体在腰骶部，可能引起躯干变形，和较大的代偿性胸腰侧弯，不宜行后路融合，最好采用半椎体切除术。

（2）后路融合加前路融合：如后路融合后出现侧弯加重，除假关节形成原因外，曲轴现象也是原因之一，因脊柱后方被融合骨块限制，而前方椎体继续生长的结果，椎体与融合的后部结构一起呈轴位旋转，引起侧弯明显加重。Terek 对 10 岁以下先天性脊柱侧弯病儿手术治疗回顾，22 例中有 6 例只行过后路融合，融合成功但发生曲轴现象。这就提出了在年幼病儿仍有较大生长潜力时，Risser 征"0"级、三角软骨未闭合的病儿，行后路融合需辅助前路融合，以控制其侧弯发展。目前认为，不宜单独行凸侧融合，这对控制侧弯无效，而且影响先天性脊柱侧弯的自发矫正。目前认为：不论单纯后路融合，或前、后路融合的患者，应该用石膏或支具固定到 X 线提示已有骨性融合时。以后在生长活跃期整天或部分穿戴支具，可能有益。后路融合缺点是需要融合相对较长的脊柱节段，这将对融合范围内的椎体生长起限制作用，如果融合部位涉及腰椎以及在骶椎上方几个节段，就可能出现融合节段以下椎间盘退变问题，退变由低位向高位发展。

2.后路融合加器械矫正

先天性脊柱侧弯比较僵硬，器械矫正后的角度较特发性侧弯小。由于器械内固定可以控制椎体及产生较好的脊柱平衡，有助于达到牢固的融合。器械矫正前，最好作脊髓造影或 MRI 检查，如有脊髓裂或其他椎管内畸形，可能需要对病变手术，或同时行脊柱矫形，也可分期行脊柱矫形。可以应用的器械有多种，最安全的可能就是最适用的。由于这种侧弯是僵硬的，有去旋转作用的器械如 CD，难以发挥作用，但可把 CD 及类似器械当作 Harrington 器械一样使用，由于多钩固定，提供了节段固定作用，术后不必外固定。器械矫正最常用于侧弯融合失败，侧弯较小的患者可行脊柱融合，器械可作为固定方法，以助融合成功，而不是以矫正为主（图 10-16、图 10-17）。

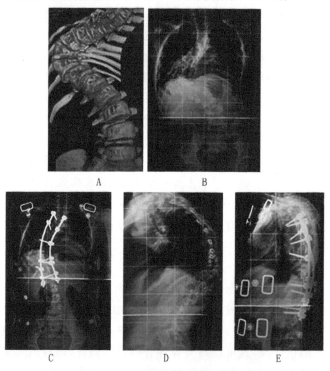

图 10-16　后路矫形融合内固定手术
A.术前三维 CT；B、D.术前正侧位片；C、E.术后正侧位片

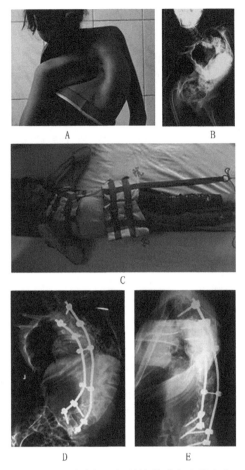

图 10-17　后路切开矫形植骨融合内固定术

A.术前大体照；B.术前正位片；C.术前牵引大体照；D、E.术后正侧位片

3.凸侧骨骺阻滞术

凸侧骨骺阻滞术是指仅阻滞凸侧骨骺，让凹侧保持一定的生长潜能，从而使脊柱随生长发育自行矫正侧凸的治疗方法。凸侧骨骺阻滞术的优点是有自发矫正的可能性；缺点是需要分期前、后入路行骨骺阻滞，也可以前、后路同时进行。虽然这种方法可以阻滞多数侧凸的进展，但畸形的矫正还取决于凹侧的生长潜能，因此治疗效果不确定且矫形能力较差，还需要进行较长时间的外固定。Thompson 等报告一组长期随访的病例，均行前、后路凸侧骨骺阻滞术，术前侧凸 35°，最终随访时 41°，有 97% 的病例侧凸改善或停止加重。他们建议为获得较好的矫形效果，凸侧骨骺阻滞术应在 5 岁前实施。

4.凸侧骨骺阻滞术＋凹侧撑开术

凸侧骨骺阻滞术＋凹侧撑开术是指应用前后路凸侧骨融合减缓凸侧的生长，凹侧行皮下撑开维持矫形，同时不破坏凹侧生长潜能来矫正侧凸。其指征是 5 岁以下幼儿下胸椎或胸腰段的单个完全分节的半椎体，同时伴有明显的畸形和躯干失平衡。Moe 等 1979 年首次报告应用皮下 Harrington 撑开技术治疗脊柱侧凸，尤其是严重的特发性脊柱侧凸，通过在皮下放置一个撑开棒控制小儿脊柱侧凸的发展，达到有效矫正侧凸，保证脊柱能够正常生长发育。仉建国等报告了凸侧骨骺阻滞加凹侧皮下撑开术治疗下胸段半椎体畸形（$T_{11\sim12}$），通过 6 例患者术后 10 年的随访,他们认为:凸侧骨骺阻滞加凹侧撑开较单纯的凸侧骨骺阻滞可获得更好的矫正,凹侧撑开不一定能促进脊柱的生长,但可以使侧凸得到即刻的矫正,并获得脊柱平衡。虽然单个半椎体引起的胸腰段后凸畸形不是手术的禁忌证,但伴随其他畸形,尤其是畸形构成后凸的一部分时应谨慎手术,因前方的椎体可能停止生长而使后凸加重。他们认为反复手术可使凹侧形成纤维组织瘢痕及骨融合,产生张力带,从而影响矫形效果,对指征不明显的患者不提倡行后续的撑开。

5.半椎体切除术

Royle 在 1928 年首次描述,20 世纪 60 年代以来,有关半椎体切除术的报道逐渐增多。半椎体切除可以直接去除致畸因素,尤其是冠状面失衡的患者可即刻获得良好的矫形。如果半椎体经保守治疗无效,且所致畸形进行性加重或畸形引起疼痛不适即应行手术治疗。先天性脊柱侧凸较其他侧凸僵硬,延迟治疗将导致局部畸形加重和代偿弯结构性改变,此时手术势必要延长相应的融合节段。因此早期手术不仅能取得较好的即刻矫形,而且还能提高近期甚至远期的手术疗效。大多数学者认为年龄在 5~7 岁的先天性脊柱侧凸的患儿围术期的配合程度要明显好于更为年幼者,最佳手术年龄在 5 岁左右。半椎体切除的术式一般有:一期或二期前后路联合半椎体切除术和一期后路半椎体切除术。

(1)一期或二期前后路联合半椎体切除术:前后路联合一期或二期半椎体切除术一般先行经胸或胸腹膜外入路,在凸侧松解椎间隙,切除半椎体,一期或二期行后路固定矫形。此技术具有半椎体切除彻底、融合可靠、矫正率高等优点。不足之处是手术需前后路两个切口、创伤大。Hedequist 等报道前后路联合切除半椎体并行内固定治疗平均年龄为 3 岁的先天性脊柱侧凸患者,其侧凸的矫正率为 70%。江毅等采用一期前路半椎体切除、多节段椎间隙松解,二期后路椎弓根钉棒系统固定的方法报道 14 例重度先天性侧凸患者,一期术后冠状面 Cobb 角 48°~60°,平均 51.5°,矫正率 19.6%~37.8%,平均 28.6%;二期术后 Cobb 角 5°~45°,平均 30.5°;矫正率 52.6%~87.5%,平均 62.5%。仉建国等采用前后路联合一期半椎体切除术矫治脊柱侧后凸 15 例,侧凸矫正率 68.9%,融合节段平均为 4.3 节,并认为:如果侧凸大于 50°、后凸大于 40°,均应融合所有侧凸和后凸弧内椎体,不应一味追求短节段融合,否则容易出现侧凸或后凸弧的延长,需再次手术延长融合范围。孙武等报道前后路一期半椎体切除治疗先天性脊柱侧凸 25 例,其中 20 例随访 2 年以上,在其中期随访中得出结论:前后路半椎体切除术在冠状面和矢状面上均可获得满意的矫形,中期随访证实矫形效果稳定,在侧凸度数较大、较僵硬的情况下,仍可获得与后路半椎体切除相同的矫形效果。

(2)后路半椎体切除术:由于前路手术存在较多问题,如心肺功能影响大;一期前后路手术时间长,对体质差、肺功能低下的患者术中麻醉管理增加风险;前路手术增加了手术入路切口与创伤,影响美观;前路松解术可并发肺炎、肺不张、交感神经损伤、乳糜胸等缺点。因此国外许多学者主张采用一期后路半椎体切除治疗先天性脊柱侧后凸畸形,报道术后侧凸矫形率达到 54.3%~68%、后凸矫正率达到 57%左右,并认为对胸腰段半椎体的治疗效果更好。国内研究报道,一期后路半椎体切除治疗先天性脊柱侧后凸畸形,其侧凸矫正率达到 60%~85.7%,后凸矫正率达到 60%~83.9%。对半椎体侧凸或侧后凸畸形的患者,采用一期后路半椎体切除、内固定矫形,与前后路联合手术相比,主要有以下优点:①只有一个切口,手术一次完成,创伤相对较小;②适用于各部位的半椎体的切除,尤其是部位较高的上胸段及下腰椎的病变;③半椎体切除后矫形和固定比较容易,避免了单纯凹侧撑开牵拉脊髓,尤其适用先天性脊柱畸形合并脊髓发育异常者;④由于椎管内容物直视可见,从凸侧切除半椎体,且脊髓靠近凹侧,因而切除半椎体时不易损伤脊髓;⑤畸形矫正满意,手术矫正率达 60% 以上;⑥切除的棘突、椎板及半椎体的骨量充足,无须再取骨(图 10-18)。

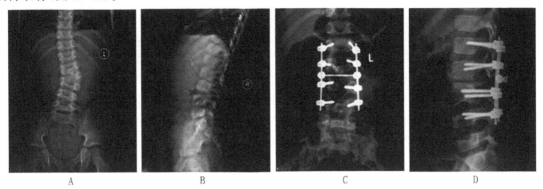

图 10-18 L₃ 半椎体,行后路半椎体切除内固定术
A、B.术前正侧位片;C、D.术后正侧位片

(3)后路全椎体切除术:Suk 等报道了单纯后路全脊椎切除治疗严重脊柱畸形患者,其中 38 例为完全分节或部分分节半椎体所致的先天性侧凸畸形,侧凸矫正率平均为 67.6%,后凸矫正率为 42%,在切除椎体后间隙大于 5 mm 采用钛网植入,小于 5 mm 则植入自体骨。有学者采用后路扩大"蛋壳"技术行畸形脊椎切除矫治重度成人先天性脊柱侧后凸,平均切除椎体 1～3 个,术后侧凸 Cobb 角矫正率 52.3%,后凸矫正率 75.1%,在加压闭合截骨形成的间隙前、后分别植入自体碎骨和填塞自体髂骨松质骨,取得了良好的前柱融合效果(图 10-19)。

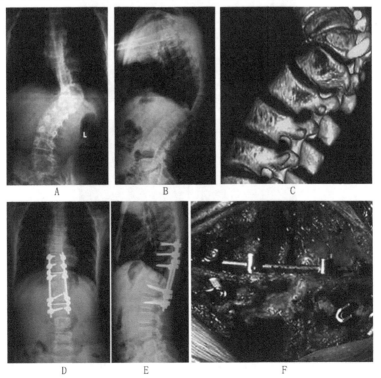

图 10-19 先天性侧后凸畸形,行后路半椎体切除植骨融合内固定术
A、B、C.术前正侧位片及三维 CT;D、E.术后正侧位片;F.术中照

6.截骨术

近年来,单纯经后路进行单个或多个全脊椎切除治疗脊柱侧后凸畸形的报道逐渐增多。经脊柱三柱的全脊椎截骨、后路经关节突-椎间隙截骨(脊柱的短缩技术)、经椎弓根椎体截骨、经椎弓根半椎体全切及全脊椎切除术等,这些技术既可以用于单纯的侧凸矫形,也可以用于后凸的矫形。王岩等采用单纯后路多个全椎体切除矫治严重脊柱侧、后凸畸形患者 38 例,均进行了 1.5~3 个椎体的全椎体截骨,术中测量脊柱短缩 42 mm(31~61 mm),随访 1.0~2.5 年,术后侧凸 Cobb 角平均矫正率 56.3%(51.2%~64.2%),后凸 Cobb 角平均矫正率 75.6%(67.8%~81.4%),效果满意。对先天性脊柱侧凸合并脊髓拴系的截骨治疗方面,李超等强调选择恰当的椎体截骨,截骨部位既要有利于侧凸矫正又要有利于脊髓拴系解除,通过三例患者对胸、腰椎分别采取了短缩截骨,达到脊柱畸形矫正与脊髓拴系间接松解的良好效果(图 10-20)。

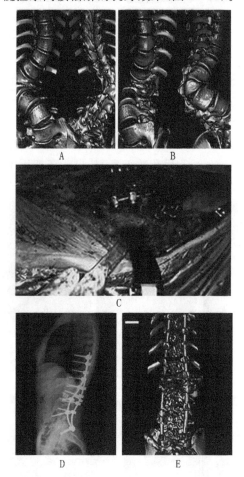

图 10-20　16 岁女性,僵硬性先天性脊柱侧后凸畸形,行后路半椎体切除及临近节段楔形截骨

A、B.术前三维 CT;C.术中照;D、E.术后 X 线及三维 CT

7.非融合的外科技术

对于小儿多个椎体的混合型发育异常,包括分节不全和半椎体的治疗,单个节段的半椎体切除并不能改变畸形,如侧凸加重或畸形明显可采用非融合性手术。目前,儿童脊柱侧凸常用的非融合手术方法主要有 3 种,具体手术方法包括以下几种。

(1)生长棒技术:即在首次手术时放置可延长的生长棒后,定期逐步延长矫形固定棒,达到不融合而矫正脊柱侧凸的目的。Mineiro 等比较了使用生长棒非融合技术和传统融合手术治疗先天性脊柱侧凸的临床疗效。生长棒组11 例,随访5.66 年,术后 Cobb 角由74°矫正至39°,身高增长2 cm(0.5～4.5 cm)(图10-21)。

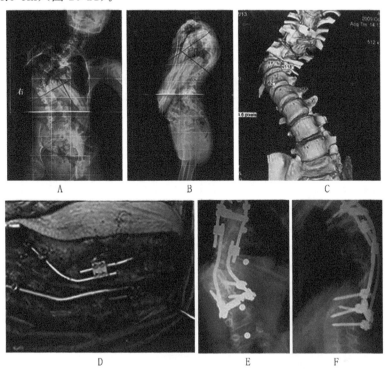

图10-21 恶性脊柱侧弯,行后路矫形、生长阀内固定术

A、B、C.术前 X 线及三维 CT;D.术中照;E、F 术后 X 线

(2)椎体 U 形钉侧凸矫形技术:这种技术是通过在侧凸脊柱的凸侧胸廓扩大成放置"U"形钉,达到限制凸侧脊柱生长的目的。Betz 等指出对先天性脊柱侧凸患者使用椎体"U"形钉的指征是:侧凸畸形发生于9 岁以后;骨骼发育不良(Risser 分级≤2)。禁忌证包括:①后凸畸形超过了40°;②有全麻的禁忌证;③有明显的肺部受压,无前路融合指征;④对镍过敏者。目前该技术临床指征还未明确,长期随访的文献资料较少。

(3)椎体扩展假体肋骨扩大胸腔侧凸矫形技术:它是采用在脊柱侧凸凹侧添加假体肋骨来达到扩展胸廓和侧凸矫形的目的,对于有先天性椎体或者胸廓发育畸形的患者有很好的治疗作用。Campbell 等发现使用此技术治疗的患者脊柱平均纵向生长的速度为7.1 mm/y,而正常5～9 岁儿童脊柱的生长速度为6 mm/y,他们在研究中还发现使用这种技术治疗的患者侧凸度数从术前平均74°降至49°。总之,非融合技术在矫正部分畸形的同时保留脊柱的生长发育功能,控制畸形的发展,为患者发育接近成熟实行最终的脊柱融合术争取时间。

综上所述,手术方式有很多种,没有一种术式能适合所有的患者,手术成功的关键是根据患者特点制订个性化的治疗方案,选择合适的手术方法及固定融合固定节段。既要做到满意的畸形矫正,又要尽量缩短融合范围,保留脊柱的最大活动度,减少各种并发症的发生。

(马金邦)

第十四节 脊 柱 后 凸

一、常见病因

正常人体脊柱在矢状位上,颈段和腰段呈生理性前凸,胸段和骶段呈生理性后凸,整个脊柱呈S形弯曲,使得身体得以维持平衡,保证头部正直和双目前视。其中胸段后凸一般为 $20°\sim40°$,当后凸角度超过 $50°$ 时,即形成后凸畸形,最常见于胸椎以及腰椎,亦称为驼背畸形(图 10-22)。临床上常依据后凸畸形的形态以及病因进行分类。

(一)根据发病原因分类

根据发病原因可分为:①强直性脊柱炎引起的脊柱后凸;②感染性脊柱后凸;③骨骺发育障碍引起的脊柱后凸;④创伤性脊柱后凸;⑤脊柱肿瘤引起的后凸;⑥骨代谢障碍性脊柱后凸;⑦麻痹性脊柱后凸;⑧姿势不良性脊柱后凸。

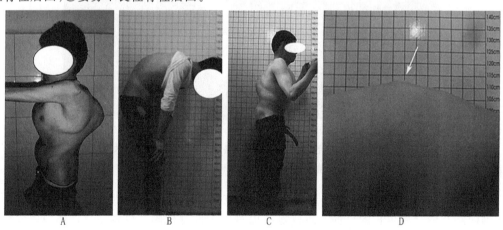

图 10-22　A-D 常见脊柱后凸畸形

A.脊柱结核致角状后凸畸形(Pott 畸形);B.强直性脊柱炎(AS)致弓状后凸畸形;C.先天性脊柱后凸畸形;D.创伤性脊柱后凸畸形;箭头所指为后凸处

(二)根据脊柱后凸形状分类

1.脊柱弓状后凸

(1)先天性脊柱后凸:由于椎骨局限性先天发育畸形或者全身性骨化紊乱导致。椎骨先天性畸形的发病原因不明,多见于女性,随着脊柱的发育,脊柱后凸程度逐渐增加。在儿童期,可以没有腰痛或腰背肌痉挛,但至成年,则会出现骨性关节病变化。有 1/4 的患者可并发脊髓或马尾神经压迫症状,常见的病变部位在 $T_{10}\sim L_2$。畸形种类可以是椎体缺如、小椎体畸形、椎体的分节不全、楔形椎体等(图 10-23A)。

(2)强直性脊柱炎所引起的后凸:是弓形脊柱后凸畸形最常见的类型,以全身多发关节周围侵袭性炎症为病理特点,常累及骶髂关节,至晚期,受累关节发生骨性融合,韧带钙化,脊柱呈强直性后凸。本病在我国北方较多,南方较少;男性患者约占 90%,好发于 $15\sim30$ 岁青壮年。类风湿因子(RA)检查结果常为阴性,因此称为血清阴性多发性关节病,组织相容性抗原(HLA-B27)结果常为阳性,该病具有遗传因素,损伤和感染可能是诱发因素。本病的病理改变为关节的骨质增生、关节软骨和软骨下皮质骨破坏,伴有纤维性或骨性融合;关节周围组织变性和钙化,脊柱前纵韧带先受到影响,在椎体之间形成骨桥,侧位 X 线像呈竹节样改变(图 10-23B)。

(3)次发骨骺骨软骨病性脊柱后凸:即休门氏病,或称青年圆背,病理变化为椎体上下骺环发生的骨软骨病,也称脊柱骨骺炎,导致骨骺前半部坏死,椎体楔形变,从而增加胸椎的生理后凸,形成圆背。一般都累及 3～5 个椎体,多见于中胸、下胸段(图 10-23C)。

(4)老年人脊柱后凸:受累多节椎体呈楔形变,椎间盘形态正常,病理变化集中在椎体前缘,包括前缘纤维变性、坏死、相邻椎体的前缘骨质融合,病变多见于上、中胸段。常见于长期弯腰干活的老年人,因椎体和间盘前缘承受较大的应力,使纤维环前部撕裂,椎间盘前缘消失,长期的压力引起骨质吸收,椎体逐渐变成楔形。以逐渐加重的慢性胸背痛、活动受限,并脊柱后凸、身高短缩、头向前倾等畸形为特征。

(5)原发性骨质疏松症所致的脊柱后凸:指发生在老年和绝经期后妇女的骨质疏松,致病原因尚未完全明了。

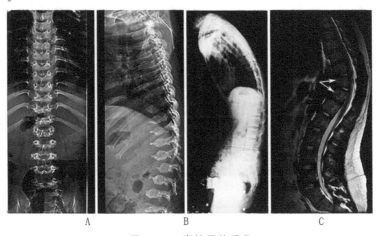

图 10-23　脊柱弓状后凸

A.Morquio 氏病;B.强直性脊柱炎;C.休门氏病,箭头指示 T$_{10}$、T$_{11}$骨骺前半部坏死,椎体楔形变

(6)佝偻病性脊柱后凸:发生于小儿的骨软化症,其发病原因与成人相同,是由于紫外线照射时间短、食物中钙和维生素 D 的缺乏所致。其最显著的病理改变是骨骺和干骺端的软骨大量增殖,血管不规则地侵入软骨区,软骨细胞大量增生,但在软骨钙化带内钙化不足或形成不规则的钙化,骨骺也增宽,脊柱椎体发育障碍,形成弓状后凸畸形。

(7)瘫痪性脊柱后凸:常见于脊髓前角灰质炎。瘫痪性脊柱后凸是由于神经的病变引起躯干肌力失平衡所致,脊柱呈长"C"形,有较大的活动度。畸形程度和严重性取决于瘫痪的范围以及患儿年龄。

2.脊柱角状后凸

(1)先天性半椎体角状后凸:由于先天性脊柱发育不全形成的角状后凸,即单节椎体骨骺中心发育障碍,致使椎体前柱缺如形成楔形椎体,造成先天性脊柱角状后凸(图 10-24A)。

(2)脊柱结核椎体破坏形成的角状后凸:1779 年,Pott 首次描述由于结核导致椎体破坏而形成脊柱后凸畸形合并瘫痪综合征,此后被称为 Pott 畸形。脊柱由于承重大、易损伤且松质骨较多等特点,发病率很高,在整个脊柱中,以腰椎的发病率最高。脊柱结核波及相邻两个椎体,可导致脊柱成角后凸畸形(图 10-24B)。

(3)椎体骨折形成的角状后凸:此种畸形最常发生于胸腰段(T$_{11}$~L$_2$),因该位置是活动少的胸椎和活动多的腰椎移行交界处。在脊柱过屈或垂直压缩时,可造成椎体楔形骨折,由于脊柱后方的椎弓及其附件完整,故伤后可形成角状后凸畸形(图 10-24C)。

(4)椎体肿瘤破坏形成角状后凸:脊柱椎体骨肿瘤无论是原发或转移,都能使椎体破坏。原发性骨肿瘤可源于软骨、骨和骨膜,以及骨附属组织,继发性脊柱肿瘤常见为肺部、消化系统或者前列腺的转移瘤。

(5)畸形性骨炎形成的角状后凸:原因不明的慢性骨骼疾病,表现为骨骼的增厚及畸形,并可发生病理性骨折和恶变。病变发生在椎体,则可使骨小梁变粗、脱钙、软化而发生压缩性骨折,形成角状后凸,引起脊髓受压,产生截瘫。

(6)医源性角状后凸:由于治疗不当或治疗其他疾病后所导致的畸形。例如,脊柱结核病灶清除术后,若椎体缺如而又不做植骨内固定,则可导致日后的成角后凸畸形。

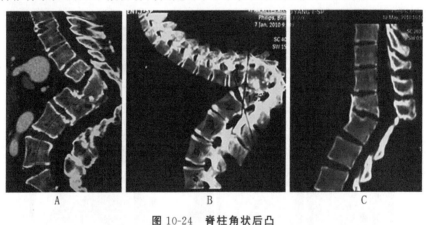

图 10-24 脊柱角状后凸
A.先天性半椎体并脊柱后凸畸形;B.Pott 畸形;C.椎体陈旧性骨折并角状后凸畸形

二、临床表现和诊断

(一)症状和体征

1.症状

常有慢性持续性腰背疼痛史。强直性脊柱炎往往有对称性四肢关节疼痛病史,Pott 畸形患者有既往脊柱结核病史,可伴有结核中毒症状。脊柱骨折有外伤史,还须详细询问发病时间、治疗经过等。

2.体征

(1)外观检查:脊柱后凸畸形,身材清瘦、矮小,胸腹壁距离缩小,重者胸廓与骨盆相抵触,强直性脊柱炎患者合并髋关节病变时可出现髋关节屈曲内收畸形,髋、膝关节有时肿胀。

(2)胸腹检查:呼吸音增强,呼吸频率增加,腹壁内陷有深皱褶,甚至皱褶内皮肤可有感染。

(3)脊柱检查:脊柱呈角状或弓状后凸,棘突隆起连成较高的"峰样"骨嵴。

(4)神经系统检查:检查浅、深感觉,注意有无感觉分离、感觉障碍,检查肌力及括约肌功能,检查生理反射及病理反射,必要时行诱发电位检查。

(二)实验室检查

测量心、肺功能,化验检查包括血常规、尿常规、血沉、抗"O"、类风湿因子测定、肝功能检查、肾功能检查、离子测定等。

(三)影像学检查

1.X线检查

常规拍摄脊柱正、侧位片、过伸、过屈动力位片,以确定疾病性质,从侧位片上确定后凸角度,称Cobbs角。正位片用以评估脊柱是否合并侧凸畸形,注意有无严重骨质疏松和腹主动脉钙化,如有重症骨质疏松,手术时应减少截骨量;有腹主动脉钙化,慎行前柱需要撑开的矫形手术。另外还应注意原发病情,如脊柱结核是否静止,肿瘤为良性或恶性等,以便确定手术方法。进行动力位X线片检查以便确定手术融合节段,对于存在神经损伤的患者,动力位X线检查应当慎重,以免加重神经损伤。

2.CT、MRI、CTA

术前常规进行CT以及MRI检查以便明确脊柱畸形的详细情况、计划手术方式,选择手术入路,了解神经、脊髓走行情况与骨结构关系,是否有神经畸形。对于畸形严重,截骨区域涉及前柱,临近前方重要血管的患者,术前应行CTA检查,明确血管与截骨区解剖关系(图10-25)。

3.诱发电位检查

术前检查有无脊髓损伤,同时便于术中监护以及术后进行疗效评估。

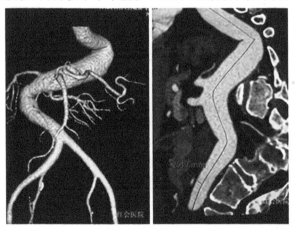

图10-25　CTA检查显示腹主动脉迂曲,与截骨区域毗邻紧密

三、治疗

治疗脊柱后凸的主要治疗目的是合理矫正脊柱后凸畸形,满足患者日常生活需要,改善畸形,改善心肺及消化功能。依据脊柱后凸病因,选择适当的治疗时机和治疗方法。综合治疗是治疗脊柱后凸畸形的最佳选择。

(一)非手术治疗

1.全身疗法

(1)支持疗法:脊柱后凸畸形患者往往营养状态较差,因此应当加强营养,纠正贫血。

(2)病因治疗:对活动期强直性脊柱炎应给予水杨酸制剂和非甾体解热镇痛药物,可适量应用激素类药物。对活动期脊柱结核则需应用抗结核药物,手术以病灶清除以及脊柱稳定为主。

2.局部疗法

(1)预防畸形发展:应采取有效方法,以预防后凸畸形的发生和发展,强直性脊柱炎或脊柱结核患者卧床休养期间,宜仰卧或俯卧,不宜高枕或久立。可穿用钢制或塑料制支架,以防畸形出现。

(2)物理疗法:包括电疗、磁疗、蜡疗、光疗、按摩等,以便能增进局部血液循环,消炎去肿。

(3)牵引疗法:可用自动牵引床,也可用颅环骨盆牵引法。

(二)手术治疗

截骨矫形是治疗脊柱后凸畸形的主要手段。手术本身并非病因治疗,所以术前必须对原发病加以治疗,待病情平稳,畸形稳定后再行手术治疗。

1.手术适应证

(1)长期保守治疗疼痛不缓解或者脊柱畸形严重影响日常生活,患者有手术意愿者。

(2)引起脊柱畸形的原发病已静止或近于静止,如强直性脊柱炎,血沉在 40 mm/h 以下,患者积极要求手术者。

(3)如合并髋关节屈曲挛缩畸形或者强直畸形者,行矫形术后,髋关节活动恢复正常者。

(4)脊柱后凸伴有椎管狭窄者,需要进行减压,可同时性行脊柱截骨矫形术,以利于减压。

2.手术禁忌证

(1)年老体弱,脊柱严重骨质疏松者。

(2)主要脏器如心、肺、肝、肾等功能不全者。

(3)原发病尚在活动期,不能用药物控制者。

(4)全身状况不佳,如贫血、体温高、疼痛严重,血沉较快等。

(5)髋关节强直虽经手术或已换人工全髋关节,但其功能仍无改善者。

(6)腹主动脉广泛钙化者。

3.手术种类与方法

现以强直性脊柱炎后凸畸形以及 Pott 畸形为例,叙述如下。

(1)Smith-Petersen 楔形截骨术:1945 年,Smith-Petersen 首先运用该技术进行强直性脊柱炎矫形。手术原理是在后柱进行楔形截骨,当截骨面对合时,前方的椎间盘被动裂开,两相邻椎体间形成一向前开口角状空隙,腰椎前凸增大,以代偿截骨上部的后凸畸形。适用于强直性脊柱炎的矫形。矫形部位选择常为 $L_{2\sim3}$ 以及 $L_{3\sim4}$ 间隙。因脊髓圆锥在成人止于 L_1 下缘水平,以下无脊髓,所以在 L_2 以下进行截骨较为安全合理,$L_{2\sim3}$ 平面截骨最理想,其次为 $L_{3\sim4}$。如 $L_{2\sim3}$ 或 $L_{3\sim4}$ 间椎间盘纤维环外层甚至前纵韧带均已骨化,在少数病例可选择 $L_{4\sim5}$ 平面。

截骨操作:以 $L_{2\sim3}$ 为例,截骨深度从棘突至椎体后缘。截骨的具体内容及范围(图 10-26)包括:第 2 腰椎棘突下方之大部,第 3 腰椎棘突上方之小部,椎板及骨化黄韧带之相应部分,第 2 腰椎下关节突之大部及第 3 腰椎上关节突之全部。用骨刀自 L_2 棘突后缘上 1/5 与下 4/5 交界处开始,斜向下方凿至椎板。另自 L_3 棘突后上缘向前方凿至其椎板,截骨部位主要在椎板及关节突部。首先妥善计划出椎板截骨之宽度,根据预测的截骨角度大小及椎板至椎体后缘之厚度,将截骨角的顶角准确地设计在椎体后缘。凿除关节突骨质时,在其内侧置放一神经剥离子,以保护脊髓免受损伤。顶角的位置应该位于椎间孔,若截骨平面偏离或偏低,则截骨的顶角可位于第 2 或第 3 腰椎之椎弓根。注意此时不可再深凿骨质,其深度以椎管前壁为限。截骨前应提前植入椎弓根螺钉,在截骨处对侧临时固定纵向连接棒,以免截骨远近段由于异常活动导致神经损伤。截骨完成后依次更换纵向连接棒,通过逐步抱紧,产生截骨区域的前凸角度。

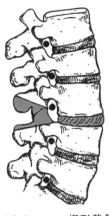

图 10-26 Smith-Petersen 楔形截骨术截骨范围

植骨面应包括 $L_{2\sim3}$ 残余椎板,两侧自关节突至棘突基底部。植骨来源主要是凿下之棘突及截骨时取出的碎骨片。移植骨剪成宽 2～3 mm 骨条,平铺在新鲜骨面上,注意将较长的骨条架于对合面之空隙后部,搭成桥状。较短者置于两端,避免短骨条落至截骨空隙内,挤压脊髓。

(2)恰克林截骨术:手术原理是楔形截除椎体一部分,包括棘突、椎板、关节突和椎弓根以及其对应的椎间软骨和部分椎体(图 10-27)。当两截骨面对合时,前方椎间盘不至于裂开,从而避免了 S-P 截骨所产生的前纵韧带断裂和椎间盘裂开的后果,防止了脊柱前方形成较大的裂隙及脊柱不稳定。适用于前纵韧带以及腹主动脉钙化严重的强直性脊柱炎患者。

截骨范围包括 L_2 棘突下方之大部,L_3 棘突上方之小部,椎板及骨化黄韧带之相应部分,L_2 下关节突之大部及 L_3 上关节突之全部,再从后面暴露椎体,将对应的 $L_{2\sim3}$ 椎间软骨和椎体作楔形切除,楔形底边向后,顶端向前,前方不超过椎体前缘。术中注意控制截骨器械以免损伤脊髓以及马尾神经,我们设计了新型 V 型截骨刀,用于截除椎体骨质,提高了截骨安全性。

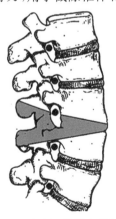

图 10-27 恰克林截骨术截骨范围

(3)经椎弓根椎体截骨术(PSO)与蛋壳技术:1985 年,Thomasen 首次运用 PSO 技术进行后凸畸形矫正手术,其原理是在棘突、椎板“V”形截骨的基础上,通过椎弓根对椎体进行 V 形截骨,使得脊柱三柱呈“V”形塌陷,以前纵韧带为铰链闭合成角从而获得矫形(图 10-28)。每节段的 PSO 后凸矫正角度为30°～50°。截除范围包括棘突、椎弓、椎弓根和椎体的后 3/4,仅保留椎体的前 1/4 和前纵韧带不被截断,留待最后矫正复位闭合截骨间隙时产生压缩骨折。蛋壳技术是

337

PSO 的衍生技术(图 10-28),它是以椎弓根作为导向,从后柱到达脊柱的前柱,完成各种手术操作。经椎弓根去除部分甚至包括全部松质骨,能够从后路在椎体内制造一个空腔,无论是肿瘤还是骨折,都可以完成从椎管前方减压的目的。

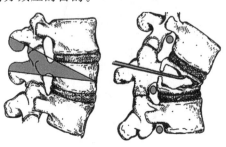

图 10-28　经椎弓根椎体截骨术(PSO)截骨范围以及蛋壳技术

(4)全椎体切除术(VCR):当强直性脊柱后凸的椎体前缘和前纵韧带骨化完全,而且后凸角度较大时,或者 Pott 角状后凸畸形合并神经损伤,单纯用椎板截骨术(SPO)或椎弓椎体次全截骨术(PSO),难以达到最大限度的过伸位矫正畸形或者无法充分减压时,则应考虑做全椎体切除术。切除的前端到达前纵韧带,利用钛网或者自体髂骨条进行支撑,可克服截骨后产生脊柱缩短的作用,有利于使脊柱伸直。故全脊柱截骨术矫正的后凸度数更大(图 10-29)。临床工作中往往结合患者实际情况,选择多平面,多种截骨方法联合使用,以便达到最佳截骨同时降低截骨手术创伤以及风险。

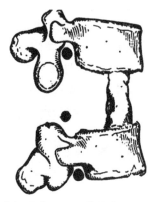

图 10-29　全椎体切除术(VCR)截骨范围,椎体间为自体髂骨

(马金邦)

参 考 文 献

[1] 高一鹭.神经外科诊疗常规[M].北京:中国医药科学技术出版社,2020.

[2] 赵继宗.神经外科复合手术学[M].北京:人民卫生出版社,2022.

[3] 赵继宗.神经外科学[M].北京:中国协和医科大学出版社,2020.

[4] 赵宗茂,南成睿,刘津,等.神经外科典型病例[M].上海:上海科学技术文献出版社,2022.

[5] 郭良文.临床常见神经外科疾病学[M].汕头:汕头大学出版社,2019.

[6] 王文杰.现代神经外科疾病诊治[M].开封:河南大学出版社,2021.

[7] 李勇.神经外科常见病诊治进展[M].昆明:云南科学技术出版社,2020.

[8] 方占海.神经外科手术精要[M].天津:天津科学技术出版社,2019.

[9] 王泉亮.神经外科基础与临床[M].郑州:郑州大学出版社,2019.

[10] 朱超.现代神经外科手术治疗[M].长春:吉林大学出版社,2019.

[11] 王清华.现代神经外科技术与临床[M].昆明:云南科技出版社,2019.

[12] 周焜.神经外科常见病症临床诊治[M].北京:中国纺织出版社,2020.

[13] 葛建伟.神经外科基础理论与手术精要[M].北京:科学技术文献出版社,2020.

[14] 何锦华.神经外科疾病治疗与显微手术[M].北京:科学技术文献出版社,2020.

[15] 安宏伟.神经外科疾病学[M].天津:天津科学技术出版社,2020.

[16] 陈兆哲.神经外科常用手术解析[M].郑州:郑州大学出版社,2019.

[17] 顾更诗.临床神经外科治疗精要[M].北京:科学技术文献出版社,2019.

[18] 王义彪.临床神经外科实践指南[M].天津:天津科学技术出版社,2020.

[19] 刘立军.神经外科疾病手术及诊疗[M].北京:科学技术文献出版社,2019.

[20] 孙圣礼.精编神经外科诊疗学[M].天津:天津科学技术出版社,2019.

[21] 夏佃喜.临床神经外科诊疗[M].长春:吉林科学技术出版社,2019.

[22] 李俊德.神经外科诊疗新进展[M].天津:天津科学技术出版社,2019.

[23] 李彩.现代神经外科手术治疗精要[M].长春:吉林大学出版社,2019.

[24] 马新强.神经外科诊疗基础与手术实践[M].昆明:云南科技出版社,2019.

[25] 刘兆才.神经外科疾病临床诊疗[M].长春:吉林科学技术出版社,2019.

[26] 朱成伟.现代神经外科疾病诊疗新进展[M].哈尔滨:黑龙江科学技术出版社,2019.

[27] 邓昌武.现代神经外科诊疗学[M].长春:吉林科学技术出版社,2019.

[28] 倪炜.神经外科诊疗规范与新进展[M].北京:科学技术文献出版社,2019.

[29] 杨涛.精编神经外科诊疗基础与技巧[M].长春:吉林科学技术出版社,2019.

[30] 吕守华.神经外科疾病临床诊疗思维[M].北京:中国纺织出版社,2019.

[31] 杨冬旭,陈会召,王晓宁.神经外科与临床诊断[M].南昌:江西科学技术出版社,2019.

[32] 薄勇力,施宇,郭志钢.神经外科疾病诊疗与并发症处理[M].南昌:江西科学技术出版社,2018.

[33] 李明军.现代神经外科治疗精要[M].北京:中国纺织出版社,2022.

[34] 李新星.新编神经外科疾病诊治[M].北京:中国人口出版社,2018.

[35] 闫玉章.实用神经外科临床解析[M].天津:天津科学技术出版社,2018.

[36] 梁长鸣.微创手术治疗颅脑损伤临床效果分析[J].中国伤残医学,2021,29(2):7-8.

[37] 江瑜,王敏娟,李亚军.烟雾病的发病机制、诊断和治疗研究[J].医学信息,2021,34(8):41-44,49.

[38] 冯世庆.脊髓损伤基础研究的现状和展望[J].中华实验外科杂志,2021,38(7):1193-1198.

[39] 郭昆典,洪桢.癫痫诊断技术的研究进展[J].重庆医科大学学报,2021,46(7):744-749.

[40] 周超.高血压脑出血合并脑疝患者行开颅减压术前联合微创穿刺术的临床价值[J].中国现代药物应用,2021,15(9):51-53.